NEUROPSICOLOGIA

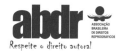

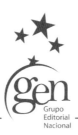

O GEN | Grupo Editorial Nacional – maior plataforma editorial brasileira no segmento científico, técnico e profissional – publica conteúdos nas áreas de ciências da saúde, exatas, humanas, jurídicas e sociais aplicadas, além de prover serviços direcionados à educação continuada e à preparação para concursos.

As editoras que integram o GEN, das mais respeitadas no mercado editorial, construíram catálogos inigualáveis, com obras decisivas para a formação acadêmica e o aperfeiçoamento de várias gerações de profissionais e estudantes, tendo se tornado sinônimo de qualidade e seriedade.

A missão do GEN e dos núcleos de conteúdo que o compõem é prover a melhor informação científica e distribuí-la de maneira flexível e conveniente, a preços justos, gerando benefícios e servindo a autores, docentes, livreiros, funcionários, colaboradores e acionistas.

Nosso comportamento ético incondicional e nossa responsabilidade social e ambiental são reforçados pela natureza educacional de nossa atividade e dão sustentabilidade ao crescimento contínuo e à rentabilidade do grupo.

NEUROPSICOLOGIA

4ª edição

Roger Gil
Professor de Neurologia
das Faculdades de Medicina e de Farmácia de Poitiers

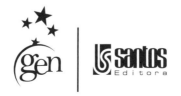

Traduzido de
NEUROPSYCHOLOGIE, Fourth Edition
Copyright © Elsevier Masson SAS, Issy-les-Moulineaux, 1996, 2004, 2006.
All rights reserved.

Copyright © 2012 by
LIVRARIA SANTOS EDITORA LTDA.
Uma editora integrante do GEN | Grupo Editorial Nacional

Travessa do Ouvidor, 11
Rio de Janeiro – RJ – CEP 20040-040
Tels.: (21) 3543-0770/(11) 5080-0770 | Fax: (21) 3543-0896
www.grupogen.com.br | editorial.saude@grupogen.com.br

4ª edição, 2010
1ª reimpressão, 2012
2ª reimpressão, 2014
3ª reimpressão, 2017
4ª reimpressão, 2017

Todos os direitos reservados à Livraria Santos Editora Com. Imp. Ltda. Nenhuma
parte desta publicação poderá ser reproduzida sem a permissão prévia do Editor.

Revisão de texto:	Leila Lúcia dos Santos
Diagramação:	Márcio Dantas de Figueiredo
Design & Capa:	Gilberto R. Salomão

CIP-BRASIL. CATALOGAÇÃO-NA-FONTE
SINDICATO NACIONAL DOS EDITORES DE LIVROS, RJ

G392n

Gil, Roger
    Neuropsicologia / Roger Gil ; tradução Maria Alice Araripe de Sampaio Doria.
4.ed. - [Reimpr.] - São Paulo : Santos, 2017.
    430p. : il.

    Tradução de: Neuropsychologie, 4e éd.
    Inclui bibliografia e índice
    ISBN 978-85-7288-801-1

    1. Neuropsicologia. 2. Psicopatologia. I. Título.

09-3956.	CDD: 612.8
	CDU: 612.8

| PRÓLOGO

Esta obra não teria sido publicada sem a ajuda estimulante da equipe de secretárias, de fonoaudiólogos e de psicólogos, que me ajudaram a pôr em funcionamento a unidade de neuropsicologia e reeducação da linguagem, fundada em 1975 na clínica neurológica do CHU (Centro Hospital-Universitário) de Poitiers, cuja criação foi encorajada pelo meu mestre e professor Jean-Paul Lefèvre. Agradeço particularmente à senhora Claudette Pluchon, primeira fonoaudióloga da unidade e hoje supervisora, que leu as provas deste livro e, com suas perguntas e observações, ajudou-me a harmonizar o conteúdo.

Agradeço a toda a equipe do serviço de neurologia, especialmente a Jean-Philippe Neau e a Patrick Dumas. O interesse pela neurologia nos une, vivificado por reflexões comuns à cabeceira dos doentes.

Agradeço a minha esposa: sei tudo o que lhe devo.

Que esse compêndio, concebido como uma introdução à neuropsicologia, possa mostrar como o nosso conhecimento do cérebro humano ainda é frágil e quão grande ainda é o mistério da consciência reflexiva que, graças ao cérebro e à "manifestação exuberante de todas as partes", funda a humanidade.

Poitiers, 1995, 2006

| SUMÁRIO

Prólogo v
Abreviaturas xiii

1 ELEMENTOS DE UMA PROPEDÊUTICA DE NEUROPSICOLOGIA 1

Neurônios e atividade elétrica 2
Neurônios e neurotransmissores 3
Os três cérebros 3
Córtex e áreas de Brodmann 6
Bases de neuroanatomia 8
Especialização hemisférica 10
Atenção e vigília 10
O exame neuropsicológico 12

2 AS AFASIAS 20

A linguagem 21
Organização estrutural da linguagem (21). Linguagem e humanidade (24). Ontogênese da linguagem (24). Organização neuroanatômica da linguagem (25).
As afasias 28
Modalidades de exame (28). Formas clínicas das afasias (39). Etiologia e prognóstico (52).

3 DISTÚRBIOS DA ESCRITA: AGRAFIAS E HIPERGRAFIAS 60

As agrafias 61
Semiologia das agrafias (61). Contribuição da neuropsicologia cognitiva (65).
As hipergrafias 67
Semiologia das hipergrafias (67).

4 AS ALEXIAS 70

Variedades anatomoclínicas da alexia 70
Contribuição da neuropsicologia cognitiva 72
As alexias centrais (72). As alexias periféricas (74).

5 AS APRAXIAS 75

Apraxia ideomotora 75
Apraxia ideatória 78

viii   Neuropsicologia

Apraxia melocinética e apraxia cinestésica: duas variedades de
apraxia motora?. 79
Apraxia construtiva. 84
Apraxia no vestir. 85
Apraxia da marcha. 87
Apraxia bucofacial. 87
Apraxias palpebrais. 87
A(s) mão(s) estranha(s). 88

6 AS ACALCULIAS. 91

As acalculias afásicas e os *deficits* de compreensão e de produção
oral dos números. 91
Alexias e agrafias para algarismos e números. (91). *Deficits* da
compreensão e da produção oral de números (93).
Acalculias espaciais. 93
Anaritmetia. 95

7 A CEGUEIRA CORTICAL E AS AGNOSIAS VISUAIS. 99

A cegueira cortical. 99
Descrição semiológica (99). Etiologia e prognóstico (100).
As agnosias visuais. 100
As agnosias visuais de objetos (101). As agnosias das cores (109).
A síndrome de Riddoch e a acinetopsia. 112
A prosopagnosia. 112
As prosopagnosias assemânticas. 115
As metamorfopsias dos rostos. 116
A síndrome de Balint. 116

8 AS AGNOSIAS ESPACIAIS. 121

Distúrbios da percepção espacial. 121
A desorientação visual de Holmes e Horrax (121). Ataxia e
agnosia do espelho (122).
Distúrbios no manejo dos dados espaciais e de orientação
topográfica. 123
A negligência espacial unilateral (123). A planotopocinesia de
Pierre Marie (123). A perda da memória topográfica ou desorientação espacial (124). Tentativa de síntese e de classificação
da "desorientação topográfica" (125).

Sumário **ix**

9 AS NEGLIGÊNCIAS UNILATERAIS. 128

A negligência espacial unilateral e seu contexto
semiológico. 128
Descrição clínica (128). Outras manifestações de heminegligência
e distúrbios associados (129). Localizações lesionais (131).
A negligência motora. 138

10 OS DISTÚRBIOS DO ESQUEMA CORPORAL OU ASSOMATOGNOSIAS. 140

As perturbações unilaterais da somatognosia. 140
A síndrome do superinvestimento (em relação ao hemicorpo)
esquerdo (141).
As perturbações bilaterais da somatognosia. 141
A síndrome de Gerstmann (141). A autotopoagnosia e a
heterotopoagnosia (142). Assimbolia à dor (142).

11 SURDEZ CORTICAL E AS AGNOSIAS AUDITIVAS. 144

Rememoração neurofisiológica e neuropsicológica das vias
auditivas. 144
Hemianacusia e a surdez cortical. 145
Agnosias auditivas. 146
Agnosias auditiva aperceptiva e associativa (146). Agnosia
seletiva (ou relativamente seletiva) (147).

12 AS AGNOSIAS TÁTEIS. 153

Uma ou várias astereognosias?. 153
As anomias táteis. 155

13 NEUROPSICOLOGIA DO LOBO FRONTAL. 157

A personalidade frontal. 159
O conceito de programação aplicado aos movimentos. 161
Os distúrbios das atividades perceptivas visuais. 162
Lobo pré-frontal e atenção. 162
Lobo pré-frontal e memória. 163
Lobo pré-frontal e flexibilidade mental. 165
Lobo pré-frontal e resolução de problemas. 166
Lobo pré-frontal e linguagem. 167
Lobo pré-frontal e autonomia dos comportamentos. 169

x *Neuropsicologia*

Lobo pré-frontal e inteligência 169
Esboço etiológico 170

14 DISTÚRBIOS DA MEMÓRIA 173

Memória e memórias 174
As etapas da memorização (174). Outros aspectos da memória (180).
Semiologia dos distúrbios da memória 186
As amnésias (186). As hipermnésias (193). As paramnésias (193).
Exame da memória 194

15 DESCONEXÕES INTER-HEMISFÉRICAS 199

Semiologia das desconexões inter-hemisféricas 202
Anomia tátil esquerda (202). Apraxia (ideomotora) unilateral
esquerda (204). Agrafia esquerda (204). Apraxia construtiva direita (205). Distúrbios visuais (205). Extinção auditiva unilateral
(208). Anomia olfativa unilateral (208). Sinais de ignorância, de
surpresa ou de conflito de um hemicorpo em relação ao outro
(208). Alexitimia (209).
Considerações anatomoclínicas e etiológicas 209
O corpo caloso e a especialização hemisférica 210
Aspectos evolutivos 211

16 NEUROPSICOLOGIA DAS DEMÊNCIAS 213

Semiologia 214
Distúrbios da memória (214). Distúrbios das funções instrumen-
tais (217).
Diagnóstico diferencial 222
Demência e depressão (222). Demência e confusão (223). Dis-
túrbios da memória associados à idade, *deficits* cognitivos leves
e demências (223). Envelhecimento, condutas regressivas e
desmotivação (228).
**Exames complementares e diagnóstico das síndromes
demenciais** 228
Testes psicométricos (228). Exames eletrofisiológicos (229). Ima-
gens (230). Exames biológicos (230).Uma distinção sindrômica:
demências subcorticais e corticais (230).
Etiologia 231
Encefalopatias medicamentosas (231). Processos expansivos com
apresentação pseudodemencial (231). Encefalopatias carenciais

Sumário **xi**

(232). Encefalopatias metabólicas e endócrinas (233). Síndromes demenciais e cânceres (233). Síndromes demenciais e colagenoses (234). Demências pós-traumáticas (234). Demências infecciosas (234). As hidrocefalias ditas de pressão normal (237). Demências vasculares (237). As demências degenerativas (241). Doença de Alzheimer (245).

Terapêutica 285
Quadro terapêutico (285). Modalidades terapêuticas (286).

17 NEUROPSICOLOGIA DAS EMOÇÕES. 297

As emoções: bases neurobiológicas 298
Semiologia das funções instintivas (emoções "primitivas") 305
Definições (305). Neuropsicologia da fome (306). Neuropsicologia da sede (308). Neuropsicologia do instinto de defesa e de agressividade (309).
As mímicas emocionais. 319
Reações emocionais autonômicas. 321
Prosódia emocional e suas perturbações. 321
Desordens emocionais e sofrimentos lesionais do cérebro. 323
A depressão (323). A mania (332). A apatia (333).
O rir e o chorar patológicos. 334
A alexitimia 336
Desordens emocionais e esclerose em placas 338
Desordens emocionais e epilepsias. 338
Desordens emocionais e doenças dos núcleos cinzentos centrais. ... 340

18 NEUROPSICOLOGIA DA COGNIÇÃO SOCIAL 346

A construção identitária e a consciência de si mesmo 346
As tomadas de decisão 346
O saber social, os julgamentos morais, os comportamentos
antissociais 347
A função pragmática da linguagem 348
A teoria do espírito e a empatia 348

19 NEUROPSICOLOGIA DO TÁLAMO E DOS NÚCLEOS CINZENTOS CENTRAIS DO CEREBELO 354

O tálamo. 354
Os núcleos cinzentos centrais. 355
O cerebelo 358

xii *Neuropsicologia*

20 NEUROPSICOLOGIA DAS AFECÇÕES DESMIELINIZANTES ... 361

A esclerose em placas ... 361
Manifestações psiquiátricas (361). Disfunções cognitivas (361).
As outras afecções desmielinizantes ... 364

21 NEUROPSICOLOGIA DAS ILUSÕES E DAS ALUCINAÇÕES ... 367

As ilusões. ... 368
Ilusões visuais ou metamorfopsias (368). Outras ilusões (370).
As alucinações. ... 371
Alucinações visuais (371). Alucinações auditivas (372).
Outros aspectos etiológicos. ... 372

22 DELÍRIOS DE IDENTIDADE ... 376

Descrição semiológica ... 376
Paramnésias de reduplicação (376). Delírio de ilusão de sósias
(377). Síndrome de ilusão de Fregoli (377). Ilusão de intermeta-
morfose (377).
Etiologia ... 378
Bases neuropatológicas. ... 378
Hipóteses explicativas ... 379

23 ELEMENTOS DA NEUROPSICOLOGIA DO DESENVOLVIMENTO ... 384

Distúrbios do desenvolvimento das linguagens oral e escrita. ... 384
Disfasias do desenvolvimento (384). Dislexias do desenvolvimento (389).
**Acalculias do desenvolvimento e disfunções do desenvolvimento
do hemisfério direito.** ... 393
Acalculias do desenvolvimento (393). Disfunções do desenvolvimento do hemisfério direito (394).

Índice ... 399

ABREVIATURAS

5-HT	5-hidroxitriptamina (serotonina)
AA	Amnésia anterógrada
AB	Área de Brodmann
AAMI	Age-associated Memory Impairment
ADH	Antidiuretic Hormone
AIDS	Síndrome de imunodeficiência adquirida
APM	Área pré-motora
apo	Apolipoproteína
APP	Amyloid Precursor Protein
AR	Amnésia retrógada
ARFC	Avaliação rápida das funções cognitivas
ARN	Ácido ribonucleico
ASM	Área motora suplementar
AVA	Área visual associativa
AW	Área de Wernicke
BEM	Bateria de eficiência mnésica (de Signoret)
CADASIL	Cerebral Autosomal Dominant Arteriopathy with Subcortical Infarcts and leucoencephalopathy
CC	Corpo caloso
CDR	Clinical Dementia Rating
ChAT	Colina-acetiltransferase
CIM	Classificação internacional de distúrbios mentais
CM	Córtex motor
CS	Córtex somestésico
DA	Doença de Alzheimer
DCL	Doença do corpo de Lewy
DDL	Distúrbios do desenvolvimento da linguagem
DFT	Demência frontotemporal
DFTP-17	Demência frontotemporal com síndrome parkinsoniana ligadas ao cromossoma 17
DLB	Dementia with Lewy bodies
DNF	Degeneração neurofibrilar
DSM	Diagnostic and Statistical Manual (of Mental Disorders)
EEG	Eletroencefalograma
ELA	Esclerose lateral amitrófica (doença de Charcot)
EOE	Estria óptica esquerda
FA	Feixe arqueado
FLAIR	Fluid Attenuated Inversion Recovery
FMR	Fragile X Mental Retardation
GA	Giro angular
GABA	Ácido gama-Aminobutírico
GM	Giro supramarginal
HAD	Hospital Anxiety and Depression (escala de Zigmond e Snaith)
HALP	Humor, Ansiedade, Lentidão, Perigo (diagrama de Rufin e Ferreri)
HIV	Vírus de imunodeficiência humana
HMPAO	Hexametilpropileno amina oxima
IMAO	Inibidor de monoaminoxidase
IRM	Imagem por ressonância magnética

JC	Jamestown Canyon (vírus)
LDL	Low Density Lipoprotein
LEMP	Leucoencefalopatia multifocal progressiva
M	Memória
MADRS	Montgomery-Ashberg Depression Rating Scale
MCI	Mild Cognitive Impairment
MDI	Multiple Domain slightly Impairment
MMN	Mismatch Negativity
MMS	Mini Mental State
MPTP	1-metil-4-fenil-1,2,3,6-tetra-hidropiridina
NC	Nível cultural
NFS	Numeração – fórmula sanguínea
NMDA	N-metil-D-aspartato (receptores –)
NPI	Inventário neuropsiquiátrico (Cummings)
NR	Núcleo reticular do tálamo
NE	Núcleos específicos do tálamo
NSST	Northwestern Syntax Screening Test
OMS	Organização Mundial da Saúde
PASAT	Paced Auditory Serial Attention Test
PET	Tomografia por emissão de pósitrons
PLED	Periódicas lateralizadas epilépticas (descargas –)
PrP	Proteína príon
PrPc	PrP celular
PSP	Paralisia supranuclear progressiva
QIP	Quociente Intelectual de Perfomance
QIV	Quociente Intelectual Verbal
RD	Região rolândica direita
RE	Região rolândica esquerda
RM	Reticulada mesencefálica
ROE	Radiações ópticas esquerdas
SII	Área somestésica secundária
SDI	Single non memory Disfunction Impairment
SPECT	Single Photon Emission Computed Tomography
TDM	Tomodensitometria
VIC	Computerized Visual Communication
VS	Velocidade de sedimentação
WAIS	Wechsler Adult Intelligent Scale
WRAT	Wide-Change Achievement Test Revised

1 ELEMENTOS DE UMA PROPEDÊUTICA DE NEUROPSICOLOGIA

A neuropsicologia tem por objeto o estudo dos distúrbios cognitivos e emocionais, bem como o estudo dos distúrbios de personalidade provocados por lesões do cérebro, que é o órgão do pensamento e, portanto, a sede da consciência. Ao receber e interpretar as informações sensoriais, ao comunicar-se com os outros e ao agir no mundo pela linguagem e pela motricidade, forjando sua continuidade, e pela memória, forjando uma identidade coerente, o cérebro exprime as lesões sofridas em desordens comportamentais. Essa é a razão pela qual a neuropsicologia também é chamada de neurologia comportamental.

A neuropsicologia tem três objetivos: diagnósticos, terapêuticos e cognitivos. A análise semiológica dos distúrbios permite que se proponha uma sistematização sindrômica da disfunção do comportamento e do pensamento, que se firme o substrato das lesões e que se formule as hipóteses sobre a topografia dessas lesões. Porém, já se foi o tempo em que apenas um procedimento clínico minucioso permitia deduzir a localização das lesões, cuja prova final seria a necropsia. As imagens modernas, sejam elas de base radiológicas (tomografia computadorizada) ou não (imagem por ressonância nuclear magnética), poderiam fazer com que nos contentássemos com uma neuropsicologia sumária, quando a estratégia de tratamento é essencialmente orientada na nosologia: assim, uma hemiplegia direita com afasia de aparecimento brutal bastaria para se ter a suspeita de um infarto silviano, que seria ou não confirmado pela imagem. A biologia desse infarto, as investigações cardiovasculares e a angiografia esclareceriam sua etiologia e permitiriam determinar a prevenção de uma recidiva. No entanto, o procedimento neuropsicológico convida a lançar um outro olhar sobre o doente, para complementar o procedimento etiológico: a análise detalhada do distúrbio da linguagem permite uma melhor compreensão da desordem do doente e, assim, a sensibilização para a reeducação, que é o segundo objetivo, pragmático, da neuropsicologia. Finalmente, o conhecimento dos distúrbios provocados pelas lesões do cérebro possibilita o levantamento de hipóteses sobre o funcionamento do cérebro normal: esse é o terceiro objetivo, cognitivo, da neuropsicologia, que cria um vínculo entre a neurologia do comportamento e as ciências ditas humanas.

A apresentação das grandes modalidades de expressão neuropsicológicas e comportamentais das lesões cerebrais não deve dar a impressão de um cérebro dividido entre funções atomizadas.

Se o ser humano pode conhecer o mundo e nele agir, é graças a um funcionamento coordenado dos recursos cognitivos e às multiplas conexões que o cérebro tece, não só entre os dois hemisférios, mas também no interior de cada hemisfério, desenhando uma rede complexa, articulada de uma ponta à outra da neuraxe. Inúmeros vínculos são tecidos entre a cognição, a afetividade, a sensitividade e a motricidade. O substrato desses vínculos é o *neurônio*, designado como unidade fundamental do sistema nervoso, desde que se possa imaginar que, se o papel do neurônio é, exatamente, conduzir e tratar a informação, os neurônios valem pela sua multiplicidade (vários bilhões) e pela multiplicidade das conexões que os unem no nível das sinapses, para criar, então, inúmeras redes. Os corpos celulares dos neurônios reunidos constituem a *substância cinzenta*, que se dispõe na superfície do cérebro (e que constitui o córtex), mas que, também, está espalhada em pequenos aglomerados "centrais", formando o tálamo e os núcleos cinzentos (particularmente o núcleo lentiforme, o núcleo caudado e a *substância negra*). A *substância branca*, disposta entre o córtex e os núcleos cinzentos (Fig. 1.1), é constituída de prolongamentos dos neurônios, os axônios e os dendritos, envolvidos pela bainha de mielina.

NEURÔNIOS E ATIVIDADE ELÉTRICA

Os neurônios são a sede de uma atividade elétrica, cujo registro na superfície do cérebro possibilitou a Hans Berger promover, em 1929, o *eletroencefa-*

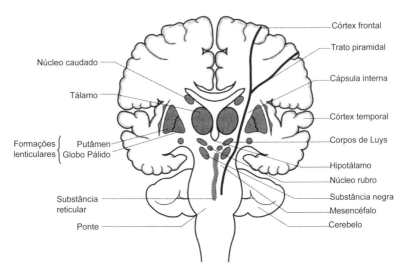

Fig. 1.1. *Os núcleos cinzentos centrais (gânglios da base) vistos num corte vértico-frontal, dito de Charcot* (extraído de R. Gil. *Neurologie pour le praticien.* Simep, Paris, 1989).

Elementos de uma propedêutica de neuropsicologia **3**

lograma, que é o registro das respostas elétricas provocadas por estímulos sensoriais, visuais, auditivos e somestésicos, que chamamos de "potenciais evocados", dos quais se pode medir a amplitude e a latência. Um novo passo foi dado quando, a partir dos trabalhos de Sutton (1965), diferenciaram-se dois tipos de potenciais. Uns atestam a recepção dos estímulos, qualquer que seja o valor informativo dos estímulos recebidos para o sujeito: podemos chamá-los de *potenciais exógenos*. Os outros, de latência mais demorada, aparecem quando solicitamos ao sujeito uma tarefa mental, e o exemplo mais simples é pedir que ele conte os sons agudos espalhados aleatoriamente entre os sons graves: nós os chamamos de *potenciais evocados endógenos ou cognitivos*.

NEURÔNIOS E NEUROTRANSMISSORES

Os "influxos" nervosos que percorrem os neurônios e que criam essas atividades elétricas detectáveis dependem de fenômenos bioquímicos complexos. Os receptores sensoriais têm por missão a "transdução" dos sinais físicos que recebem em impulsos nervosos. A transmissão do influxo nervoso de um neurônio para o outro nas sinapses, e dos neurônios para os músculos, nas placas motoras, é possível graças à liberação de "neurotransmissores" que são, em seguida, recapturados pela membrana pré-sináptica ou destruídos na fenda sináptica. Eles exercem um efeito inibidor ou excitatório nas membranas pós-sinápticas. Mesmo quando a liberação deste ou daquele neurotransmissor, feita por este ou por aquele sistema neuronal, é bem identificada, não se pode deduzir que o neuromediador é específico do sistema neuronal envolvido ou que é específico das funções nas quais esse sistema está implicado: assim, embora a dopamina seja, efetivamente, liberada pelos neurônios nigro-estriados e esteja implicada na motricidade, ela também é liberada pelos neurônios mesolímbicos na regulação afetivo-emocional.

OS TRÊS CÉREBROS

As estruturas do cérebro, filogeneticamente mais antigas, são essencialmente constituídas de uma grande parte do tronco cerebral e, em particular, do sistema reticular implicado na vigília, bem como dos núcleos cinzentos centrais implicados na motricidade: segundo a concepção tripartida de MacLean, essas estruturas correspondem ao "*cérebro reptiliano*". Esse cérebro, o mais arcaico, rico em receptores opiáceos e em dopamina, controla os comportamentos indispensáveis às necessidades básicas e à sobrevida da espécie, como o ato de comer e a defesa do território. O sistema límbico ou "*cérebro mamífero*" ou "paleomamaliano" envolve como um "anel" (um "limbo") o precedente, na face interna dos hemisférios cerebrais (Figs. 1.2 e 1.3). A parte mais profunda, conectada ao hipotálamo, é constituída de estruturas subcorticais e, em particular, do hipocampo e da amígdala. A parte periférica do anel corresponde ao córtex límbico, que é constituído do giro do hipocampo (T5 ou giro para-hipocampal) e do giro do corpo caloso (giro do cíngulo), e todo o conjunto constitui o grande giro límbico de Broca ou *gyrus fornicatus* (Tabela 1.I), percorrido por um feixe associativo, o cíngulo, e que tem sua origem no córtex fronto-orbital (áreas 11, 12, 32). O aparelho olfatório completa o sistema límbico. Além disso, múltiplas conexões unem o sistema límbico com o neocórtex (frontal, temporal) da face interna dos hemisférios cerebrais, com os núcleos, ditos límbicos, do tálamo (sobretudo os núcleos anterior e dorsomedial), e com a formação reticulada mesencefálica (área límbica do mesencéfalo). Enfim, o sistema límbico compreende o circuito de Papez, que é feito de fibras eferentes do hipocampo que, por intermédio do trígono ou fórnix, atingem os corpos mamilares, fazem conexão com o feixe mamilo-talâmico de Vicq d'Azyr, para chegar, enfim, ao núcleo anterior do tálamo e ao giro do cíngulo (ou cingular). O sistema límbico intervém na regulação dos comportamentos instintivos, dos comportamentos emocionais e na memória.

Acima dos cérebros *"reptiliano"* e *"límbico"*, abrem-se os hemisférios cerebrais cobertos por um manto ou córtex cerebral e que constituem o *"cérebro neomamaliano"* (Fig. 1.4), que gerencia as informações provenientes do meio ambiente, adapta as ações, permite o desdobramento das funções cognitivas, com a linguagem em primeiro lugar, e também dá capacidade de planejamento, de antecipação do lobo frontal, em que culmina a humanização do cérebro. Essa concepção tripartida, com certeza esquemática, não pode ser imaginada sem as conexões que ligam as três estruturas entre si.

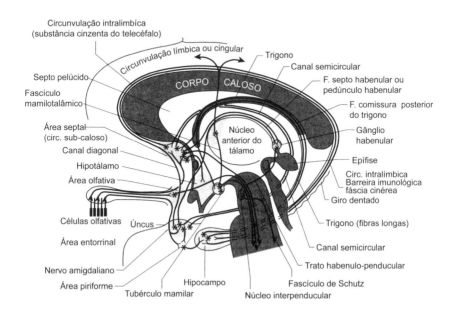

Fig. 1.2. *Conexões do arquicórtex e do paleocórtex* (segundo G. Lazorthes. *Le système nerveux central*. Masson, Paris, 1967).

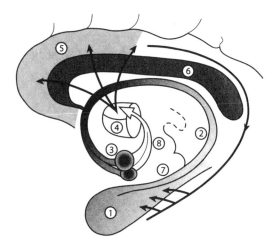

Fig. 1.3. *Esquema anatômico do sistema límbico e das estruturas do circuito hipocampo-mamilo-tálamo-cingular de Papez (*segundo Mamo, 1962 e segundo J. Barbizet e Ph. Duizabo. *Abrégé de neuropsychologie.* Masson, Paris, 1985).
1 – Hipocampo. 2 – Fórnix ou trígono. 3 – Tubérculo mamilar. 4 – Núcleo anterior do tálamo. 5 – Giro do cíngulo (parte anterior). 6 – Corpo caloso. 7 – Tronco cerebral. 8 – Feixe mamilo-talâmico de Vicq d'Azyr (tracto mamilo-talâmico).

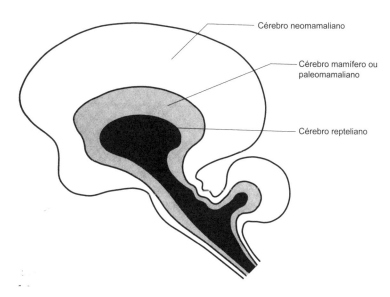

Fig. 1.4. *A concepção tripartida do cérebro (*segundo MacLean, 1970).

6 Neuropsicologia

Tabela 1.l *Sistematização anatômica simplificada do sistema límbico* (segundo Poirier e Ribadeau-Dumas, 1978 e Mesulam, 1985)

Sistema límbico propriamente dito[(*)] e estruturas paralímbicas	Aparelho olfatório ou lobo olfatório de Broca*	Bulbo olfatório Tracto olfatório (ou estria olfatória) Raízes olfatórias Área olfatória cortical (em particular área entorrinal – paleocórtex – nível do *uncus* ou istmo do hipocampo)
	Formação hipocâmpica*	Hipocampo (ou corno de Ammon), parte essencial do arquicórtex e fórnix Giro denteado (ou corpo ondulado)
	Amígdala	Adjacente à extremidade anterior do hipocampo
	Região septal	Núcleo do septo
	Estriado ventral	
	Córtex límbico (grande lobo límbico de Broca) ou *gyrus fornicatus* e outras regiões corticais derivadas do arquicórtex	Giro para-hipocampal (circunvolução para-hipocâmpica Giro do cíngulo (circunvolução do corpo caloso) e córtex retrosplenial que une atrás os dois precedentes Área septal (na extremidade anterior do giro do cíngulo)
	Outras áreas corticais derivadas do paleocórtex	Córtex orbitofrontal (áreas 11, 12 e 32) Ínsula Pólo temporal (área 38)
Regiões conexas	Hipotálamo	Recebe as aferências neocorticais, límbicas (hipocampo, amígdala), talâmicas, mesencefálicas
	Gânglio da habênula	
	Área límbica do mesencéfalo	Reticulada mesencefálica
	Núcleos límbicos do tálamo	Núcleo anterior Núcleo dorsomedial (núcleos não-específicos)

* Estruturas do sistema límbico propriamente dito

CÓRTEX E ÁREAS DE BRODMANN

Pondo de lado as estruturas filogenéticas mais antigas citadas acima (paleocórtex do aparelho olfatório, arquicórtex do hipocampo, agrupados com o nome de alocórtex), a quase totalidade do córtex ou neocórtex, ou ainda isocórtex, representa a estrutura mais recente. As colorações prateadas mostram que ele é constituído de seis camadas celulares (a quarta, rica em células, é denominada camada granular). Dependendo da região do cérebro, a morfologia e a densidade celular das camadas variam, e esses critérios arquitetônicos permitiram a Brodmann mapear as áreas corticais numeradas de 1 a 52 (Fig. 1.5). Essas áreas podem ser agrupadas em três tipos mais abrangentes: córtex agranular com ausência da camada 4 e uma profusão de células piramidais (áreas 4 e 6), córtex hipergranular com uma camada granular desenvolvida e muitas células (áreas sensitivas e sensoriais), córtex eulaminado, com um equilíbrio entre as seis camadas (áreas associativas).

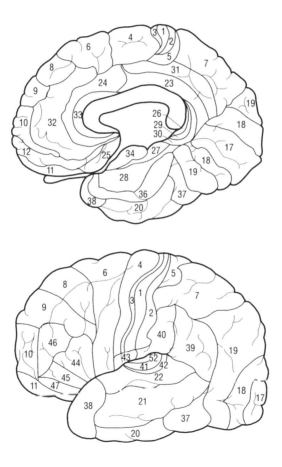

Fig. 1.5. *Áreas citoarquitetônicas, segundo Brodmann* (de acordo com J. Barbizet e Ph. Duizabo. *Abregé de neuropsychologie,* Masson, Paris, 1985).

BASES DE NEUROANATOMIA

A superfície dos hemisférios cerebrais é cheia de fissuras e de sulcos que delimitam os giros agrupados em lobos (Figs. 1.6, 1.7 e 1.8). A fissura de Rolando (sulco central), que percorre obliquamente a face externa de cada hemisfério, dirigindo-se para baixo e para adiante, separa o lobo frontal, na frente, do lobo parietal, atrás. A fissura de Sylvius (sulco lateral) é profunda (vale da artéria sylviana ou cerebral média), quase perpendicular à precedente, e dirige-se da frente para trás e, ligeiramente, de baixo para cima. Ela separa o lobo temporal, situado abaixo dela, do lobo frontal, situado acima e na frente da fissura de Rolando, e do lobo parietal, situado acima dela e atrás da fissura de Rolando. Atrás de tudo, o lobo occipital é separado dos lobos parietal e temporal apenas virtualmente. A fissura ou sulco calcarino está situada na face interna e, juntamente com o sulco parieto-occipital no alto, faz limite com o cúneos. O lobo da ínsula está afundado entre os lábios da fissura de Sylvius, coberto pelo opérculo lateral, que é subdividido em opérculos frontal, central (ou rolândico), parietal, acima, e em opérculo temporal, embaixo.

Os dois hemisférios cerebrais estão unidos por comissuras, e a mais volumosa delas é o corpo caloso.

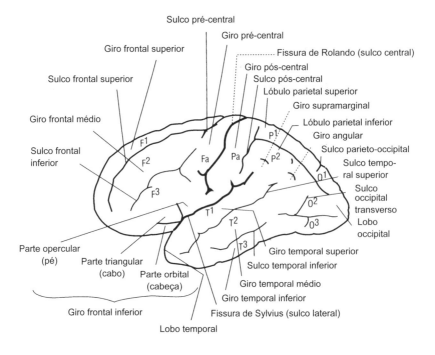

Fig. 1.6. Face lateral (face externa) do cérebro.
A superfície do cérebro é cortada por fissuras e sulcos que delimitam os giros e os lóbulos, que se agrupam em lobos.
F: giros frontais. P: giros parietais. T: giros temporais. O: giros occipitais.

Elementos de uma propedêutica de neuropsicologia 9

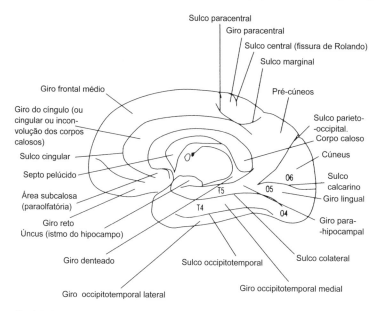

Fig.1.7. Face medial (face interna) do cérebro.
(Ver detalhes do sistema límbico nas figuras 1.2. e 1.3.)

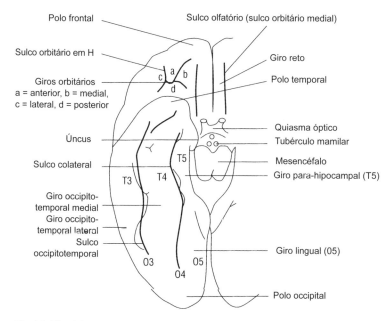

Fig. 1.8. Vista inferior do cérebro.

10 Neuropsicologia

ESPECIALIZAÇÃO HEMISFÉRICA

As consequências das lesões focalizadas do cérebro, os distúrbios provocados pelas lesões calosas que ocasionam uma desconexão inter-hemisférica, permitiram estabelecer a existência de uma especialização funcional de cada hemisfério que, há muito tempo, foi resumida com o nome de *dominância*. Sem dúvida, porque as afasias inauguraram a história da neuropsicologia e porque elas destroem ou alteram uma função essencialmente humana, foi que se resolveu chamar de *dominante* o hemisfério esquerdo, que é o hemisfério que gerencia as funções da linguagem e comanda a mão, em geral mais hábil, ou seja, a dos destros. Aliás, a especialização hemisférica é mais nítida nos destros (consultar capítulo 2). Por isso, é muito importante que o exame neuropsicológico especifique se o paciente é destro ou canhoto (puro, "contrariado" ou ambidestro) e, se possível, que pesquise os antecedentes de canhotismo familiar. O *teste de Wada* (injeção intracarotídea de amital sódico) provoca uma hemiplegia sensitivo-motora contralateral com anosognosia, quando a injeção é feita do lado do hemisfério "não dominante". Quando a injeção é feita do lado do hemisfério "dominante", a hemiplegia é acompanhada de uma afasia precedida de uma suspensão da linguagem e seguida de parafasias: os distúrbios regridem depressa, mas uma análise rigorosa exige que se tenha controlado o sofrimento eletroencefalográfico (ondas delta) de um único hemisfério, porque, em virtude do polígono de Willis, a droga pode ter uma difusão muito rápida. Além do mais, a agressão do procedimento não permite, eticamente, que ele seja usado como uma prova de rotina, e sim como uma técnica reservada aos casos em que se dependa dele, por exemplo, numa decisão operatória. O teste de escuta dicótica permite que se evidencie uma predominância da via "hemisfério dominante-ouvido contralateral" e, por exemplo, da via "ouvido direito-cérebro esquerdo" no destro. O questionário proposto por Hecaen e Ajuriaguerra (Tabela 1.II) possibilita uma avaliação quantificada da lateralidade. A preferência do uso da mão é definida muito cedo, por volta dos três anos de idade. Ela é determinada geneticamente, pode ser influenciada por patologias causadas por lesões hemisféricas pré ou pós-natal, e poderia basear-se anatomicamente numa assimetria anatômica dos hemisférios cerebrais, sobretudo numa superfície maior do *planun temporale* esquerdo nas pessoas destras. Portanto, além da linguagem, a especialização do hemisfério esquerdo está relacionada com a destreza manual, com a organização da linguagem e com a atividade gestual, visto que o hemisfério direito (dito "menor") é especializado nas funções da visão espacial, da atenção, no reconhecimento das fisionomias e no controle emocional. Também foi possível estabelecer que o hemisfério esquerdo realiza procedimentos analíticos e sequenciais, e o hemisfério direito procede de maneira simultânea e paralela (holística).

ATENÇÃO E VIGÍLIA

A atenção está na origem do conhecimento e da ação. A condição básica para fazer uso da atenção é a vigília, subentendida no sistema ativador reticular ascendente que, graças às relações com os núcleos intralaminares do tálamo, exerce uma influência excitatória em todo o cérebro e, sobretudo, no córtex cerebral. Portanto, a reação de vigília está na base dos processos de atenção que

Elementos de uma propedêutica de neuropsicologia **11**

Tabela 1.II. *Questionário de lateralidade de Humphrey,* modificado por Hacaen e Ajuriaguerra

A nota 1 é dada para uma atividade executada só com a mão esquerda; a nota 0,5 é dada se as duas mãos executam com a mesma facilidade; o número total obtido é dividido pelo número total de tarefas testadas. Portanto, a pontuação de uma pessoa totalmente canhota é igual a 1. Os itens 1, 2, 3, 5, 8, 9, 10, 15, 17 e 18 podem constituir um inventário simplificado (dito de Edinburgh, Oldfield, 1971).

Primeira parte

Que mão você usa?
1. Para lançar?
2. Para escrever?
3. Para desenhar?
4. Para jogar tênis, pingue-pongue?
5. Para usar a tesoura?
6: Para usar o barbeador ou passar batom?
7. Para se pentear?
8. Para escovar os dentes?
9. Para usar uma faca sem ser para comer (cortar um barbante, apontar um lápis)?
10. Para comer com uma colher?
11. Para martelar?
12. Para usar a chave de fenda?

Segunda parte

13. Com que mão você segura a faca para comer, ao mesmo tempo que o garfo?
14. Se você tiver duas malas, com que mão segura a mais pesada?
15. Ao varrer, qual a mão que fica por cima, no cabo da vassoura?
16. E no cabo do ancinho?
17. Que mão você usa para desenroscar a tampa de um frasco?
18. Com que mão você segura o fósforo para acendê-lo?
19. Com que mão você distribui as cartas do baralho?
20. Com que mão você segura a linha para enfiar no buraco da agulha?

Terceira parte

21. Qual o pé que você usa para chutar bola?
22. Qual o olho que você usa para mirar?

permitem ao organismo executar uma reação de orientação em vista de estímulos recebidos. Nessa reação de orientação intervêm a amígdala, o hipocampo e o lobo frontal: essa vigília põe o cérebro em condições ideais para tratar a informação. Se a vigília for inexistente, o sujeito pode estar num estado de obnubilação (pensamento lentificado) ou comatoso, mas a confusão mental comporta uma falha mais discreta da vigília, que não permite que o sujeito

12 *Neuropsicologia*

mantenha uma vigília de atenção e que é acompanhada de um distúrbio do pensamento, de uma desorientação espaço-temporal, de uma falha global da memória e, é claro, de um *deficit* de todas as funções especializadas: escrita, leitura, identificação das percepções e, às vezes, até de um delírio onírico. Em geral, as confusões expressam patologias cerebrais difusas, mas também podem representar o essencial de uma patologia focal (particularmente temporal direita, consultar p. 255). Entretanto, é difícil pesquisar e confirmar uma síndrome neuropsicológica específica, quando associada a uma confusão. Porém, é possível detectar uma afasia associada a uma confusão (por exemplo, no caso de um tumor temporal esquerdo, que se complica com uma hipertensão intracraniana), ou ainda uma confusão associada a elementos korsakovianos, o que pode ser um indício de uma encefalopatia de Gayet-Wernicke. A validade de um exame neuropsicológico pede, então, que se trate com cuidado do estado de vigília.

O EXAME NEUROPSICOLÓGICO

O exame neuropsicológico é inseparável do exame neurológico e do exame geral: um deve confirmar o outro. O modo de os distúrbios se instalarem, a co-existência de sinais neurológicos (hemiplegia, hemianopsia), o estado da sensorialidade (visão, audição) são parâmetros indispensáveis à análise dos distúrbios comportamentais. Um exame neuropsicológico "de esclarecimento" pode ser feito no leito do doente. Também pode ser amplificado num procedimento que reúna neurologistas ou neuropsiquiatras, fonoaudiólogos e psicólogos, numa abordagem multidisciplinar, que mostra o quanto a neuropsicologia está ligada às ditas biológicas e às ciências conhecidas por humanas.

O exame neuropsicológico pode necessitar de uma avaliação do nível cultural, o que se pode fazer somando os anos de estudo, desde que se tenha um bom conhecimento do sistema escolar porque, se os estudos do primeiro e do segundo grau correspondem a 11 anos, é difícil chegar a um mesmo número com aqueles que saem do curso escolar aos 18 anos depois de terem repetido vários anos ou de terem passado por classes de adaptação. A avaliação também pode ser feita em função do nível de escolaridade, estudando-se bem as condições de equivalência com as profissões que usam técnicas manuais sem certificado, e com especialização em cursos pós-escolares exclusivos (Tabela 1.III).

Também é preciso saber do que se queixa o sujeito: ele parece depressivo, afetado pelos distúrbios, indiferente ou inconsciente de seus distúrbios e, portanto, anosognósico?

Os testes rápidos de avaliação do "estado mental" são úteis na abordagem diagnóstica das demências e na apreciação da intensidade do *deficit* cognitivo demencial. Alguns deles, como o Mini Exame do Estado Mental (MEEM), sem dúvida o mais utilizado, avaliam a orientação, a aprendizagem, o controle mental (subtração em série do número 7, a partir de 100), a denominação, a repetição, a compreensão de uma ordem tripla e a cópia de um desenho: a pontuação limite da demência é de 23-24. O ARFC, teste de Avaliação Rápida das Funções Cognitivas (Tabela 1.IV), tem uma grande correlação com o MMS (r = 0,91) e permite que se faça, em menos de 15 minutos, um

Elementos de uma propedêutica de neuropsicologia **13**

Tabela 1.III. *Avaliação do nível cultural*

Para os anos de estudo, contar os anos sem as repetências, limitando-se ao curso normal, visto que o primeiro ano deve ser aquele em que se aprende a ler.

NC1:	Analfabeto
NC2:	Sabe ler, escrever e contar
NC3:	Nível de fim dos estudos primários (5 anos de escolaridade)
NC4:	Nível do fim dos estudos do ensino fundamental (no total, a partir da educação infantil, 9 anos de escolaridade); ou de profissões de técnicas manuais, sem especialização
NC5:	Nível de fim do ensino médio (12 anos de escolaridade) ou de profissões técnicas manuais, nível de operário ou artesão, com responsabilidades técnicas ou de gestão
NC6:	Nível dos aprovados em vestibular, ou de profissões de técnicas manuais altamente qualificadas, com treinamento prolongado
NC7:	Nível universitário

miniexame neuropsicológico, verificando a orientação, a aprendizagem, a memória imediata (de números), o cálculo mental, o raciocínio e o julgamento, a compreensão (pela prova de 3 papéis de Pierre Marie e uma prova de Luria), a denominação, a repetição, a compreensão de uma ordem escrita, a fluidez verbal, as praxias ideomotora e construtiva, a identificação de um desenho e a escrita. A pontuação máxima é 50; uma pontuação inferior a 46 indica uma significativa probabilidade de *deficit* cognitivo (o mesmo acontece com uma pontuação inferior a 47, quando o NC é superior ou igual a 4 e a idade superior a 60 anos). Uma pontuação de 38,5 no ARFC equivale a uma pontuação de 23 no MMS.

O exame neuropsicológico oferece dificuldades variáveis, e estabelecer um plano modelo de exame é sempre um pouco artificial, visto que ele será alterado na presença de um doente com uma patologia manifesta como uma "jargonafasia" ou uma cegueira cortical. Um exame de esclarecimento pode basear-se no seguinte plano:

1) Avaliação da lateralidade, do nível cultural, do "estado mental" (MMS ou ARFC).
2) Avaliação da capacidade de julgamento, do raciocínio (pelo item IV do ARFC) e da capacidade de abstração (usando algumas questões tiradas do subteste das *Similitudes* da *Wechsler Adult Intelligent Scale* [WAIS], ao perguntar, por exemplo, qual a semelhança entre uma laranja e uma banana... um cachorro e um leão... um casaco e um vestido... um machado e uma serra... o Norte e o Oeste...).
3) Exame da linguagem. O diálogo permite determinar a logorreia ou a redução, o caráter informativo ou pouco informativo, a consciência do distúrbio ou a anosognosia.

14   Neuropsicologia

Tabela 1.IV. *Teste de avaliação rápida das funções cognitivas (ARFC)* (segundo R. Gil, G. Toullat *et al.*)

Nome e sobrenome: **Data de nascimento e idade:** **Data do exame:** **Profissão:** **Número da ficha:**	**Observações:**	
I. Orientação temporal-espacial (1 ponto por resposta certa)		
1. Em que ano nós estamos? 5. Em que estação do ano? 2. Em que dia da semana? 6. Em que cidade estamos? 3. Em que mês? 7. Em que estado? 4. Que dia do mês é hoje? (± 1) 8. Em que lugar estamos?		TOTAL ESCORE I: / 8
II. a) Atenção e memória		
1. Nomear lentamente 4 palavras (passarinho, casa, óculos, estrela); mandar repetir e contar um ponto por palavra, sem computar eventuais alterações fonéticas.../4 Se necessário, certificar-se, com repetições sucessivas, de que as 4 palavras foram memorizadas pelo sujeito. Desistir depois de três tentativas infrutíferas. 2. Série de números: a) Dizer e mandar repetir a primeira série em ordem direta; em caso de fracasso, fazer nova tentativa com a segunda série: 4 – 2 – 7 – 3 – 1 7 – 5 – 8 – 3 – 6 Contar um ponto para 5 números sucessivos; 0,5 para 4 números, 0 para menos de 4 números.../1 b) Mesmo procedimento para cada série de 4 números, para repetir em ordem inversa: 3 – 2 – 7 – 9 4 – 9 – 6 – 8 Contar 1 ponto para 4 números sucessivos, 0,5 para 3 números, 0 para menos de 3 números../1		
II. b) Reforço		
Mandar repetir as 4 palavras aprendidas no II a) 1.1; ponto para cada palavra certa../4		TOTAL ESCORE II: / 10
III. Cálculo mental (1 ponto por operação exata)		
28 – 9 =	102 – 3 =	TOTAL ESCORE III: / 2
IV. Raciocínio e julgamento		
1. João é maior do que Pedro. Quem é o menor dos dois?........................../2 2. João é maior do que Pedro e menor do que Joaquim. Quem é o maior dos três?../1 3. É verdade que quanto mais vagões tiver um trem, mais rápido ele anda?..... ..../1 4. O que você faz se achar na rua um envelope com endereço e um selo novo? ..../1		TOTAL ESCORE IV: / 5

Elementos de uma propedêutica de neuropsicologia **15**

Tabela 1.IV. *Teste de avaliação rápida das funções cognitivas* (ARFC) (segundo R. Gil, G. Toullat *et al.*) (cont.)

V. Compreensão	
1. Prova dos 3 papéis de Pierre Marie. "Na sua frente há 3 papéis, um grande, um médio e um pequeno. O grande, jogue no chão, entregue-me o médio e fique com o pequeno." Contar 1 ponto para 2 itens certos, 2 pontos em caso de acerto total............./2 2. Aponte na figura abaixo (1 ponto por resposta certa) – o círculo dentro de um quadrado...................../1 – o triângulo em cima do quadrado...................../1 – a cruz em cima do quadrado........................../1	Total Escore V: / 5
VI Denominação (1 ponto por resposta certa)	
– dois objetos comuns: relógio, caneta ou lápis: – duas figuras:	Total Escore VI: / 4
VII. Repetição	
Mande repetir as seguintes palavras, contando 1 se a repetição for correta, 0,5 se a palavra puder ser reconhecida, embora repetida de maneira incorreta, 0 se a repetição for impossível ou a palavra irreconhecível. CONSTITUIÇÃO: ESPETÁCULO:	Total Escore VII: / 2
VIII. Ordem escrita (1 ponto se executada corretamente)	
# FECHE OS OLHOS	Total Escore VIII: / 1
IX. Fluidez verbal	
Pedir ao sujeito para citar 10 nomes de cidades (em 1 minuto). Contar 0 se 3 ou menos de 3 cidades forem citadas, 1 se 4 ou 5 cidades forem citadas, 2 no caso de 6 ou 7, 3 no caso de 8 cidades, 4 se 9 ou 10 forem citadas.	Total Escore IX: / 4
X. Praxias	
1."Faça o gesto de "troça", de pôr o polegar no nariz, com os dedos separados." No caso de o sujeito não conseguir, proceder por imitação........................./1 2. Reproduzir o desenho ao lado. Contar 1 ponto por elemento reproduzido (a, b, c, d, e), mas só contar 0,5 no caso de reprodução incompleta, em caso de deslocamento ou desproporção flagrante de um elemento.../5	Total Escore X: / 6

16 Neuropsicologia

Tabela 1.IV. *Teste de avaliação rápida das funções cognitivas (ARFC) (segundo R. Gil, G. Toullat et al.) (cont.)*

XI. Decodificação visual	
Mande identificar o desenho ao lado. Contar 1 ponto para resposta correta. (rosto, figura de mulher, busto).	TOTAL ESCORE XI: / 1
XII. Escrita (contar 1 ponto se a palavra for escrita corretamente)	
1) Ditado: casa../1 2) Copiar: constituição.../1	TOTAL ESCORE XII: / 2
Escore total	**/ 50**

Recapitulação			
Escore	**Funções cognitivas**	**Notas máximas**	**Notas obtidas**
ESCORE *I*	Orientação temporal-espacial	8	
ESCORE *II A* ESCORE *II B*	Atenção e memória Reforço	10	
ESCORE *III*	Cálculo mental	2	
ESCORE *IV*	Raciocínio e julgamento	5	
ESCORE *V*	Compreensão	5	
ESCORE *VI*	Denominação	4	
ESCORE *VII*	Repetição	2	
ESCORE *VIII*	Ordem escrita	1	
ESCORE *IX*	Fluidez verbal	4	
ESCORE *X*	Praxias	6	
ESCORE *XI*	Decodificação visual	1	
ESCORE *XII*	Escrita	2	
	TOTAL	50	

A ARFC permite um miniexame neuropsicológico. Um escore < 46 indica uma probabilidade significativa de dano das funções cognitivas. Para os sujeitos cujo nível cultural for > 4 ou que a idade for < 60 anos, um escore < 47 indica um *deficit* cognitivo.

- A fluidez pode ser apreciada pelo subteste IX da ARFC.
- A compreensão da linguagem oral pode ser avaliada com o subteste V de ARFC.
- A expressão verbal pode ser avaliada pelo item VII, ao qual podem ser acrescentadas as palavras: orquestra, empreendedor, frívolo.
- A denominação esboçada no subteste VI da ARFC deve ser completada com uma seleção de objetos, de figuras de animais, de frutas, de legumes

Elementos de uma propedêutica de neuropsicologia **17**

e de objetos inanimados de classes diversas. Pode-se estender a denominação às cores, às pessoas famosas, lembrando que nem todo distúrbio da denominação é obrigatoriamente afásico.

- A escrita pode ser estudada com uma cópia e com um ditado. Há a possibilidade de estudar a forma do grafismo (agrafia apráxica), a disposição na folha (agrafia espacial, heminegligência), a sintaxe e o conteúdo das palavras (paragrafias).
- A leitura deve ser explorada no aspecto da compreensão (subteste VIII da ARFC) e ao se pedir que o sujeito leia em voz alta.

4) As praxias.

- As praxias construtivas são exploradas no subteste X2 da ARFC, ao qual se pode acrescentar o desenho do cubo e da flor margarida.
- As praxias bucofaciais são exploradas ao se pedir que o sujeito estale a língua, que morda os lábios, que inche as bochechas, que faça beicinho.
- As praxias ideomotoras são exploradas ao se pedir que o sujeito bata continência, faça o gesto de "fiau" com o polegar no nariz e os dedos estendidos, faça o gesto de adeus, martele um prego, toque piano ou violino.

5) As funções visuognósticas e visuoespaciais.

- A pesquisa de uma heminegligência é efetuada por um teste de riscos (consultar capítulo 9).
- A memória topográfica é explorada ao se pedir ao sujeito que localize as principais cidades do seu país num mapa mudo, que se oriente num mapa da sua cidade ou que desenhe a planta do próprio apartamento ou casa.
- As gnosias visuais são exploradas no teste de Poppelreuter e de Lilia Ghent (ver Figs. 7.1 e 7.2, na p. 103).

6) O Cálculo.

- O cálculo é explorado com os números ditos oralmente, e o cálculo mental (item III da ARFC) com os números arábicos, pela realização escrita de operações elementares.

7) A memória.

- A memória é explorada pelo item III da ARFC. A busca deve ser completada pelo estudo da memória social (nome do presidente da República e de dois ou três presidentes que o precederam) e com uma autobiografia.

8) A planificação e a flexibilidade mental.

- A planificação e a flexibilidade mental são exploradas com a reprodução de sequências de figuras geométricas (círculo, cruz, quadrado, triângulo), de sequências gestuais (como a prova de fechar a mão, mostrar o lado da mão e a palma da mão) e por uma prova do tipo "go-no go" ("Pegue a minha mão. Quando eu disser "vermelho", aperte e solte; quando eu disser "verde", não faça nada.").

Vários testes psicométricos, inicialmente não destinados à prática neuropsicológica, podem contribuir para que se compreenda melhor as perturbações observadas. É o caso da escala de inteligência de Wechsler para adultos (WAIS), que avalia um quociente intelectual verbal, o que corresponde, aproximadamente, às funções gerenciadas no destro pelo hemisfério esquerdo, e que determina um quociente intelectual de performance, o que, mais ou menos, corresponde às funções comandadas no destro pelo hemisfério direito. Ademais, a média de cada subteste é expressa na forma de um z escore, cuja média é 10 e o desvio padrão de 3, dando uma boa ideia da intensidade dos desvios observados. Aliás, é possível estabelecer para cada sujeito um "molde

18 Neuropsicologia

psicométrico", fazendo a média de suas notas em cada subteste e calculando quanto cada subteste desvia em relação a essa média: assim, é possível estabelecer que existe uma queda eletiva deste ou daquele subteste, o que pode ser, de uma maneira útil, associado à localização da lesão (McFie, 1975, Tabela 1.V). Por outro lado, tem aumentado o número de testes neuropsicológicos especializados no estudo de facetas específicas das funções cognitivas. Alguns deles serão citados durante o livro.

Não se pode conceber um exame neuropsicológico sem verificar a existência de um eventual distúrbio de personalidade e de um estado depressivo. (Podemos recorrer a numerosas escalas que permitem guiar os interrogatórios, como a escala de Zerssen, o MADRS – escala de depressão de Montgomery e Asberg – ou, ainda, as escalas de depressão e de ansiedade de Goldberg, Tabela 1.VI.)

Tabela 1.V. *Sensibilidade dos subtestes da WAIS à topografia lesional* (segundo McFie)

Topografia lesional	Subtestes da WAIS mais prejudicados
Lobo frontal esquerdo	Memória de números
Lobo temporal esquerdo	Sinônimos e rimas Memória de números
Lobo parietal esquerdo	Cubos Aritmética Memória de números
Lobo frontal direito	Organização de figuras
Lobo temporal direito	Organização de figuras
Lobo parietal direito	(Organização de figuras) Cubos Conjunto de objetos

Tabela 1.VI. *Escala de Goldberg*

Escala de ansiedade
1. Já aconteceu de se sentir tenso, nervoso, "com os nervos à flor da pele"?
2. Já aconteceu de se sentir ansioso, aflito, preocupado?
3. Já aconteceu de se sentir irritável, impaciente, de se deixar levar facilmente pela raiva?
4. Já teve dificuldade para relaxar, para se acalmar?
Se a resposta for sim, pelo menos em duas perguntas, continue o questionário:
5. Já aconteceu de dormir mal?
6. Já teve dores de cabeça ou dores na nuca?
7. Já sentiu alguma dessas perturbações: tremores, formigamento, suor abundante, diarreia?
8. Já ficou preocupado com a sua saúde?
9. Já teve dificuldade para pegar no sono?

Elementos de uma propedêutica de neuropsicologia **19**

Tabela 1.VI. *Escala de Goldberg* (continuação)

Escala de depressão
1. Já sentiu uma diminuição de energia?
2. Perdeu a vontade de fazer alguma coisa que antes lhe interessava?
3. Perdeu a confiança em si mesmo?
4. Já se sentiu desanimado, sem esperanças?
Se a resposta for sim para uma única pergunta, continue o questionário:
5. Já teve dificuldade de concentração ou se sente mais confuso, com a memória pior?
6. Perdeu peso por falta de apetite?
7. Já teve tendência a acordar cedo demais pela manhã?
8. Já se sentiu mais lento?
9. Tem tendência a se sentir pior pela manhã?

Contar um ponto para cada resposta positiva. Por ocasião da validação do questionário, os autores explicaram que as perguntas diziam respeito aos sintomas experimentados durante o mês que precedeu o exame clínico. Em todo o caso, só levar em conta os distúrbios que tenham uma certa duração. As pessoas que têm um escore de ansiedade 5 e um escore de depressão 2 têm uma possibilidade em duas de já possuir distúrbios importantes, e acima desses escores essa probabilidade aumenta rapidamente.

De uma forma geral, essas linhas são apenas uma introdução sumária a um exame neuropsicológico, que deverá ser detalhado em razão das orientações fornecidas pelo exame inicial e razão da estratégia do trabalho reeducativo a ser desenvolvido.

Referências

GIL R., TOULLAT G., PLUCHON C. *et al.* – Une méthode d'évaluation rapide des fonctions cognitives (ERFC). Son application à la démence sénile de type Alzheimer. *Sem Hôp de Paris* 1986; *62*(27) : 2127-2133.

GOLDBERG D., BRIDGES K., DUNCAN-JONES P., GRAYSON D. – Detecting anxiety and depression in general medical settings. *BMJ* 1988; *297* : 897-899.

HECAEN H., AJURIAGUERRA J. de – *Les Gauchers*. PUF, Paris, 1963.

HEILMAN K.-M., BOWERS D., VALENSTEIN E., WATSON R.-T. – The right hemispheric functions. *J Neurosurg* 1986; *64* : 693-704.

LEZAK M.D. – *Neuropsychological Assessment*. Oxford University Press, Oxford, 1995.

MCFIE J. – *Assessment of Organic Intellectual Impairment*. Academic Press, Londres, 1975.

MESULAM M. – *Principles of Behavioral Neurology*. FA Davies, Philadelphie, 1985.

OLDFIELD R.C. – The assessment and analysis of Handedness: the Edinburgh inventory. *Neuropsychologia* 1971; *9* : 97-113.

POIRIER J., RIBADEAU-DUMAS J.-L. – *Le Système limbique. Cerveau affectif*. Laboratoires Hoechst, Puteaux, 1978.

2 | AS AFASIAS

Vivemos num mundo em que a fala foi instituída...
O sentido da palavra não é feito de um certo número de caracteres físicos,
mas é, antes de tudo, o aspecto que ela assume numa experiência humana.
Merleau-Ponty, 1945.

A linguagem é expressa na fala e na escrita. Embora traduzam uma capacidade específica e eletivamente humana, as mensagens linguísticas são expressas no mundo usando-se vias e efetores não especializados. Os efetores são os músculos dos membros superiores que permitem escrever, mas a escrita não passa de uma atividade motora entre muitas outras, e só uma maior "destreza" separa a capacidade de escrever de uma mão dominante da capacidade de uma mão não dominante, ou de uma boca que segura um lápis, como se vê nos deficientes físicos. Também são efetores os músculos do aparelho fonador que nos permitem falar. Porém, sabemos que a traqueia, que conduz o ar, o véu do palato, a língua e as fossas nasais têm muitas outras funções. A palavra que sai da boca pode, com o mesmo conteúdo, ser expressa com gestos, como fazem os surdos, ao utilizar a "linguagem dos sinais" que, como a linguagem oral, é expressa em múltiplas línguas. As vias motoras, também não especializadas, são constituídas pelo sistema piramidal que, da extremidade cefálica, rege a motilidade voluntária tanto dos membros quanto dos músculos (pelo seu contingente corticogeniculado) e que recebe as influências reguladoras das vias extrapiramidais e celebelares. As lesões desses efetores e dessas vias alteram a capacidade de escrever e de falar. A história da afasia começou quando Dax, Bouillaud e Broca possibilitaram que se isolassem as perturbações próprias da linguagem (que posteriormente serão chamadas de "afasias") ligadas à lesão de estruturas cerebrais específicas, distinguindo-as, assim, dos distúrbios da palavra e da voz.

Chamamos de *disfonias* as anomalias da voz que resultam de lesões dos órgãos fonadores, como uma laringite ou um tumor da laringe. Também existem disfonias por distonia das cordas vocais, visto que a voz bitonal das paralisias recorrentes também é classificada entre as disfonias. As *disartrias* são distúrbios da *fala* ligados a lesões das vias piramidais, do motoneurônio periférico, tanto no nível dos núcleos quanto dos nervos cranianos bulbares, e das vias cerebelares e extrapiramidais que garantem a coordenação dos movimentos. As primeiras correspondem às disartrias paralíticas das síndromes bulbar e pseudobulbar, que podemos associar às disartrias da miastenia. As segundas correspondem às disartrias cerebelares, parkinsonianas, bem como às disartrias observadas no curso de outras afecções do sistema extrapiramidal. *As afasias designam desorganizações da linguagem que se referem tanto ao seu polo expressivo quanto ao seu polo receptivo, tanto aos aspectos falados quanto aos aspectos escritos, e que têm ligação com um dano das áreas cerebrais especializadas nas funções linguísticas.* Assim definidas, as afasias ainda devem ser divididas em:

As afasias **21**

– defeitos na aquisição *da linguagem* infantil, quer se trate de retardamentos de linguagem que acompanham as deficiências mentais, de retardamentos da fala ou retardamentos simples de linguagem, de disfasias quer de dislexias consequentes do desenvolvimento;
– distúrbios do *discurso* atingido pela incoerência, observados nos adultos.

Tabela 2.I. *Situação das afasias em relação aos outros distúrbios da expressão verbal*

Distúrbios	Designação dos distúrbios	Constatações
Da voz	Disfonias	Laringites, tumores da laringe, disfonias, voz bitonal das paralisias unilaterais das cordas vocais
Da fala	Disartrias	Paralisias bulbares, pseudobulbares e da miastenia; cerebelares e extrapiramidais. Não confundir com a desintegração fonética das afasias de Broca
Da linguagem	Afasias	A serem distinguidas das anomalias do desenvolvimento: retardamento de linguagem dos *deficits* mentais, retardamentos da fala, disfasias e dislexias
Do discurso	Incoerência psicótica	Síndromes psicóticas: discurso incoerente por barragem, difluência, digressão, respostas disparatadas (síndrome de Ganser), mistura caótica do pensamento, delírio, problemas da comunicação de síndromes frontais e da síndrome dos hemisférios direitos

1. Certamente é possível falar de uma incoerência do discurso por ocasião de certas afasias, mas sempre lembrando que ela é a prova de uma desorganização na linguagem e não de uma incoerência delirante.
2. Ver capítulos 13 "Neuropsicologia do lobo frontal" e 17 "Neuropsicologia das emoções".

A LINGUAGEM

A linguagem é, ao mesmo tempo, o instrumento privilegiado da comunicação inter-humana e o veículo privilegiado do pensamento. A linguagem é expressa sob a forma de línguas, que podem ser concebidas como instituições sociais construídas pelas comunidades humanas e formadas "por um sistema estruturado de signos que exprimem ideias", das quais "a fala é a manifestação".

Organização estrutural da linguagem

Da terceira à primeira articulação da linguagem

As *unidades da primeira articulação* são os *monemas* (Fig. 2.1), que são as menores unidades dotadas de sentido. Eles comportam um conteúdo semântico (o significado ou sentido) e uma expressão fônica (o significante). As palavras podem ser constituídas de um monema (*mantô*) ou de vários monemas (*telefone*). Alguns monemas exprimem uma função gramatical (eles cantar*ão*) e, às vezes, são chamados de morfemas em oposição aos lexemas. O léxico de uma língua é composto de (dezenas de) milhões de palavras.

A escolha e o agrupamento dos monemas, segundo as regras sintáticas, permitem constituir sintagmas e frases: essa é a definição da primeira articulação da linguagem. Uma frase como "O cão late" é constituída de dois sintagmas: um sintagma nominal (*o cão*) e um sintagma verbal (*late*).

As *unidades da segunda articulação* são os *fonemas*, que constituem as menores unidades de som; elas fazem parte de uma lista bem restrita (37 na

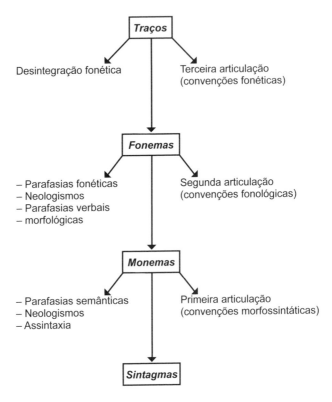

Fig. 2.1. *A linguagem e suas três articulações* (extraído de R. Gil. *Neurologie pour le praticien.* Simep, Paris, 1989).

"A linguagem é uma entidade multiarticulada e econômica." (Martinet). Algumas dezenas de fonemas permitem construir milhares de palavras e uma infinidade de frases.

língua portuguesa, sem as variações), cuja combinação resulta nos monemas (a palavra *chapéu* é constituída de 5 fonemas: *ch; a; p; é; u*).

As unidades da terceira articulação, que chamamos de traços, são os movimentos elementares do aparelho bucofonador que permite, de acordo com as convenções fonéticas, a realização dos fonemas.

Podemos distinguir dois modos de disposição das unidades linguísticas (Fig. 2.2): o modo (ou eixo) da escolha (ou da seleção) e o modo (ou eixo) da combinação. O ato de falar necessita, então, em termos de segunda articulação da linguagem (ou plano fonológico), de uma seleção e uma combinação dos fonemas que permitam criar os monemas. E na primeira articulação da linguagem (ou plano semiológico) existe uma seleção e uma combinação de monemas, que permite criar os sintagmas e as frases.

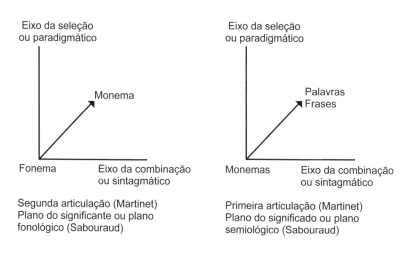

Fig. 2.2. *A dupla articulação da linguagem e os dois modos de disposição (seleção e combinação das unidades linguísticas).*
O enunciado de uma palavra ou de uma frase supõe dois modos de disposição das unidades linguísticas: a seleção ou escolha de fonemas (segunda articulação) e de palavras (primeira articulação), a combinação ou encadeamento dos fonemas e das palavras, relacionados entre si (Jakobson, 1963; Sabouraud, 1995). A afasia de Wernicke pode, então, ser concebida como um *deficit* da seleção dos fonemas (parafasias fonêmicas e verbais morfológicas) e das palavras (parafasias semânticas, assintaxia). A afasia de condução corresponde a um prejuízo isolado da seleção no plano fonológico. A afasia de Broca corresponde a um *deficit* da combinação dos fonemas (simplificação das palavras associadas à desintegração fonética) e das palavras (redução do volume verbal, estereotipias, agramatismos).

24 Neuropsicologia

Linguagem e humanidade

Ao dizer que a linguagem é especificamente humana, é preciso explicar de que linguagem se quer falar. As experiências feitas com macacos, e em particular os trabalhos de Gardner com a fêmea chimpanzé Washoe, a quem eles ensinaram a linguagem americana dos sinais, mostraram que esse animal conseguiu aprender um vocabulário com uns 130 sinais (ou palavras), que Washoe combinava em sequências de até 4 palavras. Entretanto, esse vocabulário era utilizado para necessidades instintivas (a comida) ou afetivas. As sequências eram feitas de palavras justapostas, sem regras sintáticas, cuja ordem podia variar de um enunciado para outro (a sequência "Você me faz cócegas" podia ser dita em qualquer ordem). Washoe não ensinou e nunca utilizou esse modo de comunicação com seus filhotes: essa língua rudimentar que ela havia aprendido não passava de uma aprendizagem acidental, que não pedia para ser partilhada. Diante disso, Popper e Eccles foram levados a distinguir 4 funções, ou níveis, da linguagem:

A função *expressiva* manifesta as emoções (um grito, um gemido). A função de *sinal* permite emitir sinais destinados a gerar uma reação naquele ou naqueles a quem os sinais são dirigidos: por exemplo, o homem que assobia ou fala para chamar seu cachorro; também os sinais transmitidos pelos animais a outros animais. Essas duas primeiras funções são, então, funções primárias, comuns ao Homem e aos animais.

A função de *descrição* diz respeito a enunciados factuais (por exemplo, contar o que acabamos de fazer). A função de *discussão argumentada* permite pôr em ação o pensamento racional e a discussão crítica. Essas duas funções são exclusivamente humanas. Elas coexistem com um vocabulário desenvolvido, mas, além disso, procedem da aptidão combinatória segundo as regras gramaticais, que contribuem com as palavras para dar sentido ao discurso. A linguagem acrescenta, assim, à sua função pragmática (essencialmente feita da expressão das emoções e dos desejos, comum ao Homem e aos animais, e a única presente nestes últimos) uma função de conhecimento especificamente humana e que surge muito cedo no desenvolvimento da linguagem infantil.

Ontogênese da linguagem

A linguagem está estritamente ligada à maturação cerebral (mielinogênese) e ao meio ambiente sociofamiliar. É preciso acrescentar que é necessária uma audição satisfatória (porque a criança constrói seus desempenhos fonológicos e fonéticos de percepções audioverbais provenientes das pessoas a sua volta).

A aquisição da linguagem infantil começa com um período pré-linguístico: primeiro o bebê emite gritos, depois, por volta do segundo mês, emite sons, sobretudo guturais que, por volta dos três meses, se organizam numa "extensa gama de expressões sonoras" sem ligação com a língua falada, as lalações, que correspondem a conexões corticossubcorticais ainda imaturas. Em seguida, em cima desse balbucio ou chilreio, vai emergir, a partir do oitavo mês, um

As afasias **25**

comportamento ecolálico, depois, alguns "segmentos articulados", como *mamãe... papai...* Pela ecolalia, a criança entra na fase linguística, que vai levá-la das "palavras-frases" (primeira metade do segundo ano), ligadas à ação ou a um estado afetivo, em geral polissêmicos, para as primeiras frases gramaticais. A compreensão da linguagem precede a execução, e já é eficaz entre oito e treze meses. A linguagem continua a se estruturar (vocabulário, formas gramaticais) nos anos seguintes, e completa sua organização básica por volta dos cinco ou seis anos. Para a criança, ainda faltará elaborar o domínio das técnicas da linguagem escrita, o aperfeiçoamento da comunicação social e o desenvolvimento do pensamento conceitual.

A lateralização das funções linguísticas num hemisfério (no que comanda a mão com maior habilidade e que, na maioria das vezes, é o esquerdo) se organiza entre quatorze meses e dois anos e se consolida progressivamente até a puberdade, sobretudo entre três e dez anos. As lesões hemisféricas dos primeiros anos de vida resultam, regra geral, em distúrbios de linguagem regressiva, devido ao fato de o hemisfério oposto se encarregar da função linguística. No entanto, mesmo nos adultos, o hemisfério não dominante (em geral, o direito) conserva algumas capacidades linguísticas elementares.

Organização neuroanatômica da linguagem

Uma zona limitada do hemisfério dominante (Fig. 2.3) é o suporte da organização da linguagem: essa assimetria hemisférica é genética, mas também pode ser adquirida durante a vida intrauterina, e pode, ao menos parcialmente, repousar numa grande superfície do *planun temporale* do hemisfério dominante (consultar capítulo 1).

A organização da linguagem se distribui em torno de dois polos:
– um polo receptivo, porta de entrada que comporta não só a audição e a compreensão da linguagem falada como, também, a visão e a compreensão da linguagem escrita;
– um polo expressivo, porta de saída que comporta não só a fonação ou articulação verbal como, também, a escrita.

O polo relacionado à expressão da linguagem

As alterações do polo relacionado à expressão da linguagem, ainda hoje, estão vinculadas a Broca e à afasia que leva o seu nome. Devemos nos lembrar que a descoberta de Broca é produto de uma efervescência cultural sobre a teoria das localizações cerebrais preconizadas, em primeiro lugar, por Gall – que, no início do século XIX, criou a frenologia e tentou, pela palpação dos crânios, localizar as eventuais protusões que refletiriam o desenvolvimento das faculdades mentais que ele localizou no cérebro. Entre as 27 faculdades mentais isoladas por Gall (em particular o sentido dos números e da matemática, o sentido da mecânica, da prudência, da amizade...) o "sentido da linguagem e da palavra" foi localizado nos lobos anteriores do cérebro. Houve, então, uma grande briga entre os localizacionistas e os

26 Neuropsicologia

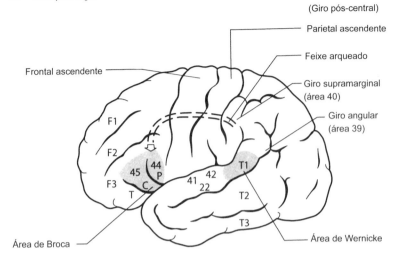

Fig. 2.3. *"Áreas" da linguagem.*
O giro frontal inferior (F3) comporta três partes que são, da frente para trás, a cabeça (ou parte orbital – T), o complemento (ou parte triangular – C), o pé (ou parte percular – P). O pé (área 44) e o complemento (área 45) constituem a área de Broca. A área de Wernicke, no sentido restrito do termo, está situada na parte posterior de T1 ou giro temporal superior, no nível da área 22. A área de Wernicke também pode designar a associação da parte posterior de T1 com o giro angular (área 39).

antilocalizacionistas: Bouillaud, seduzido pela teoria de Gall, afirmou, no primeiro quarto do século XIX, que "os movimentos da palavra são regidos por um centro cerebral especial... (que) ocupa os lóbulos anteriores", seja no nível da substância branca, seja no nível da substância cinzenta. Dax, médico em Sommières, no departamento do Gard, fez, em 1836, uma comunicação intitulada *Lesão da metade esquerda do encéfalo coincidente com o esquecimento dos sinais do pensamento*. Mas foi Broca, cirurgião e antropólogo, que, em 1861, fez a necropsia de um doente chamado Leborgne, acometido de hemiplegia direita com uma "afemia" que o prendia a uma estereotipia verbal (ele só podia dizer "Tan"...). Por esse fato, ele pôde estabelecer, numa série de comunicações sucessivas (até 1868), que a perda da palavra estava ligada à lesão do terceiro giro frontal e, mais precisamente, do seu terço posterior (pé de F3), considerado, assim, como a sede da faculdade da linguagem articulada. Ele acabou por admitir a especificidade da lateralização da lesão no hemisfério esquerdo.

Hoje em dia, podemos afirmar a existência de um polo anterior relacionado à expressão da linguagem, que inclui a parte opercular (terço posterior ou pé) e também a parte triangular, que juntas formam o opérculo frontal (áreas 44 e

45) do terceiro giro frontal (ou giro frontal inferior) que, vinculado à ínsula e aos núcleos cinzas centrais, permite a realização dos programas fonéticos cuja implementação necessitava, para Pierre Marie, da integridade de um vasto "quadrilátero" (Fig. 2.4). O lobo pré-frontal garante a incitação e a estratégia da comunicação verbal, assim como a adequação dessa comunicação ao contexto ambiental. O programa motor, uma vez elaborado, será executado a partir da parte baixa da frontal ascendente pelo feixe piramidal (ver *supra:* disartrias). O pé de F2 ("centro" da escrita) seria para a linguagem escrita o que a área de Broca é para a linguagem falada.

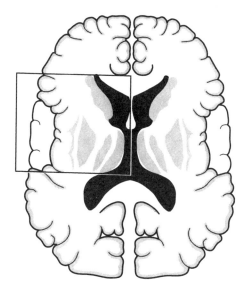

Fig. 2.4. *O quadrilátero de Pierre Marie, limitado na frente por um plano verticofrontal que vai de F3 ao núcleo caudado, atrás por um plano verticofrontal que vai da parte posterior da ínsula à parte posterior do núcleo lentiforme* (segundo J. Barbizet e Ph. Duizado. *Abrégé de Neuropsychologie.* Masson, Paris, 1985).

O polo receptivo da linguagem

Treze anos depois de Broca, Wernicke isolou uma outra afasia, caracterizada pela incapacidade de compreender a linguagem falada, embora a linguagem articulada se mantivesse e os doentes fossem até mesmo "tagarelas". Ele atribuiu esse distúrbio à lesão do centro sensorial da linguagem no primeiro giro temporal esquerdo. A área de Wernicke designa, atualmente, uma área associativa auditiva, situada na parte posterior da face externa de T1 (giro temporal superior), no nível da área 22, abaixo das áreas auditivas primárias e secundárias (áreas 41 e 42: giro de Heschl). Essa área possibilita a compreensão da linguagem falada, cujas mensagens, ouvidas em primeiro lugar, devem ser analisadas no plano fonológico para permitir, em seguida, que se extraia o sentido, ou seja, um tratamento semântico. O lóbulo parietal

28 Neuropsicologia

inferior (e, em particular, a parte inferior constituída pelo giro supramarginal – área 40 – e pelo giro angular – área 39), que não pode ser separado da área de Wernicke, vinculado ao córtex auditivo associativo e, também, aos córtex visual e somestésico, tem um papel essencial na compreensão da linguagem falada, na codificação da linguagem escrita, bem como na sua compreensão (leitura), depois que as mensagens são decodificadas como sinais gráficos no córtex visual associativo (áreas 18 e 19).

Os polos posterior (percepção) e anterior (expressão) da linguagem estão unidos por numerosas fibras associativas e, em particular, pelo feixe arqueado. Os núcleos cinzentos centrais, especialmente o tálamo, também influenciam nas redes associativas dos dois polos da linguagem.

AS AFASIAS

Modalidades de exame

O exame de um paciente com distúrbios de linguagem deve sempre levar em conta o fato de que as tarefas cognitivas são complexas, que os desempenhos dos sujeitos podem variar a todo o momento e que os distúrbios afásicos podem ser agravados pela fadiga. No entanto, o exame precisa ser metódico, a fim de explorar as diversas facetas da linguagem, adotando ou um procedimento qualitativo ou um procedimento estruturado pelas etapas de uma das baterias de exame da afasia, como o teste para exame da afasia de B. Ducarne, as escala de Goodglass e Kaplan, a bateria de afasia de Kertesz (*Western Aphasia Battery*), o protocolo Montreal-Toulouse de exame linguístico da afasia. Essas baterias padronizadas dão os escores de afasia, propõem uma classificação num dos grandes tipos de afasia e podem servir de base para um acompanhamento da evolução.

O primeiro contato com o doente já permite observar alguns traços dos distúrbios: ele fala com facilidade ou com dificuldade? É quieto? Compreende o que se diz?

Estudo da compreensão da linguagem falada

Para isso, usam-se provas de complexidade crescente na execução: ordens simples ("Aponte o seu nariz... sua orelha esquerda... o meu nariz... Tire os óculos... Olhe o teto..."), associadas ("Toque a sua orelha esquerda com o polegar da mão direita... Pegue este lápis e toque o meu relógio...") e provas de múltipla escolha, das quais a mais conhecida é a prova dos três papéis de Pierre Marie ("Aqui estão três papéis: um pequeno, um médio e um grande. Joque o pequeno no chão, fique com o médio e entregue-me o grande.").

Podemos utilizar, também, as provas de designação de figuras geométricas (de tamanhos, de formas e de cores diferentes, como no *Token-test*), de objetos e de figuras ("Aponte a porta, a janela, o lápis" etc). Essas provas permitem que se dificultem as ordens, associando-as com palavras gramaticais ("Toque o relógio **com** o lápis... Mostre-me o triângulo que está **dentro** do círculo...").

As afasias **29**

Quando os distúrbios não são muito grandes, pode-se recorrer a provas mais elaboradas, que testem a compreensão de frases e de textos.

A noção de compreensão cobre competências heterogêneas, se bem que complementares.

– *A surdez verbal pura* (consultar capítulo 11) pode estar ligada a um *deficit* perceptivo pré-fonêmico ou a um *deficit* da discriminação fonêmica. Além do mais, o sujeito pode falar, ler e escrever (exceto no ditado) de maneira satisfatória. As lesões, necessariamente, estão situadas acima da área de Wernicke.

– *A afasia de Wernicke* implica um *deficit* de "decodificação" da linguagem falada, que pode ser o resultado de uma alteração da decodificação fonêmica (portanto, de uma surdez verbal) ou de uma alteração do acesso à compreensão. E pode haver o predomínio de qualquer uma das duas alterações. Quando a parte da surdez verbal é predominante, a compreensão da linguagem escrita, a leitura e a cópia são menos atingidas do que a compreensão da linguagem falada e do ditado; a repetição apresenta as mesmas dificuldades para as palavras e para os monossílabos sem significado. Quando o distúrbio da compreensão verbal predomina sobre a surdez verbal, as palavras são mais bem repetidas do que os monossílabos sem significado. Quando o distúrbio da compreensão é isolado, a repetição é preservada e perfaz o quadro de afasia transcortical sensorial. O que se segue, então, é que um *deficit* da compreensão das palavras pode resultar ou de um *deficit* fonológico, ou de um *deficit* do tratamento semântico, que podemos imaginar num esquema do tipo cognitivista (ver Fig. 2.9, p. 45), seja como uma lesão de um "centro de conceitos" ou "centro de tratamento semântico", seja como uma desconexão entre esse centro e a área de Wernicke (centro de tratamento acústico, segundo Lichteim). Ademais, as lesões da área de Wernicke têm a particularidade de associar um *deficit* de indicação dos objetos por uma ordem verbal a um *deficit* de denominação dos mesmos objetos. A área de Wernicke pode, então, ser concebida como uma zona de encontro e de coordenação recíproca entre as representações sensoriais das formas auditivas e visuais das palavras com as redes associativas que constroem as representações semânticas das palavras. Vemos, então, que as lesões da área de Wernicke alteram, ao mesmo tempo, a decodificação da linguagem, qualquer que seja a modalidade sensorial de apresentação (palavras ouvidas, palavras lidas), e a codificação da linguagem. A área de Wernicke não pode mais ser definida como "centro das imagens auditivas das palavras", como havia concebido Déjerine, que, todavia, falava da associação da surdez verbal e da cegueira verbal observadas na afasia de Wernicke, que ele confrontava com a surdez verbal pura de um lado e a cegueira verbal pura de outro. A área de Wernicke também não pode mais ser concebida como o centro de estocagem do léxico, porque não poderíamos explicar como as lesões que poupam a área de Wernicke, e são posteriores a ela, provocam afasias (ditas transcorticais sensoriais, p. 43 e Fig. 2.10).

– *Os deficit de compreensão das frases* podem ser resultado de um *deficit* do tratamento semântico de certas palavras que compõem a frase, sobretudo se forem palavras abstratas, o que pode ser observado numa afasia de Wernicke em vias de melhora. Além disso, também pode se tratar de uma dificuldade

30 Neuropsicologia

para compreender a ordenação sintática da frase, numa afasia agramática ou numa síndrome frontal ("Se Pedro tomar um banho depois do passeio, o que ele fez primeiro?").

– *Os deficit de compreensão de categorias e a organização por categorias (e distribuída) dos conhecimentos.* Alguns *deficit* da compreensão limitam-se à categoria verbal. Em 1966, Goodglass e seus colaboradores fizeram o primeiro estudo sistemático da compreensão e da denominação de seis categorias de palavras (partes do corpo, objetos, ações, cores, letras, números) num grupo de 135 afásicos, e foi possível observar as dificuldades variáveis em razão das categorias. Essas dificuldades predominaram ora na compreensão, ora na denominação. Num outro grupo de 167 afásicos, a mesma equipe observou, em 1993, uma dissociação entre a designação de lugares, num mapa geográfico, e a designação das partes do corpo, em razão dos tipos de afasia (as afasias de Wernicke e global alteravam mais a compreensão dos nomes das partes do corpo, do que dos nomes que designavam lugares geográficos). Vários trabalhos posteriores, fundamentados em dados de figuras de caso único ou de séries curtas, ou em dados de figuras dinâmicas por ocasião das tarefas de denominação, mostraram que as zonas lesionais ou as zonas ativadas podem estar situadas fora da área de Wernicke. Além do mais, a denominação e a compreensão podem ser atingidas de forma paralela ou dissociada. Logo, clinicamente, é importante testar a denominação com apresentação visual (a forma ideal é a multimodal: auditiva, táctil...) e a designação de objetos ("Mostre-me o martelo, o pato, o tanque, o cotovelo, o piano, a alcachofra...").

Em presença de uma anomia, antes de pensar numa anomia pura por *deficit* de categorias de seleção lexical, é preciso certificar-se de que a anomia não resulta de uma agnosia, limitada a uma modalidade sensorial, como uma agnosia visual (que também pode afetar especificamente uma categoria lexical, consultar capítulo 7). Aliás, a existência de um *deficit* de denominação reduzido a uma modalidade sensorial (como na afasia óptica, ver p. 108) provocou importantes debates sobre o caráter único ou múltiplo (visual, verbal etc.) do sistema semântico.Quando há um *deficit* da compreensão verbal, é preciso saber se ele não é a prova de um *deficit* seletivo da modalidade auditiva, o que é mostrado quando respostas normais são fornecidas se o pedido de designação é feito por escrito. Na verdade, foi possível observar distúrbios da compreensão verbal que entravam no quadro de *deficit* globais do conhecimento semântico, independentes da modalidade sensorial utilizada. A reprodução do *deficit* nas mesmas palavras, a preservação relativa da capacidade do sujeito em fornecer a categoria superordenada da palavra (*pato animal*) e ausência de um estímulo semântico nos testes de decisão lexical são mais a favor de uma degradação das representações semânticas do que de um *deficit* de acesso ao sistema semântico (Warrington e Shallice, 1984), ainda que a distinção nem sempre seja fácil (Caplan, 1987). Como enfatiza Goodglass (1987), é importante distinguir os distúrbios categoriais limitados à compreensão auditiva-verbal, observados exclusivamente nos afásicos, dos *deficit* categoriais de conhecimento semântico que podem existir na presença ou na ausência de uma afasia. Enfim, o dignóstico de um *deficit* categorial implica em certificar-se de que as palavras usadas para testar as categorias verbais têm a mesma frequência lexical. Os *deficit* categoriais de denominação, de compreensão auditiva-verbal ou de conhe-

As afasias 31

cimento semântico podem, por isso, ser concernentes às palavras abstratas que contrastam com a integridade das palavras concretas, visto que uma dissociação inversa é mais raramente observada (foi isso o que aconteceu com o doente A. B. de Warrington [1975], que definia a palavra "estrela" como "um pequeno inseto" e a palavra "súplica" como "pedir ajuda com insistência"). Dentro da categoria das palavras concretas, a categoria dos *deficit* categoriais pode ser concernente aos animais mantendo a integridade dos objetos ou, de maneira mais geral, aos itens animados ou biológicos (animais, flores) e itens inanimados ou, mais exatamente, "manufaturados", podendo ser observadas dissociações inversas. Isso levaria, então, a confrontar duas grandes categorias. A primeira é essencialmente caracterizada pelos atributos sensoriais (são os atributos "biológicos": a cor, a forma e o perfume de uma flor; a cor, a forma e o gosto de uma fruta), e as informações visuais da forma desempenham sempre um papel decisivo (por exemplo, para distinguir um cachorro de um leão). A segunda é essencialmente caracterizada por atributos funcionais (utilização de uma serra, de uma tenaz). Entretanto, as distinções são ainda mais complexas porque, entre os objetos manufaturados, podem ser observadas dissociações entre os objetos de tamanho pequeno (os que, aliás, são habitualmente utilizados nos exames de afásicos, como a borracha, o garfo, o copo...) e os grandes (um trem, um ônibus, um tanque), o que pode levar a diferenciar os objetos manipuláveis e os não manipuláveis.

A preservação da compreensão de nomes próprios (países, pessoas e prédios famosos) pôde ser observada numa afasia que alterava intensamente a compreensão, e uma dissociação inversa também pôde ser observada. Existem, também, anomias para os nomes próprios. Além das anomias para cores (consultar p. 112), existem distúrbios da compreensão dos nomes de cores que, em 1887, Willbrand chamou de cegueira amnésica das cores.

A autotopoagnosia (consultar capítulo 10) pode resultar ou de um distúrbio do esquema corporal ou de uma incapacidade de compreensão das palavras que designam as diferentes partes do corpo.

O léxico das palavras concretas também pode ser dividido em dois conjuntos especificamente linguísticos: os verbos (ou nome da ação) e os nomes (ou objetos). A alteração exclusiva de uma categoria (na denominação e na compreensão) com a conservação da outra pode ser constatada.

Essas constatações advogam em favor de uma organização categorial do sistema semântico fundamentada nas propriedades sensoriais e funcionais dos itens reunidos numa categoria. Pode-se até chegar a uma organização categorial muito apurada (como o dano do conhecimento de frutas e legumes contrastando com a preservação do conhecimento de outros alimentos – Hart *et al.*, 1985) ao se formular hipóteses sobre a elaboração das representações semânticas com base em associações nascidas de fontes sensoriais, e ao pesquisar as tramas associativas multimodais que individualizam as categorias e as subcategorias: assim, entre os objetos, as ferramentas (como o martelo) precisam da soma de informações visuais (a forma), proprioceptivas e motoras (o ato de segurar o martelo), inseparáveis de seus atributos funcionais (pregar um prego). Inversamente, um objeto grande como um foguete é conhecido, principalmente, por seus atributos

32 Neuropsicologia

sensoriais visuais (a forma), visto que os atributos funcionais (serve para ir ao espaço) não são elaborados de informações proprioceptivas ou motoras. Logo, é possível fazer uma distinção entre os objetos manipuláveis e os não manipuláveis (McCarthy e Warrington, 1994). O sistema semântico poderia, então, ser concebido como uma "rede gigante" para onde convergem conexões múltiplas que vêm de sistemas externos, sensoriais e motores e que está em interação com sistemas que permitem a análise das formas auditiva e visual das palavras. O acesso ao sentido e à denominação pode ser encarado como a revivescência das aprendizagens, isto é, como a reativação das redes neuronais, cuja implantação, repetida e simultânea, permitiu ao sujeito elaborar o conhecimento dos objetos, com base em informações recebidas pelos canais sensoriais e motores, em cada encontro com os mesmos "objetos", e pelos contextos emocionais que podem acompanhá-los. Segundo Damasio, as aprendizagens perceptivas criam redes agrupadas por zonas de convergência (os nós) que codificam os episódios sensoriais, motores e emocionais, que acompanharam simultaneamente a percepção do objeto e cuja reativação permite levantar a hipótese de um modelo dito episódico ou de acontecimento (e distribuído) de acesso ao sentido. No entanto, como estruturar essas hipóteses em bases neuroanatômicas?

Os estudos da produção verbal, por ocasião da tarefa de denominação e da tarefa de fluência nas categorias, mostraram que as produções verbais ligadas às diferentes categorias de palavras ativam zonas distintas do lobo temporal, visto que a maioria delas não avança na área de Wernicke. Então, a denominação de animais e de ferramentas ativa o córtex associativo visual, próximo ao giro fusiforme, área de identificação dos objetos, na parte ventral do lobo temporal. No entanto, a denominação das ferramentas e das ações ligadas a sua utilização também ativa uma zona temporal média, ligeiramente anterior à área V5, responsável pela percepção do movimento, bem como uma área pré-motora, ambas à esquerda. Portanto, parece, realmente, que a ativação do léxico é uma função largamente distribuída e revezada por zonas do cérebro, próximas daquelas que geram as informações motoras e a integração perceptiva das entidades que compõem o contexto. As observações de doentes cerebrais lesados também reforçam essas hipóteses. Efetivamente, os *deficit* de categorias do tratamento semântico dos verbos (nomes da ação) coexistem com lesões da parte posterior do lobo frontal esquerdo, sugerindo, então, que o lobo frontal, implicado na programação dos movimentos, também adquiriu um papel nas representações semânticas das ações e nos componentes lexicais envolvidos no tratamento dos nomes da ação (Daniel *et al.*, 1994). O tratamento semântico das entidades "vivas" envolve as estruturas temporo-límbicas bilaterais e a parte inferior do lobo temporal, particularmente o giro fusiforme (por exemplo, nas encefalites herpéticas), o que mostra a implicação de tratamentos visuais elaborados e de convergências sensoriais multimodais na organização das representações semânticas dos vivos. Os *deficit* de categorias que afetam os objetos manufaturados e as partes do corpo avançam nas áreas frontoparietais, nas quais a conjugação das informações motoras e proprioceptivas permite a organização das representações semânticas dos objetos manufaturados e das partes do corpo (Gainotti *et al.*, 1995); visto que Tranel e seus colaboradores (1997), a zona crítica para a reunião do conhecimento concernente às ferramentas é efetivamente lesada na região mais lateral do córtex temporal posterior, na vizinhança de V5. A utilização de tarefas de decisão lexical, comparadas aos resultados obtidos

As afasias **33**

para as palavras concretas e as palavras abstratas, mostrou, na tomografia por emissão de pósitrons, que as palavras abstratas ativam as regiões temporais de maneira bilateral, com uma nítida prevalência direita em que a ativação afeta também a amígdala e a parte anterior do giro do cíngulo, o que poderia estar ligado à valência emocional das palavras abstratas, em geral mais importante do que a ligada às palavras que designam as ferramentas ou sua manipulação (Perani *et al.*, 1999). O inventário completo e coerente dessas localizações ainda pede muitas outras pesquisas. Todavia, já se pode pensar que as áreas que controlam o acesso lexical não estão superpostas às que controlam o acesso aos outros conhecimentos conceituais e que são áreas transmodais de convergência (ou multimodais). Aliás, isso explica porque um distúrbio de denominação pode deixar intacto o conhecimento dos atributos sensoriais e funcionais dos itens não denominados, porque esses conhecimentos reunidos dependem das zonas de convergência. Além do mais, quando as áreas críticas para a denominação das diferentes categorias de objetos estão, essencialmente, situadas fora da zona de Wernicke, suas lesões resultam apenas em distúrbios seletivos da denominação, e os distúrbios de denominação, observados em lesões na área de Wernicke, são intensos. Podemos deduzir disso que essas áreas de recuperação lexical "categoria-específicas" aparecem como necessárias, mas não suficientes ao ato de denominação, e o papel delas poderia ser o de fornecer representações pré-lexicais ou de "categorias" implícitas, que seriam, em seguida, transformadas em saídas verbais explícitas (na forma de palavras faladas, escritas e lidas) graças à intermediação da área de Wernicke, depois de redes neuronais, que permitiriam as diversas modalidades de produção das palavras (Mesulam, 1998; consultar Fig 2.5).

Estudo da expressão oral

Esse estudo é baseado na escuta da linguagem espontânea, na repetição de palavras ou de frases, na denominação de objetos e imagens.

☐ O volume verbal

Ele pode ser logorreico, adaptado ou reduzido, o que permite confrontar as afasias fluidas ou "fluentes" com as afasias "não fluentes" ou "reduzidas". As primeiras surgem, habitualmente, nas lesões do hemisfério dominante, situadas atrás do sulco central; e as segundas estão, em geral, ligadas às lesões situadas na frente do sulco central. Os afásicos logorreicos têm um discurso abundante e fluido, mas pouco ou nada compreensível pelo examinador, e realizando um jargão. A redução da linguagem pode, em caso extremo, ser uma *suspensão* da linguagem; às vezes, a linguagem reduz-se a algumas sílabas ou palavras incansavelmente repetidas ("realejo") e emitidas de modo involuntário por ocasião de qualquer tentativa de verbalização: são chamadas de estereótipos. Nos casos médios, é necessário estimular o sujeito para obter algumas tentativas de verbalização. A redução da linguagem pode coexistir com um jorro de frases que, geralmente, são de polidez ou pré-fabricadas: é a *dissociação automático-voluntária* que permite comparar a linguagem automática com a linguagem construída, proposicional.

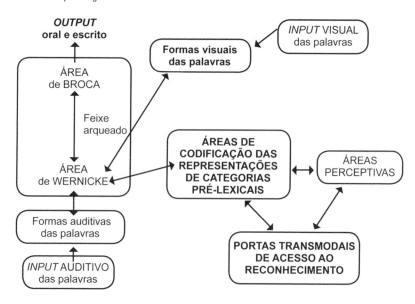

Fig. 2.5. *Interpretação do modelo proposto por Mesulam, representação esquematizada da evocação lexical e da compreensão das palavras ouvidas e lidas* (Brain, 1998; 121:1013-1052).

As portas transmodais de acesso (ou conexões transmodais) não são especificamente de nenhuma modalidade sensorial. Elas permitem a convergência de informações multimodais e agrupam os diversos engramas perceptivos e emocionais, desempenhando um papel crítico na reunião dos conhecimentos semânticos.

As áreas de codificação das representações de categorias pré-lexicais ou áreas lexicais intermediárias desempenham um papel central na denominação das cores, dos animais, dos objetos, das ferramentas e dos verbos de ação. A anomia "da categoria", que resulta de uma lesão dessas áreas, permanece "pura" se as zonas de convergência multimodal estiverem intactas: essa dissociação entre o saber lexical e o saber conceitual pode ser considerada como a base anatômica da separação do pensamento e da linguagem.

As formas das palavras ouvidas e lidas são codificadas nas áreas unimodais que entram em conexão com a área de Wernicke, que age como uma área da decodificação e da codificação fonológica. Aí, então, podem ser estabelecidos os vínculos com as zonas transmodais de convergência, que constroem o acesso ao sentido. Da mesma forma, os conhecimentos semânticos podem ativar "internamente" as representações de categorias pré-lexicais. A área de Wernicke permite, então, ligar os aspectos perceptivos da forma das palavras com as *redes associativas distribuídas*, que permitem o acesso ao sentido.

As lesões situadas na parte superior da área de Wernicke provocam uma alexia pura no caso de haver uma desconexão entre o *input* visual das palavras e as formas visuais da palavra, ou entre as formas visuais das palavras e a área de Wernicke. Uma desconexão entre o *input* auditivo das palavras e suas formas auditivas, ou entre as formas auditivas das palavras e a área de Wernicke, provoca uma surdez verbal.

As afasias **35**

☐ A aprosodia

Além da prosódia emocional gerenciada pelo hemisfério menor (consultar Capítulo 17), existe uma prosódia linguística que caracteriza o ritmo, o timbre e a inflexão da voz. As aprosodias observadas no afásico mostram uma substituição do sotaque habitual do paciente por um sotaque do tipo "estrangeiro", que, às vezes, podemos qualificar como germânico ou anglo-saxão: assim, um falar lento, sílaba por sílaba, com a supressão dos grupos não consonânticos e utilização de consoantes surdas, dá à voz um pseudossotaque germânico ("Bom dia doutor" é dito assim: "Pom.. tia...TôTo... o..."). Uma tendência a pronunciar a mesma vogal com dois sons diferentes na mesma sílaba dá um pseudossotaque britânico ("Eu estou doente" é dito como "Éêu sôóu doêante"). As aprosodias são, em geral, observadas nas afasias de Broca.

☐ A desintegração fonética

Designado com o nome de anartria, afemia, afasia motora ou realização fonemática, o termo síndrome de desintegração fonética, criado por Alajouanine, agrupa os distúrbios de expressão oral relacionados às dificuldades de realização fonética tanto na emissão quanto no encadeamento dos fonemas. O falar, globalmente reduzido, é lento, silabado, entrecortado. As palavras são contraídas; alguns fonemas são suprimidos e outros repetidos, o que causa uma "redução de contrastes"; as consoantes surdas são mais usadas do que as consoantes sonoras, os grupos não consonânticos são suprimidos (espetáculo: *pe... tá...cu...lo...;* chapéu: *a...péu*). Esses distúrbios, que não deixam de lembrar a linguagem infantil, podem ser analisados com a prova de repetição das palavras ou de frases (como *espetáculo; espevitado; constituição; esse grande ferrolho enferrujado, vou desenferrujá-lo; ele foi o pintor dos príncipes e o príncipe dos pintores...*). Os distúrbios implicam diversos aspectos diversamente associados em cada doente:

– um aspecto paralítico com insuficiência de ar traqueal e fraqueza articulatória;
– um aspecto distônico com movimentos articulatórios excessivos, desmedidos, sincinésicos;
– um aspecto apráxico com desorganização dos gestos necessários à elocução, englobado num distúrbio maior da gesticulação do rosto e da boca que denominamos *apraxia bucofacial* e que é possível identificar pedindo ao sujeito que assobie, que sopre, que mostre os dentes, que estale a língua, que faça beicinho.

A síndrome de desintegração fonética, na maioria das vezes, está associada aos outros sinais de uma afasia de Broca. Também pode haver uma anartria (com preservação da escrita e ausência de qualquer sinal de afasia) quando há lesão limitada da parte opercular do terceiro giro frontal, de todo o opérculo frontal ou da substância branca do braço anterior da cápsula interna, o que remete ao quadrilátero de Pierre Marie: essas anartrias também são chamadas de afemia ou qualificadas de "disartrias" na literatura anglo-saxônica.

36 Neuropsicologia

☐ Distúrbios da denominação

• Falta da palavra

Isso pode ser observado na linguagem espontânea e é especialmente evidenciado na prova de denominação, traduzindo-se ou pela impossibilidade de nomear, ou por uma definição pelo uso (*faca* → *para cortar*), ou pela produção de fórmulas de circunlocução, às vezes acompanhadas de aproximações sinonímicas e integradas em condutas de aproximação ("... para... eh... seguramos assim no prato; para a carne... cortamos..."). A falta da palavra é observada em todos os tipos de afasia. Quando é isolada, chamamos de afasia amnésica. O esboço oral (ou "chave" fonêmica) pode ter ou não um efeito facilitador: o fato de dizer a primeira sílaba da palavra pode fazer surgir a palavra desejada; por vezes, a facilitação não leva nenhuma resposta ou leva a uma resposta errada, que pode ser um palavra que comece com a mesma sílaba e até uma palavra que não contenha a sílaba pronunciada. Assim, tanto na denominação, com ou sem facilitação, como na linguagem espontânea, podemos acrescentar à falta da palavra, uma outra produção que não a palavra esperada: essa é a definição de parafasia.

• As parafasias

As parafasias podem ser objeto de uma classificação inspirada na análise estrutural da linguagem (Fig. 2.6).

As *parafasias fonêmicas ou literais* realizam distorções de palavras que não estão relacionadas às dificuldades da realização fonética, e sim com o distúrbio da disposição fonética por omissão, por adjunção, por inversão e por deslocamento de fonemas (*locomotiva* → *colotomiva; termômetro* → *terbômetro, termônetro; crepom* → *cresom, crasom*). Às vezes, na linguagem espontânea e na conversa, o examinador consegue detectar a palavra-alvo, pelo parentesco fonológico e pelo contexto; no entanto, quando a estrutura da palavra é muito mudada, o valor informativo se perde e, então, passamos a falar de neologismos. As parafasias fonêmicas correspondem à desorganização da segunda articulação da linguagem.

As *parafasias verbais* designam a substituição de uma palavra por outra palavra do léxico. Podem ser:

– *parafasias verbais morfológicas* (ou parafonias), quando a palavra está foneticamente próxima da palavra-alvo (*tulipa: talipe; constituição: constipação; escala: escada; chicote: caixote*); essa parafasia pode ser interpretada, a exemplo das parafasias fonêmicas, como uma desordem da segunda articulação;

– *parafasias verbais semânticas,* quando a palavra tem um vínculo conceitual com a palavra desejada (*mesa: cadeira; chave: ferro*); elas podem ser interpretadas como uma desordem da primeira articulação da linguagem, isto é, da escolha das palavras.

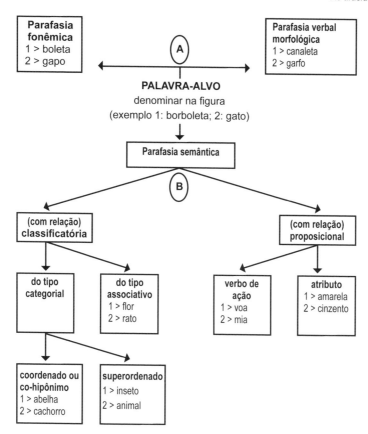

Fig. 2.6 *Classificação das parafasias.*
A: parafasias que resultam de uma desordem da segunda articulação da linguagem.
B: parafasias que resultam de uma desordem da primeira articulação da linguagem. A classificação das parafasias verbais (substituições lexicais) semânticas é a que foi proposta por H. Kremin.

Segundo a classificação de Kremin, as parafasias verbais semânticas podem mostrar dois tipos de relação com a palavra-alvo: classificatória e proposicional (Fig. 2.6).

Certas parafasias verbais são de difícil classificação (*borrão: potro*), bem como a gênese de neologismos muito distantes da palavra-alvo (*mantô: apur*).

Pode acontecer que um pequeno número de parafasias verbais (*palavras de predileção*) volte várias vezes ao discurso. Por ocasião de uma prova de

38 Neuropsicologia

denominação de objetos, o doente emite parafasias verbais que são a retomada de uma palavra anteriormente enunciada pelo sujeito ou pelo examinador: trata-se então de perseverança ou de intoxicação pela palavra. A profusão das transformações parafásicas pode chegar a um jargão com variações individualizadas: jargão indiferenciado feito de uma sequência de fonemas, jargão assemântico feito de neologismos, jargão parafásico feito de parafasias verbais. Em todos os casos, o discurso é incoerente e é prova de uma "desintegração... dos valores semânticos da linguagem".

□ Distúrbios do manejo da gramática e da sintaxe

O *agramatismo* caracteriza-se pela redução de monemas gramaticais e emprego de verbos no infinitivo resultando numa linguagem telegráfica ("Nice: não!... três semanas... ao lado... cestos... eh, tem muita gente... cassino também... no Natal... depois, antes também... mas, agora, minha mulher... antes não... 6 anos agora.").

O agramatismo, também chamado de agramatismo expressivo, acompanha as afasias não fluentes.

A *assintaxia* é radicalmente diferente e caracteriza-se pelo emprego de inúmeras palavras gramaticais, mas não apropriadas, que são equivalentes às parafrasias semânticas ("a estrada cuja eu vou"; "a criança que eu estendia um bombom acabou por pegá-lo"). Além do mais, elas acompanham a linguagem parafásica e são associadas a uma incapacidade de reconhecimento dos erros gramaticais, e por isso recebem o nome de agramatismo impressivo.

□ Os distúrbios da linguagem escrita

• Distúrbios da leitura

A compreeensão da linguagem escrita é explorada nas provas de execução de ordens escritas e de correspondência entre textos e figuras. A leitura em voz alta permite avaliar as perturbações de transposições visuofonatórias. Se bem que seja raro que um texto lido com perfeição não seja compreendido, em compensação, as perturbações da leitura não implicam, obrigatoriamente, a existência de maiores distúrbios da compreensão.

As alexias afásicas caracterizam-se pela produção de paralexias que procedem das mesmas transformações das palavras que as observadas nas parafasias. Elas acompanham a afasia de Wernicke e são associadas a uma agrafia. As paralexias fonêmicas e verbais morfológicas com distúrbios paralelos da escrita, reiteradas tentativas de autocorreção e uma boa qualidade da compreensão podem ser observadas nas afasias de condução. Uma alexia particular, dita anterior, pode acompanhar a afasia de Broca. Certas alexias "sem agrafia", ou alexia pura, não são acompanhadas de nenhum outro distúrbio da linguagem escrita. Um estudo dos diferentes tipos de alexia é apresentado no capítulo 4.

As afasias **39**

• **Distúrbios da escrita**

As agrafias afásicas realizam distorções da linguagem escrita que podem ser sobrepostas às desordens da produção verbal, tanto no plano quantitativo (afasias fluentes *vs* afasias não fluentes) quanto no qualitativo, com a produção de paragrafias e, até mesmo, de uma jargonagrafia. A exemplo das alexias, também existem as agrafias puras. Um estudo dos diferentes tipos de agrafias é apresentado no capítulo 3.

• **Distúrbios do cálculo**

As afasias podem ser acompanhadas por distúrbios do cálculo. Eles são analisados no capítulo 6.

Formas clínicas das afasias

A multiplicidade das classificações das afasias estimula a manter a dicotomia clássica, entre as afasias de Broca e as afasias de Wernicke, como centro de gravidade.

A afasia de Wernicke e as outras afasias, sem uma perturbação da realização fonética

Na maioria das vezes, trata-se de afasia da linguagem fluida.

☐ A afasia de Wernicke propriamente dita

Essa afasia está ligada a uma lesão da área de Wernicke (consultar *supra*), é denominada afasia de Wernicke do tipo I na classificação de Roch-Lecours e Lhermitte, afasia sensorial na classificação de Wernicke, afasia sensorial central (Goldstein), afasia sensorial e afasia acusticomnésica (cujos sinais são menos intensos) na classificação de Luria.

Essa afasia não é acompanhada de hemiplegia e, em geral, associa-se a uma hemianopsia lateral homônima. Não existe nenhum distúrbio da realização fonética, nem redução da linguagem. Ao contrário, a expressão oral é caracterizada por logorreia e por inúmeras parafasias. Normalmente a logorréia é tanta que é difícil interromper o sujeito, canalizá-lo e, portanto, interrogá-lo; ela é sustentada por uma anosognosia do distúrbio. As parafasias recheiam não só a linguagem espontânea, como também as tentativas de denominação ou de repetição. Elas são de todos os tipos, podem associar-se a uma assintaxia e, quando sao muito numerosas, fazem com que a linguagem perca o valor informativo, atingindo um verdadeiro jargão. A compreensão é muito atingida com elementos mais marcados ou menos marcados de surdez verbal. Pode ser difícil, nos pedidos de execução de gestos, distinguir o que pode ser uma apraxia ou um distúrbio da compreensão (Fig. 2.7).

Uma alexia e uma agrafia afásica completam o quadro nas formas intensas.

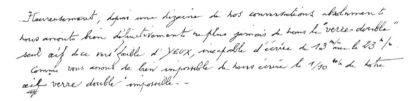

Fig. 2.7. Fragmento de uma carta escrita por um paciente acometido de afasia de Wernicke. O paciente exprime seu desespero depois de quebrar os óculos bifocais. Jargonagrafia.

Certas afasias de Wernicke caracterizam-se por uma predominância dos distúrbios que afetam a linguagem escrita (afasia de Wernicke do tipo III), os quais podemos associar à *síndrome alexia-agrafia*, descrita por Hecaen, que reúne um distúrbio do reconhecimento das palavras mais do que das letras, um *déficit* da compreensão da linguagem escrita, uma perda da estratégia perceptiva da leitura que pode, algumas vezes, começar pelo meio ou pelo fim das palavras, e uma agrafia. Essa síndrome corresponde a uma lesão parietal (giro angular) (Fig. 2.8).

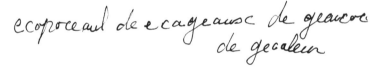

Fig. 2.8. Agrafia (escrita copiada) num sujeito com afasia de Wernicke.

Certas afasias de Wernicke são acompanhadas de um modo elocutório reduzido que pode surgir de imediato ou caracterizar um processo evolutivo que coincida com uma regressão da anosognosia.

☐ **Afasias amnésicas ou anômicas**

• **Afasia amnésica**

A afasia amnésica de Pitres caracteriza-se por uma falta da palavra, com definição pelo uso, sem distúrbio da compreensão nem parafasia. Pode constituir o modo de apresentação das afasias progressivas e, sobretudo, tumorais, como o modo evolutivo de uma afasia de Wernicke.

A afasia amnésica surge por lesões em vários lugares. As afasias amnésicas mais puras são observadas quando há lesões temporais e, particularmente, lesões no giro temporal inferior (Goodglass), visto que as afasias amnésicas ligadas a uma lesão do giro angular acrescentam, ao *déficit* de evocação da palavra, um *déficit* semântico que altera a compreensão do sentido da palavra; nesse caso, a afasia anômica é, constantemente, associada a uma alexia e a uma agrafia, até mesmo a uma síndrome de Gertsmann. No entanto, a falta

As afasias **41**

de palavras pode ser observada como consequência de lesões em vários outros lugares, como as lesões frontais esquerdas acompanhadas de uma afasia transcortical motora, ou ainda lesões do hemisfério direito.

• Outros aspectos das anomias

A anomia afásica é uma incapacidade de acesso à seleção lexical e deve ser distinguida da anomia ligada a um *deficit* do tratamento perceptivo ou associativo das informações sensoriais (consultar capítulo 7). O *deficit* de denominação dos afásicos existe, qualquer que seja a modalidade sensorial de apresentação das informações (a visão, o tato, a audição): dizemos que a anomia afásica independe do canal usado. Entretanto, excepcionalmente, podemos observar afasias específicas de uma modalidade sensorial como uma afasia táctil ou uma afasia óptica, que são consideradas, preferencialmente, síndromes de desconexão (consultar capítulo 7) entre o tratamento associativo das informações sensoriais e as áreas da linguagem. No mesmo campo das desconexões, existe a anomia para as cores. As lesões do corpo caloso podem provocar anomias tácteis esquerdas por desconexões inter-hemisféricas (consultar capítulo 15).

Certas anomias são específicas ou relativamente específicas de uma categoria lexical. Com os *deficit* de categoria verbal tratados anteriormente (p. 31), elas permitem fazer um esboço do vasto problema de organização das categorias do conhecimento, que é sugerida (a anatomia) pela constatação de alteração das categorias, dissociadas do conhecimentos (Shallice, 1988): as anomias podem estar tanto associadas a um distúrbio da categoria da compreensão verbal, portanto, do saber semântico (ver *supra*), como podem ser "puras", isto é, ligadas unicamente ao *deficit* da categoria da seleção lexical. Podemos, assim, observar anomias para as partes do corpo, para os objetos familiares de uma parte da casa ou consultório, para os itens animados (ou biológicos) com preservação dos itens inanimados ou manufaturados ou manipuláveis, ou, ainda, dissociações inversas. Do mesmo modo, existem dissociações entre a denominação das figuras dos objetos (nomes), em geral mais preservada, e a denominação de figuras de ações (verbos), mais alterada nos agramatismos, visto que dissociações semelhantes ou inversas podem ser observadas nas afasias amnésicas ou sensoriais (Kremin, 1990). Também existe anomia para os nomes próprios (nomes de pessoas, nomes de pontos geográficos) que derivam de lesões, topograficamente variáveis, do hemisfério esquerdo, visto que as localizações implicadas podem ser, sem certeza absoluta, a parte anterior do lobo central (área 38) e o tálamo esquerdo (Semenza). A implicação de estruturas profundas, como o caráter ainda provisório dos limites das categorias, pode ser ilustrada com a observação feita por Crosson de um caso de anomia limitada aos termos médicos depois de uma hemorragia que afetou o pulvinar (Crosson *et al.*, 1997).

A *afasia de condução* ou *afasia motora aferente* (Luria), ou *afasia central* (Goldstein), caracteriza-se por importantes perturbações da linguagem espontânea e, sobretudo, por repetições, sendo encontrada em inúmeras parafasias fonêmicas e verbais morfológicas, já que não existe desintegração fonética e a compreensão é normal. A consciência do distúrbio é preservada, como provam as tentativas de autocorreção da linguagem, da escrita espontânea e ditada, visto que a escrita copiada é preservada. Essa afasia pode ser definida como um *deficit* isolado da seleção e da ordenação de fonemas (2ª articulação da linguagem). Na maioria das vezes, ela está ligada a um dano na substância branca subcortical do *giro supramarginal* (área 40), lesando o feixe arqueado e provocando, como postulou Wernicke, uma dissociação entre o córtex temporoparietal e o terceiro giro frontal. Também podem resultar numa afasia de condução, as lesões estendidas da área de Wernicke (podendo evocar uma responsabilidade da compreensão pelo outro hemisfério) que interrompem o feixe arqueado na sua origem, bem como as lesões das áreas auditivas primárias e secundárias (áreas 41 e 42), lesões da ínsula e da substância branca subadjacente que interrompem o feixe arqueado mais acima ou mais profundamente. Também foi postulada a existência de duas vias de produção da palavra (Fig. 2.9): uma, passiva, transfere diretamente as entradas auditivas para o tratamento fonológico, a outra executa um tratamento semântico que precede o tratamento fonológico. Só o primeiro procedimento é atingido pela afasia de condução, o que poderia explicar por que as frases que necessitam de um tratamento semântico ativo sejam mais bem repetidas do que as frases em que a atuação da função semântica não é solicitada. Assim, um afásico de condução pode não conseguir repetir a palavra *mágico,* mas poderá melhorar seu desempenho se essa palavra estiver incluída numa frase, ao pedirmos que ele decida se a frase tem sentido ou não. Por exemplo: "O homem que afoga um coelho na cartola é um mágico." Na afasia de condução, também pode ser observado um *deficit* da memória auditivo-verbal de curto prazo, cuja codificação é fonológica, ao contrário da memória auditivo-verbal de longo prazo, cuja codificação é semântica (consultar capítulo 14).

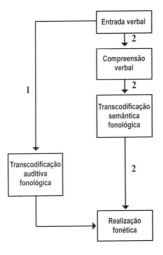

Fig. 2.9. *As duas vias de produção da palavra.*
1. Via direta ou passiva (lesada na afasia de condução). 2. Via ativa (lesada na afasia transcortical motora) (segundo McCarthy e Warrington. *Brain.* 1984; 107:463-485).

• Afasia transcortical sensorial

É uma afasia definida pelo contraste entre as perturbações da compreensão e a integridade da repetição com tendência ecolálica durante uma afasia, aliás semelhante, no plano da linguagem falada, a uma afasia de Wernicke (afasia de Wernicke do tipo II). Essa afasia permite dissociar anatomicamente a área de Wernicke, concebida como uma área de decodificação fonêmica de uma zona de integração semântica, cuja alteração obstrui a compreensão, preservando uma repetição que passa a ser psitacismo (Fig. 2.10).

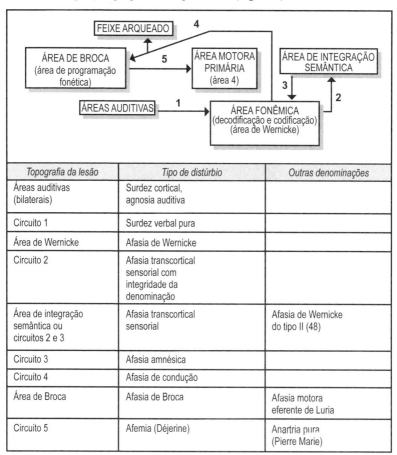

Fig. 2.10. *Representações das áreas corticais da linguagem falada e de suas conexões conhecidas ou computadas em virtude dos sinais de certas afasias* (segundo os esquemas de Kussmaul e de Heilman *et al. Brain.* 1976; 99:415-426).

Porém, esses esquemas ocultam o papel "iniciador" do lobo frontal e o papel dos núcleos cinzentos, particularmente do tálamo, na ativação das tarefas linguísticas e de acesso ao léxico (consultar também Fig. 2.5).

A afasia transcortical sensorial está tipicamente ligada às lesões temporoparietais posteriores à area de Wernicke, na zona limítrofe e, particularmente, no nível das áreas 37 (área de transmissão têmporo-occipital) e 39 (giro angular), e as lesões podem estender-se ao lobo occipital, particularmente no nível das áreas visuais associativas 18 e 19.

A afasia transcortical sensorial, excepcionalmente, pode ser acompanhada de uma preservação (relativa) da denominação (Fig. 2.11).

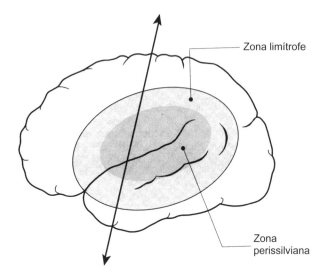

Fig. 2.11. *Divisão esquemática das afasias que alteram (zona perissilviana) e preservam a repetição (zona limítrofe), e limite vertical que separa as afasias de linguagem reduzida das afasias fluidas* (segundo F. Benson, *The Neurology of Thinking*. Oxford University Press, 1994).
Podemos distinguir duas grandes zonas implicadas na linguagem. Uma delas, "perissilviana", contém as áreas clássicas de Broca e de Wernicke, o giro supramarginal e os feixes de associação. Essa zona está implicada na decodificação e na codificação fonêmica, bem como na realização fonética. Lesões nessa área produzem afasias de semiologia variada, mas que têm em comum a característica de alterar a repetição. A outra zona, que margeia em coroa a precedente, implica o córtex pré-frontal para a frente, o cruzamento temporoparieto-occipital (portanto, o giro angular) para trás. Suas lesões resultam em afasias trancorticais que, na frente, alteram a iniciação articulatória (afasia transcortical motora ou dinâmica) e, atrás, os tratamentos semânticos (afasia transcortical sensorial), mas que poupam a repetição. Uma fronteira representada pela fissura de Rolando separa as localizações das afasias "não fluentes" ou anteriores (de linguagem reduzida) das afasias "fluentes" ou posteriores.

Afasias com linguagem reduzida

☐ Afasia de Broca

As lesões anteriores afetam não só a *parte triangular* e a *parte opercular* do terceiro giro frontal, como também as regiões corticais vizinhas e, sobretudo, a ínsula, estendendo-se em profundidade na direção da substância branca das cápsulas externa e interna e na direção dos núcleos cinzentos centrais (quadrilátero de Pierre Marie, consultar Fig. 2.4). Essa afasia está, habitualmente, associada a uma hemiplegia direita, total ou com prevalência braquifacial, às vezes, a uma hemianestesia e a uma hemianopsia lateral homônima. Os outros distúrbios neurológicos mais comumentes associados são a apraxia ideomotora da mão esquerda e, é claro, a apraxia bucofacial. Denominada de afasia de expressão por Déjerine, afasia motora eferente por Luria, afasia de realização fonemática por Hecaen, ela caracteriza-se por uma redução da linguagem com dificuldade de articulação das palavras, uma certa facilitação pelo esboço oral e por distúrbios da escrita, e a compreensão é prejudicada de uma maneira mais discreta do que na afasia de Wernicke.

A redução da linguagem é sempre manifesta, mas de intensidade variável. Em alguns casos, os doentes falam pouco e precisam ser incitados repetidamente para emitir algumas palavras. Às vezes, a redução da linguagem é tanta que o doente só emite *estereotipias*. Pode acontecer de uma emissão verbal laboriosa ser entrecortada de frases, de palavras pronunciadas de maneira fluida (fórmula de polidez, palavrões etc.) ilustrando o princípio da dissociação automático--voluntária da linguagem. Os distúrbios de expressão oral são a síndrome de desintegração fonética, muitas vezes, acompanhada de uma apraxia bucofacial. Eles podem associar-se a uma aprosodia. A produção do canto é, quase sempre, empregada com moderação: melodias podem ser cantaroladas ou murmuradas, e o canto – ou simplesmente a produção oral numa linha melódica, mesmo sóbria – pode favorecer a expressão verbal. Os monossílabos são mais bem pronunciados do que os dissílabos e os logatomos são mais bem criados do que as palavras de mesmo tamanho, talvez em razão da ambiguidade introduzida por sua carga significativa.

A evolução pode surgir na expressão oral e, também, na escrita, em direção a um agramatismo que, em certos casos, domina o quadro clínico (*afasia agramática*): o contraste entre a eficácia da seleção das palavras do léxico e a incapacidade de combiná-las, por causa da utilização reduzida de palavras gramaticais, pode ser ilustrado pela prova dos antônimos descrita por Hecaen, na qual os antônimos do tipo lexical (grande, pequeno) são mais bem preservados do que os antônimos morfológicos (legal, ilegal); a mesma dissociação, aliás, é observada nas afasias de condução.

O estudo da denominação revela, além da dificuldade de realização fonética, um defeito de evocação das palavras mais corrigidas, ou menos corrigidas, por um esboço oral. Os distúrbios da compreensão são, habitualmente, moderados. Em todo o caso, a compreensão tem uma qualidade melhor do que a produção oral. A dificuldade não é tão relacionada aos sintagmas nominais e verbais (*O cachorro grande late*) quanto aos vínculos significantes que de-

46 Neuropsicologia

pendem de palavras gramaticais (*Depois que acordou e antes de sair, Pedro tomou o café da manhã*).

A escrita pode mostrar transformações paragráficas, uma disortografia e um agramatismo (consultar capítulo 3). A compreensão da linguagem escrita é medíocre, há dificuldade de compreensão de frases complexas e, às vezes, de palavras. Além da desintegração fonética exteriorizada na leitura em voz alta, podem ser observadas uma alexia, conhecida por anterior, uma alexia fonológica e uma dislexia profunda (consultar capítulo 4).

Os sujeitos têm consciência do próprio distúrbio, o que explica a frequência de reações chamadas de catástrofe e de depressão (consultar capítulo 17).

□ A anartria pura de Pierre Marie

A anartria pura de Pierre Marie provoca um mutismo ou uma síndrome de desintegração fonética, visto que, quase sempre, as apraxias são sucessivas e, além disso, caracterizadas pela preservação da compreensão e da expressão escrita, o que permite uma comunicação com os pacientes. Uma apraxia bucofacial está sempre associada à anartria. As localizações das lesões já foram abordadas (ver *supra*). Certas desintegrações fonéticas isoladas, ou relativamente isoladas, podem representar uma forma evolutiva de uma afasia de Broca. Sobre esse aspecto, é preciso lembrar que as lesões limitadas à area de Broca causam, quase sempre, um mutismo rapidamente seguido de uma desintegração fonética, sem outro distúrbio significativo da linguagem.

□ Afasia total de Déjerine ou grande afasia de Broca

Essa afasia se caracteriza por uma suspensão da linguagem, por uma compreensão nula, por uma impossibilidade de ler e escrever. Em geral, corresponde às grandes lesões do hemisfério esquerdo pré e retrossilvianas e, portanto, é acompanhada de uma hemiplegia sensitivo-motora. Excepcionalmente, pode estar ligada a lesões não contíguas das áreas de Broca e de Wernicke: nesse caso, ela não é acompanhada de hemiplegia e – quase sempre, mas não sempre – está ligada a uma embolia cerebral.

As outras afasias
□ A afasia transcortical motora

A afasia transcortical motora (ou afasia frontal dinâmica, segundo Luria) caracteriza-se pelo contraste entre uma redução intensa da linguagem espontânea (que pode chegar num mutismo) e a preservação da capacidade de repetição, que pode ser até ecolálica. A compreensão auditiva-verbal é normal ou bastante preservada, bem como a leitura em voz alta e a compreensão da linguagem escrita. A denominação mostra uma falta da palavra de intensidade variada, espontaneamente melhorada pelo esboço oral. Essa afasia, caracterizada por um *deficit* da iniciação elocutiva, está ligada a lesões situadas à frente ou acima da área de Broca, que pode estar parcialmente envolvida: também pode se tratar de lesões da área motora suplementar na face interna do hemisfério esquerdo, em particular por ocasião de um infarto da artéria cerebral anterior: o mutismo, total inicialmente, melhora secundariamente ou coexiste com uma restauração da repetição. Uma agrafia não apráxica está, em geral, associada. Enfim, parece que as lesões da substância branca do lobo frontal, situadas acima e fora do corno frontal, também causam uma afasia transcortical motora, cujo denominador comum poderia ser representado por um dano da própria área motora suplementar e da área de Broca. A área motora suplementar é, efetivamente, a estrutura mais alta de um todo funcional (Fig. 2.12) responsável pela iniciação elocutiva e que, além disso, comporta, de cima a baixo, o giro do cíngulo, o núcleo reticular do tálamo e a substância branca periaqueductal: as lesões de qualquer dessas estruturas provocam um mutismo, e o seu estímulo provoca uma vocalização. Esse sistema está ligado pelo giro do cíngulo a inúmeras estruturas límbicas, cujas influências se reúnem no nível da área motora suplementar, ela própria conectada à area de Broca. A afasia transcortical motora também é sinal de supressão das influências límbicas nas áreas cerebrais responsáveis pela expressão da linguagem.

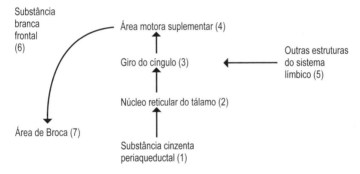

Fig. 2.12. *O sistema de controle da iniciação elocutiva (1, 2, 3, 4) e a localização da lesão responsável pela afasia transcortical motora (4, 6).*

☐ Afasia transcortical mista

A afasia transcortical mista (com suspensão da linguagem e incapacidade da compreensão) apresenta o quadro de uma afasia global com preservação da repetição. Também denominada de síndrome de isolamento da área da linguagem, ela está ligada a grandes lesões da coroa perissilviana (consultar Fig. 2.11) e pôde ser observada nas intoxicações pelo óxido de carbono, nos infartos juncionais depois de oclusão carotídea e nos grandes infartos fronto--parietais internos do território da artéria cerebral anterior. Se a capacidade de repetição persistir depois de uma lesão simultânea do feixe arqueado, é possível que reflita uma atividade do hemisfério direito.

48 Neuropsicologia

☐ Afasias subcorticais

As afasias subcorticais podem estar ligadas aos seguintes danos:

– da substância branca periventricular e subcortical;
– do tálamo;
– da região capsuloestriada.

• **Afasias por lesão da substância branca periventricular e subcortical**

As lesões periventriculares resultam em um quadro de afasia transcortical motora, mais pura ou menos pura (consultar *supra*). Uma lesão no istmo temporal pode causar um distúrbio de compreensão ou até apresentar um quadro semelhante à afasia transcortical sensorial: uma lesão do istmo frontal, sob o opérculo frontal, pode acarretar em afasia de condução.

• **Afasias talâmicas e capsuloestriadas**

Às vezes parecidas com as afasias transcorticais por causa da preservação da repetição, elas oferecem uma semiologia variada e deve-se suspeitar da sua existência quando:

– uma afasia semelhante a uma afasia de Wernicke é acompanhada de uma hemiplegia direita;
– existe uma diminuição da intensidade vocal (hipofonia);
– distúrbios ártricos ou uma redução da fluência verbal associam-se a parafasias verbais;
– existem parafasias "extravagantes", perseverações e incoerência do discurso (*espigas de milho → liames de juntura fixa em genuflexão; garfo → é uma coisa que assume ares de "milhões"*. Pergunta: "Em que se parecem o ar e a água?"; Resposta: "... um dos meios para se fazer uma arma cortante").

A metade dos casos de afasia subcortical forma o quadro de "*afasias dissidentes"* de Puel e seus colaboradores, associando uma hipofonia, uma redução do volume verbal, parafasias verbais, em geral estranhas e até extravagantes, perseverações que chegam a palavras incoerentes e uma compreensão da linguagem oral totalmente ou bastante preservada. Essas afasias correspondem, na maioria das vezes, a afasias talâmicas, quer se trate de hemorragias ou de infartos concernentes ao território tuberotalâmico (ou polar anterior), quer, mais excepcionalmente, concernentes ao território paramediano. Há uma associação de um *deficit* importante da memória verbal. Os distúrbios da linguagem ligados a um infarto do território da artéria corióidea anterior esquerda também apresentam o quadro de uma afasia talâmica. As afasias estriado-caudadas por hemorragia ou infarto das artérias lentifoestriadas resultam em afasias que se aproximam das afasias clássicas de Broca ou de Wernicke, em afasias globais ou transcorticais mistas em caso de lesões extensas, em dissidentes com ou sem distúrbios ártricos. Produções verbais prolixas, extravagantes, ricas em perseverações e em escorregões semânticos que fazem perder "o fio do discurso", que passa a ser incoerente, contaminando também a expressão gráfica, podem constituir o elemento essencial de certas afasias lentiformes-caudadas ou limitadas ao núcleo caudado. Elas

As afasias **49**

podem ser enriquecidas de "sinais frontais" (comportamento de preensão, perseverações nas séries gestuais). Lesões estritamente putaminais podem resultar em perturbações do modo de articular as palavras com pseudogagueira e palilalia, isoladas ou associadas a uma redução da fluência e uma falta da palavra.

Estudos isotópicos do débito sanguíneo ou do consumo de oxigênio conseguiram objetivar, por ocasião de afasias subcorticais, um *deficit* funcional mais ou menos extenso do córtex, e as experiências de estimulação confirmam a hipótese de um papel específico dos núcleos cinzentos centrais na implementação das capacidades da linguagem: esse papel seria exercido por uma multidão de circuitos córtico-estriado-pálido-talâmicos, cujas lesões causariam distúrbios, segundo Cambier, na dinâmica da atenção e da intenção na comunicação, na escolha lexical e na coerência semântica, na execução da palavra, nos seus aspectos vocais e articulatórios. Assim, segundo Crosson, a programação motora e a formulação lexical dependeriam das áreas temporoparietais que exerceriam, além do mais, um pré-controle nas áreas anteriores, em razão das influências facilitadoras ou inibidoras dos núcleos cinzentos centrais e do tálamo.

☐ Afasia dos canhotos e dos ambidestros

No canhoto e no ambidestro existe, mais frequentemente e de modo mais acentuado do que no destro, uma dominância "partilhada" na linguagem. Acontece que uma afasia pode sobrevir tanto depois de uma lesão direita quanto de uma lesão esquerda: são afasias em geral moderadas e regressivas, com perturbações da compreensão, na maioria das vezes não muito intensas.

☐ Afasias cruzadas

Com esse termo, designamos as afasias causadas por lesão do hemisfério direito no destro, com a condição de que não haja nenhum canhotismo familiar e que a integridade do hemisfério esquerdo possa ser solidamente documentada. A frequência desse tipo de afasia é de 1%. O quadro considerado mais habitual é o de uma afasia de expressão com redução do volume verbal, estereotipias, parafasias, sobretudo fonêmicas, agramatismos, com expressão escrita agramática ou jargonagráfica, sendo a compreensão poupada ou modestamente atingida. Os distúrbios associados podem misturar os sinais de um dano do hemisfério maior (com certos elementos de uma síndrome de Gertsmann) com o do hemisfério menor (sobretudo com perturbações visuoespaciais). As lesões subcorticais são consideradas frequentes. Entretanto, esse quadro está muito longe de ser constante: de fato, observamos afasias de Broca e afasias de Wernicke com os mesmos distúrbios sérios de compreensão observados nos seus homólogos hemisféricos esquerdos, afasias de condução, surdez verbal e até afasias globais. Do mesmo modo, a reputação de benignidade evolutiva das afasias cruzadas está longe de ser constante.

A semiologia das afasias pode ou não corresponder com as localizações das lesões: uma lesão anterior pode resultar numa afasia não fluente, até mesmo

50 Neuropsicologia

numa de "Broca", e também pode resultar numa afasia fluente com parafasias. Tais atipicidades acontecem em torno de um terço dos casos.

Essas constatações sugerem que as dominâncias hemisférica direita para a linguagem e hemisférica direita para a mão possam ser dissociadas; também sugerem que a lateralidade direita da linguagem pode ser mais ou menos completa, o que pode explicar o caráter mais ou menos benigno da afasia cruzada. Se a assimetria das informações anatômicas e, em particular, um maior desenvolvimento do plano temporal esquerdo (que pode ser evidenciado desde a 31ª semana de gestação) tenha sido invocado como fundamento da dominância hemisférica esquerda, nada prova que uma assimetria inversa exista, no caso de afasia cruzada. E, além do mais, uma assimetria anatômica comparável à de um "destro" pode ser observada.

☐ Afasia dos surdos-mudos ou afasia da linguagem dos sinais

As lesões do hemisfério esquerdo do surdo-mudo podem acarretar distúrbios da linguagem oral, se ela foi adquirida e, paralelamente, da linguagem dos sinais, do mesmo modo que a compreensão da linguagem dos sinais pode ser alterada junto com a compreensão da linguagem que é lida nos lábios. A especialização do hemisfério esquerdo para a linguagem aparece, então, como independente dos canais sensoriais que permitiram sua elaboração.

☐ Afasia dos poliglotas

As afasias dos sujeitos que falam duas ou várias línguas caracterizam-se, em geral, por um vigor da língua materna, mas não é uma constatação invariável: a língua usual do sujeito no momento da instalação da afasia pode ser recuperada mais rapidamente. A leitura e a escrita (componentes visuais da linguagem) podem explicar a recuperação mais rápida de uma linguagem aprendida secundariamente, em relação a um dialeto ou a um patoá veiculados apenas oralmente. Porém, a importância afetiva da língua deve ser levada em conta: pudemos observar um restabelecimento prioritário da língua hebraica em sujeitos emigrados de Israel, cuja língua materna era o alemão, o russo ou o inglês.

☐ Hemisfério direito e linguagem

Um certo número de argumentos advogam pela "contribuição" do hemisfério direito na atividade da linguagem: preservação de uma linguagem automática, apesar de intensas lesões no hemisfério esquerdo, agravamento de uma afasia ligada a uma lesão hemisférica esquerda por ocasião do aparecimento de uma nova lesão do hemisfério direito, agravamento de uma afasia por lesão esquerda num teste de Wada (injeção na carótida de amital sódico) efetuado do lado direito, visto que algumas raras observações de melhora da capacidade de linguagem escrita e oral, nos sujeitos cerebrolesados esquerdos depois de lobotomia e até de uma hemisferectomia, sugerem uma inibição da capacidade de linguagem do hemisfério direito pelo hemisfério esquerdo lesado.

As afasias **51**

Enfim, os estudos feitos com sujeitos comissurotomisados mostram que o hemisfério direito é capaz de compreender o sentido das palavras, sejam elas apresentadas escritas ou oralmente, o que indica, então, uma competência desse hemisfério no tratamento léxico-semântico. É preciso acrescentar o papel do hemisfério direito na prosódia emocional (consultar capítulo 17). É preciso acrescentar o papel do hemisfério direito na prosódia emocional (consultar capítulo 17) e na função pragmática da linguagem, isto é, como a linguagem, na sua função de comunicação, se desenvolve no discurso interativo que, além dos aspectos fonológicos, sintáticos e semânticos, deve adaptar-se ao contexto, responder com pertinência às expectativas do interlocutor, mobilizar a "atuação" da fala com a mímica, o gesto e a postura. Assim, os doentes atingidos por lesões hemisféricas direitas podem apresentar distúrbios na organização do discurso que pode parecer "desconexo", com digressões, comentários inadaptados e até mesmo insólitos (tangential speech), dificuldades para identificar as incongruências ou as informações implícitas (como a moral de uma história). O humor e as metáforas podem ser de difícil acesso. Os atos de linguagem, isto é, a intenção, a solicitação do locutor são inacessíveis. Assim, em virtude do contexto, a frase "Estou com frio" pode ser uma constatação puramente informativa ou pode ser um meio de sugerir que se feche a janela de um cômodo da casa ou o vidro do carro; a própria solicitação pode esconder um aborrecimento ou pedir uma ajuda. Essas são as informações que, além do sentido literal das palavras, surgem no contexto e permitem estudar a aptidão do sujeito em usar a linguagem para se comunicar (Hannequin).

☐ A afasia da criança

A afasia da criança sobrevém depois que ela adquiriu certas capacidades de linguagem e é consecutiva a uma lesão que, na maioria dos casos, atinge o hemisfério esquerdo: ela é oposta à disfasia do desenvolvimento que altera a própria elaboração da linguagem e que surge na ausência de um substrato de lesão.

A afasia da criança foi, inicialmente, considerada uma afasia de expressão, com redução da linguagem, melhorada pelas solicitações e pelo esboço oral, simplificação da sintaxe, desintegração fonética, distúrbios da compreensão relativamente discretos. A linguagem escrita fica seriamente perturbada, com alexia global literal e verbal, e a produção gráfica pode ser impossível ou marcada de disortografias. A evolução é geralmente favorável no plano linguístico, mas, em seguida, aparece uma insuficiência do rendimento escolar ligada a grandes dificuldades de aquisição de conhecimentos. De fato, esse quadro relativamente estereotipado foi questionado e pode corresponder a afasias selecionadas na presença de uma hemiplegia, na maioria correspondentes a lesões anteriores. Quer dizer que certas afasias da criança são fluidas (pelo menos no início da evolução), que elas podem, a exemplo do adulto, se manifestar por parafasias verbais ou fonêmicas, por perseverações e estereotipias, por sérios distúrbios da compreensão. Os quadros de afasia fluida podem corresponder a lesões da parte posterior do hemisfério dominante. Os casos de um prognóstico melhor correspondem às lesões traumáticas. Em algumas séries, um prognóstico mais favorável está vinculado às afasias

52 Neuropsicologia

que ocorrem mais precocemente (especialmente antes de 8 anos), o que não foi unanimamente constatado. Em torno dos 10 anos, as afasias da criança já têm as mesmas características das dos adultos.

A *síndrome de Landau-Kleffner* ou *síndrome de afasia adquirida com epilepsia* ocorre entre 18 meses e 13 anos. A afasia associa distúrbios de expressão verbal (que é reduzida e afetada por distorções fonéticas e parafasias fonêmicas) e distúrbios de compreensão oral, às vezes associados a uma agnosia auditiva (que afeta as vozes, os ruídos familiares e pode levar a que se encare a criança como surda). A esses distúrbios são acrescentadas crises epilépticas parciais ou generalizadas e distúrbios do comportamento (instabilidade, distúrbios de caráter, enurese, perturbações do sono). O eletroencefalograma mostra pontas-ondas bilaterais predominantes no temporal e aumentadas pelo sono lento, no qual o aspecto observado pode ser indissociável daquele da síndrome de pontas-ondas contínuas do sono, durante o qual pontas-ondas difusas ocupam a maior parte do sono lento. Não foi individualizado nenhum substrato de lesão pelas neuroimagens, mas foram observados casos secundários ou associados a patologias diversas (arterite cerebral, neurocisticercose, cisto aracnoidiano do vale silviano esquerdo). Quanto mais tarde aparecem os distúrbios, melhor é o prognóstico da afasia, sendo os casos de prognóstico pior os de menos de 6 anos. A corticoterapia parece ser o tratamento mais ativo. Os casos rebeldes podem ser melhorados com a imunoglobulina e até com a ablação transpial do córtex relacionado à atividade epiléptica.

Etiologia e prognóstico

As causas mais frequentes de afasia são os acidentes vasculares cerebrais, os traumatismos cranioencefálicos e os tumores intracranianos. As afasias podem fazer parte da semiologia das demências, do mesmo jeito que as atrofias dos "lobos" acarretam afasias "progressivas". As afasias breves podem resultar de acidentes isquêmicos transitórios e de enxaquecas acompanhadas de crises epilépticas focais. Porém, uma afasia prolongada não exclui uma etiologia epiléptica (estado de mal em via de melhora sob tratamento específico).

O prognóstico da afasia depende da etiologia (na medida em que ela remeta a causas estabilizadas, como as sequelas de uma contusão traumática do lobo temporal esquerdo, ou evolutivas, como um tumor intracraniano). As afasias dos canhotos e dos ambidestros, em geral, são menos intensas e têm uma tendência maior para regredir do que as afasias dos destros. No caso dos ictos, o prognóstico depende exclusivamente da gravidade inicial da afasia e de suas modalidades evolutivas nas quatro primeiras semanas que se seguem ao icto.

Além da regressão das lesões iniciais, a melhora das afasias pode ser explicada pela transferência funcional para outras estruturas do hemisfério esquerdo, especialmente em volta da lesão, e para uma contribuição do hemisfério direito (ver *supra* p. 50). É interessante constatar que as imagens dinâmicas puderam mostrar, na fase aguda do icto, uma depressão metabólica das zonas lesadas do hemisfério esquerdo e, também, uma depressão por diásquise das zonas não lesadas do hemisfério esquerdo e do hemisfério direito: a melhora

As afasias **53**

está associada com a regressão da depressão metabólica das zonas não lesadas, particularmente do hemisfério direito (Cappa *et al., 1997*). Todavia, as melhores evoluções estão associadas à reativação metabólica em volta das lesões, especialmente no nível do giro temporal superior esquerdo, o que mostra que o dano parcial das zonas da linguagem é o melhor fator para um bom prognóstico (Heiss *et al.*, 1997; Karbe *et al.*, 1998).

Os tratamentos medicamentosos das afasias têm uma visão essencialmente etiológica: por exemplo, é isso o que acontece com as afasias epilépticas ou com as afasias ligadas a um tumor maligno. Quanto à farmacoterapia baseada no substrato bioquímico dos inúmeros circuitos neuronais que sustentam a linguagem, ela ainda é balbuciante: o piracetam revelou-se um adjuvante do tratamento de fonoaudiologia; a bromocriptina melhorou as afasias de linguagem reduzida, visto que os distúrbios de denominação e de compreensão melhoraram com substâncias colinérgicas como os anticolinesterásicos (Albert, 1998).

A descrição semiológica das afasias permite imaginar o sofrimento psicológico acarretado, na ausência da anosognosia, pela impossibilidade fonética, fonêmica ou semântica de se comunicar. A evolução será ainda melhor se o sujeito tiver distúrbios moderados de compreensão e se conseguir dominar uma tendência depressiva, reações de catástrofe, manifestações características secundárias à tristeza, para participar ativamente da própria reeducação. Mesmo que os métodos de cuidados sejam diversos, a evolução é melhor quando o paciente conta com sessões reeducativas, e hoje em dia a reabilitação dos afásicos é uma das missões do fonoaudiólogo. Certamente existem casos em que a situação reeducativa permanece bloqueada: é isso o que acontece nas afasias globais com suspensão da linguagem e compreensão nula, e é preciso esperar os primeiros balbucios e o acesso à realização de algumas ordens simples; é isso também o que acontece nas afasias de Wernicke com um jargão logorréico, uma compreensão intensamente atingida e uma anosognosia, e deve-se aguardar a primeira tomada de consciência dos distúrbios, a regressão moderada dos distúrbios de compreensão, antes de se pensar em limitar a logorréia ao "canalizar" a expressão verbal do doente.

A reeducação da linguagem dispõe de vários métodos, e nenhum deles exclui o outro:

– Os *métodos de estimulação* ativam os processos de atenção e visam o surgimento dos processos de linguagem que se calculam inativos em virtude da afasia.
– O *método dito semiológico de Ducarne de Ribaucourt* também é fundamentado na estimulação, associando técnicas de aprendizagem planificadas, graças a um estudo minucioso das perturbações da linguagem. A utilização de um material audiovisual e do computador permite ao doente avaliar suas próprias produções. Deve-se recorrer a procedimentos paliativos no caso de uma previsão de fracasso de reaprendizagem: auxiliares da fala permitem, assim, que os anártricos transformem sua linguagem digitada no teclado em palavras pronunciadas pelo computador.
A reaprendizagem pode usar estratégias de reorganização.

– Os *métodos comportamentais*. De inspiração behaviorista, esses métodos são baseados na busca de estímulos aptos a permitir a aprendizagem, susci-

54 *Neuropsicologia*

tando respostas controladas que poderão ser objetos de reforço e organizando exercícios de complexidade crescente. O condicionamento operante proposto por Holland (Seron *et al.*, 1978), com ou sem suporte da informática, faz o inventário da linguagem residual e das principais dificuldades do paciente, escolhido entre os temas que usam a linguagem e de acordo com os interesses do paciente, define um programa graduado, reforça sistematicamente as respostas corretas com encorajamentos do terapeuta. A V.I.C. (*Computerized Visual Communication*, Weinrich, 1991) permite que os sujeitos com afasia séria aprendam a se comunicar, com a ajuda de figuras e ícones que representam palavras e que são, em seguida, usados na comunicação, graças ao computador, com a ajuda de frases simples e agramáticas, o que possibilita, ao menos, tirar o paciente do isolamento relacional. As terapias melódicas, fundamentadas na constatação empírica da facilitação que o canto exerce na expressão oral de afásicos reduzidos, foram desenvolvidas nos Estados Unidos com o nome de *Melodic Intonation Therapy*. Na língua francesa, em 1997, um outro método foi desenvolvido por Van Eeckhout e seus colaboradores, com o nome de "terapia melódica e ritmada". Esse método é fundamentado no ritmo (acentuação de cada unidade significante de uma frase como "**Estou contente por** sa**ir** ama**nhã**"), a escansão é com gestos, a melodia é feita de duas notas cujo intervalo é de uma quarta e o esquema visual representa a partição musical. As duas notas, uma aguda, outra grave e que correspondem a cada sílaba, são representadas por um traço vertical nas duas linhas, a superior para a nota aguda, a inferior para a nota grave. É interessante notar que numa situação melódica com o afásico, a tomografia por emissão de pósitrons (TEP) mostra, fora das zonas lesionais de hipometabolismo, uma ativação parietotemporofrontal limitada ao hemisfério esquerdo.

– Os *métodos cognitivos* fundamentam sua abordagem não nos sintomas, mas nos modelos cognitivos capazes de explicá-los: depois da validação do modelo, basta escolher o método que, em geral, é uma tentativa de reorganização da função, de facilitação da função e, às vezes, de restabelecimento da função no seu estado anterior ou, então, o recurso a uma estratégia paliativa. Luria já agia assim (1963, 1970) e, para ele, as organizações funcionais independentes podiam gerar uma competência neuropsicológica unitária. Então, o objetivo da reeducação é tentar reorganizar a função buscando, para cada um dos distúrbios apresentados pelo doente, ajudá-lo a pôr em ação uma outra organização funcional, que não a habitual, para melhorar ou restaurar uma competência deficitária: a visualização de diagramas articulatórios podem melhorar os distúrbios da realização fonética. Entre os modelos desenvolvidos para explicar os distúrbios da linguagem e sua dissociação, na presença de uma alexia sem agrafia, em que persistia uma decifração das letras ao seguir o contorno com o dedo, foi proposto, no plano reeducativo, que não se contentasse em substituir a aferição visual pela aferição gestual, e sim que se utilizasse o gesto como conexão entre a percepção visual e a verbalização (Beauvois e Derouesné, 1982).

– Os *métodos "socioterápicos"* privilegiam o funcionamento da linguagem do paciente na vida cotidiana, profissional e familiar, o que exige uma adaptação da reeducação ao ambiente do paciente. A reeducação em grupos pode favorecer essa abordagem reeducativa se a composição dos grupos permitir aliar contextos socioculturais parecidos e distúrbios da linguagem bem próximos na qualidade e na intensidade. Isso porque, para o afásico, muitas vezes, o problema é transferir os progressos realizados com o terapeuta para o cenário da vida familiar e social.

As afasias **55**

Em todo o caso, não foi provada a superioridade de nenhum dos métodos. Pondo de lado os distúrbios dissociados com *deficit* eletivo, os terapeutas tendem a usar várias abordagens metodológicas, sem negligenciar a abordagem pragmática voltada para os intercâmbios da vida cotidiana, recorrendo a todos os modos, verbais ou não, de comunicação. O prognóstico não depende tanto do tipo da técnica reeducativa quanto da dimensão estimulante do clima reeducativo, fundamentado na análise precisa dos distúrbios da linguagem tanto quanto no encorajamento e no apoio que a relação terapêutica instaura. Porém, o terapeuta continuará muito despreparado em presença de um doente anosognósico ou de um doente que apresente distúrbios intensos da compreensão, ou, ainda, em presença de uma afasia global. Nesse caso, o terapeuta deve considerar que os conhecimentos técnicos sobre a afasia devem contribuir não para afastar, e sim, ao contrário, para melhor se aproximar do drama que representa a devastação afásica da linguagem. Esse drama pode estar limitado aos parentes, no caso de anosognosia ou de indiferença do doente. Muitas vezes, esse drama é vivido de uma forma patética pelo doente, como relatam os depoimentos de afásicos: "Eu tinha a impressão de ter sido enterrada viva", dizia uma paciente... "Decadência, decadência", respondia Valéry Larbaud, ao ser interrogado sobre seu estado de saúde... Esses depoimentos mostram que tratar também significa acompanhar. O exame (e o tratamento) de uma depressão (consultar p. 288) e uma assistência psicoterápica podem ter seu peso na recuperação terapêutica. Conhecemos a dificuldade em interromper a reeducação quando o paciente tem apenas uma melhora parcial que permanece estagnada e quando, no clima reeducativo, as trocas são muito trabalhosas ou muito rudimentares com a vida cotidiana. É preciso citar também o interesse e o apoio trazido pela vida participativa.

Tabela 2.II. *Características semiológicas dos principais tipos de afasia*

Tipo de afasia	Linguagem espontânea	Compreensão	Repetição	Denominação	Leitura	Escrita	Sinais associados	Localização
Afasia global ou total ou grande afasia de Broca	Nula	Nula ou muito perturbada	Nula	Nula	Nula	Nula	1) hemiplegia sensitivo-motora. 2) ausência de hemiplegia	1) Vastas lesões pré e retrossilvia-nas 2) Lesões não contíguas das áreas de Broca e de Wernicke
Anartria pura	Nula ou redu-zida	Preservada	Nula ou alterada (desintegração fonética)	Possível, por escrito	Compreendida mas não falada	Preservada	Hemiplegia inconstante	Opérculo frontal, quadrilátero de Pierre Marie
Afasia de Broca	Reduzida, estereotipias, desintegração fonética	Pouco perturbada	Laboriosa com desintegração fonética	Perturbada	Alexia anterior, dislexia pro-funda	Disortografia	Hemiplegia	Opérculo frontal, ínsula e quadri-látero de Pierre Marie
Afasia de Wernicke Afasia de condução	Fluida, logorreia com jargão Fluida, autocorreção	Muito alterada Preservada	Parafasias Parafasias	Muito alterada Parafasias	Alexia afásica Paralexias, compreensão preservada	Agrafia afásica Paragrafias no ditado	Hemianopsia Sinais parietais	Área de Wernicke Giro supramar-ginal e feixe arqueado

As afasias **57**

Tabela 2. II. *Características semiológicas dos principais tipos de afasia* (continuação)

Tipo de afasia	Linguagem espontânea	Compreensão	Repetição	Denominação	Leitura	Escrita	Sinais associados	Localização
Afasia amnésica	Fluida	Preservada	Preservada	Falta da palavra	Preservada	Preservada		Lobo temporal
Afasia transcortical motora	Reduzida, até mesmo mutismo	Preservada	Preservada	Falta da palavra	Preservada	Agrafia	Hemiplegia (crural) inconstante	Anterior e superior à área de Broca
Afasia transcortical sensorial	Fluida	Alterada	Preservada, ecolalia	Parafasia	Alexia afásica	Agrafia	Sinais sensitivos, hemianopsia	Parte posterior da zona limítrofe
Afasia transcortical mista	Reduzida	Alterada	Preservada	Muito alterada	Nula	Nula	Hemiplegia, distúrbios sensitivos, hemianopsia	Vastas lesões da coroa que circunda as áreas da linguagem
Afasia dissidente	Reduzida com hipofonia (às vezes fluida nas lesões caudadas)	Preservada	Preservada	Parafasias extravagantes	Alterações variáveis	Alterações variáveis	Hemiplegia, distúrbios sensitivos, hemianopsia, danos da memória verbal	Tálamo, região lentiforme caudada

58 Neuropsicologia

Referências

ALAJOUANINE TH. – *L'Aphasie et le langage pathologique*. J.-B. Baillière et Fils, Paris, 1968.

ALBERT M.-L. – Treatment of aphasia. *Arch Neurol* 1998; *55* : 1417-1419.

BEAUVOIS M.-F., DEROUESNÉ J. – Recherche en neuropsychologie et rééducation : quels rapports? *In : Rééduquer le cerveau*, X. SERON et C. LATERRE (1 vol.). Mardaga, Bruxelles, 1982.

CAPLAN D. – *Neurolinguistics and Linguistic Aphasiology*. Cambridge University Press, 1987 : 159-200.

CAPPA S.-F., PERANI D., GRASSI F. *et al.* – A PET follow-up study of recovery after stroke in acute aphasics. *Brain and Language* 1997; *56* : 55-67.

CROSSON B. – Subcortical functions in language : a working model. *Brain and Language* 1985; *25* : 257-292.

CROSSON B., MOBERG P.J., BOONE J.R. *et al.* – Category-specific naming deficit for medical terms after dominant thalamic/capsular hemorrhage. *Brain and Language* 1997; *60* : 407-442.

DAMASIO A.-R. – Aphasia. *New England J Med* 1992; *326*(8) : 531-539.

DANIELE A., GIUSTOLISI L., SILVERI M.C. *et al.* – Evidence for a possible neuroanatomical basis for lexical processing of nouns and verbs. *Neuropsychologia* 1994; *11* : 1325-1341.

DE AJURIAGUERRA J., HECAEN H. – *Le Cortex cérébral*. Masson, Paris, 1964.

DUCARNE DE RIBAUCOURT B. – *Rééducation séméiologique de l'aphasie*. Masson, Paris, 1988.

ECCLES J.-C. – *Évolution du cerveau et création de la conscience*. Champs Flammarion, Paris, 1994.

EUSTACHE F., LAMBERT J., VIADER F. – *Rééducations neuropsychologiques* (1 vol.). De Boeck Université, Paris, Bruxelles, 1997.

EUSTACHE F., LECHEVALIER B. – *Langage et aphasie*. De Boeck Université, Bruxelles, 1989.

FREEDMAN M., ALEXANDER M.-P., NAESER M.-A. – Anatomic basis of transcortical motor aphasia. *Neurology* 1984; *34* : 409-417.

GAINOTTI G., SILVERI M.-C., DANIELE M., GUISTOLISI M. – Neuroanatomical correlates of category-specific semantic disorders : a critical survey. *Memory* 1995; *3* : 247-264.

GOODGLASS H.-G. – *Understanding Aphasia*. Academic Press, Londres, 1993.

HANNEQUIN D., GOULET P., JOANETTE Y. – *La Contribution de l'hémisphère droit à la communication verbale*. Masson, Paris, 1987.

HART J., BERNDT R., CARAMAZZA A. – Category-specific naming deficits following cerebral infarction. *Nature* 1985; *316* : 439-440.

HEISS W.-D., KARBE H., WEBER-LUXENBURGER G. *et al.* – Speech-induced cerebral metabolic activation reflects recovery from aphasia. *J Neurol Sci* 1997; *145* : 213-217.

JAKOBSON R. – *Essais de linguistique générale*. Éditions de Minuit, Paris, 1963.

As afasias **59**

KARBE H., THIEL A., WEBER-LUXENBURGER G. *et al.* – Brain plasticity in poststroke aphasia : what is the contribution of the right hemisphere? *Brain and Language* 1998; *64* : 215-230.

KERTESZ A. – *The Western Aphasia Battery.* Grune and Stratton, Londres, 1982.

KERTESZ A., SHEPPARD A., MACKENZIE R. – Localization in transcortical sensory aphasia. *Arch Neurol* 1982; *39* : 475-478.

KREMIN H. – La dénomination et ses problèmes. *In : Linguistique et neuropsycholinguistique. Tendances actuelles.* J.L. Nespoulos et M. Leclerq, Société de neuropsychologie de langue française, Paris, 1990.

LEBRUN Y. – The inside of aphasia. *In : The Management of Aphasia, Neurolinguistics 8.* Y Lebrun et R Hoops, Swets et Zeitlinger, Amsterdam and Lisse, 1978.

LOONEN M.-C., VAN DONGEN H.-R. – Acquired childhood aphasia. *Arch Neurol* 1990; *47* : 1327-1328.

MARTINET A. – *Éléments de linguistique générale.* Armand Colin, Paris, 1970.

MCCARTHY R.-A., WARRINGTON E.-K. – A two route model of speech production : evidence from aphasia. *Brain* 1984; *107* : 463-465.

MCCARTHY R.-A, WARRINGTON E.-K. – *Neuropsychologie clinique* (1 vol.). PUF, Paris, 1994.

MESULAM M.-M. – From sensation to cognition. *Brain* 1998; *121* : 1013-1052.

PERANI D., CAPPA S.F., SCHNUR T. *et al.* – The neural correlates of verb and noun processing. A PET study. *Brain* 1999; *122* : 2337-2344.

PLUCHON C. – *Le Cerveau foudroyé ou la déchirure aphasique.* L'Ortho édition, Isbergues, 1991.

PUEL M., DEMONET J.-F., CARDEBAT D. *et al.* – Aphasies sous-corticales. *Rev Neurol* 1984; *140*(12) : 695-710.

ROCH-LECOURS A., LHERMITTE F. – *L'Aphasie.* Flammarion Médecine Sciences, Paris, 1979.

SABOURAUD O. – *Le Langage et ses maux.* Odile Jacob, Paris, 1995.

SCHIFF H.-B., ALEXANDER M.P., NAESER M.A., GALABURDA A.-M. – Aphemia. Clinical-Anatomic correlations. *Arch Neurol* 1983; *40* : 720-727.

SERON X., VAN DER LINDEN M., VANDERKAA-DELVENNE M.-A. – The operant school of aphasia rehabilitation. *In : The Management of Aphasia, Neurolinguistics 8.* Y Lebrun et R Hoops, Swets et Zeitlinger, Amsterdam and Lisse, 1978.

SHALLICE T. – *From Neuropsychology to Mental Sructure* (1 vol.). Cambridge University Press, New York, 1988.

TRANEL D., DAMASIO H., DAMASIO A.-R. – A neural basis for the retrieval of conceptual knowledge. *Neuropsychologia* 1997; *35* : 1319-1327.

VAN HOUT A., EVRARD P., LYON G. – On the positive semiology of acquired aphasia in children. *Developmental Medicine and Child Neurology* 1985; *27* : 231-241.

WARRINGTON E.-K. – The selective impairment of semantic memory. *Quaterly Journal of Experimental Psychology* 1975; *27* : 635-657.

WARRINGTON E.-K, SHALLICE T. – Category-specific semantic impairments. *Brain* 1984; *107* : 829-853.

WEINRICH M. – Computerized visual communication as an alternative communication system and therapeutic tool. *J Neurolinguist* 1991; *6* : 159-176.

3 | DISTÚRBIOS DA ESCRITA: AGRAFIAS E HIPERGRAFIAS

A escrita permite representar aquilo que um indivíduo quer dizer, por meio de sinais convencionais que se inscrevem, na maioria das vezes, nos dois planos do espaço, à maneira de um desenho. Eles podem ser *ideogramas* quando "traduzem as ideias por sinais suscetíveis de sugerir objetos" (Littré): é o que acontece na língua chinesa. Os sinais permitem transcrever sons verbais, graças ao agrupamento de letras cujas forma e correspondência fônica constituem o alfabeto de uma língua. Consta que o alfabeto foi inventado pelos fenícios. Então, cada som (ou fonema) pode ser expresso por uma letra (ou grafema). Muitas línguas comportam irregularidades ortográficas, pois um fonema pode corresponder a vários grafemas (por exemplo, o fonema "s" pode ser representado por c, ç, s, ss e x) ou um grafema pode corresponder a vários fonemas. Essas pluralidades da conversão grafemofonêmica não são opcionais, mas exercidas como imposição, cujas regras definem a "maneira de escrever corretamente", em outras palavras, a ortografia das línguas. A língua japonesa possui dois sistemas de escrita: um sistema ideográfico (chamado *kanji*) usado para substantivos, adjetivos, verbos e advérbios, e um sistema alfabético (chamado *kana*) usado, principalmente, para escrever as onomatopéias e as palavras de origem estrangeira.

A escrita é realizada mais facilmente pela mão dita dominante, ou seja, a mais hábil. Porém, trata-se de uma aptidão que pode ser exercida, desajeitadamente, por qualquer segmento do corpo. Os *alógrafos* são as diferentes maneiras de escrever as letras (maiúscula, minúscula, de fôrma, gótica, cursiva etc.). Durante a infância, cada indivíduo adquire particularidades na maneira de escrever. Essas particularidades estabilizam-se, e depois que a escrita fica conhecida, podemos reconhecê-la como reconhecemos um indivíduo pelo som da voz. Nossa maneira de escrever, portanto, de formar as letras, reflete até certos traços da nossa personalidade. Nossa capacidade para escrever também pode ser expressa pelo agrupamento das letras escolhidas em placas ou cubos, como nos jogos infantis, ou num teclado da máquina de escrever ou do computador. *Soletração* é a maneira verbal de dizer cada uma das letras das palavras (Tabela 3.I).

A escrita é um gesto motor que precisa da integridade, da sensibilidade e da motricidade (daí vem, por exemplo, a micrografia parkinsoniana). Como qualquer gesto motor, ela necessita de uma organização que usa as competências do tipo "práxicas". A escrita também é uma atividade visuoconstrutiva que faz uso da importante atividade de espacialização: escrevemos da esquerda para a direita e de cima para baixo. Essas são as condições que permitem à escrita pôr em ação a função da língua que ela representa e à qual convém acrescentar suas dimensões motivacional e emocional.

Distúrbios da escrita: agrafias e hipergrafias **61**

Tabela 3.I. *Plano resumido do exame da escrita*

1. Escrita espontânea de uma ou de várias frases
2. Escrita ditada:
  – de uma frase: "O cavalo branco galopa pela imensa pradaria."
  – de palavras regulares e irregulares (ver lista abaixo)
  – de logatomos
3. Escrita copiada das palavras da lista abaixo
4. Leitura e soletração das palavras escritas
LISTA. Palavras regulares: bocal, canário, forno, margem, moto, volta, piano, cavalo, montanha, marido. Palavras irregulares: muito (lê-se muinto), companhia (lê-se compania), excrescência (não se pronuncia o s), nascença (não se pronuncia o s). Logatomos: brupa, rocrim, ripo, jendu, foma, igla, drito, agrinu, trigalu, tris.
 	
(Segundo P. Morin *et al.* Les troubles aphasiques du langage écrit. *Rev Prat.* 1991; 41(2):117–121).

As *agrafias* designam dificuldades práxicas, visuoespaciais ou de linguagem de "exprimir-se por escrito" na ausência de paralisia ou de algum distúrbio que afete a coordenação dos movimentos. As *hipergrafias* designam um comportamento excessivo de escrita e, em todos os casos, não adaptado à situação: elas podem ou não ser acompanhadas de uma agrafia.

Como a escrita é um modo particular, e mais tardiamente adquirido, de expressão da linguagem (tanto na história da humanidade quanto na história de todos os homens), foi estabelecido um longo debate sobre a autonomia ou a dependência da linguagem escrita em relação à linguagem oral, o que levava de volta, na onda associacionista, à busca de um "centro gráfico" que pudesse explicar a existência de agrafias puras coexistindo com agrafias afásicas.

AS AGRAFIAS

Semiologia das agrafias

Agrafias afásicas

As agrafias afásicas acompanham os distúrbios da linguagem oral. Não é uma característica da *anartria pura* de Pierre Marie vir acompanhada de agrafia, se bem que paragrafias das letras, um *deficit* de soletração e, até mesmo, um agramatismo possam ser observados. A escrita é difícil de ser explorada no seu componente motor na *afasia de Broca* por causa da hemiplegia: as letras escritas com a mão não dominante são malfeitas, às vezes aumentadas em maiúsculas. Mas, os distúrbios objetiváveis pela escrita manual ou pelo agrupamento de cubos alfabéticos mostram paragrafias de letras que dão à produção, habitualmente reduzida, uma característica disortográfica, às vezes, com agramatismo. O ditado é laborioso, a cópia tem melhor qualidade, a soletração é muito deficitária. Nas *afasias transcorticais motoras,* tanto a produção escrita como a produção oral são reduzidas, com omissões de letras ou de palavras e uma melhor atuação no ditado.

Na *afasia de condução,* a escrita é, a exemplo da produção verbal, recheada de paragrafias das letras, sobrecarregadas de rasuras e de autocorreções que geram outras paragrafias em cascata (Fig. 3.1). O desempenho é melhor na cópia do que na escrita espontânea e no ditado. Na *afasia de Wernicke,* a jargonagrafia é, regra geral, parecida com a jargonafasia, com paragrafias das letras e verbais, neologismos e assintaxia. Na *alexia-agrafia,* cujo "centro de gravidade" é parietal e mais exatamente no nível do giro angular, a escrita pode estar reduzida a "traços informes", ou adquirir um tipo espaçado com fragmentação das palavras, defasagem entre as palavras, inclinação da linha da escrita que pode, além de tudo, ultrapassar os limites da folha. As outras perturbações podem ser paragráficas ou assintáxicas e até jargonagráficas. Podem estar associadas a outros elementos de uma síndrome de Gerstmann ou a uma afasia sensorial, mais marcada ou menos marcada, quando a lesão se estende para o córtex temporal posterior.

A síndrome de Gerstmann

Essa síndrome associa uma *agnosia digital* (incapacidade de designar e distinguir os dedos), uma *indistinção direita-esquerda,* uma *acalculia* (que atinge o cálculo mental e escrito, com distúrbio do ordenamento dos números e da disposição espacial das operações) e uma *agrafia* que, às vezes, reflete

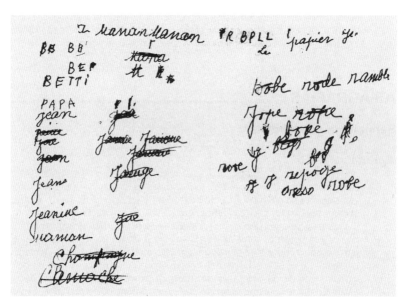

Fig. 3.1. *Amostra de escrita durante uma afasia de condução. As inúmeras autocorreções com paragrafias "em cascata" comprovam a consciência do distúrbio.*

Distúrbios da escrita: agrafias e hipergrafias **63**

perturbações apráxicas: na maioria das vezes, a escrita é paragráfica e até jargonagráfica, melhorada pela cópia. A lesão afeta a região parietal posterior do hemisfério dominante e, em particular, a área de junção entre a prega curva (giro angular) e o giro occipital médio (O2). Inicialmente, Gerstmann havia interpretado a agnosia digital como uma amputação setorial do esquema corporal. O doente é incapaz de nomear, de reconhecer, de designar, de distinguir os próprios dedos e os dedos do examinador. Também existe uma dificuldade para imitar os movimentos dos dedos do examinador ("apraxia da escolha dos dedos") e para imitar as posições dos dedos do examinador, visto que os movimentos são feitos corretamente quando a instrução é verbal ("apraxia construtiva dos dedos"). Os distúrbios predominam nos três dedos centrais. Posteriormente, Gerstmann correlacionou o segundo sintoma capital (agrafia) aos dois outros sintomas (qualificados de acompanhamento, a saber, a indistinção direita-esquerda e a acalculia), evocando um denominador comum a essa síndrome que poderia se organizar em torno da agnosia digital. O autor lembrou a importância dos dedos e das mãos na escrita, no cálculo, na orientação direita-esquerda. A síndrome é, frequentemente, acompanhada de uma apraxia construtiva e, às vezes, de uma hemianopsia lateral homônima, de uma afasia amnésica e de uma agnosia visual ou de uma alexia em caso de aumento posterior da lesão. Quando existe uma afasia de Wernicke, a individualização da síndrome é impossível, a ponto de haver surgido a ideia de que a síndrome de Gerstmann não passava de um conjunto de manifestações ligadas a uma afasia, ainda que suave. Mesmo reconhecendo a realidade da síndrome, na ausência ou a despeito de uma afasia suave, inúmeras controvérsias apareceram nas diferentes interpretações: ela refletiria uma mesma perturbação de base, ou seria a soma de distúrbios de natureza diferente, unidos somente pela topografia lesional. Assim foi que Benton (1961) designou a síndrome como uma "ficção", enquanto a hipótese de um "denominador comum" sempre teve seus adeptos: incapacidade do sujeito em juntar num espaço os objetos que fazem parte de um todo organizado, seja os objetos entre eles, seja o objeto com ele próprio (Stengel, 1944); e, mais recentemente, desordens visuoespaciais que implicam a manipulação mental das imagens (Mayer *et al.*, 1999).

Agrafias puras

Elas são raras e sobrevêm na ausência de qualquer distúrbio da linguagem oral, da leitura e mesmo, tipicamente, na ausência de perturbação práxica. Elas podem estar ligadas a uma lesão da parte posterior de F2 ("Centro de Exner"), do lóbulo parietal superior, da região perissilviana posterior, e até de estrutura subcorticais. Elas não constituem um conjunto homogêneo: a soletração é preservada ou não, o mesmo acontece com a cópia; as perturbações vão da disortografia à jargonagrafia; pode-se observar perseveração de "traços, de letras, de sílabas".

As agrafias confusionais

Elas poderiam questionar a etiologia "focal" de certas agrafias puras de origem tumoral e permitem sublinhar tanto a fragilidade da capacidade de escrever

64 *Neuropsicologia*

quanto a vulnerabilidade aos sofrimentos cerebrais difusos específicos. As agrafias confusionais associam deformações de letras sem reiterações, desordens espaciais semelhantes às observadas na agrafia parietal (ver *supra*), uma reticência para escrever, agramatismo, erros na soletração, visto que todos os distúrbios regridem quando regride a confusão mental.

Agrafias apráxicas

Elas designam as agrafias relacionadas ao dano do saber-fazer gestual necessário à realização das letras, ao ordenamento espacial das palavras, à manipulação dos instrumentos necessários à escrita. A escrita pode ser totalmente irrealizável; pode ser constituída de letras mal formadas, mal alinhadas. Uma agrafia apráxica associada ou não às desordens linguísticas pode ser observada na síndrome de Gerstmann e na agrafia-alexia: logo, isso quer dizer que uma tal apraxia resulta, essencialmente, de uma localização parietal. Uma agrafia apráxica pode acompanhar uma ataxia óptica com letras espalhadas pela folha. Também pode acompanhar uma apraxia ideomotora: os desempenhos são, às vezes, melhor na cópia e a soletração não é constantemente preservada. A agrafia apráxica pode, enfim, acompanhar uma apraxia construtiva: a cópia é de má qualidade ou totalmente sujeita ao modelo, mas a soletração é sempre preservada. A *agrafia ideatória* designa uma incapacidade da escolha e da produção da forma das letras: é típico do paciente deformar, omitir letras ou pôr uma letra no lugar de outra, sendo a cópia satisfatória, desde que o paciente conserve os mesmos alógrafos. Não existe associação de apraxia dos membros, daí o nome de agrafia apráxica sem apraxia.

Agrafias espaciais

As lesões posteriores do hemisfério menor (não dominante) podem provocar uma intensa agrafia feita da repetição de traços mais ou menos arredondados, que simulam grafemas deformados de modo caricatural. Porém, habitualmente, o aspecto é o de uma *agrafia espacial*; seus três aspectos são: a limitação da escrita à parte direita da folha, a impossibilidade de manter a linha reta e as iterações de pernas das letras e até de grupos de letras. A heminegligência também explica o porquê de, numa cópia, só a parte direita das palavras ser transcrita. As iterações poderiam traduzir a desativação dos controles das aferências visuais e cinestésicas, exprimindo, assim, uma agrafia aferente que se integra na desorganização da atenção de lesões do hemisfério direito, no destro.

Agrafias espacias concernentes a um ou a outro hemiespaço puderam ser observadas em sujeitos destros ou canhotos. Foi possível descrever agrafias direcionais, com escrita em espelho ou da esquerda para a direita e na linha seguinte da direita para a esquerda. Também pôde ser observado um *deficit* de soletração e de ortografia das primeiras ou das últimas letras das palavras, que advoga por uma representação interna da forma gráfica das palavras, cuja parte direita ou esquerda poderia, assim, ser negligenciada, por dano de um ou de outro hemisfério.

Agrafias calosas

Elas só afetam a mão esquerda no destro e estariam ligadas a um *deficit* da transferência de informações visuocinestésicas e de linguagem do hemisfério esquerdo, de onde são organizadas para a zona motora do hemisfério direito. O aspecto da realização pode ser o de uma agrafia apráxica (com soletração e escrita não manuscrita preservada) ou de uma agrafia afásica, ou, ainda, de uma agrafia composta, algumas vezes intensamente desorganizada e reduzida a um borrão (consultar capítulo 15).

Contribuição da neuropsicologia cognitiva

Algumas observações privilegiadas permitiram validar um modelo de organização da escrita (e da leitura) em duas vias: uma via lexical e uma via fonológica (Fig. 3.2).

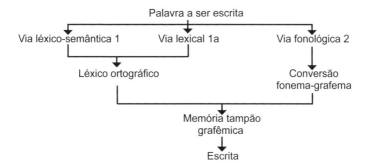

Fig. 3.2. As duas vias da ortografia (1 e 1a, ortografia baseada no léxico; 2, ortografia baseada na pronúncia) (segundo R.–A McCarthy e E.–K. Warrington. *Neuropsychologie cognitive.* PUF, Paris, 1994).

A *via lexical* ou *léxico-semântica* permite escrever uma palavra usando sua forma ortográfica contida num léxico memorizado; a *via fonológica* permite escrever baseando-se na pronúncia, ou seja, convertendo os fonemas em grafemas. A via fonológica seria suficiente se todas as palavras fossem escritas como são pronunciadas. Acontece que existem palavras chamadas de irregulares, cuja ortografia não está de acordo com as regras habituais de correspondência entre os fonemas e os grafemas (a palavra *muito* pronuncia-se *muinto*; *companhia* pronuncia-se *compania*, e quando se trata de palavras homófonas que só o contexto e a ortografia permitem distinguir: sessão, seção; paço, passo; conserto, concerto). É a via lexical que permite, então, chegar a uma representação global da forma (configuração) da palavra ao ativar o que pode ser concebido como um léxico ortográfico. Em oposição, só a via fonológica permite a escrita de logatomas (série de sílabas desprovidas

66 Neuropsicologia

de sentido como "tilugo") ou de palavras significantes, mas desconhecidas do sujeito, portanto, não representadas na memória semântica. O léxico ortográfico também poderia ser ativado diretamente, sem mediação semântica, o que poderia explicar o fato de que sujeitos normais, ao escrever, façam confusões de homófonos (*via lexical não semântica*).

Os doentes com *agrafia lexical* (também chamada de agrafia de superfície ou ortográfica) só podem ortografar as palavras de acordo com a pronúncia, isto é, só pela via fonológica: eles podem escrever corretamente os logatomas e as palavras regulares, independente da frequência. Em contrapartida, as palavras irregulares e ambíguas são objeto de erros chamados de regularização, pois os pacientes reconstituem a ortografia usando as correspondências grafemas-fonemas mais frequentes na língua. A agrafia lexical é constantemente associada a uma alexia não obrigatoriamente lexical, o que advoga pela independência das vias da leitura e da escrita. Uma afasia pode ou não estar aí associada e é naturalmente moderada. A associação com uma síndrome de Gerstmann é frequente. A verdade é que, embora várias localizações lesionais tenham sido observadas (região temporal posterior ou frontal esquerda, núcleo caudado ou tálamo esquerdo), a região do giro angular é a que está mais constantemente envolvida. Esse tipo de agrafia pode ser observada na doença de Alzheimer e nas atrofias progressivas do lobo temporal esquerdo. Os doentes atingidos pela *agrafia fonológica* só podem ortografar as palavras depois de uma ativação do léxico memorizado, isto é, só pela via léxico-semântica. O que se segue é que como não podem ortografar a partir da pronúncia, eles escrevem e soletram mal os logatomos, sendo o desempenho com as palavras correto. Entretanto, pode existir dificuldade de escrita das palavras gramaticais e das palavras abstratas sem que se possa incriminar um distúrbio da compreensão auditiva. Uma alexia do mesmo tipo pode aí estar associada. A afasia de tipo variável é habitual. As lesões afetam naturalmente o giro supramarginal e a ínsula e, de maneira mais geral, a região perissilviana posterior, como também certas estruturas subcorticais. Os doentes que apresentam uma *agrafia* (ou *disgrafia profunda*, assim nomeada por analogia à alexia profunda) são incapazes de escrever as não-palavras, como na agrafia fonológica, e também têm dificuldade em ortografar as palavras, em particular os substantivos abstratos mais do que os substantivos concretos (efeito de concretude), os verbos, os adjetivos e as palavras gramaticais mais do que os substantivos (efeito de classe), e as palavras menos frequentes. Além do mais, fazem paragrafias semânticas ao escrever palavras semanticamente ligadas à palavra ditada, como "hélice" em vez de "esquadrilha", "indústria" em vez de "agricultura", "sorriso" em vez de "riso", o que também implica uma disfunção da via lexical; as lesões, hemisféricas esquerdas, são mais extensas do que as observadas na agrafia fonológica, mas poupam o giro angular. A memória tampão grafêmica é o lugar de convergência e de manutenção temporária das representações grafêmicas saídas dos sistemas fonológico e léxico-semântico: o dano dessa memória de trabalho especializada ou *síndrome da memória tampão grafêmica* provoca omissões, substituições, transposições e adições de letras, tanto nas palavras quanto nas não-palavras. Esses erros não são influenciados pela concretude, nem pela classe, nem pela frequência das palavras, mas só pelo comprimento. Para comprimento igual, as palavras que só comportam um monema (como *canário*) provocam mais erros do que as palavras compostas de vários monemas (*para/sol*). É difícil determinar uma localização para essa síndrome,

Distúrbios da escrita: agrafias e hipergrafias **67**

até mesmo uma lateralização, unívocas. Os erros atingem igualmente todos os modos de expressão escrita (soletração, ditado, cópia). As representações estocadas na memória tampão grafêmica são, em seguida, enviadas à área grafêmica cujo dano produz a agrafia ideatória (ver *supra*), cuja localização lesional corresponde ao lobo parietal no hemisfério homo ou heterolateral à mão que escreve. O dano do sistema alográfico manifesta-se em letras de forma normais, mas de escolha inadaptada (maiúscula, minúscula) ou aleatória, e com dificuldades para mudar de variedade alográfica (da letra de forma para cursiva, por exemplo), sem prejuízo da soletração (Fig. 3.3, página seguinte).

AS HIPERGRAFIAS

Semiologia das hipergrafias

A *epilepsia do lobo temporal* pode provocar, entre as crises, uma hipergrafia: a personalidade é, em geral, obsessiva e pode estar acompanhada de uma exaltação de humor e de uma hiper-religiosidade. A escrita é normal e reflete as preocupações do sujeito: às vezes, os pacientes mostram uma certa criatividade, escrevendo poemas e contos. Trata-se de uma hipergrafia "emocional", que predomina nas epilepsias do hemisfério não dominante.

Acessos de uma escrita normal ou jargonagráfica podem, excepcionalmente, ser observados no período crítico ou pós-crítico, acompanhando as crises epiléticas com foco frontotemporal direito. Grandes quantidades repetitivas de escrita de palavras grosseiras e de baixo calão podem integrar-se à doença de tiques de Gilles de la Tourette (coprografia).

A *hipergrafia frontal* pode ser uma das manifestações do comportamento de hiperutilização. A *grafomania* indica uma necessidade imperiosa de escrever e provoca uma produção escrita abundante e incoercível, o sujeito copia o que vê ou ouve, reiterando as mesmas frases, respeitando a ortografia e a sintaxe, mas com uma incoerência semântica: esse comportamento, que contrasta com indiferença afetiva e passividade, foi observado no caso de uma lesão frontal bilateral e calosa. Na *ecografia,* também rara, o sujeito faz uma reprodução escrita incoercível das frases que lhe são dirigidas.

As *hipergrafias hemisféricas direitas* são observadas no caso de ictus com lesões córtico-subcorticais perissilvianas ou talâmicas. A escrita é desencadeada pela visão de um lápis ou por uma ordem e continua de maneira semiautomática. A organização espacial é perturbada, as letras são irregulares, o valor informativo é pobre, mas a gramática e a escolha lexical são corretas. Essas hipergrafias podem resultar de uma perda da inibição exercida, normalmente, pelo hemisfério direito (que organiza a dimensão espacial da escrita nas funções gráficas do hemisfério esquerdo). A *grafomimia,* observada numa vasta lesão hemisférica direita, produz um comportamento subpermanente e anosognósico de escrita realizada com um lápis ou com o dedo; a escrita é totalmente desorganizada no plano espacial e reduzida a borrões. É desprovida de qualquer desejo de comunicação.

68 Neuropsicologia

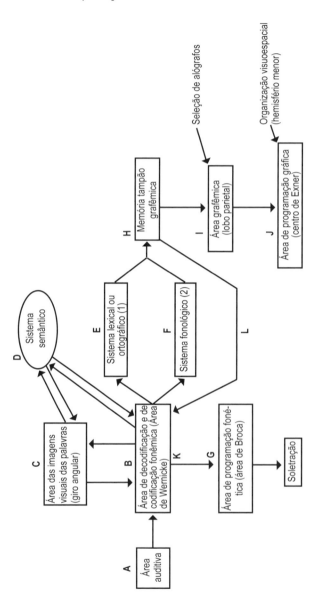

Fig. 3.3. *Um modelo cognitivo e anatômico de escrita e de soletração* (segundo K.M. Heilman e E. Valenstein. *Clinical Neuropsychology*. Oxford University Press, 1993).
1. Extremidades parieto-occipitais, lobo temporal, núcleo caudado, tálamo. 2. Região perissilviana posterior, núcleos cinzentos centrais. A palavra ouvida (A) ativa sua imagem visual (C); as informações assim coletadas ativam o sistema semântico (D). A repetição (que não precisa da compreensão, ou seja, do acesso ao sistema semântico) é feita graças às conexões entre a área de Wernicke (B) e a área de Broca (G) via feixe arqueado (K). O processo de escrita pode ser iniciado pelo sistema lexical ou ortográfico (E) cujo silêncio funcional induz à agrafia lexical, ou pelo sistema fonológico (F) cujo silêncio funcional induz à agrafia fonológica. A estrutura gráfica das palavras é provisoriamente estocada numa memória tampão (H), depois transmitida à área grafêmica parietal, depois à área de programação gráfica frontal de Exner. O hemisfério não dominante intervém na organização visuoespacial da escrita. A soletração pode proceder de um vínculo (L) entre a memória grafêmica e a área de codificação-decodificação fonêmica, em seguida a transmissão da informação segue o feixe arqueado (K).

Referências

BEAUVOIS M.-F., DEROUESNÉ J. – Lexical or orthographical agraphia. *Brain* 1981; *104* : 21-49.

BENTON A.-L. – The fiction of the Gerstmann syndrome. *J Neurol Neurosurg Psychiatry* 1961; *24* : 176-181.

CAMBIER J., MASSON C., BENAMMOU S., ROBINE B. – La graphomanie. Activité graphique compulsive manifestation d'un gliome fronto-calleux. *Rev Neurol* 1988; *144*(3) : 158-164.

CHEDRU F., GESCHWIND N. – Writing disturbances in acute confusional states. *Neuropsychologia* 1972; *10* : 343-353.

DUBOIS J., HECAEN H., MARCIE P. – L'agraphie pure. *Neuropsychologia* 1969; *7* : 271-286.

GIL R., NEAU J.-P., AUBERT I. *et al.* – Graphomimie anosognosique : variété particulière d'hypergraphie au cours d'un infarctus sylvien droit. *Rev Neurol* 1995; *151* : 198-201.

HECAEN H., ANGELERGUES R., DOUZENIS J.-A. – Les agraphies. *Neuropsychologia* 1963; *1* : 179-208.

LECOURS A.-R., LHERMITTE F. – *L'Agraphie.* Flammarion Médecine Sciences, Paris, 1979.

MAYER E., MARTORY M.-D., PEGNA A.J. *et al.* – A pure case of Gerstmann syndrome with a subangular lesion. *Brain* 1999; *122* : 1107-1120.

MORIN P., VIADER F., EUSTACHE F., LAMBERT J. – *Les Agraphies.* Rapport de neurologie, Congrès de psychiatrie et de neurologie de langue française. Masson, Paris, 1990.

ROBERTS J.-K.-A., ROBERTSON M.-M., TRIMBLE M.-R. – The lateralizing signifiance of hypergraphia in temporal lobe epilepsy. *J Neurol Neurosurg Psychiatry* 1982; *45* : 131-138.

ROELTGEN D.-P., HEILMAN K.-M. – Apraxic agraphia in a patient with normal praxis. *Brain and Language* 1983; *18* : 35-46.

SERRATRICE G., HABIB M. – *Troubles de l'écriture. Encycl Méd Chir.* Neurologie. Éditions techniques, 17-019-8-10, 1995.

SHALLICE T. – Phonological agraphia and the lexical route in writing. *Brain* 1981; *104* : 412-429.

STENGEL E. – Loss of spatial orientation, constructional apraxia and Gerstmann's syndrom. *J Mental Science* 1944; *90* : 753.

YAMADORI A., MORI E., TABUCHI M. *et al.* – Hypergraphia: a right hemisphere syndrome. *J Neurol Neurosurg Psychiatry* 1986; *49* : 1160-1164.

4 | AS ALEXIAS

Tradicionalmente, alexia designa o distúrbio (podendo chegar à incapacidade total) da *compreensão da linguagem escrita*. No sentido mais restrito, o *deficit* é da linguagem, sabendo que a etapa inicial do tratamento é visual e que as letras e as palavras devem, primeiro, ser reconhecidas como tais; assim, uma heminegligência altera a compreensão de um texto por causa do caráter parcelar da sua exploração: é possível falar de alexia espacial ou de alexia por negligência.

As alexias propriamente ditas (que, nas suas formas extremas, produzem uma *cegueira verbal*) foram classificadas de maneiras diversas. No entanto, não é comum chamar de alexia uma perturbação da leitura em voz alta, sem prejuízo da compreensão: uma desintegração fonética altera tanto a leitura em voz alta como qualquer expressão verbal e, apesar de abundantes parafasias (denominadas paralexias porque são suscitadas pela leitura), a compreensão de um texto lido no curso de uma afasia de condução pode ser boa ou pouco perturbada (Tabela 4.I).

Tabela 4.I. *Plano resumido de exame da leitura*

---

1. Compreensão de ordens escritas e correspondência texto-ação (o texto escrito deve estar agregado à imagem correspondente apresentada em múltipla escolha).
2. Leitura em voz alta de um texto e avaliação da compreensão. Pesquisar o efeito de estratégias vicariantes (leitura por soletração; leitura seguindo o contorno das letras com o dedo).
3. Leitura de letras.
4. Leitura de logatomos, de palavras regulares e irregulares.

O termo *dislexia,* que antes era reservado às desordens da aprendizagem da leitura, tende a substituir o termo *alexia,* ao confrontar as dislexias adquiridas com as dislexias do desenvolvimento.

Podemos distinguir as *alexias periféricas* ligadas a um *deficit* do tratamento visual da informação escrita (alexia pura ou agnósica e alexia por negligência) das *alexias centrais* ligadas a um *deficit* especificamente linguístico.

Também podemos classificar as alexias de maneira anatomoclínica.

VARIEDADES ANATOMOCLÍNICAS DA ALEXIA ———

Três tipos de alexia podem ser individualizados. A alexia sem agrafia, a alexia com agrafia e a alexia frontal.

A *alexia sem agrafia* ou alexia "pura", ou alexia "agnósica" ou alexia "posterior", caracteriza-se pelo contraste existente entre a incapacidade de

As alexias **71**

leitura e o caráter (quase) correto da escrita. Como o paciente não pode reler o que acabou de escrever, não existe distúrbio de linguagem, salvo, talvez, uma ligeira falta da palavra. A alexia pode afetar as letras (alexia literal), as palavras (alexia verbal), a frase (as palavras isoladas são razoavelmente identificadas) ou pode ser global (a leitura dos algarismos e dos números é preservada). No caso da alexia literal, o doente não pode ler por soletração, as dificuldades crescem conforme as palavras ficam mais compridas por um efeito de simultagnosia: as primeiras letras são bem identificadas e as últimas sílabas são inventadas porque o doente as supõe plausíveis. (*incoerente* é lido *incógnito*); uma palavra pode, então, ser substituída por outra que tenha uma forma gráfica parecida e, às vezes, por outra ligada semanticamente. As palavras do léxico são mais bem lidas do que as palavras gramaticais ou do que os logotomos. Regra geral, e contrariamente ao que observamos nas afasias, a alexia verbal prevalece sobre a alexia literal. O doente decifra as palavras de maneira analítica, soletrando-as (*alexia com soletração*), o que, aliás, o expõe aos erros. Os logotomos são bem lidos, mas a compreensão da linguagem escrita é trabalhosa e só as ordens simples são executadas. Quando a alexia é global, afetando letras e palavras, o doente utiliza, para reconhecer as letras, suas aferências cinestésicas ao seguir o contorno com o dedo.

Geralmente, a alexia pura está associada a uma hemianopsia lateral homônima direita, às vezes a uma agnosia visual (ou a uma anomia para as cores), a uma afasia óptica e, mais raramente, a uma agnosia para figuras e objetos. Na maioria das vezes, a lesão responsável é um infarto da artéria cerebral posterior esquerda, que lesa o lobo occipital e o esplênio do corpo caloso: as informações visuais só atingem o hemisfério direito e a lesão calosa impede a transferência das informações gráficas para as áreas da linguagem (alexia esplênio-occipital). Entretanto, o dano do corpo caloso pode não acontecer, as conexões entre o lobo occipital direito e a região parieto-temporal esquerda podem ser interrompidas no nível da substância branca da junção temporoparieto-occipital: de qualquer modo, tratar-se-ia de uma desconexão. Todavia, a alexia com soletração também foi interpretada como um *déficit* da análise da forma visual das palavras ou ainda como um *deficit* do tipo simultagnósico. Na língua japonesa, há casos de alexia que afetam os sistemas *Kanji* (ideográfico) e *Kana* (alfabético) que podem ser de maneira global (nas lesões occipitais) ou de maneira dissociada, o que defende a dualidade das estruturas que asseguram o tratamento das informações em *Kanji* e em *Kana*.

A *alexia-agrafia* ou alexia central vem associada a uma incapacidade de compreensão da linguagem escrita (que não melhora quando tentamos fazer seguir o contorno das letras com o dedo) e a uma agrafia. A leitura em voz alta é impossível ou vem recheada de paralexias fonêmicas e verbais que podem produzir um jargão. A linguagem oral é tipicamente normal ou pouco perturbada. Uma alexia como essa está ligada a um dano do giro angular esquerdo e estaria limitada a um prejuízo da codificação e da decodificação da linguagem escrita. Ela pode estar acompanhada de uma apraxia ideomotora, de uma apraxia construtiva ou de elementos de uma síndrome de Gerstmann. Porém, existe uma imbricação entre a alexia-agrafia "angular", a alexia-agrafia acompanhada de uma falta da palavra, e até de parafasias por extensão lesional à junção temporoparietal, e as alexias da afasia de Wernicke, habitualmente designadas com o nome de *alexias afásicas*. A

72 Neuropsicologia

alexia-agrafia angular, na língua japonesa, altera a escrita em *Kanji* e em *Kana,* enquanto a alexia limita-se aos caracteres *Kana,* sendo a leitura em *Kanji*, ao menos relativamente, preservada (talvez pela atuação de uma competência hemisférica direita).

A *alexia frontal* ou alexia anterior ou "terceira alexia" acompanha habitualmente uma afasia de Broca: as letras são mal identificadas, as palavras podem ser reconhecidas globalmente (alexia literal) e, portanto, a soletração é muito deficitária; a compreensão das frases é bem alterada. A agrafia acompanha o distúrbio da leitura. Essa alexia pode proceder de uma paresia residual da varredura ocular da esquerda para a direita (por lesão da área 8, e sabemos do desvio do olhar observado no estágio agudo das hemiplegias direitas com afasia), de um *deficit* do tratamento sequencial das palavras ao qual é acrescentada a dificuldade de compreender as palavras e os vínculos gramaticais. Trata-se, provavelmente, de uma alexia composta que pode misturar uma disfunção frontal, um agramatismo e uma dislexia profunda (ver *infra*).

CONTRIBUIÇÃO DA NEUROPSICOLOGIA COGNITIVA

As alexias centrais

A leitura pode ser feita por duas vias (Fig. 4.1). A via *fonológica* permite ler a partir da pronúncia, "decifrando as palavras" (é a conversão grafema-fonema). Contudo, embora permita ler palavras desconhecidas ou logatomos, essa via é insuficiente para pronunciar corretamente palavras irregulares, como *muito, companhia, nascença,* que, por convenção, não se pronunciam como se escrevem. A outra via é *lexical:* ela permite ativar diretamente um léxico visual que possibilita identificar as palavras sem ter necessidade de recorrer a uma decodificação das correspondências entre as letras e as palavras; sem dúvida, essa via permite atingir um grande número de palavras na leitura, mas só ela permite ler as palavras irregulares, sendo, por definição, incapaz de ler logatomos (porque eles não pertencem ao léxico).

A *dislexia de superfície,* por dano da via lexical, só permite uma leitura fonológica: as palavras regulares são, então, decifradas, assim como os logatomos, visto que existe uma dificuldade para ler as palavras irregulares, dificuldade que é maior quanto menos frequentes forem as palavras. Os erros de leitura criam paralexias que vão no sentido de uma regularização, e o doente aplica as regras usuais de pronúncia dos grafemas; as paralexias podem ser não-palavras ou, como na maioria das vezes, palavras ("ai " – de dor – é lido como "aia "); a compreensão dos homófonos pode ser difícil (paço, passo, senso, censo). A dislexia de superfície é, habitualmente, acompanhada de distúrbios da escrita e, frequentemente, de uma afasia fluida. As lesões traumáticas, tumorais ou vasculares (por exemplo, infarto silviano posterior), afetam a região temporal posterior e a substância branca subjacente; elas

As alexias 73

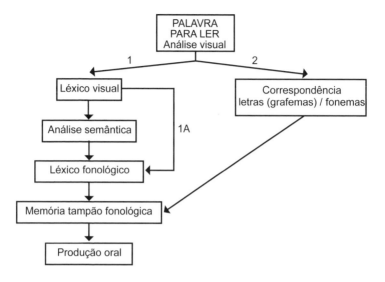

Fig. 4.1. *As duas vias da leitura.*
1 e 1A são fundamentadas no léxico. 2. fundamentada na pronúncia (conversão de letras em sons).

podem estender-se ao giro supramarginal e ao giro angular; o denominador comum lesional parece ser a parte posterior dos giros temporal superior e médio (T1 e T2). Uma dislexia de superfície pura, com respeito às regras de conversão grafema-fonema (pode-se, então, falar de alexia lexical), pode ser observada na doença de Alzheimer e na afasia progressiva, acompanhada de um dano intenso da via léxico-semântica.

A *alexia fonológica* designa a incapacidade de ler a partir da pronúncia por perturbação da via fonológica: a leitura só pode ser feita depois da ativação do léxico visual. Logo, os logatomos não podem ser decifrados, mas as palavras são lidas corretamente. Entre as palavras, os melhores desempenhos são obtidos com os substantivos (efeito de classe), com as palavras mais frequentes e com os substantivos concretos. As palavras gramaticais oferecem dificuldades maiores. A *dislexia profunda* associa, à síndrome de alexia fonológica, a produção de erros (paralexias) que podem ser semânticos (às vezes quase sinonímicos como "as escolas" em vez de "os alunos", "primo" em vez de "tio", "margem" em vez de "costa") ou derivacionais (transformando a categoria gramatical das palavras como "medroso" por "medo", "Brasil" por "brasileiro") e erros visuais (chegando a uma palavra morfologicamente próxima como "secção" por "secessão"). A *dislexia profunda* coexiste anatomicamente com volumosas lesões do hemisfério esquerdo. Frequentemente, ela acompanha uma afasia de Broca. Ela pode comprovar uma leitura pelo

74 Neuropsicologia

hemisfério direito (o que sugere as analogias de leitura observadas na dislexia profunda e nas desconexões calosas) ou capacidades residuais de leitura do hemisfério esquerdo, acrescentando ao *deficit* fonológico uma disfunção do sistema léxico-semântico (seja intrinsecamente, seja no nível do seu acesso, seja no nível de seus vínculos com o léxico-fonológico).

A *leitura assemântica* é uma leitura normal, mas sem acesso ao sentido, observada nos sujeitos dementes (lembrando a hiperlexia de crianças autistas ou débeis) e que permite postular a existência de uma via lexical não semântica que estaria intacta, uma vez que a disfunção afetaria a via lexico--semântica.

As alexias periféricas

Elas reúnem as alexias para soletração (ver *supra*) e as alexias por negligência. As alexias por negligência são, quase sempre, consecutivas a uma lesão parietal do hemisfério direito e provocam perturbação na leitura do começo das palavras: as substituições das letras causam a produção de outras palavras do léxico ("voz" por "noz", "camada" por "chamada"...). É raro observar uma negligência que atinja o fim das palavras.

Referências

BEAUVOIS M.-F., DEROUESNÉ J. – Phonological alexia: Three dissociations. *J Neurol Neurosurg Psychiatry* 1979; *42* : 1115-1124.

BENSON D.-F. – The third alexia. *Arch Neurol* 1977; *34* : 327-331.

DAMASIO A.-R. – Varieties and significance of the alexias. *Arch Neurol* 1977; *34* : 325-326.

DÉJERINE J. – Sur un cas de cécité verbale avec agraphie, suivi d'autopsie. *Mem Soc Biol* 1891; *3* : 197-201.

HECAEN H. – *Introduction à la neuropsychologie*. Larousse Université, Paris, 1972.

SHALLICE T., WARRINGTON E.-K., MCCARTHY R. – Reading without semantics. *Quaterly Journal of Experimental Psychology* 1983; *35A* : 111-138.

WARRINGTON E.-K., SHALLICE T. – Word-form dyslexia. *Brain* 1980; *103* : 99-112.

5 | AS APRAXIAS

"A mão é ação: ela pega, ela cria e, por vezes, poderíamos dizer que ela pensa."

Focillon

As apraxias são perturbações da atividade gestual, quer se trate de "movimentos adaptados a um fim", quer de manipulação real, quer em mímica de objetos, e que não são explicadas "nem por um dano motor, nem por um dano sensitivo, nem por uma alteração intelectual" (Déjerine, 1914) e que surgem quando da lesão de certas zonas cerebrais.

APRAXIA IDEOMOTORA

Descrita por Liepmann (1900, 1908), essa apraxia se refere a gestos simples e, na prática, esse vocábulo reúne os gestos ditos intransitivos, isto é, que não incluem a manipulação de objetos reais. Essa apraxia pode não ser notada na vida cotidiana, que comporta inúmeros movimentos já automatizados pelas várias repetições. Portanto, é o exame clínico que localiza melhor a apraxia ideomotora, de maneira bem eletiva, nos membros superiores, nos quais, no ser humano, a atividade gestual é naturalmente mais rica.

Por exemplo, num sujeito cuja compreensão verbal é, por definição, considerada suficiente para entender uma ordem, devemos estudar, sucessivamente, a realização de ordem verbal e de imitação visual de gestos, com ou sem significação. Os *gestos sem significação* são gestos *arbitrários*, como fazer duas argolas entrecruzadas entre o polegar e o indicador, pôr o polegar e indicador direito na orelha esquerda ao mesmo tempo que o indicador esquerdo nos lábios, pôr as costas da mão na testa, descrever um círculo no ar com o indicador, e muitos outros exemplos (Fig. 5.1). Os *gestos significativos* têm uma intencionalidade comunicativa ou funcional. A intencionalidade comunicativa é feita de gestos *expressivos*, como enviar um beijo, dar adeus com a mão, ameaçar alguém com o punho, fazer a continência militar, estender o braço como se fosse prestar juramento. A intencionalidade funcional é feita de gestos cuja realização deve imitar a utilização de objetos como nos jogos de mímica ou de *pantomima:* alguns deles, dirigidos ao corpo, são chamados de *reflexivos,* como beber um copo d'água, escovar os dentes, pentear-se, pegar o telefone para escutar, lixar as unhas; os outros são chamados de *não reflexivos,* como o gesto de pregar um prego, de mirar uma arma, de virar a chave na fechadura, de moer o café, de pintar a parede, de discar o telefone. Além da expressão gestual, o examinador deve estudar a capacidade do sujeito para compreender o sentido desses mesmos gestos realizados diante dele.

Os distúrbios são expressos pela incapacidade de qualquer esboço gestual, pela realização de movimentos inadaptados (parapraxias), por perseveração do mesmo gesto e, às vezes, por tentativas vãs de autocorreção. Em alguns casos, ao imitar um gesto funcional, como escovar os dentes, o sujeito utiliza *um segmento do corpo como objeto* e esfrega os dentes com o indicador.

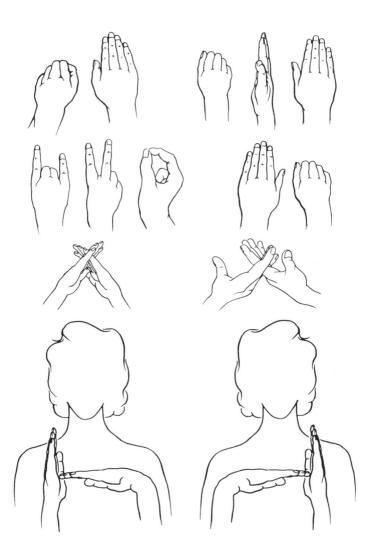

Fig. 5.1. *Prova de imitação dos gestos do examinador* (segundo Barbizet e Duizabo).

A apraxia ideomotora pode ser bilateral ou afetar um único membro, no caso o membro superior esquerdo. A incapacidade gestual pode se manifestar independentemente da modalidade de solicitação do gesto. Ela também pode estar dissociada e só aparecer sob uma ordem verbal (apraxia verbomotora).

A *apraxia ideomotora bilateral* está, quase sempre, ligada às lesões (parietais e, especialmente, do giro supramarginal) do hemisfério esquerdo. Numa lesão frontal, é possível observar a dificuldade de imitação dos gestos e de realização de gestos sequenciais. Essas desordens acompanham as perturbações da programação ligadas às lesões frontais e, em particular, ao que Luria chamou de organização dinâmica dos atos motores (apraxia dinâmica, consultar capítulo 13). A natureza da desorganização gestual é, com absoluta certeza, diferente nas lesões frontais e parietais, ainda que as discordâncias destacadas na literatura sobre a realidade ou não de uma apraxia frontal mostrem os limites das análises semiológicas. Em todo o caso, é possível isolar dois tipos de apraxias frontais: uma apraxia dinâmica, que deve ser incorporada às perturbações da programação, características da síndrome frontal, e uma apraxia ideomotora por lesão do córtex motor associativo (Fig. 5.2). Assim, o dano da área motora suplementar (esquerda) também pode provocar uma apraxia bilateral que não é acompanhada, segundo Heilman, de distúrbios de discriminação dos gestos de mímica (consultar *Organização e hipóteses sobre a desorganização dos gestos,* p. 80). Também já ficou estabelecido que lesões subcorticais (sobretudo do tálamo, do núcleo lentiforme e da substância branca periventricular) podem ocasionar uma apraxia ideomotora.

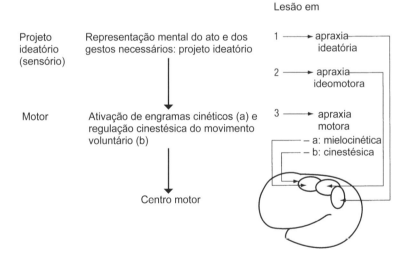

Fig. 5.2. *As principais formas de apraxias.* Os termos motor e sensório remetem às concepções associacionistas e, em particular, à de Déjerine. A topografia lesional proposta é a de Liepmann e para as apraxias motoras foi usada a classificação de Luria (*consultar Organização e hipóteses sobre a desorganização dos gestos*).

78 Neuropsicologia

Na maior parte das vezes, as *apraxias unilaterais,* a despeito do caso original de Liepmann, são esquerdas. Algumas delas, denominadas *apraxias simpáticas,* acompanham uma afasia de Broca e poderiam estar ligadas a uma desconexão entre o córtex motor associativo esquerdo (área 6) e seu homólogo direito, cujas fibras associativas caminham na porção anterior do corpo caloso: elas poderiam, então, ser lesadas por uma lesão no fundo do lobo frontal. Assim, a apraxia existe do lado não hemiplégico. A apraxia ideomotora unilateral esquerda *sob ordem verbal* pode, é claro, estar ligada a uma lesão calosa, como indicou Liepmann, sendo as ordens motoras corretamente executadas, desde que se refiram ao membro superior direito.

A ruptura do equilíbrio entre os comportamentos motores de exploração sustentados pelo lobo parietal e os comportamentos de inibição sustentados pelo lobo frontal levou Denny-Brown a opor duas desordens motoras que ele qualificou de apráxicas, embora esse termo seja discutível: apraxia unilateral cinética *repulsiva,* que denomina a contaminação dos gestos por reações de retraimento, de evitação, de afastamento do membro do seu alvo e que responde às lesões parietais; apraxia unilateral cinética de *imantação,* em que se misturam uma atividade de preensão e até de utilização e uma exaltação tônica, como se o objeto exercesse uma imantação irreprimível tornando a mão escrava daquilo que a cerca: esse tipo de comportamento, que pode ser considerado como uma das formas clínicas da mão estranha, faz parte das desordens geradas pelas lesões frontais.

APRAXIA IDEATÓRIA

A apraxia ideatória indica uma incapacidade de manipular os objetos. Essa definição foi posta de lado pela distinção de duas grandes variedades de apraxia em virtude do paradigma: "tarefas simples" para as apraxias ideomotoras e "tarefas complexas" para as apraxias ideatórias, como se as apraxias ideatórias incluíssem, obrigatoriamente, a manipulação de objetos. Como é difícil afirmar a impermeabilidade das distinções entre as apraxias ideomotora e ideatória, e se considerarmos que as perturbações dos gestos de mímica devem ser incluídas nas apraxias ideomotoras, podemos, ao menos provisoriamente, colocar a apraxia ideatória entre as perturbações de gestos que implicam manipulações de objetos reais, que devem, evidentemente, ser muito bem identificados, a fim de eliminar a perplexidade ou a incoerência manipulatória de um objeto não reconhecido, ou mal reconhecido, visualmente e tatilmente. Podemos usar manipulações que incluam várias sequências de gestos, como pôr uma folha de papel num envelope e fechá-lo, despejar a água de um vidro numa garrafa com a ajuda de um funil, usar uma caixa de fósforos para acender uma vela... Os gestos são inapropriados, incoerentes e desorganizados: o doente não sabe como abrir a caixa de fósforos e manipulá-la em todos os sentidos. Ele até consegue tirar um fósforo, mas risca-o em qualquer uma das faces da caixa etc. É tentador imputar esse comportamento a uma desorganização da planificação mental dos atos elementares necessários à realização da ação projetada. A frequência dessas apraxias nos dementes levou vários autores, entre eles Déjerine e Pierre Marie, a considerarem que só as lesões extensas,

As apraxias **79**

portanto uma deterioração mental, podiam explicar a intensidade dessa desestruturação gestual. No entanto, os fracassos manipulatórios também podem aparecer na presença de objetos isolados e de manipulações mono ou paucissequenciais, como pedir que o doente se penteie com uma escova de cabelo, que ponha um cachimbo na boca etc. Isso fez com que o *deficit* do plano ideatório fosse considerado secundário a uma agnosia ou a uma amnésia de utilização. Retomando o termo já utilizado de apraxia de concepção, particularmente por Déjerine, Heilman propôs distinguir quatro tipos de erros. O primeiro se refere ao conhecimento da ação ferramenta-objeto: um *deficit* de um gesto de mímica pode, então, comprovar uma apraxia ideatória, quando o sujeito que é solicitado a mostrar como se usa uma chave de fenda faz o gesto de bater com um martelo; ou uma apraxia ideomotora, quando ele faz desajeitadamente vagos meios círculos, demostrando que conhece o gesto e que o *deficit* é da produção do movimento. O segundo tipo de erro está relacionado ao conhecimento da associação ferramenta-objeto, como ter de escolher um martelo, entre as ferramentas, quando mostramos ao sujeito um pedaço de madeira com um prego enfiado pela metade e pedimos que ele continue a tarefa. O terceiro tipo de erro diz respeito ao conhecimento mecânico das ferramentas (escolher entre vários martelos ou entre várias chaves de fenda a ferramenta mais adequada em função da tarefa); o quarto tipo se refere ao conhecimento da fabricação de ferramentas que, desde Bergson, sabemos que é uma das características do *Homo sapiens,* inseparável do *Homo faber.* A apraxia ideatória está ligada às lesões da parte posterior do hemisfério esquerdo e, mais particularmente, às lesões da região temporoparietal.

APRAXIA MELOCINÉTICA E APRAXIA CINESTÉSICA: DUAS VARIEDADES DE APRAXIA MOTORA? ─────

A *apraxia melocinética* é difícil de ser distinguida dos distúrbios paréticos e caracteriza-se pela dificuldade em realizar movimentos finos e sucessivos, como dedilhar ou fazer continuamente o gesto de fechar o punho, depois formar uma argola com o polegar e o indicador. A dificuldade afeta tanto a motilidade voluntária quanto a motilidade automática e associa, segundo Luria, uma "desautomatização dos atos motores complexos com a execução de automatismos elementares". Essa dificuldade é unilateral e, habitualmente, está confinada a um pequeno território muscular. Os movimentos perdem a fluidez, são entrecortados e desajeitados; podem estar contaminados por "automatismos compulsivos" que seriam traduzidos por uma repetição do mesmo movimento (a dificuldade em dedilhar pode levar o mesmo dedo a reiterar um movimento, e essa reiteração também pode ser observada no desenho): esse comportamento de aparência repetitiva não corresponde, nos casos puros, a um distúrbio da programação relacionado às lesões pré-frontais. Essa apraxia ainda denominada inervatória pode, efetivamente, estar ligada a uma perda dos "engramas ou das melodias cinéticas", obstruindo, assim, a realização motora do ato, podendo ser observada nas lesões da área pré- -motora heterolateral (área 6).

80 Neuropsicologia

Mesmo as noções de apraxia motora e apraxia melocinética sendo constantemente confundidas, Luria (1978) isolou uma outra variedade de apraxia motora ligada ao distúrbio "da base aferente ou cinestésica". Muito parecida com os distúrbios paréticos, mas, nos casos puros, indene de qualquer *deficit* motor segmentário, ela está ligada às lesões das partes pós-centrais (retrorrolândicas) do córtex sensório-motor, e não pode ser explicada somente por perturbações sensitivas. Essa apraxia é caracterizada por uma perda da seletividade dos movimentos que, nos dedos, se manifesta por intensas dificuldades em reproduzir posições elementares. Os dedos realizam movimentos mal diferenciados, quase atetóides, inadaptados ao objetivo a ser alcançado (como o tamanho do objeto, por exemplo). O gesto é ainda mais desajeitado na mímica de utilização do objeto ou da ferramenta, por causa da perda da influência reguladora da visão. A apraxia melocinética distingue-se dessa apraxia cinestésica porque a apraxia melocinética preserva os movimentos isolados. Ela também se distingue da apraxia ideomotora porque esta última mantém os movimentos automatizados, o que limita sua repercussão nos gestos da vida cotidiana. Os distúrbios são mais frequentes nas lesões do hemisfério dominante, porém, manifestam-se mais claramente no nível da mão oposta à lesão (áreas pós-centrais 1, 2, 3, 5 e, sobretudo, área 7, área de associação sensitiva situada no lóbulo parietal superior).

Hipóteses concernentes à desorganização dos gestos

A realização de um movimento intencional supõe, segundo Liepmann, várias etapas.

– A *concepção de um projeto ideatório* necessita da representação mental do ato a ser realizado e, depois, da sucessão de gestos necessários a sua execução: esse é o papel do *sensorium motorium* (ou do *sensorium*, segundo a acepção de Déjerine) cuja alteração define a *apraxia ideatória* ou *apraxia de concepção.*

– A *transmissão desse projeto* é feita diretamente na zona motora (Liepmann), ou no *motorium* (segundo a acepção de Déjerine, ver figura 5.2), nos quais são ativados os *engramas cinéticos* que correspondem, em cada hemicorpo, às representações mentais do movimento: é a incapacidade de transmitir o projeto ideatório às estruturas motoras de baixo que define a *apraxia motora,* apraxia de transmissão, concebida como a dificuldade em realizar gestos que, no entanto, são corretamente concebidos num projeto ideatório.

– A *apraxia motora* está ligada à lesão do *motorium* (no sentido de Déjerine), ou às suas conexões com o centro motor, o que induz a uma desorganização das atividades musculares elementares, constitutivas do movimento ou das melodias cinéticas: trata-se, então, de uma *apraxia de execução* ou *apraxia melocinética,* última etapa antes da paresia ou da paralisia que resultam da lesão do centro motor. A apraxia melocinética também pode ser concebida como ligada a uma lesão do

As apraxias **81**

centro motor, muito discreta para induzir uma paralisia. Luria distingue a *apraxia cinestésica* da apraxia melocinética.

Von Monakow, a quem devemos o conceito de *diásquise,* não concorda com o isolamento dos movimentos em centros localizados: o instinto (as necessidades vitais) suscita melodias cinéticas cuja aquisição é menos alterada porque respondem a desejos reais de movimentos e não a ordens arbitrárias, e porque são uma aquisição antiga, logo mais enraizadas. Assim seria explicada a persistência de certos movimentos ou a possibilidade de sua realização espontânea nas apraxias. Além disso, as lesões focais observadas são muito díspares para que se possa admitir sua especificidade topográfica, e o essencial resulta da desativação (desaferenciação, diásquise) extensa provocada pela lesão focal.

De acordo com outras concepções nas quais encontramos ideias defendidas por Foix, Morlaas ou Lhermite, a fonte da apraxia ideomotora reside na desordem do tratamento das informações posturais e visuoespaciais, cuja síntese é necessária à execução do movimento, ao passo que a apraxia ideatória resulta da perda do sentido da utilização dos objetos, mesmo que esses objetos sejam nomeados e reconhecidos. Essas concepções, defendidas no primeiro quarto do século passado, caminham no sentido de uma concepção multifatorial da função semântica, entendida como convergência de lembranças sensoriais múltiplas (visuais, táteis, gustativas, olfativas, cinestésicas), misturadas ao impacto da vida emocional e da função da linguagem. A função semântica é, então, uma função aberta que vai muito além da nomeação e do reconhecimento visual, que não esgota o saber sobre os objetos e, em todo o caso, não diz nada, ou diz muito pouco, sobre a capacidade dos homens para manipular. Assim, a apraxia ideatória poderia aparecer como a expressão de um distúrbio particular da memória semântica que seria concernente ao saber-fazer.

Também poderia ser destacada uma conceitualização de sequências de ações (segundo Hecaen, perturbada na apraxia ideatória), um sistema particular de sinais expressivos (enviar um beijo, dar adeus etc) cuja perturbação realizaria uma variedade de apraxia ideomotora, visto que uma outra variante seria representada pela perturbação de gestos descritivos e pantomimas.

Heilman acha que as representações motoras organizadas no tempo e no espaço, que podemos chamar de "praxicons" ou de representações gestuais, são estocadas no lobo parietal dominante e, em seguida, transcodificadas num programa motor, graças às conexões com a área motora suplementar, com os núcleos cinzentos centrais e, enfim, com o córtex motor (Fig. 5.3). As lesões dessas zonas (com exceção do córtex motor), bem como as lesões das conexões entre essas zonas, podem provocar uma apraxia ideomotora. Assim, podemos explicar que, num apráxico, a preservação da capacidade para reconhecer o caráter correto ou incorreto de um gesto aprendido depende da integridade ou não das "praxicons", permitindo distinguir as apraxias parietais das apraxias de outras localizações. Heilman dividiu, em seguida, as "praxicons" em dois tipos: de entrada, que permite o reconhecimento dos gestos, e de saída, que permite a execução deles; isso é o que acontece na observação de um apráxico para imitação, capaz de reconhecer os gestos (sugerindo a integridade das "praxicons" de entrada e a localização do dano entre as "praxicons" de entrada e de saída), e a preservação dos gestos de mímica ao comando sugere, de fato, que as "praxicons" de saída estão intactas e podem ser ativadas pela linguagem (Fig. 5.4). Além disso, a exemplo da afasia que pode prejudicar a compreensão, enquanto respeita a repetição, a incapacidade em reconhecer os gestos de mímica (pantomimagnosia) pode coexistir com a preservação da imitação de gestos. Nos afásicos, a pantomimagnosia está, quase sempre, associada a um *deficit* da compreensão da leitura: a compreensão de gestos poderia, assim, representar o estágio pré-linguístico da compreensão de textos (Varney).

Quanto à apraxia ideatória, ela pode resultar da desorganização de um plano ideatório que altera a sequência de uma série de atos elementares, podendo ser facilmente observada na demência de Alzheimer e na confusão. A apraxia ideatória também pode ser uma apraxia conceitual relativa à manipulação de objetos (consultar *supra*).

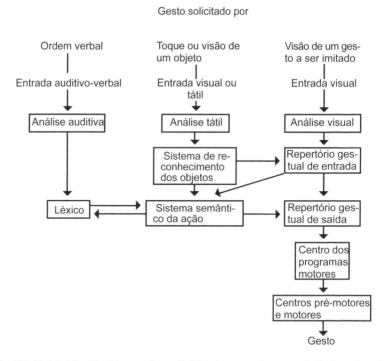

Fig. 5.3. Modelo (simplificado) proposto por Rothi et al. para explicar a produção de gestos. O repertório de gestos é chamado de "praxicons". O centro dos programas motores permite a transcodificação das representações gestuais (ver fig. 5.4).

As apraxias 83

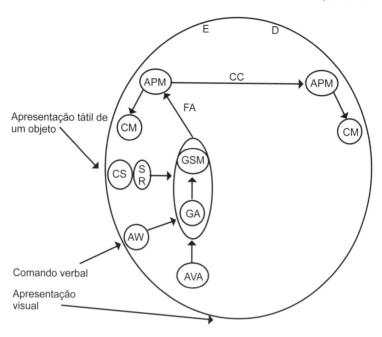

Fig. 5.4. *Esquema da apraxia ideomotora* (modificado de acordo com Heilman). E – Hemisfério cerebral esquerdo. D – Hemisfério cerebral direito. AW – Área de Wernicke. AVA – Área visual associativa. GA – Giro angular e GSM – Giro supramarginal, lugar de estocagem das representações gestuais ou "praxicons". FA – Feixe arqueado, que permite as conexões entre as áreas parietais e a APM. APM – Área pré-motora (córtex motor associativo e, em particular, área motora suplementar), lugar de transcodificação das "praxicons" em programas motores. CM – Córtex motor. CC – Corpo caloso. CS – Córtex somestésico. SR – Sistema de reconhecimento tátil dos objetos. Uma lesão parietal induz uma apraxia ideomotora que perturba conjuntamente a realização e a compreensão de gestos, por destruição do repertório das representações gestuais. Uma lesão do FA induz uma apraxia ideomotora que respeita a compreensão dos gestos, as "praxicons" são mantidas. Uma lesão cortico-subcortical das áreas motoras e pré-motoras esquerdas (que produz uma hemiplegia direita com afasia de Broca) provoca uma apraxia ideomotora esquerda (apraxia simpática) por lesão das fibras calosas na origem. Uma lesão do CC provoca uma apraxia ideomotora esquerda por *deficit* da transferência inter-hemisférica entre a APM esquerda e a APM direita, do mesmo jeito que uma lesão da substância branca do lobo frontal direito (ao destruir as fibras calosas na emergência) ou da APM direita.

APRAXIA CONSTRUTIVA

A apraxia construtiva designa a alteração de uma outra capacidade humana, a de construir, isto é, reunir elementos em dois ou em três planos do espaço. O sujeito que desenha uma criança, a planta do mestre-de-obras, ou do amador, o desenho de um jardim, ou o esboço de um detalhe de arquitetura, a construção de maquetes ou de casas, são exemplos, entre outros mil, que necessitam o desdobramento de uma competência construtiva que associa o manejo de dados visuoperceptivos e visuoespaciais, ordenados num projeto que se cria, graças à atividade motora: Kleist falava assim das associações cinesteso-ópticas.

A evidenciação de uma apraxia construtiva é feita ao se solicitar ao sujeito que desenhe, obedecendo a uma ordem e por imitação, um quadrado, um cubo, uma casa e uma bicicleta. Podemos buscar o auxílio de bastonetes ou de fósforos ou da montagem de um quebra-cabeça, e usar o teste de praxias tridimensionais de Benton (Figs. 5.5 e 5.6).

A apraxia construtiva comprova uma lesão parietal que pode afetar um dos hemisférios: a distinção da lateralidade lesional não é evidente, mesmo que houvesse lógica em considerar que as paraxias construtivas direitas deveriam ser associadas às desordens visuoespaciais próprias das lesões do hemisfério direito. Assim, uma apraxia construtiva em que há amputação de uma metade (e habitualmente a metade esquerda do desenho) é a ação decorrente de uma lesão do hemisfério não dominante (habitualmente o hemisfério direito). O fenômeno de aproximação ao modelo que leva o doente a desenhar dentro

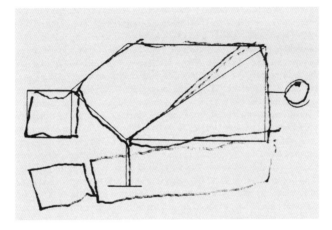

Fig. 5.5. *Apraxia construtiva. Tentativa de cópia com fenômeno de aproximação ao modelo.*

As apraxias 85

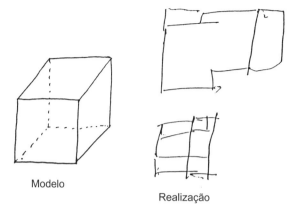

Modelo

Realização

Fig. 5.6. *Apraxia construtiva (lesão parietal do hemisfério esquerdo) segundo R Gil.* Neurologie pour le praticien. Simep, Paris, 1989.

do desenho do examinador (*closing in*) é por ação das lesões do hemisfério esquerdo. A existência de um modelo ou a ajuda por referências (como pontos no alto do cubo) podem melhorar o desempenho dos doentes que tenham lesão no hemisfério esquerdo. A lateralização lesional esquerda é compatível com a manutenção de certas capacidades de aprendizagem. Por isso, quisemos fazer uma oposição entre as apraxias "ideatórias" causadas por lesões esquerdas que exprimiriam, essencialmente, um distúrbio de programação, e as apraxias por lesão direita que resultariam numa desorganização espacial.

APRAXIA NO VESTIR

A apraxia no vestir é um distúrbio singular que, como destacaram Pierre Marie e, depois, Brain, surge na ausência da apraxia ideatória ou ideomotora: trata-se, portanto, de um tipo particular de apraxia reflexiva (pois o corpo é o seu objeto), mas que só concerne ao ato de vestir, e sabemos o lugar que esse ocupa, desde o nascimento até a morte, na maioria dos grupos culturais da humanidade. Dizer que "o hábito não faz o monge" comprova a função identificadora da roupa, e da mistura de destreza automatizada e de criação, que constitui esse conjunto de gestos que acompanha cotidianamente a vida dos homens. A *região posterior do hemisfério direito* é o lugar de convergência das informações visuais, espaciais e motivacionais necessárias à execução dessa atividade: o sujeito que tem uma lesão nessa região contempla enigmaticamente sua roupa, vira-a e revira-a, pode enfiar, à força de tentativas e erros, uma das mangas num dos braços e, finalmente, desiste de enfiar a outra manga pendurada nas costas, como um problema de solução impossível (Fig. 5.7). Vestir uma calça, calçar os sapatos, dar o nó na gravata, oferecem os mesmos obstáculos; *a fortiori* a ordem das roupas não está mais conceitualizada e o doente entregue a si mesmo, com algumas roupas, só consegue uma vestimenta desgraçadamente burlesca. Nos casos mais leves, a evidenciação exige que as roupas sejam apresentadas ao doente de uma forma não habitual (por exemplo, virando do avesso uma das pernas da calça ou uma das mangas do paletó). A apraxia no vestir, frequentemente, está associada a uma apraxia construtiva. Também pode estar associada a uma hemiassomatognosia: podemos considerar que ela guarda sua identidade semiológica quando afeta o vestuário em sua totalidade. Provavelmente, essa apraxia não passa de um modo particular de hemiassomatognosia, quando o cobrir com o lençol ou o vestir "ignoram" o hemicorpo esquerdo. A apraxia no vestir é frequente na doença de Alzheimer.

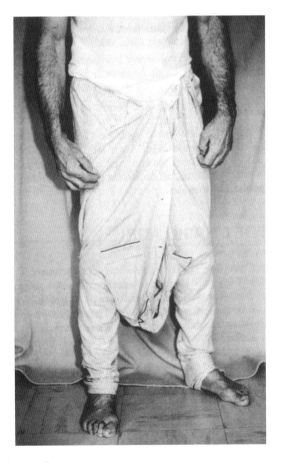

Fig. 5.7. *Apraxia no vestir.*

APRAXIA DA MARCHA

A apraxia da marcha designa, num doente não parético, a incapacidade de usar convenientemente os membros inferiores: o sujeito não consegue mais avançar os membros inferiores alternativamente ou faz isso de maneira rudimentar, com tendência à retropulsão. Esse distúrbio também é chamado de ataxia frontal, e pode ser observado não só em tumores frontais ou frontocalosos, mas também nas hidrocefalias, ou em sujeitos idosos e dementes. Aliás, pode ser semiologicamente difícil a distinção entre as perturbações que afetam a programação motora de um projeto ideatório tipicamente preservado e uma desordem da motilidade automática, como observamos nas perturbações da marcha e do equilíbrio no parkinsoniano.

A apraxia da marcha permite evocar dois outros tipos de apraxias. A *apraxia ideomotora dos membros inferiores* (fazer o gesto de chutar uma bola, desenhar um oito com o pé, estando o membro inferior levantado acima do pé da cama) pode acompanhar uma apraxia ideomotora uni ou bilateral dos membros superiores. A *apraxia troncopedal* afeta os movimentos axiais e bilaterais do corpo: virar-se na cama, deitar-se e, como técnica para o exame, assumir a "posição de boxeur". Não existe um consenso sobre a autonomia dessa apraxia, alguns acham que ela sempre acompanha a apraxia ideomotora causada por lesão do hemisfério dominante da linguagem.

APRAXIA BUCOFACIAL

A apraxia bucofacial quase sempre acompanha a suspensão da linguagem do anártrico e do afásico global ou a desintegração fonética do afásico de Broca. É surpreendente constatar que os músculos que concorrem para a realização da expressão verbal (boca, língua, faces, respiração) fiquem na impossibilidade de gerar, voluntariamente, os movimentos com objetivos que não sejam de linguagem, sendo esses movimentos preservados quando ocorrem de maneira automática. Podemos tentar pedir ao doente, com uma ordem verbal ou por imitação, para mostrar a língua, mostrar os dentes, fazer beicinho, lamber os beiços, estalar a língua; a parte superior do rosto, sobretudo os movimentos das pálpebras, é em geral poupada. Essas perturbações têm alguma analogia com o componente apráxico dos distúrbios da realização fonética. Entretanto, embora seja mais rara, a apraxia bucofacial pode ocorrer junto com um afasia de condução ou de Wernicke. A apraxia bucofacial é mais constantemente associada a uma apraxia ideomotora do que a uma apraxia ideatória. A apraxia unilateral cinética de imantação, segundo Hecaen, é sempre acompanhada de uma apraxia bucofacial.

APRAXIAS PALPEBRAIS

As apraxias palpebrais estão relacionadas com o fechar e o abrir os olhos.

A *incapacidade de fechar os olhos* com persistência do reflexo corneano, do reflexo cócleo-palpebral e até do reflexo de piscar diante de uma ameaça pode confirmar tanto uma paralisia supranuclear quanto uma apraxia de fechar

88 Neuropsicologia

os olhos. A abolição do fenômeno de Bell (desvio dos olhos para cima, ao serem fechados) e a paresia dos movimentos sacádicos (movimento ocular rápido, que permite olhar para pontos sucessivos), que induzem a espasmo de fixação, são argumentos a favor de uma paralisia supranuclear que acompanha as lesões severas de neurônios do córtex motor, como nos infartos bioperculares, na esclerose lateral amiotrófica e na doença de Creutzfeldt-Jacob. Nas apraxias, a frequência do piscar palpebral espontâneo é respeitada, assim como a motilidade facial espontânea; tais fatos podem ser observados nas lesões do giro supramarginal do hemisfério dominante, assim como nas do lobo frontal, exatamente como em certas apraxias do desenvolvimento associadas a um retardo mental. As apraxias frontais estão próximas das apraxias cinéticas e traduzem a incapacidade de inibir a abertura dos olhos provocadas por estímulos visuais.

A *apraxia de abertura dos olhos* ocorre na ausência do blefaroespasmo e é acompanhada, quando da tentativa de abertura dos olhos, de uma contração dos músculos frontais. Esse distúrbio pode ser observado nas afecções do sistema extrapiramidal: coréia de Huntington, síndrome de Shy-Drager, paralisia supranuclear progressiva e doença de Parkinson. Trata-se-ia então, mesmo na ausência do blefaroespasmo evidente, de uma autêntica apraxia? Não seria uma desordem motora e, portanto, não apráxica, que poderia ser interpretada ou como uma acinesia da abertura palpebral, ou como uma inibição involuntária dos músculos que levantam as pálpebras, ou como uma distonia focal da porção pré-tarsal do orbicular do olho? O efeito favorável da injeção pré-tarsal de toxina botulínica advoga em favor dessa última hipótese. O fato de os pacientes tentarem e conseguirem, mesmo com muito trabalho, a abertura das pálpebras ajudando com os dedos também depõe a favor de uma desordem motora. No entanto, essa mesma incapacidade de abrir os olhos também foi observada em lesões corticais bilaterais ou só do hemisfério direito e, mais particularmente, do lobo parietal.

Portanto, não é possível reduzir a apraxia de abrir e fechar os olhos a uma dissociação automático-voluntária dos movimentos palpebrais, que altera a iniciação voluntária do movimento das pálpebras. O termo de apraxia do fechamento tanto como da abertura dos olhos reúne, então, distúrbios heterogêneos, sejam eles motores ou apráxicos.

A(S) MÃO(S) ESTRANHA(S)

O *conceito de mão estranha* cobre fatos díspares. Além da mão estranha por "assomatognosia" (consultar capítulo 10), inúmeras síndromes podem ser individualizadas. A *dispraxia diagonística* descrita por Akelaïtis, após seção do corpo caloso, designa um comportamento conflitante intermanual, caracterizado pelo fato de que os movimentos de uma mão realizam o inverso do que é feito, ou que deve ser feito, pela outra mão. Existe, então, um "conflito" entre o ato que o sujeito quer fazer e o ato que uma mão, em geral a esquerda, realiza no mesmo momento: por exemplo, a mão esquerda volta a colocar o pão no balcão da padaria, visto que o sujeito acabou de pegá-lo com a mão direita; ou o exemplo do sujeito que está com sede e enche um copo de água com a mão direita, em seguida a outra mão pega o copo e esvazia-o. Esse comportamento traduz uma perturbação da transferência inter-hemisférica

As apraxias **89**

pela seção calosa, o que provoca a ignorância de um hemicorpo em relação ao outro.

O *sinal da mão estranha* foi descrito por Brion e Jedynak para designar a incapacidade do doente em reconhecer uma de suas mãos quando é colocada na outra mão, fora do controle da visão (assim, um paciente a quem foi solicitado que se vestisse, segura a mão atrás das costas com a outra mão e diz para o examinador: "Solte minha mão, você está impedindo que eu me vista!"). O sujeito sabe que está segurando uma mão, mas não reconhece que é a dele próprio. Também observado nas lesões calosas, esse sinal, além do mais, comprova a ignorância e a estranheza de um hemicorpo em relação ao outro, por causa de uma desconexão inter-hemisférica. Depois, o sinal da mão estranha passou a designar a tendência irreprimível de uma mão em explorar à sua volta, tateando, pegando, agarrando e manipulando os objetos encontrados. Quando chamamos a atenção do sujeito sobre seu comportamento com a mão, ele declara que é involuntário, que a mão age sozinha, e pode haver uma personificação da mão, da qual o sujeito fala como se se referisse a uma criança. A mão afetada é, na maior parte das vezes, a mão dominante. As lesões afetam a parte anterior do corpo caloso, a região frontal, inclusive a área motora suplementar, a parte anterior do giro singular e o córtex pré-frontal mediano. Segundo a concepção de Goldberg, o córtex pré-motor lateral, orientado para o mundo exterior, é liberado da influência inibidora da área motora suplementar (AMS) homolateral lesada e da AMS heterolateral, desconectada pela lesão calosa. O comportamento da mão pode fazer com que ela seja chamada de "mão caprichosa", pode lembrar a apraxia de imantação de Denny-Brown ou pode realizar uma utilização compulsiva dos objetos, entrando no quadro da síndrome de dependência do meio ambiente, descrita por Lhermitte (consultar capítulo 13). É possível associá-la a um *grasping*.

O conceito de mão estranha foi estendido à *desaferenciação* sensitiva de uma mão atáxica e impulsionada por movimentos anormais. A degeneração corticobasal pode causar uma mão estranha, com movimentos anormais do tipo postural, ou movimentos mais elaborados, que estão ligados ao dano parietal e frontal (em particular da área motora suplementar).

Referências

DOODY R.-S., JANKOVIC J. – The alien hand and related signs. *J Neurol Neurosurg Psychiatry* 1992; *85* : 806-810.

GOLDSTEIN J.-E., COGAN D.-G. – Apraxia of lis opening. *Arch Ophtalmol* 1965; *73* : 155-159.

HABIB M., ALICHERIF A., BALZAMO M. *et al.* – Caractérisation du trouble gestuel dans l'apraxie progressive primaire. *Rev Neurol* 1995; *151*(10) : 541-551.

HECAEN H. – Les apraxies idéomotrices. Essai de dissociation. *In : Du contrôle moteur à l'organisation du geste*, H. Hecaen et M. Jeannerod, Masson, Paris, 1978.

HEILMAN K.-M., ROTHI L.-J.-G. – Apraxia. *In : Clinical Neuropsychology*, K. M. Heilman et E. Valenstein, Oxford University Press, Oxford, 1993.

JOHNSTON J.-C., ROSENBAUM D.-M., PICONE C.-M., GROTTA J.-C. – Apraxia of eyelid opening secondary to right hemisphere infarction. *Neurology* 1989; *25* : 622-624.

KRACK P., MARION M.-H. – Caractérisation «Apraxia of lid opening», a focal eyelid dystonia: clinical study of 32 patients. *Mov Disord* 1994; *6 :* 610-615.

LE GALL D., AUBIN G. – *Apraxies et désordres apparentés.* Société de neuropsychologie de langue française, 1993.

LEVINE D.-N., RINN W.-E. – Opticosensory ataxia and alien hand syndrome after posterior cerebral territory infarction. *Neurology* 1986; *36* : 1094-1097.

PONCET M., CECCALDI M. – Dyspraxie diagonistique et main étrangère (main capricieuse) : deux comportements gestuels distincts. *In : Apraxies et désordres apparentés*, D. Le Gall et G. Aubin. Société de neuropsychologie de langue française, 1993.

RILEY D.-E., LANG A.-E., LEWIS A. *et al.* – Cortical-basal degeneration. *Neurology* 1990; *40* : 1203-1212.

ROSS RUSSELL R.-W. – Supranuclear palsy of eyelid closure. *Brain* 1980; *103* : 71-82.

ROTHI L.-G., OCHIPA C., HEILMAN K.-M. – A cognitive neuropsychological model of limb praxis. *Cognitive Neuropsychology* 1991; *8* : 443-458.

6 | AS ACALCULIAS

> *O ar da falsidade nunca atinge o número;*
> *porque a falsidade combate e odeia sua natureza,*
> *enquanto a verdade é coisa própria e*
> *conatural ao número.*
>
> Philolaos

Os números são feitos de algarismos repertoriados num *léxico* (doze, 12) e unidos por *regras sintáticas* (trezentos e vinte e um, 321), e que, tanto no nível da *compreensão* quanto da *produção,* se beneficiam com vários tipos de significantes (ou notações), dos quais dois deles são essencialmente usados: a *notação verbal* utilizada no oral e na escrita e a *notação árabe,* usada na escrita. Esses dois tipos de notação usufruem de uma *transcodificação* mútua que permite passar de um sistema para outro. Os números possibilitam os cálculos, expressos em forma de sinais aritméticos, que podem ser ditos (multiplicar), lidos ou escritos verbalmente (menos, mais...) ou simbolicamente (−, +, =...), permitindo, assim, a realização das quatro operações básicas. Essas operações podem ser efetuadas mentalmente ou por escrito, usando-se uma *disposição espacial* rigorosa, como o alinhamento sequencial, da direita para a esquerda, das unidades, dezenas e centenas... reunidas, por exemplo, na adição, num alinhamento vertical de cada classe lexical numérica.

Uma acalculia ou discalculia pode originar-se de mecanismos múltiplos, e até compostos. A classificação proposta, em 1961, por Hecaen e seus colaboradores pode fornecer a matriz das situações encontradas na clínica e que leva a distinguir:

– as acalculias relacionadas aos distúrbios da leitura e da escrita dos números, ligadas ou não a uma alexia ou a uma agrafia verbal, às vezes denominadas acalculias afásicas;
– as acalculias espaciais;
– as desordens do próprio cálculo ou anaritmetia, que pode corresponder à acalculia primária, segundo a acepção de Berger (1926), e que é oposta às acalculias secundárias aos distúrbios da linguagem, da memória, da atenção ou a outras distorções cognitivas.

AS ACALCULIAS AFÁSICAS E OS *DEFICITS* DE COMPREENSÃO E DE PRODUÇÃO ORAL DOS NÚMEROS

Alexias e agrafias para algarismos e números

A incapacidade de ler e escrever os números acompanha *com frequência, mas não constantemente, uma afasia* e pode estar associada a uma apraxia ideatória ou ideomotora, a desordens visuoconstrutivas, a uma alexia para palavras e letras e a uma agrafia. Porém, é possível haver dissociações entre a leitura e a escrita dos algarismos de um lado, e das letras e das palavras de outro. Logo, é possível observar uma incapacidade seletiva da compreensão escrita dos números, tanto na notação verbal quanto na notação árabe, contrastando com uma compreensão normal das palavras escritas. Assim, também foi possível observar uma agrafia para palavras e letras, coexistindo com uma preservação da escrita de algarismos e de números. Embora a maior parte das alexias e das agrafias sejam mistas (letras e números), podemos encontrar alexias verbais isoladas, alexias numerais isoladas, agrafias verbais isoladas e agrafias isoladas para números.

A *alexia de números* pode ser global ou afetar os algarismos isolados (o que pode ser considerado comparável à alexia literal) ou, ainda, afetar os números, com perda da significação posicional dos algarismos, omissões e inversões. Do mesmo modo, podemos distinguir uma *agrafia para algarismos isolados* e uma *agrafia para números* (Fig. 6.1). A alexia e a agrafia para algarismos correspondem a um dano lexical, enquanto a alexia e a agrafia para números correspondem a um dano dos processos sintáticos numéricos que permite combinar os algarismos em números. Todavia, outras dissociações foram observadas:

– Alteração da compreensão de números escritos em notação verbal ("Entre os seguintes números, qual deles é o maior, trezentos e quarenta e oito ou duzentos e cinquenta e nove?"), contrastando com a preservação da compreensão de números escritos em notação árabe (*348* e *259*).

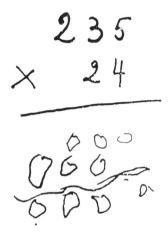

Fig. 6.1. *Multiplicação feita por um doente agráfico para números. Devemos notar que a disposição espacial da multiplicação é preservada* (segundo H. Hecaen. *Rev neurol.* 1961; 105(2):85-103).

As acalculias **93**

– Alteração da compreensão dos sinais aritméticos escritos, contrastando com a preservação da compreensão de números escritos, indepedentemente do sistema de notação. O mesmo contraste pôde ser observado na escrita e na denominação (em dois pacientes com afasia amnésica e afasia de condução).

As lesões observadas nas alexias e nas agrafias para algarismos e números afetam mais o hemisfério esquerdo: as lesões podem ser extensas, no caso de associação a uma afasia. Entretanto, a alexia e a agrafia para números parece eletivamente ligada a lesões do lobo parietal, particularmente do giro angular esquerdo; porém, um dano do lobo parietal direito pode estar associado.

Deficits da compreensão e da produção oral de números

A compreensão oral de números pode estar prejudicada (errando na comparação de números apresentados verbalmente), visto que os números escritos em algarismos árabes podem ser facilmente comparados, e isso mesmo no caso de ausência de distúrbio da compreensão geral.

A produção de números pode estar alterada na leitura (alexia), na escrita (agrafia) e também oralmente, visto que nas afasias fluentes há substituição de números por outros, e elas devem ser consideradas como parafasias: os desempenhos do sujeito em cálculo ficam, então, alterados, enquanto a capacidade de cálculo é intrinsecamente preservada. Foi isso o que aconteceu com um paciente que tinha a leitura de números em algarismos árabes preservada e que, ao ser confrontado com o problema escrito "4 + 5", escrevia "5", dizia "8", mas em múltipla escolha indicava a resposta certa: "9". O estudo da transcodificação de números (do código árabe para o código verbal e inversamente) mostrou que os erros da afasia de Broca evocam um *deficit* morfossintático (com confusão das classes lexicais: *treze → 3; quinze → 50*), e na afasia de Wernicke os erros se mantêm no âmbito da mesma classe lexical (*doze → 11*).

ACALCULIAS ESPACIAIS

As acalculias espaciais caracterizam-se pela alteração na disposição espacial dos números escritos pelo sujeito, antes de fazer o cálculo que lhe é solicitado, sendo o princípio do cálculo conservado, como comprova a habitual preservação do cálculo mental. Efetivamente, os erros não dependem do tipo de cálculo, nem da complexidade. A acalculia espacial está, quase sempre (duas em cada três vezes, segundo Hecaen e colaboradores), associada a uma agnosia espacial unilateral esquerda e, portanto, é legítimo pensar que os erros vêm da omissão da parte esquerda dos números e das operações aritméticas. O problema é saber se todas as acalculias espaciais resultam de uma heminegligência ou se existem desordens espaciais específicas para o cálculo. Acontece que as acalculias espaciais podem estar associadas às perturbações visuoconstrutivas, à apraxia no vestir, às agnosias espaciais (em especial, a uma planotopocinesia), a uma dislexia do tipo espacial e a uma hemiassomatognosia. A existência de dissociações entre esses distúr-

94 Neuropsicologia

bios e as acalculias espaciais comprovam o quanto é difícil classificar essas acalculias como uma simples consequência de distúrbios associados. As lesões afetam as regiões pós-rolândicas (especialmente parieto-occipital) do hemisfério direito, mas lesões bi-hemisféricas também puderam ser observadas.

Quadro 6.I. *Plano de exame da capacidade de cálculo*

Antes do exame do cálculo, é preciso determinar se existe ou não uma afasia (com ou sem distúrbio da compreensão, com ou sem parafasia na linguagem escrita e falada), uma apraxia construtiva, uma agnosia espacial unilateral, uma planotopocinesia ou uma síndrome demencial.

1) Leitura em voz alta (B21, B22), acompanhada do estudo da compreensão escrita (A11 e A12) de algarismos e números, em notação verbal e árabe, ao pedir, em vários pares de números, qual dos dois é o maior, e ao mandar designar algarismos e números apresentados visualmente.
Pedir para ler: *7, 9, 28, 31; cinquenta e um, vinte e três; 102, 943*.
Perguntar, em cada par, qual é o maior. Se for preciso, fazer em cada par uma prova de designação oral.

2) Estudo da compreensão auditivo-verbal (A21) de algarismo e números ditos ao doente, e perguntando em vários pares de números (*3 e 9; 37 e 29; 71 e 68; 302 e 179*) qual é o maior.

3) Repetição de algarismos e números (B21).

4) Escrita em notação verbal e árabe de algarismo e números ditados e copiados (B111, B112; B121, B122). Tentar distinguir os erros lexicais (exemplo: *12, 21*) e os erros de sintaxe *(exemplo: 12, 102)*.

5) Pedir ao sujeito para ler e escrever os sinais das operações básicas na forma verbal (mais, menos...) e na forma simbólica (+, −...) e para explicá-los (A22, B13, B23).

6) Transcodificação da notação árabe em notação verbal e vice-versa (c). (Por exemplo, *8, 12, trinta e dois, sete.*)

7) Avaliação do sistema semântico da representação de números ao solicitar que ele faça ao lado dos algarismos o número de pontos correspondentes. (Exemplo: 7 ....)

8) Cálculo mental e escrito das quatro operações básicas. Avaliar a rapidez do cálculo. Tentar analisar os erros (danos de certas operações é seletivo ou global? A disposição espacial está correta? O procedimento do cálculo foi preservado para os números levados à coluna seguinte? O alinhamento dos algarismos tinham a distância necessária? As tabuadas de multiplicação eram sabidas ou estavam esquecidas? Ou foram memorizadas, porém mal aplicadas?).

9) Fazer operações em série (sequência de números obtidos diminuindo de 7 em 7, começando de 100). Testar a amplidão verbal e a resolução de problemas aritméticos como os que são propostos no WAIS.

As indicações compostas de uma letra seguida de dois ou três algarismos (por exemplo B21) remetem à figura 6.3, em que são explicadas as etapas de exame das capacidades de cálculo.

ANARITMETIA

A anaritmetia ou acalculia primária designa as perturbações que afetam a execução das operações aritméticas: memorizando fatos aritméticos (tabuadas, em particular de multiplicação), utilização de operações que os números vão para a coluna seguinte e outros procedimentos de cálculo. A anaritmetia pode estar associada a uma afasia, a um *deficit* visuoconstrutivo, a um *deficit* cognitivo global, a uma alexia verbal, a uma indistinção direita-esquerda.

O *deficit* de cálculo pode ser seletivo com preservação da capacidade de rememoração e de emprego dos procedimentos de cálculo, contrastando com uma grande lentidão em realizar operações aritméticas. A anaritmetia pode afetar de maneira dissociada certas capacidades de cálculo: alteração da capacidade de multiplicação e de divisão com preservação da adição e da subtração; dano seletivo do uso de números que nas operações vão para a coluna seguinte ou incapacidade de realização das multiplicações com muitos números por não haver o afastamento para a esquerda dos produtos intermediários; incapacidade de fazer adições escritas, com preservação da subtração e, num mesmo doente, integridade do cálculo mental.

As diferentes variedades de anaritmetia coexistem, regra geral, com lesões do hemisfério esquerdo parietotemporais ou parieto-occipitais, visto que o envolvimento do giro angular esquerdo parece ter um papel essencial. Já aconteceu de a acalculia da síndrome de Gerstmann ser descrita tanto como anaritmetia quanto como acalculia espacial (consultar p. 62), porém, essa síndrome é um conjunto composto e não uma entidade clínica (essa é a razão pela qual Benton a considerava uma "ficção"). Em todo o caso, aí a acalculia não comporta nenhuma especificidade porque ela pode ser causada não só pela anaritmetia, como também por desordens visuoconstrutivas associadas, ou pode ser do tipo agrafoaléxica. As lesões frontais geralmente preservam as operações elementares, mas prejudicam as operações complexas e a resolução de problemas, bem como as operações em série (descontar de 7 em 7 a partir de 100; Luria, 1978), mas não se trata de distúrbios específicos do cálculo (consultar capítulo 13). Entretanto, lesões que afetam F1 e F2 podem induzir uma acalculia associada a uma agrafia: a agrafia no caso de Toghi e de sua equipe, aliás, poupou a escrita dos números, e a acalculia era realmente uma anaritmetia com uma incapacidade seletiva para multiplicações, ligada à dificuldade para se lembrar das tabuadas e, posteriormente, à dificuldade em aplicá-las.

Entre os modelos cognitivos propostos para explicar as acalculias (Fig. 6.2), McCloskey (1987) postulou uma organização em três sistemas cognitivos: o *sistema de compreensão dos números* (em notação árabe e verbal); o *sistema de produção dos números* (em notação árabe e verbal). Cada sistema de notação comporta um estoque lexical (3, 2...) e as regras sintáxicas que permitem combiná-los (23, trinta e dois...). A notação árabe é escrita e a notação verbal é escrita e falada. Falta o *sistema de cáculo* que contém os instrumentos necessários para a interpretação dos símbolos matemáticos, para a recuperação na memória dos fatos aritméticos (especialmente tabuada de multiplicação) e para a execução dos procedimentos de cálculo. Esses três sistemas estão unidos pelo *sistema semântico de representação dos números* (Fig. 6.3). A existência de uma dissociação entre o cálculo mental e o cálculo escrito poderia sugerir (McNeil et al., 1994) que, dentro do sistema de cálculo, existem dois subsistemas, um visual para o cálculo escrito em notação árabe e um calculador verbal, e um canal independente permitiria a transcodificação dos números de uma notação para a outra. Por outro lado, ao constatarem num doente afásico e acalcúlico uma preservação das aproximações ("2 + 2 = 5" era aceito como certo, porém erros mais grosseiros – por exemplo "2 + 2 = 9" – eram rejeitados), Dehane e Cohen (1991) postularam dois sistemas de cálculo mental: um para o cálculo exato que necessitava do tratamento das representações simbólicas dos algarismos e permitia o cálculo exato, outro para a manipulação das grandezas numéricas aproximativas sob forma analógica. Assim, poderia ser explicada a preservação de capacidades limitadas de cálculo (intuição matemática) do hemisfério direito no caso de lesões esquerdas muito grandes.

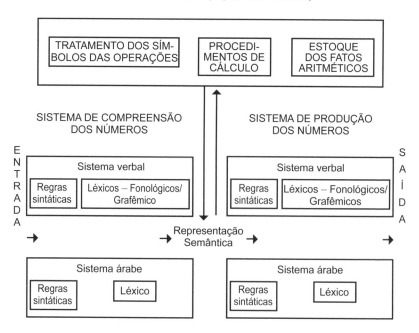

Fig. 6.2. Modelo de organização do cálculo (segundo McCloskey).
Um duplo sistema de cálculo, visual e verbal, é postulado por McNeil e Warrington. Ao lado desse sistema de cálculo, poderia estar uma conversão analógica que permitiria, por estimativa das quantidades, um segundo modo de cálculo, o cálculo aproximativo. A transcodificação numérica do código árabe para o código verbal poderia ser efetuada ou segundo as regras sintáticas (codificação assemântica do modelo de Deloche e Seron), ou depois de articulação numa representação semântica. Também é possível pensar que os sinais das operações devem ser compreendidos num sistema de compreensão distinto, antes de serem aplicados no cálculo.

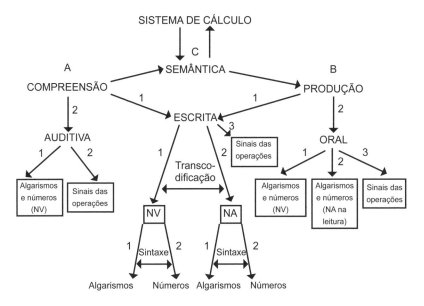

Fig. 6.3. Esquema das etapas do exame de cálculo (consultar quadro 6.I). NA. Notação árabe. NV. Notação verbal.

O fato é que alguns acham que as acalculias não existem no sentido de distúrbios específicos do cálculo, mas que são uma consequência de desordens associadas, quer se trate de desordens instrumentais (afasia, agnosias espaciais, apraxia construtiva), quer de uma deterioração intelectual global.

Referências

ANDERSON S.-W., DAMASIO A.-R., DAMASIO H. – Troubled letters but not numbers : domain specific cognitive impairment following focal damage in frontal cortex. Brain 1990; 113 : 749-766.

ASSAL G., JACOT-DESCOMBES C. – Intuition arithmétique chez un acalculique. Rev Neurol 1984; 140 : 374-375.

BENTON A.-L. – The fiction of the Gerstmann syndrome. J Neurol Neurosurg Psychiatry 1961; 24 : 176-181.

BOLLER F., GRAFMAN J. – Acalculia. In : Handbook of Clinical Neurology, P.J. VINKEN, G.W. BRUYN, H.L. KLAWANS, Amsterdam, 1985 : 473-481.

CARAMAZZA A., MCCLOSKEY M. – Dissociation of calculation processes. In : Mathematical disabilities, G. DELOCHE et X. SERON. Lawrence Erlbaum, Hillsdale (NJ), 1987 : 221-234.

COLLIGNON R., LECLERQ C., MAHY J. – Étude de la séméiologie des troubles du calcul observés au cours des lésions corticales. Acta Neurologica Belgica 1977; 77 : 257-275.

DEHAENE S., COHEN L. – Two mental calculation systems: a case study of severe acalculia with preserved approximation. *Neuropsychologia* 1991; *29*(11) 1045-1074.

DELOCHE G., SERON X. – From three to three: a differential analysis of skills in transcoding quantities between patients with Broca's and Wernicke's aphasia. *Brain* 1982; *105* : 719-733.

HECAEN H., ANGELERGUES R., HOUILLIER S. – Les variétés cliniques des acalculies au cours des lésions rétrorolandiques: Approche statistique du problème. *Rev Neurol* 1961; *2* : 85-103.

KINSBOURNE M., WARRINGTON E.-K. – The developmental Gerstmann syndrome. *Arch Neurol* 1963; *8* : 490-501.

MCCLOSKEY M., CARAMAZZA A. – Cognitive mechanisms in normal and impaired number processing. *In : Mathematical disabilities*, G. DELOCHE et X. SERON. Lawrence Erlbaum, Hillsdale (NJ), 1987 : 201-219.

MCNEIL J.-E., WARRINGTON E.-K. – A dissociation between addition and subtraction with written calculation. *Neuropsychologia* 1994; *32*(6) : 717-728.

SERON X., DELOCHE G. – Les troubles du calcul et du traitement des nombres. *In : Neuropsychologie humaine.*, X. SERON et M. JEANNEROD, Mardaga, Liège, 1994, 1998.

TOGHI H., SAITOH K., TAKAHASHI S. *et al.* – Agraphia and acalculia after a left prefrontal (F1, F2) infarction. *J Neurol Neurosurg Psychiatry* 1995; *58* : 629-632.

WARRINGTON E.-K. – The fractionation of arithmetic skills : A single case study. *Quarterly Journal of Experimental Psychology* 1982; *34A* : 31-51.

7 | A CEGUEIRA CORTICAL E AS AGNOSIAS VISUAIS

Nosso conhecimento deriva de duas fontes,
sendo a primeira a capacidade de receber representações...
e a segunda, a faculdade de conhecer um objeto por meio dessas representações...
Intuições e conceitos, esses são os elementos de todo o nosso conhecimento...
Sem a sensibilidade, nenhum objeto nos seria dado,
sem o entendimento, nenhum seria pensado.
Kant

A CEGUEIRA CORTICAL

A *cegueira cortical* designa a abolição da visão, relacionada a uma destruição do córtex visual occipital (área estriada ou área 17, que ocupa o sulco calcarino e a face interna do lobo occipital) e, mais comumente, das conexões geniculocalcarinas ou radiações ópticas, o que possibilitou a proposição do termo, pouco usado, de *cegueira cerebral*. Assim definida, a cegueira cortical deve ser bem distinguida:

– da dupla hemianopsia, que poupa a visão macular, isto é, a visão central. O doente passa a enxergar como se olhasse através "de um cano de fuzil". No entanto, a dupla hemianopsia pode preceder ou vir depois de uma cegueira cortical;
– da *cegueira psíquica de Munk,* na qual não há desaparecimento da sensação visual e que atualmente é chamada de agnosia visual;
– da *cegueira histérica*, que deixa o doente indiferente, porém não anosognósico, e durante a qual é possível desencadear o reflexo de piscar a uma ameaça, mas cujo diagnóstico pode ser difícil;
– da cegueira simulada (no âmbito de uma síndrome de Munchhausen).

Descrição semiológica

A cegueira cortical (quase sempre causada por um infarto biocciptal) pode instalar-se repentinamente ou de maneira vacilante, depois de uma hemianopsia unilateral ou, já inicialmente, bilateral. Trata-se de uma cegueira "verdadeira", total ou considerável, que pode deixar uma vaga percepção da luz ou do movimento. Essa cegueira não vem acompanhada de nenhuma anomalia do fundo de olho e os reflexos fotomotores são conservados, o reflexo de piscadela à ameaça é abolido. A capacidade de evocar imagens visuais pode desaparecer; quando persiste, as cores não estão presentes, como nos sonhos. Essa cegueira é, frequentemente, acompanhada de anosognosia (síndrome de Anton), e o doente recusa-se a admitir que está cego, mesmo que dê encontrões nos obstáculos ao andar. A anosognosia pode ser reduzida a uma indiferença ou a uma apreciação parcial da importância do *déficit* visual.

100 Neuropsicologia

A realidade desse desconhecimento da cegueira foi discutida: efetivamente, podem existir alucinações visuais, simples ou elaboradas, que explicariam a negação da cegueira. Além disso, a cegueira pode estar associada a uma amnésia anterógrada e o fato de estar cego não é memorizado. Às vezes, existe também uma confabulação visual, que substitui a percepção ausente por lembranças visuais. Mas a anosognosia pode não se restringir a essas explicações. Raramente a cegueira cortical é isolada. Ela pode vir acompanhada de uma confusão mental, de uma desorientação espacial, de uma acalculia, de distúrbios sensitivo-motores na metade do corpo, de uma amnésia korsakoviana por infarto bilateral das cerebrais posteriores, lesando os lobos occipitais e os hipocampos e causando a síndrome de Dide-Botcazo.

No *plano oculomotor,* não é possível conseguir o movimento de acompanhamento e o nistagmo optocinético é abolido, mas os movimentos voluntários para obedecer a uma ordem e a motilidade ocular automático-reflexa são preservados. No plano eletroencefalográfico, a alfa é abolida, ou diminui de amplitude, com reação de parada abolida e ausência de impulso diante da estimulação luminosa intermitente. Ondas delta lentas, muitas vezes retas e, mais raramente, anomalias epiléticas podem estar relacionadas às regiões posteriores. Os potenciais visuais evocados podem estar alterados ou abolidos, mas a presença de uma onda P100 normal não permite que se exclua uma cegueira cortical.

Etiologia e prognóstico

As cegueiras corticais regressivas podem ser uma manifestação de epilepsia, de enxaqueca, ou de encefalopatia hipertensiva. As cegueiras corticais duráveis são, quase sempre, de causa isquêmica, por infarto das cerebrais posteriores ou do tronco basilar; as cegueiras isquêmicas podem complicar a angiografia cerebral e a cirurgia cardíaca. As outras etiologias são a encefalopatia anóxica, a intoxicação oxicarbinada e, mais raramente, os traumatismos cranioencefálicos ou os tumores. Estas últimas podem se complicar com uma isquemia das cerebrais posteriores ao se instalarem.

O prognóstico é sombrio quando a perda da visão é total, sem percepção da luz, quando a cegueira está ligada a uma infarto espontâneo (visto que os acidentes arteriográficos e pós-cirúgicos também têm um prognóstico ruim) e, sobretudo, quando a tomografia mostra lesões biooccipitais. A melhora, quando existe, começa pela visão da luz e continua com a percepção do movimento ou das cores e, por fim, das formas. A regressão pode ser parcial, com o doente mantendo uma agnosia visual mais ou menos intensa.

AS AGNOSIAS VISUAIS

As informações visuais elementares caminham da retina para os corpos geniculados externos, depois para a área estriada (ou área visual primária ou área 17 ou área V1 do macaco), em seguida são objeto de um tratamento separado pela forma, pela cor, pelo movimento, no nível das áreas extra-

A cegueira cortical e as agnosias visuais **101**

estriadas (numeradas de V2 a V5): há uma especialização funcional das áreas extraestriadas da região occipitotemporal, da mesma maneira que o tratamento dos atributos espaciais das informações visuais é feito pela região occipitoparietal. Assim, as informações visuais que chegam ao lobo occipital caminham por dois sistemas. Um deles, arcaico, é o sistema magnocelular, que envereda pelos tubérculos quadrigêmeos anteriores (*colliculi superiores*), e se projeta de maneira dorsal em direção à região occipitoparietal e que permite a localização da informação. O segundo sistema é o sistema parvocelular, mais recente, de trajeto ventral, que se projeta na direção do córtex occipitotemporal e tem por função a análise e a identificação da informação. Então, assim que a reação de orientação é posta em ação, o cérebro age induzindo o melhor encontro visual do estímulo (o "onde" da via occipitoparietal), antes de poder efetuar os tratamentos necessários à identificação do estímulo (o "quê" da via occipitotemporal). As agnosias visuais e espaciais mostram as consequências das lesões de cada um desses canais, um, localizador, o outro, identificador.

A cegueira cortical é definida como abolição das sensações visuais: mesmo que as sensações visuais sejam preservadas, falta efetuar o tratamento perceptivo, projetado como integração de um conjunto de sensações que, em seguida, permite chegar ao conhecimento do nosso ambiente visível. A *agnosia que pode afetar todo o canal sensorial* designa, no âmbito da visão, a incapacidade de ter acesso ao reconhecimento de certos componentes do mundo visual, na ausência de qualquer distúrbio sensorial elementar, de afasia e de perturbações intelectuais. Segundo a expressão de Teuber (1968), trata-se "de uma percepção despojada de sua significação". Uma agnosia visual é pura quando é limitada ao canal sensorial da visão, pois, às vezes, ela está associada a uma agnosia táctil ou auditiva. As agnosias visuais podem estar relacionadas a objetos, a figuras, a cores e a fisionomias, estando esses *deficit* frequentemente associados entre si. Excepcionalmente, elas podem afetar só um hemicampo visual: é o caso, então, de uma hemiagnosia.

As agnosias visuais de objetos

A preservação de uma sensorialidade visual é necessária para a individualização de uma agnosia visual, mas um exame completo da visão desses doentes pode ser difícil e, na presença de uma anomalia da visão, é preciso determinar se ela pode, por si só, explicar o *deficit* do reconhecimento visual. É preciso dispor ao menos, de uma medida de acuidade visual, de uma perimetria que possa mostrar uma hemianopsia lateral homônima de um registro do nistagmo optocinético (que pode ser normal ou assimétrico); potenciais evocados visuais normais ou unilateralmente alterados não permitem excluir uma cegueira cortical (ver *supra*). É útil poder dispor de um estudo da sensibilidade por contraste para as diferentes gamas de frequências espaciais, porém, é bom admitir que não existe um limite claro, e sim um *continuum* entre as sensações visuais elementares e a percepção, e que um *deficit* da sensibilidade por contraste, embora possa tornar mais difícil a análise perceptiva, não engana, clinicamente, sobre uma agnosia visual. A

102 *Neuropsicologia*

visão das cores também precisa ser analisada. Ainda é clinicamente eficaz, mesmo que as intrincações sejam frequentes, continuar distinguindo, depois da fecunda abordagem de Lissauer (1890), dois tipos de agnosias visuais: aperceptiva e associativa.

Agnosia aperceptiva

Ela designa a incapacidade do doente para conseguir a estruturação perceptiva das sensações visuais: trata-se do dano da etapa "discriminativa" de identificação visual: esses doentes são incapazes de desenhar um objeto ou a imagem deles, de emparelhar objetos ou figuras, de emparelhar objetos com a mesma morfologia ou com a mesma função. Eles têm consciência da dificuldade de identificação visual e olham perplexos o que lhes pedimos para reconhecer: tentam identificar examinando e oferecendo uma descrição para certas partes do objeto ou para certos detalhes, para as imagens, e os erros são, sobretudo, do tipo morfológico (*chapéu de palha → uma argola; tesoura → um redondo... metal... uma espécie de instrumento...*). Um "detalhe crítico" pode facilitar a identificação ("Isso poderia ser uma vela... ah! é um barco, no mar") ou provocar um erro (*"uma roda... pode ser uma bicicleta"*, visto que se tratava de uma carroça). A mobilidade do objeto pode facilitar sua identificação, bem como o fato de imitar seu uso, o que, no entanto, expõe a erros: assim, o fato de mostrar uma colher e de levá-la à boca pode fazer com que ela seja identificada como um charuto. Nas formas não intensas, os erros estão relacionados com a identificação de imagens fragmentárias progressivamente enriquecidas de detalhes e com a identificação de imagens superpostas e misturadas, como o teste de Poppelreuter (Fig. 7.1) e o de Lilia Ghent (Fig. 7.2). Em compensação, o objeto é reconhecido quando é apalpado ou se emite algum barulho específico, e pode ser denominado por definição verbal ou definido depois de ter sido denominado ao sujeito. A agnosia aperceptiva pode vir acompanhada de distúrbios do campo visual uni ou bilaterais, em particular, de uma hemianopsia altitudinal, de uma acromatopsia e de uma prosopagnosia. As lesões observadas são bilaterais e posteriores, parieto-têmporo-occipitais, às vezes extensas e difusas, dificilmente sistematizáveis, às vezes mais localizadas, o que permite, então, implicar os giros têmporo-espaciais inferiores, isto é, o giro lingual e o giro fusiforme. As etiologias correspondem a infartos do território das cerebrais posteriores e a intoxicações por óxido de carbono. Também há casos de natureza tumoral ou traumática.

Podem existir *agnosias para as formas* que não permitem que as figuras geométricas elementares (círculos, quadrados, triângulos...) sejam discriminadas, o que explica a incapacidade de identificação das percepções mais elaboradas (objetos e figuras): esse *deficit* pode ser entendido como um distúrbio sensorial ou como uma variedade de agnosia aperceptiva. Também foi observada uma incapacidade para identificar movimentos. A *simultagnosia* ou *agnosia simultânea,* descrita por Wolpert em 1924, designa a incapacidade em reconhecer as figuras complexas, sendo os detalhes, os fragmentos ou os objetos isolados percebidos, sem que uma síntese coerente

A cegueira cortical e as agnosias visuais **103**

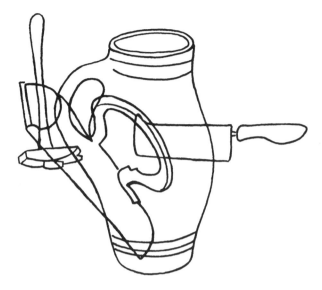

Fig. 7.1. *Teste de Poppelreuter.*

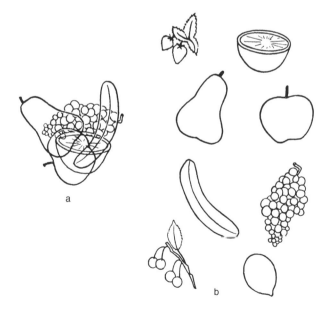

Fig. 7.2. *Prova dos desenhos misturados de Lilia Ghent.*
 a) O sujeito precisa identificar cada desenho. b) Se não conseguir, uma prova de múltipla escolha é proposta.

104 Neuropsicologia

possa ser feita; os sujeitos não podem ver mais de um objeto ao mesmo tempo. Devemos distinguir simultagnosia dorsal, por lesão parietoccipital bilateral – quase sempre associada a uma síndrome de Balint e que poderia estar ligada aos distúrbios oculomotores (aliás, a mobilidade do objeto agrava o distúrbio) – de uma simultagnosia ventral, por lesão da junção temporo- -occipital esquerda – habitualmente menos séria, associada a uma alexia de soletração e que poderia resultar de um distúrbio perceptivo. O *deficit da categorização perceptiva* designa a incapacidade do sujeito para emparelhar figuras de objetos idênticos, em ângulos diferentes: um convencional e outro pouco habitual. Esse distúrbio, que se refere à *constância do objeto,* não tem nenhuma repercussão na vida cotidiana. É como se os sujeitos não pudessem ter acesso às representações estruturais memorizadas dos objetos. O modelo de Marr (Fig. 7.3) postula que a identificação visual começa por uma etapa egocentrada, que inclui um esboço primário do objeto, que repousa na análise da divisão das sensações luminosas, depois um esboço em 2,5 D, que permite assimilar a orientação e a profundidade das superfícies visíveis, unicamente segundo o "ponto de vista" do sujeito. A representação em 3 D é uma etapa posterior que permite um reconhecimento centrado no objeto, portanto, "de todas as faces": poderíamos também considerar que é a essa etapa que os doentes com um *deficit* da categorização perceptiva não teriam acesso. Também poderia ser postulado que o reconhecimento dos objetos depende de traços distintos, que ativam as representações volumétricas dos objetos: a lesão cerebral faz com que os traços distintivos dos objetos apresentados sob um ângulo pouco habitual sejam insuficientes para que as representações correspondentes possam ser ativadas. As lesões afetam a parte posterior do hemisfério direito.

Agnosia associativa

Essa agnosia caracteriza-se pela integridade da percepção: o sujeito, que não se queixa da visão, não reconhece os objetos, mas é capaz de descre- vê-los e de copiá-los. Ele não consegue emparelhar os objetos por categorias ou funções; os erros de identificação podem ser morfológicos, funcionais ou perseverativos. A designação do objeto pode ser pior do que a identificação visual pela denominação ou pelo gesto. Em compensação, o paciente con- segue mostrar o uso dos objetos ao ser solicitado verbalmente ("mostre-me como se usa..."). A identificação das figuras é, em geral, mais difícil do que a dos objetos. Nos casos puros, o *deficit* de reconhecimento está limitado à identificação visual e os sujeitos conseguem reconhecer com eficácia na modalidade tátil, bem como são capazes de etiquetar verbalmente as ima- gens, quando elas são apresentadas oralmente. A agnosia associativa está *frequentemente* associada a uma hemianopsia lateral homônima (comumente direita, excepcionalmente esquerda), a uma prosopagnosia ou a uma anomia dos rostos, a uma agnosia ou a uma anomia das cores e a uma alexia. As lesões afetam tipicamente a região posterior (occipito-temporoparietal) do hemisfério esquerdo ou dos dois hemisférios. Dois tipos de agnosia visual associativa podem ser distinguidos. O primeiro, *agnosia associativa stricto sensu,* caracteriza-se por erros, sobretudo morfológicos, na denominação visual, visto que o reconhecimento tátil é preservado, a cópia dos desenhos figurativos é possível, mas laboriosa e servil, pior do que o desenho por instrução verbal; os objetos reais são mais bem reconhecidos do que as ima-

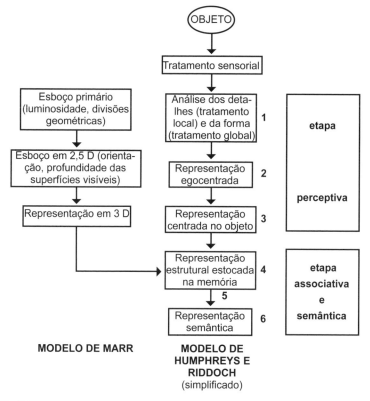

Fig. 7.3. *Paralelo dos modelos de Marr (à esquerda), de Humpreys e Riddoch, com representação das etapas do tratamento das informações visuais e de suas alterações nas diferentes variedades de agnosia visual (1 a 6, consultar textos das p. 104, 110, 111).*

gens; as dificuldades são maiores quando os desenhos estão fragmentados, incompletos ou quando os objetos são apresentados sob ângulos pouco habituais. E se ele tiver acesso à forma, esse acesso é imperfeito. Os doentes queixam-se das dificuldades visuais. É esse tipo de agnosia associativa que é associado a uma prosopagnosia, a uma acromatopsia e, às vezes, a uma alexia total. Como a agnosia aperceptiva, as lesões, bilaterais, implicam o giro lingual e o giro fusiforme, o que significaria fazer da agnosia associativa *stricto sensu* uma forma tosca de agnosia aperceptiva. A segunda variedade, *agnosia associativa multimodal* (ou polimodal), caracteriza-se por erros principalmente semânticos e perseverativos em denominação; os objetos, mesmo os usados na vida diária, não são reconhecidos e, se solicitados, os doentes não conseguem fazer uma mímica do seu uso, visto que tanto os desenhos dos objetos como o fato de emparelhá-los comprovam a qualidade do acesso à forma. Entretanto, o *deficit* de identificação não está tipicamente

106 Neuropsicologia

limitado à esfera visual e pode afetar, também, a palpação ou a audição (o sino, embora desenhado, não pode ser identificado nem pela forma nem pelo som). O sistema semântico, explorado por via verbal, fica alterado (o que remete ao conceito de agnosia assemântica exposto a seguir); a definição das palavras concretas é medíocre, ao contrário das palavras abstratas; o desenho dificilmente é realizado a um pedido verbal. Uma anomia das cores e uma alexia sem agrafia estão naturalmente associadas. As lesões exprimem a desativação da área 39 (giro angular esquerdo) concebida como uma área de convergência polimodal, que permite o tratamento das informações sensoriais visuais, táteis, auditivas e verbais provenientes de ambos os hemisférios. A desativação da área 39 pode estar ligada a um dano dela mesma ou a um dano do lóbulo lingual e do lóbulo fusiforme esquerdo: as informações provenientes das regiões simétricas do hemisfério direito, e que transitam pelo corpo caloso, ficam assim privadas do acesso ao hemisfério esquerdo, e a área 39 fica privada das conexões com as informações sensoriais visuais provenientes dos dois hemisférios, o que leva a um "pensamento e a uma linguagem sem imagem".

Então, o hemisfério direito representa um papel essencial na extração de elementos invariantes dos objetos e, portanto, na categorização perceptiva: sua integridade na agnosia associativa polimodal explica a preservação do uso dos objetos na vida cotidiana. O hemisfério esquerdo é reservado ao tratamento associativo categorial e funcional.

A *afasia óptica,* descrita por Freund em 1889, corresponde à etapa visuoverbal do tratamento das informações visuais: os sujeitos reconhecem os objetos e as imagens, o que sugere que os doentes conservam a capacidade de fazer a mímica do uso dos objetos apresentados visualmente, ao mesmo tempo que são incapazes de nomear os objetos. Eles têm uma conduta de aproximação e fazem substituições verbais semânticas, perseverativas e, mais raramente, visuais (*peru* → "É uma ave, é um pombo, tem a cauda aberta, mas não é um pavão... tem um pescoço vermelho e ele incha o pescoço quando faz a corte... acho que é um pombo-pavão"). Certas condutas de aproximação usam procedimentos extravagantes: *panela* → "Um pote de geleia que usamos para transvasar... um vidro de boca larga onde tem uma... panela". Não se trata de uma anomia afásica porque o objeto é bem denominado se ele puder ser apresentado por outro canal sensorial, por exemplo, tátil ou auditivo; e não se trata de uma agnosia, pois o objeto é reconhecido. A afasia óptica é acompanhada de uma hemianopsia lateral homônima direita, de uma alexia e de distúrbios (associativos ou visuoverbais) dos tratamentos implicados na identificação visual das fisionomias e das cores. A lesão afeta habitualmente o lobo occipital esquerdo.

A afasia óptica foi considerada como uma agnosia visual associativa tosca: a mímica do uso de um objeto não prova que o objeto tenha sido corretamente identificado ou que o sujeito tenha tido acesso à identificação de todos os seus atributos semânticos. A mímica do uso de um objeto poderia ser diretamente ativada pela identificação da forma do objeto. Assim, as agnosias associativas poderiam ser explicadas globalmente por uma desconexão: lesões calosas poderiam impedir as informações visuais do

A cegueira cortical e as agnosias visuais **107**

hemisfério direito, intacto, de serem tratadas no nível das áreas da linguagem do hemisfério esquerdo. Só que, sem desconhecer a possibilidade de distúrbios associados das etapas associativas e visuoverbais da identificação visual, a qualidade da identificação visual, constatada em certas observações, deve permitir que se admita a autonomia da afasia óptica. O problema perspicaz que a afasia óptica estabelece refere-se à questão da característica única ou múltipla do sistema semântico (ver Figs. 7.4 e 7.5). Podemos conceber diversos sistemas semânticos solicitados por estímulos específicos, visuais, verbais, táteis; esses sistemas estão interconectados e a denominação só seria possível depois de ter acesso ao sistema semântico verbal: a afasia óptica comprovaria uma desconexão entre as representações semânticas visual e verbal. Também podemos conceber um sistema semântico único ativado pelo sistema das representações estruturais e, também, uma ligação direta (análoga à via lexical não semântica de leitura) que unisse as representações estruturais ao léxico: o dano dessa via direta poderia explicar a afasia óptica, desde que admitíssemos que uma denominação correta necessita do funcionamento das duas vias. A desconexão poderia afetar as ligações entre o giro angular esquerdo (área 39), concebido como uma área de convergência polimodal, e a área de Wernicke.

As *agnosias categoriais*. As agnosias associativas podem afetar somente algumas categorias de objetos visuais, como os seres vivos, preservando o reconhecimento dos objetos inanimados ou vice-versa. O *deficit* poderia estar situado no sistema de tratamento semântico das percepções estruturadas, ou de acesso a esse tratamento. Outras agnosias com especificidades categoriais foram observadas como uma dissociação entre o reconhecimento de objetos (alterado, como a identificação de uma taça) e o reconhecimento de ações (preservado, como o gesto de beber). Esse dano do reconhecimento de certas categorias de informações visuais, mesmo que esteja acompanhado de uma alexia, contrasta com a preservação dos conhecimentos verbais na denominação de objetos, partindo da sua definição verbal.

No entanto, em alguns casos, o *deficit* de reconhecimento não está limitado à esfera visual e mostra uma alteração, ou da própria memória semântica ou das conexões entre as diversas categorias de informações sensoriais e a memória semântica: é isso o que acontece quando os "objetos" não são identificados e quando, mesmo que os nomes deles sejam dados ao sujeito, este mostra um desconhecimento dos atributos semânticos do objeto, particularmente dos atributos específicos ou subordinados (atributos "amarelo", "pequeno", "cantor" para o canário), e os atributos superordenados (informação categorial) são preservados (o canário pode ser categorizado como "vivo", "animal", "ave"). Essas *agnosias de objetos,* que podem afetar as diferentes modalidades sensoriais (visual, tátil, auditiva e verbal, para as palavras faladas e escritas) podem ser chamadas de *agnosias assemânticas.* Sua especificidade categorial pode ser uma dicotomia entre os itens vivos e inanimados ou entre os itens biológicos e manufaturados. A maior incidência do dano das categorias biológicas pode ser explicada por uma organização taxonômica do sistema semântico ou, então, porque a identificação dos itens vivos é visualmente mais complexa, enquanto os objetos manufaturados têm o privilégio da aprendizagem visual e sensório-

108 Neuropsicologia

-motora a um só tempo e, portanto, menos vulnerável (Tabela 7.1). Foram observadas agnosias assemânticas em encefalites herpéticas. No âmbito das doenças degenerativas, elas podem ser encontradas nas demências semânticas (consultar capítulo 16, p. 213).

Tabela 7.I. *Características distintivas das diferentes agnosias visuais e da afasia óptica*

	Agnosia aperceptiva	Agnosia associativa *stricto sensu*	Agnosia associativa multimodal	Afasia óptica
Denominação	–	– (Sobretudo erros morfológicos)	– (Sobretudo erros semânticos e perseverativos)	– (Sobretudo erros semanticos e perseverativos)
Definição pelo uso (mímica)	–	–	–	+
Emparelhamento (objetos de forma igual, objeto e figura)	–	– / +	+	+
Classificação categorial e funcional	–	–	–	+
Desenho (solicitado)	–	+	– / +	+
Desenho (cópia)	–	– / +	+	+
Sinais associados	Prosopagnosia Alexia	Prosopagnosia Agnosia das cores Alexia	Agnosia tátil Agnosia auditiva Anomia das cores Anomia das fisionomias Dano da memória semântica verbal	Alexia Anomia das cores Anomia das fisionomias
Locais lesionais	Difuso Dano bilateral do lóbulo lingual e fusiforme	Dano bilateral do lóbulo lingual e fusiforme	Infarto cerebral posterior esquerdo ou outras lesões dos lóbulos lingual e fusiforme esquerdos. Dano área 39	Infarto cerebral posterior esquerdo Lobo occipital esquerdo

A classificação acima foi inspirada na neuropsicologia clínica e nas contribuições da psicologia cognitiva. O *modelo perceptivo de Marr* (Fig. 7.3) foi brevemente evocado no caminho e levanta a hipótese da sucessão, da visão de um objeto, de um esboço primário e depois de um esboço em 2,5 D, mostrando um volume unicamente do ponto de vista do sujeito; esse esboço é seguido de uma representação tridimensional, independente de ponto de vista, que permite

A cegueira cortical e as agnosias visuais **109**

uma representação episódica do objeto, isto é, ligada ao próprio objeto, possibilitando reconhecê-lo quando é apresentado sob diferentes ângulos: é essa atitude que seria abolida no *deficit* da categorização perceptiva (ver *supra*).

Depois, para identificar o objeto, só falta ter acesso às representações estocadas na memória (na forma de representações prototípicas ou pictogênicas) que permitam o reconhecimento do qual participam as informações, fornecidas pela memória semântica, sobre os atributos do objeto e a rede associativa da qual ele faz parte. O *modelo cognitivo proposto por Humphreys e Riddoch* (1987, Fig. 7.3) postula, depois do tratamento sensorial basal, uma etapa de análise local (detalhes) e global (forma), cuja alteração define (no 1 da Fig. 7.3) a *agnosia das formas* (ver *supra*); a etapa seguinte permite a integração da percepção num conjunto, que possibilita a segregação da figura de fundo e a elaboração de uma representação que depende do ponto de vista do sujeito, que podemos considerar análoga ao esboço de 2,5 D do modelo de Marr: a alteração dessa etapa constitui a *agnosia integrativa,* segunda variedade da agnosia aperceptiva (no 2 da Fig. 7.3) na qual o sujeito reconhece os detalhes, mas não pode fazer a síntese deles, recopia o desenho, traço por traço de "maneira servil" e fracassa na prova das figuras embaralhadas. A etapa seguinte permite uma representação estável, centrada no sujeito, tridimensional (consultar a representação 3 D de Marr) e sua alteração define a *agnosia de transformação* (no 3 da Fig. 7.3), que corresponde ao *deficit* da categorização perceptiva, descrita mais acima, e que pode ser considerada ou como a terceira variedade de agnosia aperceptiva, ou já como uma agnosia associativa, pois o doente é capaz de desenhar o que vê, ou como uma *pseudo-agnosia,* já que os objetos na sua apresentação habitual da vida diária são bem identificados. A etapa posterior é o reconhecimento da forma, graças ao *estoque das representações estruturais na memória,* cuja alteração associa, ao *deficit* de identificação, um *deficit* das figuras (o sujeito fracassa no teste de "decisão do objeto" que consiste em dizer se uma série de traços corresponde ou não a um objeto real). Desenhar de memória é impossível; o sujeito também tem dificuldade em juntar os objetos similares no contorno geral, quando esses objetos são evocados por escrito ou verbalmente, por exemplo, reunir, num grupo de três objetos, o martelo, o machado e excluir a serra (Mehta *et al.,* 1992; dano no 4, na Fig. 7.3). A etapa seguinte, permite, das representações estocadas, ter acesso ao sistema semântico: *a agnosia de acesso semântico* é, como a precedente, uma agnosia associativa com preservação das figuras (êxito no teste de decisão do objeto e possibilidade de desenhar um objeto denominado verbalmente; dano no 5 da Fig. 7.3). Finalmente, o dano do sistema semântico provoca a agnosia assemântica descrita acima (dano 6 na Fig. 7.3). A afasia óptica é considerada, com base nesse modelo, uma variedade de agnosia de acesso semântico, e a mímica do objeto é diretamente ativada por sua representação (ver *supra*): essa concepção de afasia óptica é um dos pontos fracos desse modelo cognitivo, aliás, muito elaborado.

As agnosias das cores

A ausência de identificação da cor, relacionada a circunferências sem suporte morfológico significativo, a imagens ou a objetos, pode resultar de um *deficit* da percepção, de um *deficit* do reconhecimento das cores como atributo dos objetos ou de um *deficit* que só diga respeito à denominação da cor. O exame deve, em primeiro lugar, analisar o nível perceptivo, por meio de explorações

110 Neuropsicologia

visuais: teste de Ishihara, prova de emparelhamento (teste de Farnsworth, lãs de Holmgreen). A segunda etapa é o estudo do nível associativo: provas visuais como colorir desenhos, emparelhamento de cores e objetos (*cereja vermelha*; *céu azul...*). A terceira etapa é o estudo do nível visuoverbal: denominação da cor de estímulos não significativos e de figuras familiares de cores constantes (tomate, ervilha...); podemos acrescentar provas verboverbais: perguntas sobre as cores de objetos ("Qual é a cor de... um tomate, uma alcachofra etc."); e procurar nomes de objetos da mesma cor.

A *acromatopsia* designa a incapacidade adquirida de percepção das cores numa parte (em particular, um hemicampo) ou na totalidade do campo visual. Os doentes queixam-se de ver tudo "cinza". Não se saem bem nas provas visuovisuais e visuoverbais, mas conseguem fazer as provas verboverbais que não incluem confrontação com um estímulo visual. A acromatopsia pode surgir isoladamente ou estar associada a uma alexia pura (infarto da cerebral posterior) ou a uma prosopagnosia. As lesões podem ser uni ou bilaterais e afetam o córtex ventromedial inferior, atingindo o giro lingual e o giro fusiforme que podem ser os homólogos da área V4 do macaco (ver *supra*).

A *agnosia das cores* não afeta a percepção da cor e os pacientes conseguem se sair bem no teste de Ishihara e no emparelhamento de cores. Em compensação, não conseguem fazer a prova de colorir os desenhos, de emparelhar as cores com os objetos. O âmbito semiológico é causa de discussão: o fato de fracassar na evocação verbal de cores ligadas a objetos, cujos nomes damos ao sujeito, fez com que esse distúrbio fosse considerado uma afasia específica para as cores, ainda mais porque podem coexistir sinais de afasia. Mas um fracasso nas tarefas visuoverbais ("Qual é a cor de um tomate?") pode acontecer na ausência de qualquer outro sinal de afasia e a resposta a essa pergunta pode proceder ou da recuperação da memória de informações puramente verbais (até um cego de nascença pode saber que um tomate é vermelho porque lhe foi ensinado), ou da recuperação de informações pictóricas que dizem respeito à imagem das cores (achar mentalmente a imagem do tomate) e, na prática, é muito *deficit* saber qual dos dois processos está sendo empregado. Entretanto, obrigatoriamente fazemos o sujeito recorrer a uma imagem das cores quando lhe pedimos para encontrar o nome de objetos cuja cor é determinada por convenções sociais (ao contrário dos objetos naturais: cor das caixas de correio, das ambulâncias, dos carros de bombeiro) ou de objetos pessoais (cor do carro, do cachorro, do gato, da bicicleta...). Assim, é possível distinguir duas situações clínicas. Na primeira, o sistema de imagens está alterado e é como se o sujeito tivesse um *deficit* da memória visual de longo prazo para os atributos cromáticos dos objetos (que pode coexistir com uma agnosia para as cores e com lesões occipitais). Na segunda, o sistema de imagens está preservado, evocando uma desconexão entre a linguagem e as imagens (desconexão verbovisual).

A *anomia das cores* designa a incapacidade de nomear ou de designar as cores, visto que a percepção é correta e que os testes de colorir o desenho e de emparelhar cores e objetos são bem realizados (Tabela 7.II). As provas verboverbais, em princípio, são bem-sucedidas. A anomia acompanha mais comumente uma hemianopsia lateral homônima, uma alexia sem agrafia e

A cegueira cortical e as agnosias visuais **111**

mesmo uma afasia óptica. A anomia das cores pode estar ligada à desconexão entre as áreas visuais e os centros da linguagem, implicando o corpo caloso, ou a transferência inter-hemisférica de informações entre o lobo occipital esquerdo e as áreas da linguagem (Figs. 7.4 e 7.5).

Tabela 7.II. *Esquema distintivo das perturbações da percepção, do reconhecimento da denominação das cores*

	Acromatopsia	Agnosia	Anomia
Nível perceptivo Ishihara	–	+	+
Emparelhamento de cores	–	+	+
Nível associativo Colorir desenhos	–	–	+
Emparelhamento de cores e objetos	–	–	+
Nível visuoverbal Denominação de cores "puras" ou nos objetos	–	–	–
Etapa verboverbal Denominação de cores de objetos nomeados para o sujeito	+	+ ou –	+

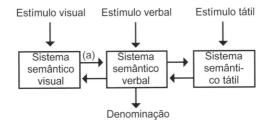

Fig. 7.4. *Organização do sistema semântico* (segundo Beauvois).
Em a, lugar presumido da desconexão na afasia óptica.

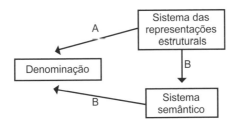

Fig. 7.5. *Vias direta (A) e indireta (B) que unem o sistema das representações estruturais ao léxico* (segundo Ratcliff e Newcombe).

112 Neuropsicologia

A SÍNDROME DE RIDDOCH E A ACINETOPSIA ─────

Riddoch (1917), fundamentando-se no estudo dos *deficits* do campo visual causados por ferimentos de guerra no lobo occipital, e constatando a preservação da percepção do movimento nas porções cegas do campo visual, sugeriu que a percepção do movimento era independente da percepção "da luz, da forma e da cor". Atualmente, admitimos que as lesões do córtex estriado (V1, que corresponde à area 17 de Brodmann, nos lábios da fissura calcarina) provocam uma hemianopsia ou, no caso de bilateralidade, uma cegueira cortical que preserva a percepção do movimento: essa dissociação pode ser denominada síndrome de Riddoch (Ceccaldi *et al.*, 1992; Zeki *et al.*, 1998). A dissociação inversa, isto é, a não percepção do movimento ou acinetopsia, foi descrita por Zihl e seus colaboradores que observaram uma doente com dificuldade no cálculo e na linguagem, e que além disso havia perdido a percepção do movimento: ela não conseguia servir chá, nem café porque, para ela, o líquido estava imóvel, parecia congelado, como uma pedra de gelo; ela era incapaz de avaliar um movimento, ou a velocidade dos veículos, era-lhe muito difícil atravessar a rua. Essa doente não tinha *deficit* do campo visual, nem agnosia visual. As lesões, de natureza vascular, poupavam o córtex estriado.

A percepção do movimento é controlada pelo análogo da área V5 do macaco, na parte posterior do giro temporal médio, no fim das áreas 19 e 37 (Ceccaldi e Benelhadj, 1998). A estimulação magnética demonstrou que os influxos visuais que geram a percepção do movimento se dividem em duas correntes, uma que chega a V5 depois de passar por V1, outra que chega diretamente a V5 (Beckers e Zeki, 1995).

A PROSOPAGNOSIA ───────────────

A *prosopagnosia* designa a incapacidade em reconhecer os rostos familiares. Os doentes, que se podem queixar dos distúrbios ou parecer indiferentes, não reconhecem os parentes pessoalmente, nem em fotografias; também não reconhecem as pessoas públicas que veem nas fotos ou na televisão, nem mesmo reconhecem a própria imagem no espelho. No entanto, o reconhecimento pode acontecer por procedimentos vicariantes: pela voz, pelo modo de andar, pelos óculos ou pelo bigode, ou, ainda, por particularidades no vestir.

Podemos duvidar da especificidade do distúrbio quando existe uma agnosia visual aperceptiva e, em particular, uma agnosia das formas, que poderia afetar intensamente a discriminação dos rostos por causa da complexidade da tarefa visual. Alguns sujeitos prosopagnósicos têm dificuldade no tratamento perceptivo dos rostos e dificuldade para emparelhar rostos idênticos, vistos sob ângulos diferentes, ou ainda para reconhecer o sexo que corresponde aos rostos que veem em fotografias. Também sentem dificuldade em emparelhar os rostos sob diferentes condições de iluminação, ou em emparelhar expressões emocionais: entretanto, esses distúrbios (observados eletivamente em lesões do hemisfério direito) podem não coexistir com uma prosopagnosia. Existem, também, prosopagnosias sem nenhum distúrbio do tratamento perceptivo visual dos rostos, mas com impossibilidade de aprender a identificar novos rostos (como o da equipe que trata do doente no hospital). A prosopagnosia pode estar associada a uma acromatopsia, a distúrbios do campo visual, à acalculia ou a uma alexia espacial, à perda da memória topográfica e à agnosia das cores. Todos esses distúrbios podem regredir sem que a prosopagnosia se modifique.

Pode parecer que a prosopagnosia deixa um reconhecimento implícito, pelo menos se a julgarmos pelas reações emocionais avaliadas pelo reflexo simpático (rostos familiares, emparelhamento de um nome e de um rosto). Em certos casos, o sujeito prosopagnósico vê seu *deficit* estender-se aos animais familiares (como as vacas para um pecuarista que não mais consegue distingui-las umas das outras). O *deficit* também pode ser estendido ao reconhecimento das marcas de carros, às variedades de flores ou de pássaros, o que fez com que a prosopagnosia fosse considerada como um distúrbio específico de identificação individual dos membros de uma mesma classe semântica. Falta falar sobre os casos de prosopagnosias puras e de duplas dissociações observadas (zooagnosia sem aprosopagnosia, por exemplo), que permitem sustentar a especificidade dos processos de reconhecimento dos rostos humanos, ainda mais porque nos sujeitos com lesões corticais unilaterais não foi encontrada correlação entre as perturbações dos testes de reconhecimento e de emparelhamento de rostos com as dos testes de fotos de objetos diversos que pertenciam à mesma categoria (por exemplo, construções).

No plano lesional, mesmo que constantemente sejam encontradas lesões temporo-occipitais bilaterais, agora já está estabelecido que lesões unilaterais direitas da junção têmporo-occipital (giro para-hipocampal, giro lingual, giro fusiforme) são suficientes para provocar uma prosopagnosia.

O *modelo cognitivo de reconhecimento dos rostos* elaborado por Bruce e Young (1986) sugere que, de acordo com os dados clínicos, depois de análise visual os rostos são identificados graças às unidades de reconhecimento específico dos rostos (Fig. 7.6) que se comportam como um estoque memorizado de rostos conhecidos que, em seguida, seriam ligados aos centros de identidade das pessoas, ou conjunto dos conhecimentos necessários à individualização das pessoas. Esses centros de identificação estariam ligados à memória semântica geral. Mesmo em caso de dano das unidades de reconhecimento dos rostos (ou seja, em caso de prosopagnosia), os pacientes poderiam emparelhar os rostos e identificar expressões faciais, porque esse é um tratamento independente, diretamente vinculado ao sistema semântico. Também podemos compreender que informações visuais (óculos, barba...) ou extravisuais permitam que um prosopagnósico reconheça certos rostos, porque essas informações estão diretamente ligadas aos códigos de identidade das pessoas. Em certas agnosias visuais e na afasia óptica, os rostos são reconhecidos mas não são denominados pelo canal visual, o que realiza uma desconexão visuoverbal, que deve ser distinguida da anomia dos nomes próprios, que não depende do canal sensorial usado. É difícil confundir a prosopagnosia com uma síndrome amnésica. Numa síndrome amnésica, a memória dos fatos antigos é conservada e o paciente lembra-se das pessoas que conheceu há muito tempo, o que não é o caso da prosopagnosia. Porém, já foi observado num amnésico um não reconhecimento de fotos de pessoas famosas e familiares, visto que na múltipla escolha a pessoa famosa era identificada: essa dissociação pode sugerir a existência de dois tipos de representações de pessoas conhecidas, uma puramente mnésica, outra que corresponderia às unidades de reconhecimento de rostos e que permitiria os julgamentos de familiaridade.

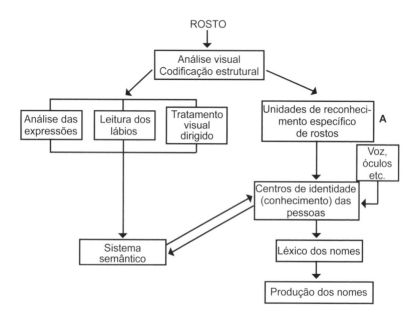

Fig. 7.6. *Modelo cognitivo de reconhecimento dos rostos* (segundo Bruce e Young e segundo Hodges). A prosopagnosia é causada por uma lesão em A.

A prosopagnosia deve ser distinguida da *síndrome de Capgras* ou "ilusão de sósias", classificada em psiquiatria entre os delírios de identificação das pessoas: o sujeito não identifica as pessoas da família e acha que elas foram substituídas por um impostor, um sósia ("Parece com ele, mas não é ele"...). Esse distúrbio, que pode ser observado numa lesão do hemisfério direito, foi interpretado como uma "agnosia de identificação" que, no modelo de Bruce e Young, poderia corresponder a uma incapacidade de acesso aos centros de identidade das pessoas, visto que o reconhecimento dos rostos seria preservado. De fato, nessa síndrome existe a convicção de que o parente é um impostor e ele é considerado um sósia ou um dublê (ver capítulo 22, p. 377).

AS PROSOPAGNOSIAS ASSEMÂNTICAS

As prosopagnosias também podem resultar numa incapacidade para identificar os rostos de pessoas famosas, devido a uma alteração do conhecimento ligado a essas pessoas, portanto, a uma alteração do sistema ou memória semântica. Tais fatos são observados sobretudo na demência semântica: o *deficit* de identificação é concernente à própria pessoa, quer sua apresentação seja feita em fotografia, por apresentação verbal, quer pela escrita do seu nome. Trata-se, portanto, de "agnosias semânticas" na essência multimodais (consultar supra), o que mais uma vez estabelece o problema do caráter único ou múltiplo do sistema semântico. No primeiro caso, o sistema semântico seria "amodal", independente das modalidades sensoriais de acesso ao sentido e poderia ser concebido como um armazenamento de "representações semânticas". No segundo caso, os sistemas semânticos estariam separados e cada um deles seria específico de uma modalidade sensorial (e, nesse caso particular do reconhecimento de rostos famosos, coexistiria um sistema semântico verbal e um sistema semântico visual). Em prol da segunda hipótese poderiam militar algumas observações: de lesão temporal esquerda apresentando um *deficit* seletivo de produção e de compreensão de nomes (Vertischel); observação do *deficit* de acesso às informações relacionadas às pessoas famosas, dos nomes delas e não dos rostos, com uma lesão temporal esquerda e perfil inverso quando de uma lesão temporal direita (Eslinger, Haslam). A favor de um sistema único podem ser usadas como defesa as correlações observadas entre os distúrbios de identificação dos nomes e dos rostos em populações de doentes de Alzheimer e de demências semânticas (Snowden), mas, também, nessas mesmas populações as correlações observadas entre o sentimento explícito de familiaridade (feeling of knowing) para os nomes e rostos correspondentes. Mas como explicar que o declínio desses mesmos pacientes não ocorra com a mesma intensidade quando eles são vistos um ano depois? Além do mais, nesses mesmos doentes, o desempenho na identificação dos personagens pelo nome está mais correlacionado aos outros testes de memória semântica verbal (versão "palavras" do Palm Tree Test) e não aos testes de memória semântica visual (versão "imagens" do Palm Tree Test). No futuro, sem dúvida, essa alternativa entre um sistema semântico único e sistemas semânticos múltiplos estará superada. Como já foi exposto no capítulo 2 (p. 32), o sistema semântico poderia ser concebido como uma "rede distribuída" que conectasse informações multimodais sensoriais, emocionais, que acompanharam as aprendizagens e que se juntam em zonas de convergência (Damasio, Tranel) ou "zonas transmodais" (Mesulam, consultar fig. 2.5, p. 34). Essas zonas de convergência, para a identificação das pessoas famosas, estariam situadas na porção anterior dos lobos temporais, com uma predominância esquerda para o processamento das informações verbais e predominância direita para o das informações visuais. Assim, podem ser explicadas as dissociações variáveis entre a identificação para o nomes e para os rostos em virtude da localização das lesões na rede interconectada (Snowden). Essa concepção com a possibilidade de dissociações não pode ser integrada no modelo de Bruce e Young (consultar fig. 7.6). Nesse modelo, as prosopagnosias, no sentido habitual do termo, estão ligadas a uma alteração das "unidades de reconhecimento específico dos rostos", enquanto as prosopagnosias assemânticas são imputadas aos danos dos "nós de identidade das pessoas" que elaboram a identificação graças às informações vindas das "unidades de reconhecimento específico dos rostos" e do sistema semântico. Realmente, se esse sistema fosse único,

116 Neuropsicologia

não haveria dissociação possível entre os desempenhos de identificação pelo nome e pelo rosto.

Uma prosopagnosia "progressiva" para as pessoas famosas foi descrita por Evans (1995) como a manifestação clínica de uma atrofia temporal anterior direita, distinta da demência semântica, pois o distúrbio da identificação é limitado à via visual, o que se oporia à característica multimodal do *deficit* observado na demência semântica. De fato, a evolução do caso descrito por Evans, e de outros casos relatados na literatura, sugere que a alteração da identificação não é limitada à via visual e que também afeta, mesmo num grau mínimo, a modalidade verbal cujo dano aumenta com o tempo. Assim, a prosopagnosia progressiva seria uma das apresentações clínicas da demência semântica: uma atrofia temporal anterior com prevalência esquerda induziria, inicialmente, a distúrbios de identificação que predominariam na denominação e compreensão das palavras, inclusive daquelas que designam os personagens; quando a atrofia predominasse à direita, o *deficit* de identificação estaria inicialmente relacionado aos rostos. Nos dois casos, de início, outra modalidade de apresentação sensorial seria pouco atingida, mas se agravaria para resultar numa prosopagnosia assemântica multimodal (Snowden).

AS METAMORFOPSIAS DOS ROSTOS

As metamorfopsias são, na maioria das vezes, paroxísticas. Quando permanentes, estão, em geral, associadas a uma prosopagnosia. Também podem ser isoladas e, então, o doente tem a impressão de uma percepção deformada dos rostos, que pode poupar as fotografias "por causa da imobilidade dos traços, como disse um doente".

A SÍNDROME DE BALINT

Essa síndrome foi descrita em 1909 com o nome de paralisia psíquica do olhar. Ela associa três elementos semiológicos.

A *paralisia chamada de paralisia psíquica do olhar ou apraxia óptica* designa a incapacidade de o olhar do doente fixar um alvo no seu campo visual periférico, mesmo vendo e reconhecendo o objeto que deve olhar: o doente não consegue desviar o olhar de um objeto para o outro. Esse era o caso do doente de Hecaen e de seus colaboradores, que não mais conseguia acender o cigarro com a chama que lhe apresentavam, ou o de um outro doente que dizia: "Não sei mais para onde estou olhando, eu estou vendo, mas não sei onde". Os movimentos oculares rápidos, chamados de movimentos sacádicos, permitem que se direcione o olhar espontaneamente ou em sequência para qualquer objeto que apareça no campo de visão: é esse movimento sacádico que não é mais produzido. O sujeito tem imensa dificuldade para desviar o olhar do objeto que está fixando (daí o nome de espasmo de fixação, dado por Holmes); em seguida seu olhar parece não ter um destino, até que ele encontra, por acaso, o objeto que procurava, no qual fixará novamente o olhar. A eletro-oculografia confirma a desorganização anárquica da exploração visual, a fixação espasmódica e a alteração dos movimentos visuais guiados,

dos movimentos de acompanhamento e dos movimentos sacádicos de atração visual. Entretanto, foram revelados movimentos normais de acompanhamento de um ponto; o nistagmo optocinético é abolido.

A *ataxia óptica* ou ataxia visuomotora designa a incapacidade de atingir um alvo, ao se guiar pela visão, o doente não consegue pegar um objeto colocado no seu campo de visão e essa dificuldade, bilateral, pode predominar em uma das mãos, a preensão sendo mais difícil no hemicampo visual oposto à mão mais atingida. A pesquisa de uma ataxia óptica deve ser rigorosa: o examinador, diante do sujeito, solicita que ele olhe bem à frente; apresenta ao sujeito um objeto em cada quadrante superior e inferior de cada hemicampo visual, convidando-o a pegá-lo, primeiro com uma mão, depois com a outra; o examinador apresenta simultaneamente dois objetos nos hemicampos direito e esquerdo, convidando o sujeito a pegá-los ao mesmo tempo, primeiro com a mão homolateral a cada objeto, depois, de maneira cruzada, a mão esquerda pegando o objeto situado à direita e vice-versa. Para se ter certeza de uma ataxia óptica, é preciso que a acuidade visual, a força muscular, a sensibilidade proprioceptiva e a coordenação dos membros sejam satisfatórias. No caso de ataxia, o membro tateia em direção ao alvo, perde o alvo, passa além dele ou volta ao alvo depois de bater no braço do examinador. Os testes que exigem uma coordenação visuomotora (por exemplo, cercar a figura geométrica e colocar um ponto no centro dela) mostram-se muito alterados (Luria, Fig. 7.7). Pode existir, além da síndrome de Balint, ataxias unilaterais, isto é, que só afetam um único hemicampo visual, e os objetos são mal apreendidos pela mão homolateral ao hemicampo atingido (ataxia direta), pela mão oposta (ataxia cruzada) ou pelas duas mãos. Uma lesão parietal posterior ou parieto-occipital unilateral foi documentada em casos de ataxia unilateral. A ataxia óptica sugere uma alteração das conexões homo e heterolaterais entre o córtex visual e o córtex motor.

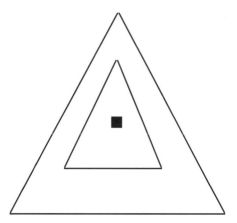

Fig. 7.7. *Teste proposto por Luria para explorar a coordenação visuomotora (cercar o triângulo, depois colocar um ponto no meio dele).*

118 Neuropsicologia

O *deficit da atenção visual* (ou desorientação visual) designa a impossibilidade das estimulações periféricas de solicitar a atenção visual. O doente só pode ver um objeto de cada vez, qualquer que seja o tamanho que ele tenha: trata-se de uma simultagnosia (ver *supra*) e só os estímulos maculares são percebidos. Os doentes podem ter grandes dificuldades para perceber objetos em movimento.

O problema funcional é grande. As lesões afetam as duas regiões parieto-occipitais (em particular por infarto conjunto das cerebrais anteriores e posteriores ou em caso de metástases; Mesulam, 1985). O lobo parietal, especialmente a área 7, teria um centro visuomotor implicado na mobilização do olhar provocado por estímulos visuais, bem como na coordenação do olhar e da preensão. Também existe, nas formas graves da síndrome, um dano frontal que, por prejuízo da área 8, explicaria a fixação espasmódica do olhar. Na ausência de um dano frontal, uma desconexão occipitofrontal pode ser evocada. A síndrome de Balint aparece como consequência de desordens que afetam ao mesmo tempo o tratamento das aferências visuais, os movimentos do olhar e os gestos solicitados pelo contexto panorâmico.

Referências

ALDRICH M.-S., ALESSI A.-G., BECK R.-W., GILMAN S. – Cortical blindness : etiology, diagnosis, and prognosis. *Ann Neurol* 1987; *21* : 49-158.

ASSAL G., FAURE C., ANDERES J.-P. – Non-reconnaissance d'animaux familiers chez un paysan : zooagnosie ou prosopagnosie pour les animaux. *Rev Neurol* 1984; *140* : 580-584.

BAUER R.-M. – Autonomic recognition of names and faces in prosopagnosia : A neuropsychological application of the guilty knowledge test. *Neuropsychologia* 1984; *22* : 457-469.

BECKERS G., ZEKI S. – The consequences of inactivating areas V1 and V5 on visual motion perception. *Brain* 1995; *118* : 49-60.

BRUCE V., YOUNG A. – Understanding face recognition. *Br J Psychology* 1986; *77* : 305-327.

CAMBIER J., SIGNORET J.-L., BOLGERT F. – L'agnosie visuelle pour les objets : conceptions actuelles. *Rev Neurol* 1989; *145*(8-9) : 640-645.

CECCALDI M., BENELHADJ M. – Perception du mouvement et pathologie cérébrale. *In : Vision, aspects perceptifs et cognitifs*, M. BOUCART, M.A. HENAFF, C. BELIN. Solal, Marseille, 1998.

CECCALDI M., MESTRE D., BROUCHON M. *et al.* – Autonomie déambulatoire et perception visuelle du mouvement dans un cas de cécité corticale quasitotale. *Rev Neurol* 1992; *148* : 343-349.

CHARNALLET A., CARBONNEL S., PELLAT J. – Right visual hemiagnosia. A single case report. *Cortex* 1988; *24* : 347-355.

DAMASIO A.-R., DAMASIO H., VAN HOESEN G.-W. – Prosopagnosia : Anatomic basis and behavioral mechanisms. *Neurology* 1982; *32* : 331-341.

A cegueira cortical e as agnosias visuais **119**

ESLINGER P.-J., EASTON A., GRATTAN L.M. *et al.* –Distinctive forms of partial retrograde amnesia after asymmetric temporal lobe lesions. *Cereb Cortex* 1996; *6* : 530-539.

EVANS J.-J., HEGGS A.-J., ANTOUN N. *et al.* –Progressive prosopagnosia associated with selective right temporal atrophy. *Brain* 1995; *118* : 1-13.

FARAH M.-J. – *Visual agnosia : Disorders of object recognition and what they tell us about vision.* The MIT Press, Cambridge (Mass.), 1990.

GIL R., PLUCHON C., TOULLAT G. *et al.* – Disconnexion visuoverbale (aphasie optique) pour les objets, les images, les couleurs et les visages avec alexie « abstractive ». *Neuropsychologia* 1985; *23*(3) : 333-349.

HASLAM C., COOK M., COLTHEART M. – I know your name but not your face : explaining modality-based differences in access to biographical knowledge in a patient with retrograde amnesia. *Neurocase* 2001; *7* : 189-199.

HECAEN H. – *Introduction à la neuropsychologie.* Larousse Université, Paris, 1972.

HECAEN H., AJURIAGUERRA J. DE – Balint's syndrome (Psychic paralysis of visual fixation) and its minor forms. *Brain* 1954; *77* : 373-400.

HECAEN H., ANGELERGUES R. – *La Cécité psychique.* Masson, Paris, 1963.

HECAEN H., ANGELERGUES R., BERNHARDT C., CHIARELLI J. – Essai de distinction des modalités cliniques de l'agnosie des physionomies. *Rev Neurol* 1957; *96* : 125-144.

HODGES J.-R. – *Cognitive Assessment for Clinicians.* Oxford Medical Publications, Oxford, 1994.

HUMPHREYS G.-W., RIDDOCH M.-J. – *Visual Object Processing : a Cognitive Neuropsychological Approach.* Laurence Erlbaum, Londres, 1987.

LECHEVALIER B., EUSTACHE F., VIADER F. – *Perceptions et agnosies.* De Boeck Université, Bruxelles, 1995.

LHERMITTE F., BEAUVOIS M.-F. – A visual-speech disconnexion syndrome. Report of a case with optic aphasia, agnosic alexia and colour agnosia. *Brain* 1973; *96* : 695-714.

LHERMITTE F., CHEDRU F., CHAIN F. – À propos d'un cas d'agnosie visuelle. *Rev Neurol* 1973; *128* : 301-322.

LURIA A.-R. – *Les Fonctions corticales supérieures de l'homme.* PUF, Paris, 1978.

MARR D., NISHIARA H.-K. – Representation and recognition of the spatial organisation of three-dimensionnal objects. *Proceedings of the Royal Society of London* 1978; *B200* : 269-294.

MCCARTHY R.-A., WARRINGTON E.-K. – *Neuropsychologie cognitive. Une introduction clinique.* PUF, Paris, 1990.

MEHTA Z., NEWCOMBE F., DE HAAN E. – Selective loss of imagery in a case of visual agnosia. *Neuropsychologia* 1992; *30*(7) : 645-655.

MESULAM M.-M. – *Principles of Behavioral Neurology.* FA Davis Company, Philadephie, 1985.

OXBURY J., OXBURY S., HUMPHREY N. – Varieties of color anomia. *Brain* 1969; *92* : 847-860.

PILLON B., SIGNORET J.-L., LHERMITTE F. – Agnosie visuelle associative. Rôle de l'hémisphère gauche dans la perception visuelle. *Rev Neurol* 1981; *137*(12) : 831-842.

RATCLIFF G., NEWCOMBE F. – Object recognition : some deductions from the clinical evidence. *In : Normality and Pathology in Cognitive Functions*, A.W. ELLIS. Academic Press, New York, 1982 :147-171.

RIDDOCH G. – Dissociation of visual perception due to occipital injuries, with special reference to appreciation of movement. *Brain* 1917; *40* : 15-57.

RIDDOCH M.-J, HUMPHREY G.-W. – Visual object processing in optic aphasia : a case of semantic access agnosia. *Cognitive Neuropsychology* 1987; *4* : 131-185.

RONDOT P. – Le geste et son contrôle visuel, ataxie visuomotrice? *In : Du contrôle moteur à l'organisation du geste*, H. HECAEN et M. JEANNEROD. Masson, Paris, 1997.

SABOURAUD O., MASSON C., CAMBIER J. – Un trouble de la vision et du langage soudainement apparu chez un homme de 70 ans. *Rev Neurol* 1992; *148*(4) : 302-310.

SCHNIDER A., BENSON D.-F, SCHARRE D.-W. – Visual agnosia and optic aphasia : are they anatomically distinc? *Cortex* 1994 : 445-457.

SNOWDEN J.-S., THOMPSON J.-C., NEARY D. – Knowledge of famous faces and names in semantic dementia. *Brain* 2004; *127* : 860-872.

TRANEL D., DAMASIO H., DAMASIO A.-R. – A neural basis for the retrieval of conceptual knowledge. *Neuropsychologia* 1997; *35* : 1319-1327.

TZAVARAS A. – La reconnaissance du visage humain et les lésions hémisphériques. *In : Neuropsychologie de la perception visuelle*, H. HECAEN. Masson, Paris, 1972 : 251-264.

VERSTICHEL P., COHEN L., CROCHET G. – Associated production and comprehension deficits for people's names following left temporal lesion. *Neurocase* 1996; 2 : 221-23.

WARRINGTON E.-K, SHALLICE T. – Category specific impairments. *Brain* 1984; *107* : 829-854.

ZEKI S.-M. – *A Vision of the Brain*. Blackwell Scientific Publications, Oxford, 1993.

ZEKI S.-M., FFYTCHE D.-H. – The Riddoch syndrome : insights into the neurobiology of conscious vision. *Brain* 1998; *121* : 25-45.

ZIHL J., VON CRAMON D., MAI N. – Selective disturbance of movement vision after bilateral brain damage. *Brain* 1983; *106* : 313-340.

8 | AS AGNOSIAS ESPACIAIS

Agir no mundo que nos cerca implica não só poder conhecer os parâmetros espaciais dos objetos (volume, direção, movimento) e suas relações espaciais, mas também saber movimentar nosso corpo num espaço real já conhecido ou explorado, graças à leitura, num mapa ou numa planta, das relações topográficas. De acordo com Hecaen (1972), podemos diferenciar os distúrbios da percepção espacial dos distúrbios da manipulação e da memória de dados espaciais e topográficos.

DISTÚRBIOS DA PERCEPÇÃO ESPACIAL ⎯⎯⎯⎯⎯

A desorientação visual de Holmes e Horrax

Essa desorientação reúne os distúrbios de localização dos objetos isolados. O doente pode declarar que os objetos lhe parecem grandes demais ou pequenos demais, ou muito curvos, ou muito próximos ou muito afastados, ou, às vezes, esse distúrbio é confusamente percebido ("As coisas não se parecem com o que deveriam parecer", Critchley, 1960). O sujeito não consegue indicar, num grupo de objetos, aquele que está mais longe ou mais próximo, o que está mais à direita ou mais à esquerda, o mais comprido ou o mais curto. Para ele, é difícil apontar na direção de um estímulo ou de seguir um objeto em movimento. Ele pode ter dificuldade em contar os objetos no espaço e esses distúrbios podem limitar-se a um hemicampo visual, mesmo na ausência de hemianopsia. As dificuldades podem predominar num espaço mais próximo. A visão estereoscópica também pode ser enfraquecida, sabendo que é preciso distinguir a percepção da profundidade real dos objetos no espaço e a percepção de relevo, ligada à visão binocular. A percepção dos movimentos pode ser extinta, mas essa extinção também pode acontecer de maneira isolada.

Os *deficit* de julgamento da direção das linhas podem ser identificados quando apresentamos ao sujeito pares de linhas de direção diferente e pedimos que ele escolha as duas linhas que vão na mesma direção, numa disposição padronizada, organizada em leque (Benton, 1978, Fig. 8.1).

Os distúrbios da percepção espacial estão ligados a lesões posteriores dos hemisférios cerebrais, especialmente do lado direito.

Os distúrbios da rotação mental indicam uma incapacidade para imaginar e, portanto, para determinar, numa prova de múltipla escolha, como evolui a representação de uma figura quando ela gira em torno do seu eixo. Em sujeitos "normais", o tempo de reação aos julgamentos de rotação é mais demorado quanto mais elevado for o valor do ângulo de rotação. Os distúrbios de rotação mental podem ser observados tanto depois de uma lesão esquerda quanto

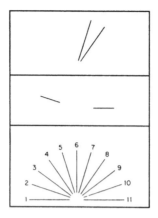

Fig. 8.1. Exemplo extraído do teste de julgamento de direção de linhas de Benton (1978).

depois de uma lesão direita, e já foi dito que o hemisfério direito garante a transformação das imagens mentais, enquanto o hemisfério esquerdo permite a evocação das imagens a partir do estoque mnésico.

Ataxia e agnosia do espelho

O ser humano adquire, progressivamente, ao longo da infância e na idade adulta, as adaptações visuomotoras necessárias para reconhecer o que se vê num espelho, inclusive seu próprio corpo, e para agir no objeto "real", olhando para o objeto "virtual". É por isso que o ser humano pode fazer a barba, pentear-se, maquiar-se, olhando-se num espelho e guiando suas ações por ele. A ataxia do espelho e a agnosia do espelho caracterizam-se pela incapacidade de alcançar um objeto real, ao olhar no espelho a imagem virtual.

A *ataxia do espelho* caracteriza-se, nas formas mais intensas, pelo fato de que o paciente, a quem pedimos que pegue um objeto real, ao olhar no espelho a imagem virtual, dirige a mão, espontaneamente, para o objeto virtual e não pode corrigir-se de uma maneira autônoma. No entanto, o sujeito pode dirigir sua mão para o objeto real depois de o examinador indicar-lhe a direção do movimento por meio do espelho, e mesmo com essa ajuda ainda podem persistir alguns erros direcionais, tanto com o braço contralateral quanto com o braço homolateral. O distúrbio não é de natureza agnósica, pois o objeto real é corretamente diferenciado da imagem virtual. As formas mais suaves caracterizam-se por erros direcionais, visto que o sujeito não dirige o braço para a imagem virtual e sim para o objeto. Não aparece nenhum distúrbio no teste de julgamento de direção de linhas, de Benton (Fig. 8.1).

A *agnosia do espelho* caracteriza-se pela incapacidade em distinguir o espaço real do espaço virtual visto no espelho: o objeto é, então, localizado no espelho

As agnosias espaciais **123**

ou atrás dele e uma das mãos dirige-se para o espelho, quando pedimos ao sujeito que pegue o objeto. Às vezes, o sujeito dirige a mão para o objeto real, o que acontece, na maioria das vezes, com a mão ipsilateral à lesão e não com a mão contralateral. Aparecem perturbações no teste que avalia a capacidade de rotação mental (Peters *et al.*, 1995) e no teste de julgamento das linhas. As lesões afetam um dos lobos parietais e são expressas de maneira bilateral, com mais intensidade no hemicorpo contralateral.

Nas ataxias do espelho, as lesões estão localizadas entre a parte posterior da porção inferior do giro pós-central e o giro supramarginal, assim como no interior do sulco intraparietal anterior. Nas agnosias do espelho, as lesões afetam a junção têmporo-parieto-occipital, vizinha ao sulco temporal superior (Binkofski *et al.*, 1999).

DISTÚRBIOS NO MANEJO DOS DADOS ESPACIAIS E DE ORIENTAÇÃO TOPOGRÁFICA

A negligência espacial unilateral

A negligência espacial unilateral (consultar p. 128) é uma perturbação do tratamento dos dados espaciais, cuja existência, sozinha, pode explicar os distúrbios no manejo dos dados espaciais (como se orientar com um mapa) ou da memória topográfica (como andar numa cidade de acordo com um itinerário definido). Porém, esses distúrbios podem existir intrinsecamente, sem nenhuma heminegligência. Como destacaram Hecaen e seus colaboradores, em 1956, esses distúrbios não são puramente agnósicos: também comprometem a ação no espaço e estão estreitamente associados às perturbações visuoconstrutivas, às agrafias, às alexias ou acalculias espaciais, às assomatognosias para realizar uma "síndrome apractognósica do entrocamento do hemisfério menor".

A planotopocinesia de Pierre Marie

Descrita por Pierre Marie, em 1924, e designada por Hecaen e seus colaboradores, em 1972, com o nome de perda da noção topográfica, ela se caracteriza pela incapacidade de orientar-se com um mapa. Podemos descobri-la estudando os desempenhos do sujeito:

– na localização das cidades num mapa mudo;
– na indicação, numa planta da cidade, do itinerário habitual (de carro, de ônibus, de metrô... em função do contexto da vida do sujeito) e comparando-a à capacidade de verbalização: as ruas, as estações de metrô ou as paradas de ônibus são nomeadas, mas as relações espaciais são desorganizadas e o sujeito movimenta-se, na planta, em várias direções;
– na procura e na aprendizagem de um itinerário na planta de uma cidade imaginária;
– na aprendizagem de um labirinto.

Esses distúrbios estão especificamente ligados às lesões posteriores do hemisfério direito, mas a interpretação deve ser prudente, pois, os distúrbios de aprendizagem de um labirinto ou de reconhecimento e aprendizagem de um itinerário podem resultar de mecanismos múltiplos: planotopocinesia, mas também agnosia espacial unilateral nas mesmas lesões posteriores do hemisfério direito, distúrbio mnésico que atrapalha a aprendizagem das relações espaciais nas lesões hipocâmpicas direitas, indeterminação direita-esquerda nas lesões parietais esquerdas, perturbações da capacidade de programação sequencial nas lesões frontais. A dificuldade para orientar-se numa planta está, muitas vezes, associada a uma acalculia espacial e ao distúrbio no vestir.

A perda da memória topográfica ou desorientação espacial

Acontece de a perda da memória topográfia ser agrupada com a planotopocinesia (que muitas vezes ela acompanha) com o nome de *deficit* da orientação topográfica. Também pode ser designada com o nome de desorientação topográfica, desorientação ambiental ou desorientação espacial. Esse distúrbio manifesta-se pela incapacidade em reconhecer os locais familiares (agnosia ambiental) e de neles orientar-se: casa, bairro, cidade. Esses doentes são totalmente incapazes de aprender a orientar-se num lugar novo, como o hospital. As ruas, as casas, as construções, as estações de ônibus ou de metrô são reconhecidas como tais, mas perdem o valor identificador de referência topográfica. Quiseram estabelecer que há duas variedades no distúrbio. A primeira é agnósica: o sujeito, embora apto a categorizar os prédios (igreja, edifícios...) ou os móveis da própria casa (armário, aparador...), não mais os reconhece; trata-se, então, de uma agnosia dos locais familiares, que também atinge as ruas e as praças, que parecem estranhas e diferentes e que pode ser aproximada da prosopagnosia, muitas vezes associada. A segunda variedade é uma amnésia topográfica que elimina a capacidade de usar o ambiente que o cerca para orientar-se. Na verdade, essa distinção entre uma *variedade agnósica* e uma *variedade amnésica de desorientação topográfica* é clinicamente difícil. Quase sempre, os doentes estão impossibilitados de descrever verbalmente os locais familiares, um itinerário ou uma casa; quando conseguem fazê-lo, trata-se, em geral, da ação de uma memória puramente verbal (dar o número de cômodos da própria casa, assinalar a existência de uma escada, enumerar as estações de metrô ou nomes de ruas...). Eles se perdem até dentro de casa, só achando com dificuldade, depois de tateamentos sucessivos, a porta da cozinha, da sala ou do banheiro.

Quase sempre os distúrbios estão associados: hemianopsia, às vezes quadrantal e esquerda, acromatopsia, prosopagnosia, apraxia construtiva, apraxia no vestir, agrafias, alexias, acalculias do tipo espacial. A desorganização espacial é intensa quando a desorientação topográfica se complica com uma agnosia espacial unilateral.

As lesões são bilaterais ou unilaterais e, nesse caso, um papel preponderante é concedido à região occipital do hemisfério direito e ao giro para-hipocampal direito, bem como à substância branca adjacente no território da artéria cerebral posterior. Essa topografia lesional pode apoiar a hipótese tanto de uma desordem agnósica (lobo occipital) quanto de um *deficit* mnésico (giro para-

As agnosias espaciais **125**

-hipocampal), ao conceber a desorientação espacial como uma perturbação dos mecanismos de aprendizagem e de rememoração das informações visuais, que estruturam geograficamente o ambiente no qual o ser humano se locomove. O mais surpreendente, qualquer que seja a explicação, é a característica bem peculiar dos distúrbios, pois pode haver uma desorientação espacial na ausência de uma planotopocinesia e independente de distúrbios elementares da memorização espacial, como a aprendizagem de um labirinto.

Tentativa de síntese e de classificação da "desorientação topográfica"

Aguirre e d'Esposito propuseram, em 1999, diferenciar quatro aspectos clínicos e neuroanatômicos da desorientação topográfica.

– A *desorientação egocêntrica* (ver *supra*, *A desorientação visual de Holmes e Horrax*), na qual existem dificuldades para localizar os objetos em relação ao corpo; as descrições de itinerários são pobres e inexatas, visto que a capacidade de reconhecimento visual do ambiente permanece intacta. Essa síndrome de desorientação egocêntrica no espaço corresponde às lesões bilaterais ou direitas do lobo parietal posterior.

– A *desorientação direcional* demonstra perturbações das representações espaciais excêntricas. O reconhecimento dos pontos de referência do ambiente é preservado e, na ausência de desorientação egocêntrica, há uma incapacidade para deduzir as informações direcionais necessárias para definir o trajeto a ser percorrido. Foi isso o que se passou com um paciente de Takahashi (Takahashi *et al.,* 1997), que era motorista de táxi e, de repente, não sabia mais que direção tomar para chegar ao seu destino, visto que os arredores (prédios, paisagens) eram perfeitamente reconhecidos. Há uma incapacidade para descrever as respectivas posições dos lugares conhecidos e para desenhar o mapa do itinerário. Essa síndrome de desorientação direcional corresponderia a lesões da região cingular posterior (direita), em cujo nível pôde ser evidenciada, num rato, uma pequena população de células ativadas quando o animal precisava executar uma tarefa de orientação no seu meio ambiente (Chen *et al.,* 1994). Uma lesão do tálamo direito dorsomedial e lateral também poderia provocar o mesmo distúrbio (Kawahara *et al.,*1986).

– A *agnosia topográfica* ou agnosia dos pontos de referência topográficos seria uma variedade da "perda da memória topográfica" (ver *supra*) na qual existe uma incapacidade para usar os pontos de referência das redondezas para orientar-se. Na verdade, a memória topográfica, no sentido estrito do termo, é boa: o sujeito pode desenhar plantas das ruas e itinerários de locais familiares, consegue descrever a própria casa ou monumentos familiares, mas é incapaz de reconhecê-los em fotografias ou quando está diante deles. Um detalhe, como um número na fachada, pode permitir que o sujeito identifique sua casa. Então, o sujeito não pode orientar-se em lugares conhecidos, nem aprender a orientar-se em lugares novos. No entanto, está apto a pôr em ação condutas vicariantes: saber que deve virar à direita ou à esquerda

126 Neuropsicologia

num sinal, guiar-se lendo os nomes das ruas e ao identificar os números.
Em suma, tratar-se-ia de uma agnosia visual específica para as informações topográficas fornecidas por elementos, construídos ou não construídos, que compõem o meio ambiente. As lesões, lateralizadas à direita ou bilaterais, afetam especialmente a parte medial do lobo occipital e, notadamente, o giro lingual abaixo da fissura calcarina, por exemplo, num infarto da artéria cerebral posterior direita.

– A *desorientação topográfica anterógrada* conserva a orientação nos lugares conhecidos, mas o sujeito não consegue aprender a orientar-se em lugares novos. No entanto, outras informações, que não topográficas, podem ser memorizadas e o sujeito consegue desenvolver comportamentos vicariantes, recorrendo a sinais, como uma inscrição numa porta, ou nomes de ruas. As lesões atingem o giro para-hipocampal direito e, então, induzem uma amnésia especializada, o que mostra o papel do córtex parahipocampal na aquisição de informações topográficas. As lesões limitadas ao hipocampo e unilaterais não causam amnésia topográfica, enquanto as lesões bilaterais dos hipocampos provocam uma desorientação anterógrada incluída nas perturbações mnésicas plurissetoriais da memória episódica, que caracterizam as amnésias hipocâmpicas.

Referências

AGUIRRE G.-K., D'ESPOSITO M. – Topographical disorientation : a synthesis and taxonomy. *Brain* 1999; *122* : 1613-1628.

AIMARD G., VIGHETTO A., CONFAVREUX C., DEVIC M. – La désorientation spatiale. *Rev Neurol* 1981; *137* : 97-111.

BENTON A.-L., VARNEY N.-R., HAMSHER K. – Visuospatial judgment : a clinical test. *Arch Neurol* 1978; *35* : 364-367.

BINKOFSKI F., BUCCINO G., DOHLE C. *et al.* – Mirror agnosia and mirror ataxia constitute different parietal lobe disorders. *Ann Neurol* 1999; *46* : 51-61.

CHEN L.-L., LIN L.-H., GREEN E.-J. *et al.* – Head-direction cells in the rat posterior cortex. *Exp Brain Res* 1994; *101* : 8-23.

CRITCHLEY M. – Altérations de l'organisation visuospatiale dans les lésions occipito-pariétales. *In : Les Grandes Activités du lobe occipital*, Th. ALAJOUANINE. Masson, Paris, 1960.

HABIB M., SIRIGU A. – Pure topographical disorientation : a definition and anatomical basis. *Cortex* 1987; *23* : 73-85.

HECAEN H. – *Introduction à la neuropsychologie* (1 vol.). Larousse Université, Paris, 1972.

HECAEN H., PENFIELD W., BERTRAND C., MALMO R. – The syndrome of apractognosia du to lesions of the minor cerebral hemisphere. *Archives of Neurology and Psychiatry* 1956; *75* : 400-434.

KAWAHARA N., SATO K., MURAKI M. *et al.* – CT classification of small thalamic hemorrhages and their clinical implications. *Neurology* 1986; *36* : 165-172.

MILNER B. – Visually-guided maze learning in Man : Effects of bilateral hippocampal, bilateral frontal and unilateral brain lésions. *Neuropsychologia* 1965; *3* : 339-352.

NEWCOMBE F., RATCLIFF G. – Disorders in visuospatial analysis. *In : Handbook of Neuropsychology*, F. BOLLER et J. GRAFMAN. Elsevier, Amsterdam, 1989.

PALLIS C.-A. – Impaired identification of faces and places with agnosia for colours. *J Neurol Neurosurg Psychiatry* 1955; *18* : 218-224.

PETERS M., LAENG M., LATHAM K. *et al.* – A redrawn Vanernberg & Kuse Mental Rotation Test : different versions and factors that affect performance. *Brain Cogn* 1995; *28* : 39-58.

TAKAHASHI N., KAWAMURA M., SHIOTA J. *et al.* – Pure topographic disorientation due to right retrosplenial lesion. *Neurology* 1997; *49* : 464-469.

WARRINGTON E.K., RABIN P. – Perceptual matching in patients with cerebral lesions. *Neuropsychologia* 1970; *8* : 475-487.

9 | AS NEGLIGÊNCIAS UNILATERAIS

> *E não consigo ver, à espreita,*
> *Do pêndulo, a mola especial.*
> *Vai, vem, à esquerda, à direita,*
> *Como uma borboleta de metal.*
> Théophile Gautier

A NEGLIGÊNCIA ESPACIAL UNILATERAL E SEU CONTEXTO SEMIOLÓGICO

Descrição clínica

A negligência para um lado do espaço ou desatenção visual unilateral – ou, ainda, *agnosia espacial unilateral* – designa a incapacidade de prestar atenção e iniciar a ação tanto em um hemiespaço como no hemicorpo correspondente. O espaço (corporal e extracorporal) afetado é, quase sempre, o esquerdo: efetivamente, são as lesões do *hemisfério direito* que provocam as negligências mais frequentes, as mais sérias e as mais duráveis.

Nas formas mais intensas, há uma negligência absoluta de tudo o que se passa à esquerda do doente que só escreve, só lê, só desenha, só pega com uma ou outra mão (acinesia direcional) num único hemiespaço, no caso o direito, seja esse espaço materializado por uma página, por uma mesa ou por um quarto. O espaço negligenciado é o que é proposto para a exploração do sujeito: trata-se, então, do espaço "global" (o sujeito só lê e só desenha na parte direita da página) e também de unidades de tratamento que segmentam o espaço "global" (assim, o sujeito só desenha, à direita da página, a parte direita de um cubo ou de uma casa; ele só lê a parte direita de um texto escrito e o pedaço direito das palavras; a parte esquerda de cada palavra ou não é lida, ou é lida de maneira inexata). O doente não presta atenção a nenhum observador que esteja situado à sua esquerda e, em todo o caso, não se vira para ele: se responde às perguntas, ele o faz olhando para o interlocutor a sua direita. O sujeito tem grande dificuldade para seguir um itinerário ou mesmo para sair de uma sala, quando a porta está situada à esquerda: nesse caso, a saída pode ser encontrada uma vez que o sujeito, virando, coloque a porta no seu espaço direito. Quando anda, ele bate nos obstáculos situados à esquerda e é incapaz de guiar um veículo. A negligência afeta realmente uma metade do espaço e não um hemicampo visual. Acontece que, embora uma *hemianopsia lateral homônima* seja frequentemente associada à negligência espacial, ela não é "nem constante, nem necessária" (Hecaen, 1972).

A negligência é, então, ao mesmo tempo *de atenção* (vertente aferente) e *intencional* (vertente eferente). A negligência também afeta a *representação*

As negligências unilaterais **129**

mental do espaço: o sujeito só consegue descrever a parte direita de um lugar familiar (como uma praça da cidade onde mora), mas descreve o outro lado da praça se pedirmos que ele se vire mentalmente e descreva novamente a praça. O mesmo fenômeno pode ser observado ao se pedir ao sujeito que imagine o mapa do próprio país e cite as principais cidades. Já se pode considerar definitivo que a negligência da representação não é uma modalidade evolutiva de uma negligência global e que, assim, os distúrbios se instalam, pode existir a dissociação entre a negligência perceptiva e a negligência de representação. No entanto, a negligência de representação isolada não é tão frequentemente observada quanto a negligência perceptiva com ou sem negligência de representação (Ortigue *et al.*, 2001).

O hemicorpo também é afetado por essa negligência espacial: o sujeito "esquece" de fazer a barba do lado direito do rosto, só cobre com o lençol e com as roupas o hemicorpo direito. Certamente, essa perturbação pode ser interpretada como assomatognósica; também podemos considerar que o corpo, ele próprio parte do espaço, é objeto da mesma negligência.

A negligência espacial pode estar acompanhada de uma *negligência multimodal:* tátil (na ausência de anestesia), auditiva, olfativa, bem como de uma negligência motora (ver *infra*).

A agnosia espacial unilateral pode ser investigada de várias maneiras (Fig. 9.1): pedimos ao sujeito que conte, apontando com o dedo, as pessoas presentes na sala, à volta dele; pedimos que nomeie os objetos espalhados na frente dele; pedimos que desenhe um cubo, uma casa, que escreva um ditado curto, que descreva uma paisagem ou que leia um texto: a negligência espacial, na forma mais pura, aparece quando pedimos ao sujeito que leia um texto disposto verticalmente em três ou quatro colunas. Também podemos usar testes de riscos, desenhando numa folha de papel círculos ou traços sucessivos que encham a página e pedindo ao sujeito que risque todos eles, ordenadamente. Podemos usar testes de riscos "padronizados", alguns mais simples como o teste de Albert, outros mais complexos e, portanto, mais adequados para revelarem hemineuligências moderadas, como o teste de Weintraub e Mesulam. A prova de bissecção de linhas consiste em pedir ao sujeito que indique o meio das linhas, de comprimento variável: o meio indicado é desviado para a direita. O teste comportamental de inatenção inclui seis subtestes que permitem quantificar a negligência espacial (*Thames Valley Test Company*).

Outras manifestações de hemineuligência e distúrbios associados

O fenômeno de extinção

Um estímulo sensorial, que é percebido quando aplicado isoladamente, não é mais sentido (apaga-se) quando um estímulo idêntico é aplicado ao mesmo tempo de maneira simétrica. Nesse caso, a extinção é sensitiva (o sujeito percebe o tato no seu hemicorpo esquerdo, mas passa a percebê-lo só no hemicorpo direito, quando dois estímulos táteis são aplicados, ao mesmo tempo, em dois pontos simétricos dos dois hemicorpos). A extinção pode

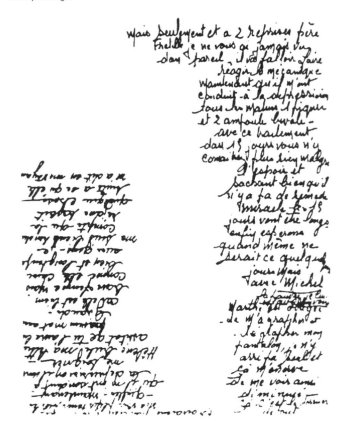

Fig. 9.1. *Agnosia espacial unilateral esquerda* (extraído de R. Gil. *Neurologie pour le Praticien*. Simep, Paris, 1989).

Negligenciando o espaço esquerdo, o doente começou a carta na parte direita da folha; em seguida, manipulando a folha, ele virou-a em 180°, de cima para baixo e, como podemos constatar, continuou a carta sem ver o que havia escrito à esquerda.

ser visual, quando o sujeito deixa de ver o dedo do examinador que se mexe no seu hemicampo esquerdo, quando um dedo se mexe simetricamente no outro hemicampo visual. Também pode ser auditiva, quando o sujeito tem hemianacusia esquerda no teste de escuta dicótica. A extinção pode ser, até mesmo, olfativa. A extinção poderia ser uma forma atenuada de negligência, ainda que tenham sido relatadas observações mostrando o surgimento de um dos fenômenos que aparecia de maneira isolada.

Alexia e agrafia espaciais

Elas já foram citadas (ver *supra* e p. 64 e 74). Podemos acrescentar a elas a *acalculia espacial:* o doente, heminegligente, dispõe suas operações na parte direita da folha; ele sabe calcular, mas pode cometer erros porque esquece de considerar um ou vários algarismos situados à esquerda, ou pode, numa adição ou numa subtração, desviar uma linha para a direita, em relação à outra.

Anosognosia e hemiassomatognosia

Uma anosodiaforia, uma anosognosia de uma hemiplegia, e até uma hemiassomatognosia podem acompanhar a negligência espacial. É possível, também, observar uma aloestesia. Igualmente, uma anosognosia pode acompanhar a hemianopsia.

Perturbações motoras e oculomotoras

Além de acinesia direcional, observamos, frequentemente, uma acinesia espacial (o braço contralateral à lesão é menos móvel no hemiespaço homolateral à lesão) e uma negligência motora (ver *infra*).

As perturbações oculomotoras são frequentes, mas não constantes: desvio da cabeça e dos olhos para o hemisfério lesado, paralisia ou paresia do olhar (às vezes limitada ao movimento sacádico) para o lado oposto à lesão. Algumas limitações de movimentos de lateralidade para o hemiespaço negligenciado são interpretadas como um distúrbio intencional que traduz uma ausência da ação de exploração do olhar em relação a um hemiespaço, realizando um tipo particular de negligência motora ou acinesia direcional, aplicada à esfera oculomotora.

Localizações lesionais

A negligência espacial unilateral pertence eletivamente, mas não exclusivamente, à patologia do hemisfério menor: as lesões, quando são corticais, afetam o lobo parietal direito e, particularmente, o lóbulo parietal inferior, em associação com a junção temporoparieto-occipital. Cartografias das lesões conseguidas nas imagens por ressonância magnética de alta resolução envolvem duas estruturas: o giro angular do lobo parietal inferior e a região para-hipocâmpica (Mort *et al.*, 2003). A negligência também pode ser observada em lesões do lobo frontal dorsolateral direito, assim como no giro do cíngulo. As lesões subcorticais podem afetar o tálamo, o corpo estriado (núcleo caudado e putâmen) e a formação reticulada mesencefálica. As conexões entre essas estruturas que passam pela substância branca e as lesões nesta última podem provocar uma negligência (em particular no lobo frontal). Foi possível observar uma negligência depois de uma lesão do braço posterior da cápsula interna (infarto da corióidea anterior).

A *fisiopatologia da negligência espacial* foi objeto de várias hipóteses e controvérsias. Vimos uma semiologia "construída" sob a influência dos distúrbios da sensibilidade do hemicorpo (que impedia a síntese de dados sensoriais: amorfosíntese, segundo a expressão de Denny-Brown), hemianopsia lateral homônima (que poderia agravar uma negligência), distúrbios oculomotores (que impediam a exploração de um hemiespaço, mas que podiam, às vezes, ser concebidos como uma consequência da negligência), e um *deficit* da vigília com confusão mental. Porém, esses distúrbios não são sempre encontrados nas negligências espaciais. Levantou-se a hipótese de deslocamento de uma representação interna do espaço extracorporal, o que não explica a melhora do distúrbio por incitação verbal ou por orientação do olhar para o lado negligenciado. A negligência espacial, no seu componente aferente, poderia, segundo Heilman e seus colaboradores, ser entendida como uma desordem da vigília e da atenção induzida pelo não funcionamento de um circuito *retículo-tálamo-córtico-limbo-reticular* (Fig. 9.2): a formação reticulada mesencefálica, cuja lesão induz, no macaco, uma heminegligência, permite uma ativação cortical (exacerbação da vigília ou excitação da atenção), possibilitando, preparando e precedendo os tratamentos sensoriais específicos que estão na base da atenção dirigida ou seletiva. De fato, a formação reticular mesencefálica exerce uma ação inibidora sobre o núcleo reticular talâmico, aumentando assim a inibição que este último exerce sobre a transmissão para o córtex das mensagens

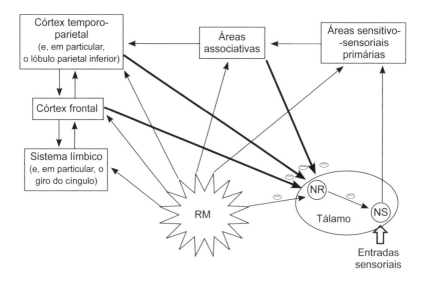

Fig. 9.2. *Esquema simplificado dos circuitos implicados na excitação da atenção e na atenção sensorial* (segundo Heilman).
RM – Reticulada mesencefálica. NR – Núcleo reticular do tálamo. NE – Núcleo específico do tálamo (núcleo ventrocaudal ou ventroposterior-lateral, conexão das vias visuais, corpo geniculado medial, conexões das vias auditivas). O núcleo reticular inibe as projeções talamocorticais a partir dos núcleos específicos. A inibição do NR pela RM facilita, então, a projeção das mensagens sensoriais a partir dos núcleos talâmicos específicos. É, também, uma facilitação que permite a inibição do NR pelo córtex: essa inibição é exercida de maneira específica sobre cada uma das modalidades sensoriais a partir das áreas associativas, sendo ela exercida de maneira global a partir das áreas de convergência polimodais (córtex temporoparietal e pré-frontal).

As negligências unilaterais **133**

sensitivo-sensoriais que terminam nos núcleos talâmicos específicos. Essas mensagens chegam, em seguida, às áreas primárias (somestésica, auditiva, visual...), são transmitidas às áreas associativas unimodais e, depois, às áreas de convergência polimodais (em particular o sulco temporal superior e o lóbulo parietal inferior), estruturas que estão, elas próprias, ligadas com o córtex frontal e o córtex límbico. Acontece que o córtex temporoparietal e o córtex frontal podem, por sua vez, projetar-se sobre a formação reticulada mesencefálica reforçando a excitação, e na direção do núcleo reticular talâmico, reforçando a transmissão das mensagens sensitivas e sensoriais ao córtex primário específico. O fenômeno de extinção poderia ser explicado por um aumento do limiar de percepção do lado atingido, provocando, em caso de estimulação simultânea, uma não percepção do lado contralateral à lesão ("obscuração").

Também foi evocada uma supressão da inibição recíproca dos hemisférios cerebrais: no caso de uma lesão cerebral, o hemisfério normal exerce sobre o hemisfério lesado uma ação inibidora mais forte do que a que recebe do hemisfério lesado; assim, as estimulações contralaterais ao hemisfério lesado (muito inibido) não são percebidas. Também podemos supor uma limitação da capacidade de atenção do hemisfério sadio, que dirige sua atenção para as estimulações heterolaterais, mas que, igualmente, tenta compensar a lesão do outro hemisfério dirigindo sua atenção para as estimulações ipsilaterais: essa compensação, de capacidade limitada, é ultrapassada, no caso de estimulações bilaterais. Ao se constatar que o desvio do olhar para a esquerda poderia suprimir uma extinção somestésica esquerda, foi proposto que o desvio do olhar seria um meio privilegiado de ativação hemisférica e que a extinção poderia ser consequência do desequilíbrio da ativação hemisférica. O córtex frontal, por causa das suas ligações com o lobo parietal, com o giro cingular (implicado na informação motivacional), com o *striatum* e com o colículo superior (implicado no controle oculomotor), desempenha um papel central no dispositivo intencional, isto é, nas respostas motoras geradas pelas informações sensoriais. Segundo Mesulam, a organização da rede neuronal implicada na distribuição da atenção dirigida é fundamentada em três estruturas conectadas entre si (Fig. 9.3): o córtex parietal posterior (referência sensorial do mundo em volta ou extrapessoal), o lobo frontal e suas áreas oculomotoras (que organizam a orientação e os movimentos no espaço extrapessoal) e o giro do cíngulo implicado na representação motivacional; cada uma dessas três estruturas recebe o influxo proveniente da substância reticulada e tem conexões específicas com o *striatum* e com o tálamo. A associação da negligência com as perturbações somatoagnósicas está ligada ao dano do esquema corporal no mesmo lobo parietal.

A assimetria hemisférica poderia ser explicada pelo fato de as redes neuronais implicadas nos processos de atenção e no processo intencional serem ativadas, apenas no hemisfério esquerdo, pelas informações provenientes do espaço direito ou pelas ações a executar nesse mesmo espaço, sendo que as mesmas redes hemisféricas direitas são ativadas, qualquer que seja o hemiespaço envolvido (fig. 9.4); além disso, o hemisfério direito representaria um papel predominante na excitação cortical: assim, uma lesão esquerda pode ser compensada pela atividade do hemisfério direito. A teoria dos vetores da atenção postula que a atenção é subtendida por dois vetores direcionais, dos quais, um deles, dirigido para a direita e gerenciado pelo hemisfério esquer-

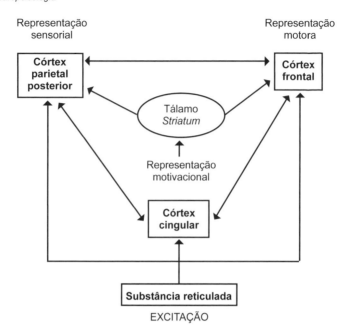

Fig. 9.3. Os circuitos implicados no emprego da atenção dirigida para o mundo circundante (segundo Mesulam). Existem três representações independentes, porém interconectadas, do espaço extrapessoal e cada uma delas recebe influências reticulares. As lesões de cada uma dessas representações e de suas conexões (bem como do tálamo e do striatum) podem provocar uma heminegligência.

do, é normalmente mais forte do que o seu homólogo heterolateral: assim, uma lesão direita fará eclodir esse desequilíbrio e captará a atenção para a direita, e uma lesão no hemisfério esquerdo atenuará o desequilíbrio natural e, portanto, terá consequências menores.

O modelo referencial postula que o cérebro, reunindo informações sensoriais visuais, vestibulares e proprioceptivas, gera e gerencia uma referência egocêntrica, ou seja, uma representação do espaço centrada no eixo sagital do corpo. Ao pedir ao sujeito que, de olhos fechados, apontasse "em frente", pôde ser observado, na heminegligência, um desvio ipsilesional que exprimia o deslocamento, na direção do lado lesado, da posição da referência egocêntrica, anulando, assim, a superposição que existe no sujeito normal entre suas coordenadas egocêntricas e alocêntricas, e explicando, desse modo, a negligência espacial (Jeannerod e Biguier, 1989). Então, o estímulo vestibular calórico por irrigação de água fria no ouvido esquerdo provocando um nistagmo, cuja fase lenta é dirigida para a esquerda, melhora transitoriamente os componentes da atenção e os intencionais, mas também os de representação da negligência esquerda ao restabelecer de modo passageiro a referência egocêntrica. O mesmo acontece com a manutenção prolongada de uma rota-

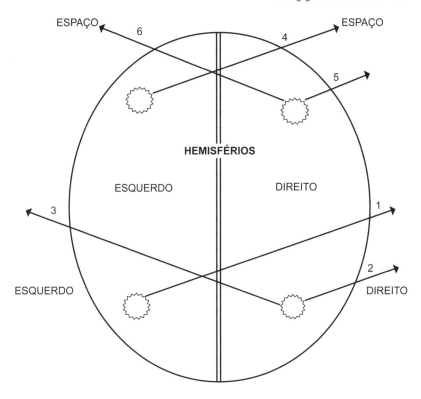

Fig. 9.4. *Assimetria hemisférica da atenção dirigida.* Modelo proposto por Mesulam para explicar a especialização do hemisfério direito na distribuição da atenção dirigida na sua vertente aferente (ou sensorial, ou da atenção propriamente dita, 1, 2, 3) e na sua versão eferente (ou exploratória, ou intencional, 4, 5, 6).

ção do tronco para a esquerda, com a vibração dos músculos da nuca ou com as estimulações elétricas transcutâneas da nuca do lado esquerdo. O uso de prismas que impõem um desvio do olhar para a direita provoca, no sujeito normal, um deslocamento para a direita do apontar "em frente", em seguida, um fenômeno de adaptação, também encontrado nos heminegligentes, com um deslocamento do apontar para o lado oposto (portanto, para a esquerda). Esse fenômeno de adaptação também é encontrado nos sujeitos heminegligentes que deslocam sua referência egocêntrica para a esquerda, de maneira bem mais significativa do que os sujeitos normais (fig. 9.5). Mas a adaptação prismática, além de melhorar o "apontar em frente", também melhora os outros sinais de negligência espacial observados especialmente no teste de riscos ou de bissecção da linha (Rossetti *et al.*, 1998), no desenho (fig. 9.6) e na leitura. Até a negligência da representação é favoravelmente influenciada. No entanto,

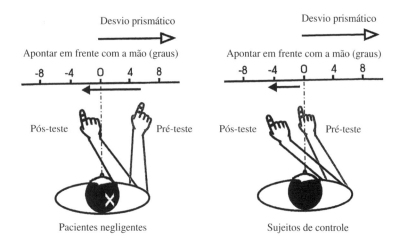

Fig. 9.5. *Ação do desvio prismático no "apontar em frente" com a mão* (extraído de Y. Rossetti et al. in: *Les Syndromes de négligence spatiale*, D. Perennou, V. Brun e J. Pélissier (dir.). Masson, Paris, 1998, p. 303).

O "apontar em frente" realizado por sujeitos sadios para avaliar sua referência egocêntrica corresponde habitualmente ao eixo sagital objetivo desses sujeitos (pré-teste). A adaptação prismática (50 movimentos de apontar realizados em alguns minutos) com um desvio óptico para a direita (10 graus) induz a um deslocamento do gesto de apontar para a esquerda (pós-teste). Os pacientes negligentes apresentam, na maioria das vezes, no quadro da sua patologia, um deslocamento da referência egocêntrica para a direita (pré-teste). O efeito da adaptação prismática dos pacientes sobre o "apontar em frente" com a mão é maior do que o observado nos sujeitos de controle (flechas pretas), desviando o gesto de apontar para a esquerda.

a negligência não pode ser explicada unicamente pelo dano da referência egocêntrica porque o desvio da referência egocêntrica pode ser observado na ausência da negligência (por exemplo, nos sujeitos com hemianopsia lateral homônima, com hemiplegia esquerda por lesão hemisférica direita e até mesmo com uma síndrome vestibular), visto que certos heminegligentes não têm desvio da referência egocêntrica. Finalmente, certos heminegligentes são capazes de copiar desenhos situados à esquerda, mas não copiam a metade esquerda dos desenhos, o que mostra que a negligência também pode proceder de uma alteração das coordenadas alocêntricas, isto é, do eixo de simetria dos próprios objetos (Chokron e Bartolomeo, 1999; Driver e Halligan, 1991). Inversamente, foi possível observar uma negligência da representação pura ao suscitar uma descrição visual em relação a uma referência egocêntrica, isto é, em condições alocêntricas (Ortigue *et al.*, 2001). No entanto, para afirmar uma tal dissociação, é preciso ter cuidado ao suscitar uma imagem visual, pois, se, por exemplo, pedirmos a um sujeito para citar as principais cidades da França sem pedir que ele imagine o mapa da França, estaríamos fazendo uma simples prova de fluência lexical.

As negligências unilaterais 137

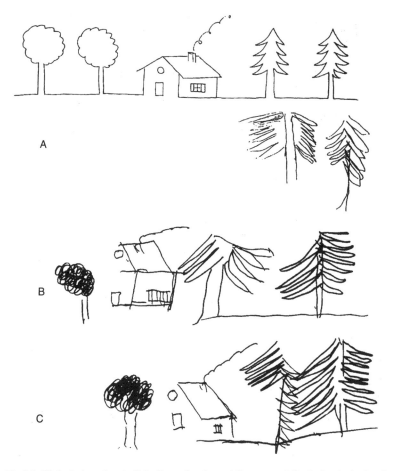

Fig. 9.6. *Cópia de desenhos de Gainotti, mostrando os efeitos e a persistência da adaptação prismática* (extraído de Y. Rossetti *et al.*, in: *Les Syndromes de négligence spatiale*, D. Perennou, V. Brun e J. Pélissier (dir.). Masson, Paris, 1998, p. 305). A. Antes da adaptação prismática; B. Logo depois da adaptação prismática. C. Duas horas depois.

Assim, os efeitos da adaptação prismática não podem ser resumidos numa modificação das informações visuais que corrigem apenas a referência egocêntrica, o que provocaria no seu rasto uma melhora das outras manifestações de negligência. Tudo leva a pensar que os prismas agem no nível das representações espaciais, talvez por uma ativação do hemisfério esquerdo. Em todo o caso, eles induzem a uma reorganização durável, pois o fenômeno de adaptação persiste (pós-efeito) depois de eles serem retirados. Por esse fato, a adaptação prismática é considerada ideal para ajudar na reabilitação dos pacientes que sofrem de heminegligência (Farné *et al.* 2002).

138 *Neuropsicologia*

A NEGLIGÊNCIA MOTORA

A negligência motora, hemiespontaneidade motora ou hemiacinesia, é uma subutilização de um hemicorpo na sua motilidade espontânea; ela não deve ser confundida com a acinesia direcional, nem com a acinesia espacial. Ela coexiste com a negligência espacial (ver *supra*), mas pode aparecer de maneira isolada. O hemicorpo, particularmente a mão negligenciada, é subutilizado tanto na gesticulação espontânea quanto nas atividades gestuais uni ou bimanuais que pedimos para o sujeito efetuar (pôr água num copo, tirar a tampa de uma garrafa); o membro superior negligenciado pode ficar pendente para fora da cama ou ao longo do corpo, quando o sujeito está sentado diante de uma mesa, sobre a qual é colocada só uma mão. Ao andar, o membro superior não balança e o membro inferior é arrastado. Porém, os distúrbios são flutuantes e melhoram com a incitação verbal. A negligência não pode ser atribuída a uma paralisia rudimentar, como prova a possibilidade de dedilhar um piano. Mas a uma negligência pode ser acrescentada uma hemiparesia. Não há anosognosia e o interrogatório pode levar a crer na existência de um *deficit* motor. As negligências puras podem ser observadas mais frequentemente por ocasião de lesões do hemisférios direito que afetam a região parietal posterior, o lobo frontal, o tálamo ou a substância branca subcortical que une essas três estruturas, até o braço anterior da cápsula interna. A negligência motora pode ser entendida como um distúrbio da intencionalidade do gesto, porém a verdade é que ela também afeta os movimentos automáticos. Mesmo quando é pura, ela pode ser concebida como uma forma leve de negligência da atenção que altera a adaptação dos gestos, cuja adequação depende da qualidade do tratamento das informações espaciais e muito especialmente das visuais.

Referências

ALBERT M.-I. – A simple test of visual neglect. *Neurology* 1973; *23* : 653-664.

CHOKRON S., BARTOLOMEO P. – Réduire expérimentalement la négligence spatiale unilatérale : revue de la littérature et implications théoriques. *Revue de Neuropsychologie* 1999; *9* : 129-165.

DRIVER J., HALLIGAN P.-W. – Can visual neglect operate in object-centered coordinates? An affirmative single case study. *Cognitive Neuropsychology* 1991; *8* : 475-496.

FARNE A., ROSSETTI Y., TONIOLO S., LADAVAS E. – Ameliorating neglect with prism adaptation : visuomanual and visuoverbal measures. *Neuropsychologia* 2002; *40* : 718-729.

GAINOTTI G., ERME P., BONIS C. DE – Aspects cliniques et mécanismes de la négligence visuospatiale. *Rev Neurol* 1989; *145* (8-9) : 626-634.

GRAVELEAU PH., VIADER F., MASSON M., CAMBIER J. – Négligence thalamique. *Rev Neurol* 1986; *142* (4) : 425-430.

HEILMAN K.-M., VALENSTEIN E. – Mechanisms underlying hemispatial neglect. *Ann Neurol* 1979; *5* : 166-170.

JEANNEROD M., BIGUIER B. – Référence égocentrique et espace représenté. *Rev Neurol* 1989; *145* : 365-369.

KINSBOURNE M. – Mechanisms of unilateral neglect. *In: Neurophysiological and Neuropsychological Aspect of Spatial Neglect*, M. JEANNEROD. Elsevier, North Holland, 1987 : 69-86.

LAPLANE D. – La négligence motrice a-t-elle un rapport avec la négligence sensorielle unilatérale. *Rev Neurol* 1990; *146* : 635-638.

MESULAM M.M. – *Principles of Behavioral Neurology* (1 vol.). FA Davis Company, Philadelphie, 1985.

MORT D.J., MALHOTRA P., MANNAN S.K., RORDEN C., PAMBAKIAN A., KENNARD C., HUSAIN M.T. –The anatomy of visual neglect. *Brain* 2003; *126 :* 1986-1997.

ORTIGUE S., VIAUD-DELMON I., ANNONI J.-M., LANDIS T., MICHEL C., BLANKE O., VUILLEUMIER P., MAYER E. – Pure representational neglect after right thalamic lesion. *Ann Neurol* 2001; *50* : 401-404.

RODE G., PERENIN M.-T., BOISSON D. – Négligence de l'espace représenté : mise en évidence par l'évocation mentale de la carte de France. *Rev Neurol* 1995; *151* (3) : 161-164.

ROSSETTI Y., RODE G., PISELLA L. *et al.* – Prism adaptation to a rightward optical deviation rehabilates left hemispatial neglect. *Nature* 1998; *395* : 166-169.

Thames Valley Test Company. The Behavioural Inattention Test (BIT). The Green, Flempton, Bury St Edmunds, Suffolk IP28 6EL, Royaume-Uni.

VIADER F., SAYETTE V. DE LA – Les syndromes de négligence unilatérale. *Rapport de neurologie*, LXXXX session, 1992. Masson, Paris, 1992.

WEINTRAUB S., MESULAM M.M. – Visual hemispatial inattention : stimulus parameters and exploratory strategies. *J Neurol Neurosurg Psychiatry* 1988; *51* : 1481-1488.

10 OS DISTÚRBIOS DO ESQUEMA CORPORAL OU ASSOMATOGNOSIAS

Mesmo de olhos fechados, temos consciência dos limites do nosso corpo, do seu volume no espaço, de nossa postura e de nossos movimentos. Esse conhecimento do corpo constitui uma "referência egocêntrica" que nos permite agir no espaço que nos cerca. A representação mental do corpo, denominada "esquema corporal", é elaborada progressivamente, graças aos aferentes sensitivos que, desde o início da vida, mantêm um vínculo com a motricidade: assim é construída a imagem do nosso corpo que, em seguida, se torna relativamente independente dos processos que permitiram sua elaboração. Isso é confirmado, por exemplo, pela experiência do membro fantasma dos amputados ou pelas lesões medulares. O lobo parietal desempenha um papel central na edificação e na manutenção da imagem do corpo, cujas perturbações podem ser expressas de maneira unilateral ou bilateral.

AS PERTURBAÇÕES UNILATERAIS DA SOMATOGNOSIA

Habitualmente, essas perturbações acompanham uma hemiplegia e podem apresentar-se sob três aspectos. A *anosodiaforia* designa a indiferença do doente em relação a sua hemiplegia; a *anosognosia* (termo que indica a negação de uma "doença" no sentido amplo da palavra, como numa afasia de Wernicke, numa hemianopsia, numa cegueira cortical), aqui, é aplicada à hemiplegia e o doente não admite que está com um hemicorpo paralisado, recusando-se a aceitar a evidência, mesmo quando colocamos diante de seus olhos a mão inerte e perguntamos se ele pode mexê-la (síndrome de Anton – Babinski). O doente reconhece, às vezes, uma "fraqueza" da mão, do braço ou do membro inferior, mas recusa-se a admitir que essa fraqueza é a causa da sua deficiência. A *hemiassomatognosia* designa um sentimento de estranheza, um sentimento de que o hemicorpo não lhe pertence, especialmente a mão, que o doente não reconhece como sua. Às vezes, o doente considera o hemicorpo, sobretudo o membro superior e a mão que são vividos de maneira alucinatória, como supranumerário, como pertencendo a outra pessoa, julga-o estranho. Trata-se, então (consultar capítulo 5), de um dos tipos semiológicos de "mão estranha" (*é o caso de um agricultor que se tornou hemiplégico e que pedia que ligassem para a sua mulher, porque ela havia esquecido a mão na cama dele, e que devia estar fazendo falta, porque a esposa "ocupava-se sozinha dos trabalhos da casa e da fazenda"*). Em alguns casos, o hemicorpo paralisado é objeto de uma personificação. O doente expressa sentimentos de irritação ou de ódio (misoplegia) em relação ao hemicorpo ou *faz recriminações que podem ser expressas de maneira mais ou menos humorística; (uma senhora hemiplégica dizia: "Jamais gostei da minha mão esquerda, porque ela sempre foi pregui-*

Os distúrbios do esquema corporal ou assomatognosias **141**

çosa e nem mesmo foi delicada comigo"). Algumas vezes, podemos observar uma *aloestesia* (o doente diz que foi tocado no hemicorpo ipsilateral à lesão, ao ser tocado do lado oposto à lesão). Quando solicitamos ao paciente que mova o braço paralisado, podemos observar ou uma mobilização do membro homolateral (*alocinesia*), ou a afirmação do doente de que executou a ordem, o que pode ser considerado como uma *alucinação cinestésica*.

As perturbações somatognósicas estão frequentemente associadas a uma heminegligência espacial, a uma hemianopsia lateral homônima, a um desvio da cabeça e dos olhos, a distúrbios sensitivos do hemicorpo, a uma apraxia construtiva, a uma apraxia no vestir, a distúrbios da vigília, à confusão mental e tanto a uma indiferença, quanto a um estado depressivo. Todavia, essas associações não são constantes e a anosognosia pode estar presente de forma pura, acompanhando uma hemiplegia. As lesões afetam preferencialmente o hemisfério direito: lobo parietal (particularmente o lóbulo parietal inferior) e, também, as estruturas subcorticais (tálamo e núcleos cinzentos centrais).

Parece difícil que a anosognosia seja uma consequência dos distúrbios sensitivos, de uma confusão mental, de um distúrbio anterior de personalidade e de uma desconexão das áreas da linguagem que, em virtude de uma lesão hemisférica direita, deixariam de receber informações proprioceptivas e visuais provenientes do hemicorpo e do hemicampo visual esquerdo, porque, nesse caso, a anosognosia deveria desaparecer quando o examinador levasse o braço do doente para o hemicampo visual direito. Imaginou-se que a anosognosia poderia ser um tipo de distúrbio da atenção ou um distúrbio intencional em relação ao hemicorpo, visto que a ausência da informação sensitiva não permitiria ao sistema intencional detectar a não mobilização do membro. No entanto, é plausível considerar o distúrbio como secundário ao dano da função somatognósica, subtendida pelo esquema corporal e organizada no hemifério menor.

A síndrome do superinvestimento (em relação ao hemicorpo) esquerdo

Essa síndrome foi observada na fase aguda do infarto da artéria parietal anterior direita. Ela acompanha um *deficit* sensitivo grave do hemicorpo, que pode provocar uma sensação de estranheza do hemicorpo esquerdo, que os sujeitos esfregam, apertam, beliscam e manipulam com a mão direita ou com o pé direito. Esse comportamento regride quando o *deficit* sensitivo melhora.

AS PERTURBAÇÕES BILATERAIS DA SOMATOGNOSIA

A síndrome de Gerstmann

Essa síndrome já foi descrita anteriormente (consultar capítulo 3).

142 Neuropsicologia

A autotopoagnosia e a heterotopoagnosia

A autotopoagnosia é uma incapacidade para designar e descrever as diferentes partes do próprio corpo, diante de um espelho e do corpo do examinador. Em compensação as roupas e os objetos são bem designados. O sujeito também não consegue designar as partes do corpo num desenho, salvo as partes do corpo especificamente animais (como a tromba, os chifres...). É típico que o sujeito continue capaz de nomear as partes do corpo quando elas são designadas pelo examinador (Poncet *et al.*, 1971). As lesões afetam a região parietal posterior do hemisfério dominante e podem acompanhar os elementos de uma síndrome de Gerstmann, uma apraxia construtiva, uma apraxia ideomotora e uma afasia de condução. Como na síndrome de Gerstmann, houve uma discussão sobre a realidade da autotopoagnosia, para classificá-la como uma consequência dos distúrbios de linguagem ou de uma desorientação espacial. Para Hecaen (1972), a agnosia digital e a autotopoagnosia poderiam revelar ou um dano específico da somatognosia, ou desordens semânticas que atingissem eletivamente os elementos do corpo humano.

A alotopoagnosia corresponde à incapacidade de designar os elementos do mundo fora do corpo do sujeito e, no centro dela, a heterotopoagnosia corresponde à incapacidade de designar os elementos do corpo do outro, visto que o sujeito designa esses elementos em si mesmo (Degos, 1998). Em compensação, as partes do corpo podem ser designadas numa figura e numa boneca e não há autotopoagnosia. É importante constatar que se trata de um distúrbio eletivo da designação, pois os sujeitos não cometem erros ao designar as partes do corpo, e o fato a ser notado é que eles designam em si mesmos as partes do corpo que pedimos para designar no outro. A heterotopoagnosia foi concebida como uma alteração da função de designação, gesto específico do ser humano, que permite transformar as unidades perceptivas geradas pelo meio ambiente em unidades perceptivas elaboradas numa localização e com uma identidade independente do sujeito. A lesão responsável é parietal posterior esquerda.

Assimbolia à dor

A assimbolia à dor não deve ser confundida com a hemiagnosia dolorosa que pode acompanhar certas hemiassomatognosias: a assimbolia à dor é, na verdade, bilateral (Hecaen, 1972). De qualquer forma, a ausência de reação motora à dor não pode ser explicada por uma hipoestesia: a picada é diferenciada do tato, a sensação de dor é reconhecida como tal, mas o sujeito não reage da maneira habitual; ele pode ficar surpreso com o seu distúrbio e, às vezes, se oferece à dor que, então, não apenas não gera mais o fenômeno de evitação, mas pode até induzir uma reação de atração. A ausência de reação motora também pode afetar a ameaça que é feita ao sujeito, seja ela verbal seja visual (assimbolia ao perigo), mas as reações vegetativas são preservadas. A assimbolia à dor foi considerada uma agnosia especializada (analgognosia ou apractognosia álgica); a dor perde a significação, o que é diferente das consequências das lobotomias, que atenuam o componente afetivo da dor, induzindo um comportamento de indiferença em relação a ela. O distúrbio pode acompanhar uma afasia de Wernicke ou uma afasia de condução, uma

Os distúrbios do esquema corporal ou assomatognosias **143**

apraxia construtiva ou ideomotora, uma autotopoagnosia e uma aprosodia. As lesões afetam, quase sempre, o hemisfério esquerdo. Foram relatadas localizações lesionais, maiores ou menores, que afetavam o lobo parietal e, especialmente, o giro supramarginal, a área somestésica secundária (SII), que ocupa uma pequena parte do opérculo parietal no lábio superior da fissura de Sylvius, e o lobo frontal, mas parece que o ponto lesional representado de maneira mais constante é o córtex insular. A assimbolia à dor e ao perigo foi considerada uma agnosia especializada, uma perturbação do esquema corporal ou uma síndrome de desconexão sensório-límbica. A favor desta última hipótese milita o fato de que as lesões insulares posteriores podem interromper as conexões entre a área somestésica secundária SII e o sistema límbico; ademais, a ínsula posterior mantém conexões recíprocas não só com as áreas somestésicas, mas também com o córtex auditivo e o córtex visual: a interrupção dessas conexões explicaria o fato de os estímulos dolorosos (e, às vezes, as ameaças verbais e visuais) serem identificados, mas não gerarem respostas motoras e emocionais apropriadas.

Referências

BERTHIER M., STARKSTEIN S., LEIGUARDA R. – Asymbolia for pain : a sensory-limbic disconnexion syndrome. *Ann Neurol* 1988; *24* : 41-49.

BOGOUSSLAVSKY J., KUMRAL E., REGLI F. *et al.* – Acute hemiconcern : a right anterior pariétotemporal syndrome. *J Neurol Neurosurg Psychiatry* 1995; *58* : 428-432.

DEGOS J.-D., BACHOU-LEVI A. – La désignation et son objet. Pour une neuropsychologie de l'objectivation. *Rev Neurol* 1998; *154*(4) : 283-290.

HEILMAN K.-M. – Anosognosia : possible neuropsychological mechanisms. *In : Awareness of Defect after Brain Injury*, G. PRIGATANO et D. SCHACTER. Oxford University Press, Oxford, 1991.

HOUSE A., HODGES J. – Persistent denial of handicap after infarction of the right basal ganglia; a case study. *J Neurol Neurosurg Psychiatry* 1988; *51* : 112-115.

JEANNEROD M., BIGUER B. – Référence égocentrique et espace représenté. *Rev Neurol* 1989; *145*(8-9) : 635-639.

PONCET M., PELLISSIER J.-F., SEBAHOUN M., NASSER C.-J. – À propos d'un cas d'autotopoagnosie secondaire à une lésion pariéto-occipitale de l'hémisphère majeur. *Encéphale* 1971; *2* : 110-123.

11 | SURDEZ CORTICAL E AS AGNOSIAS AUDITIVAS

A exemplo da cegueira cortical e das agnosias visuais, pode haver uma sistematização das desordens da identificação auditiva, que diferencia os *deficit* sensoriais ligados a um *deficit* da recepção cortical das mensagens sensoriais auditivas (que corresponderia à surdez cortical, equivalente à cegueira cortical) dos *deficit* do tratamento perceptivo e associativo das sensações elementares (e que corresponderia às agnosias auditivas). Mesmo que a distinção entre surdez cortical e agnosia auditiva nem sempre seja fácil de ser feita, o essencial é ter certeza da integridade do ouvido interno, dos nervos auditivos e das vias auditivas do tronco cerebral: algumas vezes o audiograma tonal está alterado ou sua interpretação é difícil, no entanto, os potenciais auditivos evocados do tronco cerebral e o reflexo estapedial estão normais.

A ausência de identificação dos sons quando a audição é possível (as mensagens auditivas passam do ouvido para o córtex auditivo primário) define a agnosia auditiva. Esse termo pode ser utilizado para designar a incapacidade de reconhecer ou todas as classes de sons (verbais e não-verbais), ou só os sons não-verbais (música e ruídos), ou só os ruídos; e isso significa distinguir a surdez verbal pura, a amusia e a agnosia auditiva e a agnosia para os ruídos. Ainda é preciso acrescentar os distúrbios de identificação da prosódia emocional da linguagem falada.

REMEMORAÇÃO NEUROFISIOLÓGICA E NEUROPSICOLÓGICA DAS VIAS AUDITIVAS[1]

As ondas sonoras são transmitidas por via aérea à cóclea, onde estimulam as células ciliadas sensoriais do órgão de Corti (Fig. 11.1). Em seguida, as mensagens são traduzidas ao nervo auditivo que percorre o conduto auditivo interno, depois o ângulo ponto-cerebelar até sua entrada no tronco cerebral no nível do sulco bulbopontino. As fibras auditivas chegam, então, aos núcleos cocleares onde nascem os axônios do segundo neurônio. A parte mais importante cruza a linha medial, constituindo o lemnisco lateral ou cordão lateral de Reil, que vai para o tronco cerebral, faz relé ou não nos tubérculos quadrigêmeos posteriores (colículo inferior) e passa pelos corpos genicula-

---

1. Extraído de R. Gil. *Neurologie pour le practicien*. Simep, Paris, 1989.

dos internos (corpo geniculado medial). Dos corpos geniculados internos nascem as radiações auditivas (via geniculotemporal) que atravessam o setor sublentiforme da cápsula interna e encontram as áreas de recepção auditiva, formadas no nível de T1 (giro temporal superior) pelo giro transverso de Heschl (áreas 41 e 42 de Brodmann, constituindo respectivamente as áreas auditivas primária e secundária), acima da área 22, cujo papel na decodificação da linguagem já conhecemos.

Como cada cóclea se projeta sobre os dois hemisférios, uma lesão hemisférica unilateral não anula a audição do ouvido oposto. Além disso, um hemisfério no qual o giro de Heschl é lesado pode receber, pelo corpo caloso, informações auditivas do outro hemisfério. O *deficit* auditivo de um hemisfério só pode ser detectado pelo teste de escuta dicótica, que consiste em passar para cada ouvido, por intermédio de um capacete estereofônico, mensagens auditivas simultâneas e diferentes. Nessa situação, cada hemisfério só escuta o ouvido oposto, pois a via cruzada neutraliza a via ipsilateral. O que acontece é que as mensagens vindas do ouvido oposto ao hemisfério lesado não são ouvidas: é a hemianacusia.

O teste de escuta dicótica reflete a assimetria funcional dos hemisférios e mostra a dominância perceptiva do hemisfério esquerdo para o material e do hemisfério direito para o material não-verbal (melodias, ruídos familiares e entonações).

HEMIANACUSIA E A SURDEZ CORTICAL

A hemianacusia está para a audição, assim como a hemianopsia está para a visão. Entretanto, como as vias auditivas vindas de cada ouvido se projetam essencialmente no hemisfério heterolateral e secundariamente no hemisfério homolateral (ver *supra*), a hemianacusia não pode ser detectada clinicamente e necessita do artifício do *teste de escuta dicótica,* que consiste em apresentar simultaneamente a cada ouvido um estímulo diferente (na forma de pares de estímulos, fonemas ou palavras). Uma hemianacusia só pode ser confirmada se a audição dos sons apresentados de maneira monoaural for normal e se ela se caracterizar pela extinção dos estímulos provenientes de um ouvido. As hemianacusias resultam, na maioria das vezes, de lesões hemisféricas, contralaterais ao ouvido "falho", temporais (córtex auditivo primário, áreas 41 e 42) ou perissilvianas, e são acompanhadas de uma extinção ou de uma assimetria dos potenciais auditivos evocados, de latência média, no hemisfério doente. Entretanto, pode haver uma hemianacusia esquerda, no caso de desconexão temporotemporal, quer se trate de uma lesão do próprio corpo caloso quer de lesões profundas da substância branca que perturbam, à direita, a entrada e, à esquerda, a saída das mensagens, que devem passar pelo corpo caloso. As mensagens auditivas que chegam ao cérebro direito precisam ser transferidas para o outro hemisfério para que o sujeito possa verbalizar os estímulos auditivos que ouviu (Fig. 11.1).

A surdez cortical pode ser entendida como uma dupla hemianacusia, e é preciso que haja lesões bilaterais do córtex auditivo primário temporal, ou lesões que

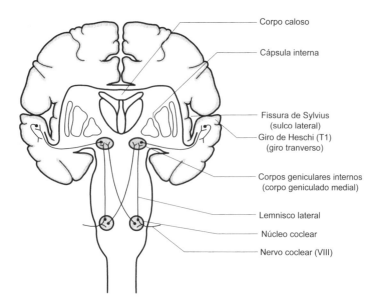

Fig. 11.1. Esquema simplificado das vias auditivas (segundo Gardner).

interrompam as vias geniculotemporais. Mas, na verdade, ela é difícil de ser distinguida das agnosias auditivas globais aperceptivas. A surdez afeta, em princípio, todos os tipos de sons, verbais e não verbais. Ligada habitualmente às lesões vasculares, ela se instala, quase sempre, de modo repentino num sujeito que teve um primeiro icto. É típico o sujeito se queixar de uma surdez e os potenciais auditivos (Pa) evocados, de latência média, serem abolidos. Porém esses fatos não são constantes. De fato, a surdez pode não ser total, e é frequente que uma surdez inicial evolua, mais ou menos rapidamente, para uma agnosia.

AGNOSIAS AUDITIVAS

As agnosias auditivas podem ser classificadas de acordo com o nível, aperceptivo ou associativo, do *deficit* do tratamento das informações auditivas e, também, com os registros de sons, cujo reconhecimento é alterado.

Agnosias auditiva aperceptiva e associativa

Elas podem instalar-se de uma só vez ou apresentar o estado evolutivo de uma surdez cortical: podem existir uma desatenção auditiva e algumas perturbações da audição, mas esses distúrbios são insuficientes para explicar a

Surdez cortical e as agnosias auditivas **147**

incapacidade de identificação dos sons. Os ruídos (de sino, de carro, bem como gritos de animais) não são diferenciados, nem reconhecidos, salvo no que se refere à intensidade; a prova do loto sonoro (editora Nathan) mostra que os doentes não podem dizer o que ouvem, nem designar a origem do barulho numa escolha de figuras. Eles têm também uma surdez para a linguagem e não podem compreender o que lhes é dito; não reconhecem as melodias, nem os instrumentos musicais que ouvem, nem os ritmos. Os doentes podem reconhecer ou não se ouvem sua língua ou uma língua estrangeira; podem ou não reconhecer o sexo de quem fala e identificar a pessoa que fala (fonoagnosia) e a tessitura emocional do que se diz (agnosia auditiva afetiva). O *déficit* pode, inicialmente ou secundariamente, predominar num ou noutro tipo de som. A dicotomia mais comum é entre os sons verbais e os sons não-verbais. Uma afasia de Wernicke, mais grave ou menos grave, pode estar associada. As lesões afetam, quase sempre, os dois lobos temporais e implicam o giro temporal superior, isto é, as conexões eferentes do giro de Heschl. Um dano bilateral subcortical pode ser observado.

Prosseguindo a analogia com o modelo visual, é possível distinguir a agnosia aperceptiva da agnosia associativa. Na primeira, o *déficit* afeta o nível discriminativo e não mais permite emparelhar os sons idênticos (notas musicais, refrãos de canções famosas, gritos de animais, vozes humanas, ruídos de trem, de sino, de carro). Na segunda, o *déficit* afeta o nível associativo e, embora capazes de emparelhar sons idênticos, o sujeito não identifica os sons e, nas provas de múltipla escolha, não pode atribuir o som do martelo à figura do martelo e o som do sino à figura do sino, visto que estaria apto a disitnguir um som do outro. Algumas observações fornecem a validade dessa distinção. Alem do mais, foram observadas agnosias aperceptivas sem agnosia associativa, logo, sem *déficit* do reconhecimento. Isso mostra que um processo perceptivo fragmentar pode ser suficiente para o reconhecimento de fatos sonoros, provavelmente porque o sujeito já os conhecia anteriormente. Contudo, nesses dois (ou mesmo três) tipos de agnosia, é difícil determinar uma lateralização preferencial num dos hemisférios.

Agnosia seletiva (ou relativamente seletiva)

Agnosias dos ruídos

A agnosia seletiva dos ruídos (não-verbais, não musicais) é excepcional e, de fato, "relativamente seletiva", porque, habitualmente, representa o modo evolutivo de uma agnosia global ou associa-se a um *déficit* da percepção dos sons musicais. Entretanto, ela pode ser pura, mesmo que os resultados da exploração da percepção musical sejam equívocos. Essa agnosia resulta de lesões do hemisfério direito, mais especialmente da região temporal, visto que a comparação das observações faz pender para o giro temporal superior. Uma lesão profunda talamogeniculada, que inclua o corpo geniculado medial, pode ser responsável por esse tipo de agnosia, por desconexão entre o corpo geniculado medial e o córtex temporal di-

148　Neuropsicologia

reito. O reconhecimento dos gritos de animais parece estar reservado ao hemisfério direito, enquanto as lesões esquerdas provocam um *deficit* do reconhecimento das onomatopéias dos mesmos gritos ("hi-han" para o burro, "cocoricó" para o galo etc.).

A surdez verbal

A surdez verbal pura caracteriza-se por uma incapacidade de compreender a linguagem falada; o sujeito, sem nenhum dano da linguagem interna, pode falar, ler, escrever (exceto um ditado) de maneira satisfatória. A surdez verbal distingue-se da afasia de Wernicke por ausência do jargão e não há desordens da escrita, nem da leitura, e distingue-se da afasia transcortical sensorial pela incapacidade de repetição, salvo no caso de leitura labial. A surdez verbal é, muitas vezes, o modo evolutivo de uma afasia de Wernicke e a expressão oral pode conter algumas parafasias. O doente queixa-se de uma dificuldade para "ouvir", ou tem a impressão de ouvir uma língua estrangeira ou um "cantarolar indiferenciado". Quando o dano não é total e os pacientes tentam identificar as palavras, os erros não são do tipo semântico. Às vezes, conseguem fazer a distinção entre a linguagem deles e uma língua estrangeira, provavelmente graças à prosódia; também podem reconhecer a voz de familiares e diversas entonações emocionais.

Parece que as desordens perceptivas acompanham a surdez verbal: distúrbios da resolução temporal com alongamento do limite de fusão de dois cliques, isto é, do intervalo de tempo necessário para que dois cliques sejam percebidos como um estímulo único, o que podemos aproximar da melhora da compreensão das palavras pela diminuição da velocidade da elocução de quem fala e pela preservação do reconhecimento das vogais, cuja duração é mais longa que as consoantes; também podemos observar um *deficit* nas tarefas de discriminação fonêmica.

A surdez verbal é observada nas lesões córtico-subcorticais bitemporais ou temporais esquerdas. As primeiras seriam responsáveis pela surdez verbal por *deficit* perceptivo pré-fonêmico; as segundas, pela surdez verbal por *deficit* da discriminação fonêmica, ainda que essa correspondência lesional não seja constante (Lambert, 1997). Os *deficit* pré-fonêmicos revelam perturbação do tratamento auditivo geral dos sons, quer sejam verbais quer não verbais (ver *supra*). Os *deficit* fonêmicos revelam perturbação do tratamento específico dos sons verbais. A surdez verbal pode ser entendida como uma desconexão entre a área de Wernicke (poupada) e as aferências auditivas homo e heterolaterais, em cada giro de Heschl ou nas radiações auditivas. No caso de uma lesão unilateral esquerda, a lesão afetaria não só as radiações auditivas esquerdas, como também as fibras que emergem do corpo caloso provenientes do córtex auditivo direito, e que se dirigem para o córtex auditivo esquerdo. No esquema de Mesulam (1997), a surdez verbal pode proceder de uma desconexão entre o *input* auditivo das palavras e a área unimodal que trata as formas auditivas das palavras, ou, ainda, entre essa área e a área de Wernicke. Em 1994, Ellis e seus colaboradores separaram a surdez verbal "clássica" por *deficit* de análise auditiva dos sons da linguagem (*word sound deafness*), da surdez para a forma das palavras (*word form deafness)* concebida como um dano do léxico fonológico que preservaria a capacidade de discriminação dos fonemas, mas alteraria as provas de decisão lexical auditiva (dizer se uma série de fonemas ouvidos é uma palavra ou uma não-palavra) e, evidentemente, impediria a compreensão das palavras.

Agnosias da música ou amusias receptivas

As amusias receptivas assinalam a incapacidade de reconhecer as melodias, assim como suas características musicais de base, tais como podem ser inventariadas no teste de Seashore: altura tonal, intensidade, ritmo, duração, timbre e memória melódica. Esses distúrbios podem surgir na ausência da afasia e até na ausência de uma agnosia para os ruídos, do mesmo modo que esta última pode surgir sem amusia, o que defende a especificidade do tratamento cerebral das mensagens musicais. Porém, a especificidade não afasta o caráter composto dos mecanismos de reconhecimento musical, que faria intervir a análise de sua organização melódica e de sua organização temporal precedente (ritmo, compasso) e que permitiria o acesso a uma representação memorizada de um léxico ou repertório. Uma outra classificação propõe distinguir três níveis de desintegração: o não reconhecimento da música como tal entre os outros sons, o não reconhecimento das características estruturais da música (altura tonal, timbre etc., ver *supra*) e, finalmente, a impossibilidade de identificar uma melodia conhecida, que pode existir na ausência dos distúrbios precedentes. A música é, como a linguagem, um sistema codificado que possui um polo receptivo e um polo expressivo, um modo falado, cantado e escrito. Enfim, a exploração do conhecimento musical é dificultada pela diversidade dos conhecimentos e das aptidões musicais: é isso o que mostra o teste de Seashore, concebido para descobrir talentos musicais na população escolarizada.

Provavelmente, é a grande diversidade das competências empregadas pela música que explica o caráter confuso, senão contraditório, das observações dos afásicos. Com certeza, uma amusia pode acompanhar uma afasia, mas a preservação do reconhecimento dos ritmos, do timbre e das melodias também foi encontrada. Os afásicos de Broca ou de Wernicke podem, assim, diferenciar um acorde em tom maior de um acorde em tom menor, descobrir os erros feitos na execução de melodias conhecidas, reconhecer, por múltipla escolha, uma melodia apresentada anteriormente. Foi isso o que mostrou a observação de afásicos músicos, cujo caso mais conhecido é, sem dúvida, o de Maurice Ravel. Essas constatações podem, então, significar que a preservação do reconhecimento musical é compatível com uma afasia e que poderia, então, depender do hemisfério direito. O estudo do teste de Seashore antes e depois de uma lobotomia temporal mostrou uma queda dos escores dos subtestes de duração, de timbre, de intensidade e de memória melódica, depois da lobotomia direita. A superioridade do ouvido esquerdo, no teste de escuta dicótica de melodias, estaria invertida nos músicos, beneficiando o ouvido direito. Usando de prudência, podemos afirmar que um não reconhecimento da música como música, considerada então como um "chiado, um ruído", deriva de uma lesão hemisférica direita. A percepção das características estruturais das partituras musicais depende, sem dúvida, dos dois hemisférios. Se parece estabelecido que a percepção do ritmo esteja, normalmente, assegurada pelo hemisfério esquerdo, a apreciação do contorno melódico estaria reservada

150 *Neuropsicologia*

ao hemisfério direito, e a análise da altura tonal seria mais uma função do hemisfério esquerdo. Isso explicaria o caso de um violinista que, depois de um infarto silviano esquerdo, perdeu o ouvido absoluto, ou seja, a possibilidade de reconhecer as notas sem referência a uma nota de base. Quanto à capacidade de identificar uma melodia, ela seria eletivamente alterada nas lesões do hemisfério esquerdo, mesmo se for verdade que ela pode ser preservada em alguns afásicos e perturbada por ocasião de certas lesões do hemisfério direito. A recepção da música livra-se de uma especialização hemisférica muito categórica e, pelo menos, está claro que os dois hemisférios estão envolvidos. A diversidade das situações clínicas, sem dúvida, dependeria de múltiplos fatores: lateralização hemisférica ambígua e variável das inúmeras competências empregadas? Diversidade das aptidões musicais? Implicação preferencial de um ou de outro hemisfério em virtude da aprendizagem musical? É verdade que, para aptidões iguais, a discriminação de duas alturas tonais, de duas melodias, certamente não representa o mesmo processo para o não musicista, para o melomaníaco e para o musicista tarimbado, porque essas tarefas podem proceder de qualidades perceptivas puras ou fabricadas por uma formação que reforce essas qualidades (um ouvido pode ser "educado") e pode submetê-las a representações semânticas cada vez mais verbalizadas. Reconhecer a melodia de uma canção ou de um concerto subtende processos diferentes em razão dos sujeitos. E sem dúvida, há o papel desempenhado pela emoção estética, pouco mobilizado nas investigações neuropsicológicas, que são mais centradas nos inventários técnicos de aptidões musicais do que no processo ecológico, porque o papel da música é, antes de qualquer coisa, o de comunicar emoções, diversamente sentidas de um indivíduo para o outro, em virtude da cultura, da própria história e dos gostos pessoais.

Entretanto, seria artificial enfocar as amusias "receptivas" sem abordar as desordens de expressão musical. Já é aceito que a expressão melódica continua preservada na afasia e que os doentes podem cantar com palavras a estereotipia na afasia de Broca, cantarolar as palavras na afasia Wernicke, como é possível constatar que a expressão melódica pode favorecer a expressão verbal nesses dois tipos de afasia, o que, aliás, desperta um interesse reeducativo. A hemiplegia esquerda pode apresentar tanto uma perturbação na expressão musical cantada quanto uma aprosódia, o que contrasta com a capacidade de dizer as palavras. A capacidade de expressão musical é, então, atribuída ao hemisfério direito.

A música pode ser ouvida e cantada; também pode ser lida e escrita, graças a um sistema codificado verbalizado: pautas, claves, notas e regras de solfejo, cujas perturbações acompanham as afasias, as agrafias e as alexias. Porém, é verdade que existem observações excepcionais de agrafia musical sem agrafia verbal e alexia musical sem alexia verbal. A manipulação de instrumentos de música pertence ao domínio de competências apráxicas. Foi descrita uma apraxia especificamente musical, visto que a *apraxia instrumental bimanual* não permite mais tocar (piano ou acordeão): esse distúrbio foi observado depois de lesões do hemisfério direito, do lobo temporal esquerdo e dos dois hemisférios.

Agnosias paralinguísticas: agnosias da prosódia emocional e fonoagnosia

As agnosias paralinguísticas reúnem as agnosias que afetam não as mensagens verbais em si, mas o meio afetivo e a identificação de quem fala.

A incapacidade de reconhecer as entonações emocionais da linguagem falada é uma agnosia auditivo-verbal afetiva ou uma *aprosódia* receptiva: ela surge por ocasião de lesões do hemisfério direito (consultar capítulo 17).

A *fonoagnosia*, observada nas lesões temporoparietais direitas, está para a voz assim como a prosopagnosia está para os rostos. Ela também resulta de lesões do hemisfério direito, o que confirma que os componentes linguísticos e não linguísticos da linguagem falada não dependem do mesmo hemisfério.

Referências

ALAJOUANINE T. – *L'Aphasie et le langage pathologique*. J.-B. Baillière et fils, Paris, 1968.

ASSAL G., AUBERT C. – La reconnaissance des onomatopées et des cris d'animaux lors de lésions focalisées du cortex cérébral. *Rev Neurol* 1979; *1*(135) : 65-73.

AUERBACH S.-H., ALLARD T., NAESER M. *et al.* – Pure word deafness : analysis of a case with bilateral lésions and a defect at the prephonemic level. *Brain* 1982; *105* : 271-300.

BARBIZET J., BEN HAMIDA M., DUIZABO PH. – *Le Monde de l'hémiplégique gauche*. Masson, Paris, 1972.

BEVER T.-G., CHIARELLO R.-J. – Cerebral dominance in musicians and non-musicians. *Science* 1974 : 185-537.

BOTEZ M.-I. – *Neuropsychologie clinique et neurologie du comportement*. Les Presses de l'université de Montréal/Masson, Paris, 1987.

BOTEZ M.-I., BOTEZ T., AUBÉ M. – La neuromusicologie, partie intégrante de la neuropsychologie clinique. *Union médicale du Canada* 1983; *113*(4) : 366-375.

BUCHMAN A.-S., GARRON D.-C., TROST-CARDAMONE J.-E. *et al.* – Word deafness : one hundred later. *J Neurol Neurosurg Psychiatry* 1986; *49* : 489-499.

FUJI T., FUKATSU R., WATABE S. *et al.* – Auditory sound agnosia without aphasia following a right temporal lobe lesion. *Cortex* 1990; *26* : 263-268.

HECAEN H. – *Introduction à la neuropsychologie*. Larousse Université, Paris, 1972.

HEILMAN K.M., SCHOLES R., WATSON R.-T. – Auditory affective agnosia. Disturbed comprehension of affective speech. *J Neurol Neurosurg Psychiatry* 1975; *38* : 69-72.

LAMBERT J. – Troubles de la perception du langage parlé : approche cognitive et orientations thérapeutiques. *In : Perception auditive et compréhension du langage* (1 vol.), J. LAMBERT et J.-L. NESPOULOUS. Solal, Marseille, 1997.

LECHEVALIER B., EUSTACHE F., ROSSA Y. – *Les Troubles de la perception de la musique d'origine neurologique.* Masson, Paris, 1985.

LHERMITTE F., CHAIN F., ESCOUROLLE R. *et al.* – Étude des troubles perceptifs auditifs dans les lésions temporales bilatérales. *Rev Neurol* 1971; *128* : 329-351.

MENDEZ M.-F., GREEHAN G.-R. – Cortical auditory disorders : clinical and psycho-acoustic features. *J Neurol Neurosurg Psychiatry* 1988; *51* : 1-9.

MICHEL J., PERONNET F., SHOTT B. – A case of cortical deafness : clinical and electrophysiological data. *Brain and Language* 1980; *10* : 367-377.

MOTOMURA N., YAMADORI A., MORI E., TAMARI F. – Auditory agnosia. Analysis of a case with bilateral subcortical lesions. *Brain* 1986; *109* : 379-391.

PERETZ I. – Processing of local and global musical information by unilateral brain-damaged patients. *Brain* 1990; *113* : 1185-1205.

VAN LANKER D.-R., CUMMINGS J.-L., KREIMAN L., DOBKIN B.-H. – Phonoagnosia : a dissociation between familiar and unfamiliar voices. *Cortex* 1988; *24* : 195-209.

12 | AS AGNOSIAS TÁTEIS

O córtex somestésico garante a recepção das mensagens exteroceptivas e proprioceptivas necessárias ao reconhecimento pelo palpar dos objetos colocados na mão. Esse processo é feito essencialmente pelas sensibilidades lemniscais que transmitem o tato e a propriocepção: elas são feitas de fibras mielinizadas, que têm uma velocidade rápida de condução e dispõem de uma somatotopia precisa, ao longo do trajeto dos cordões posteriores da medula ao núcleo ventroposterolateral do tálamo até o giro pós-central onde se projeta o homúnculo sensitivo. As sensibilidades extralemniscais só têm uma função acessória nesse dispositivo: elas transmitem a dor, o calor e o frio, e são feitas de fibras de diâmetro pequeno, pouco ou nada mielinizadas, de velocidade de condução lenta, de somatotopia imprecisa, e se projetam no tálamo "específico", (núcleo reticular e núcleos talâmicos intrínsecos), também fazendo um relé nos múltiplos alvos (reticulado, núcleos cinzentos centrais, hipotálamo e sistema límbico) antes de atingir o córtex somestésico e, também, o córtex associativo não específico e o lobo frontal.

O córtex somestésico é constituído de duas áres. A área SI é a área primária do giro pós-central (áreas 1, 2, 3 de Brodmann). A área SII, situada no lábio superior da fissura de Sylvius, sem somatotopia precisa, recebe as aferências extralemniscais e também as lemniscais. Essas duas áreas estão conectadas entre si e, também, com a área 4 e a área motora suplementar. A região parietal posterior parece estar implicada na discriminação tátil das formas, na análise espacial (discriminação dos círculos do compasso de Weber, localização das sensações, direção das estimulações cutâneas e dos movimentos passivos) e na precisão da apreensão manual independentemente das sensibilidades elementares. As aferências de SII são bilaterais e existe uma imbricação entre as áreas somestésicas e a região pré-central que justifica uma visão global de um córtex sensório-motor. Aliás, a palavra "palpar" indica bem a inter-relação entre o movimento e a sensação. Há uma superioridade do hemisfério direito para as tarefas de exploração espacial.

UMA OU VÁRIAS ASTEREOGNOSIAS? ───────────

A astereognosia assinala a incapacidade de reconhecer os objetos pela apalpação e sem a ajuda de outro canal sensorial, em particular o visual. A astereognosia é banal quando existem distúrbios sensitivos elementares dos quais ela é uma consequência esperada. A astereognosia é chamada de pura quando não existe qualquer outra perturbação sensitiva, como se as sensações não pudessem atingir seu significado. Apesar do debate que surgiu sobre a necessária minúcia do exame das sensibilidades antes do diagnóstico de astereognosia, e até sobre a negação do conceito, pelo motivo de que toda astereognosia procederia de um *deficit*, mesmo mínimo, das sensibilidades elementares, a existência de autênticas astereognosias é, geralmente, admitida.

Por ocasião da apalpação de um objeto, quatro níveis de tratamento (Fig. 12.1) podem ser determinados: o nível de sensações elementares (frio, calor, liso, rugoso, macio...), o nível de percepções (da forma: *uma esfera, um cubo*... e da matéria: *metal, plástico*...), o nível de identificação ou nível associativo, no qual o objeto é reconhecido, portanto, nomeado, e quando o objeto é reconhecido e não nomeado, no caso de existir um *deficit* tátil-verbal. O dano do primeiro nível é causado pelas síndromes deficitárias sensitivas periféricas ou centrais, até o córtex parietal. O dano do 2º e do 3º níveis corresponde às astereognosias, o dano do 4º nível, às anomias táteis. Evidentemente, o sujeito não efetua um tratamento analítico sequencial estrito, porque não é necessário que uma etapa esteja terminada para que a outra comece, e o reconhecimento parece imediato, ainda mais porque um mínimo de informações pode ser suficiente para o reconhecimento dos objetos usuais. Entretanto, quando o objeto é pequeno ou não muito conhecido, constatamos na clínica que o sujeito faz uma análise dedutiva, tentando deduzir a natureza do objeto, com informações o mais precisas possível sobre as características perceptíveis.

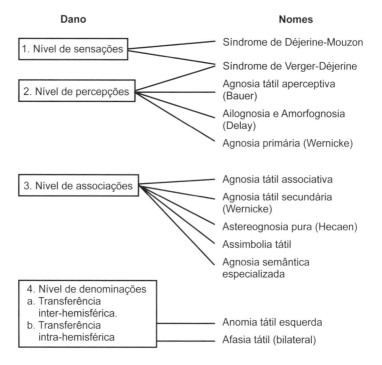

Fig. 12.1. *Tentativa de classificação das astereognosias. A partir do nível 4, os objetos apalpados são reconhecidos.*

As agnosias táteis **155**

Os *deficits* sensitivos parietais correspondem claramente ao dano do primeiro nível quando o quadro realizado é o da síndrome de *Déjerine-Mouzon*, com hemianestesia meio desenvolvida, afetando a sensibilidade elementar tátil, vibratória, térmica e da dor. A síndrome de *Verger-Déjerine* mostra a sensibilidade elementar intacta ou pouco perturbada e o *deficit* afeta a discriminação tátil (compasso de Weber), a localização das sensações, a cinestesia com uma astereognosia. Essa síndrome pode ser considerada ou como consequência de *deficits* discretos da sensibilidade elementar, ou como uma agnosia aperceptiva, visto que a astereognosia observada mistura os elementos de um *deficit* do reconhecimento da forma e da matéria dos objetos.

A astereognosia, segundo a concepção de Delay (1935), pode ser em relação à matéria ou em relação à forma dos objetos. Estamos falando, então, de *ailognosia* ou de *amorfognosia*. A primeira está ligada a um *deficit* dos analisadores de intensidade, a segunda a um *deficit* dos analisadores espaciais (também chamados de extensidade), ambos se situam no córtex parietal e tratam as sensações que lhes chegam: foi o que Wernicke chamou de agnosia tátil primária, que ele atribuía, na concepção associacionista, a uma lesão do "centro das imagens táteis" e que também podemos encontrar com o nome de *deficit* do reconhecimento tátil espacial (Head, 1911). Esse tipo de astereognosia corresponde a um dano do segundo nível de tratamento e se mantivermos o qualificativo de agnosia, trata-se de uma agnosia tátil aperceptiva. A manipulação do objeto é difícil, reduzida e gestualmente estereotipada.

A astereognosia pura implica a ausência de distúrbio sensitivo e de *deficit* dos analisadores. Corresponde à agnosia tátil secundária que Wernicke atribuía à incapacidade de associar imagens táteis, intactas, às outras representações sensoriais dos objetos, representações auditivas, olfativas e, sobretudo, visuais, por desconexão dos centros das imagens visuais com as outras imagens sensoriais. Também é denominada assimbolia tátil ou agnosia tátil "verdadeira". Ela procede de um dano do terceiro nível de tratamento, o nível de identificação: é uma agnosia tátil associativa na qual é típico o sujeito emparelhar os pares de objetos pela apalpação, desenhar os objetos apalpados não identificados reconhecendo-os quando são desenhados. Assim, ao apalpar um colher pequena, o comentário relatado no caso Delay (1935) é o seguinte: "É de metal, é frio e duro, é fino no meio. Tem uma extremidade chata, outra oval, com um côncavo." As lesões afetam a região parietal posterior ou o córtex temporoparietal e particularmente SII. Na maioria das vezes a astereognosia é unilateral e heterolateral, mas existem alguns casos de astereognosia bilateral depois de uma lesão unilateral, o que, aliás, é a causa do problema do diagnóstico diferencial com as afasias táteis.

AS ANOMIAS TÁTEIS

As *anomias táteis* são excepcionais; o caso de Beauvois e seus colaboradores (1978) surgiu depois de um hematoma parieto-occipital esquerdo: o sujeito, que denominava corretamente os objetos apresentados visualmente, não

156 *Neuropsicologia*

conseguia mais denominar os objetos apalpados em qualquer uma das mãos, visto que eles eram perfeitamente reconhecidos. Além do mais, os erros de denominação eram do tipo semântico (*caixa de fósforo* → *alguns cigarros*; *faca* → *garfo*). Trata-se de um *deficit* do quarto nível, tátil-verbal, análogo à afasia óptica na modalidade visual e atribuível a um *deficit* da transferência intra-hemisférica, porque não existe lesão do hemisfério direito, nem lesão do corpo caloso.

As *anomias táteis esquerdas* por desconexão calosa formam um quadro diferente de afasia tátil: os sujeitos não podem mais nomear os objetos colocados só na mão esquerda; os objetos são perfeitamente reconhecidos e os pacientes podem encontrá-los por apalpação no meio de outros objetos ou mostrar o uso deles. Quando o sujeito dá um nome ao objeto apalpado, a substituição verbal parece se dar ao acaso, sem os erros semânticos encontrados na afasia tátil.

Referências

BAUER R.-M. – Agnosia. *In : Clinical Neuropsychology*, K.-M. HEILMAN et E. VALENSTEIN. Oxford University Press, Oxford, 1993.

BEAUVOIS M.-F., SAILLANT B., MEININGER V., LHERMITTE F. – Bilateral tactile aphasia : a tacto-verbal dysfunction. *Brain* 1978; *101* : 381-402.

CASELLI R.-J. – Rediscovering tactile agnosia. *Mayo Clin Proc* 1991; *66* : 129-142.

DELAY J.-P.-L. – *Les Astéréognosies*. Masson et Cie, Paris, 1935.

GESHWIND N., KAPLAN E.-F. – A human disconnection syndrome. *Neurology* 1962; *12* : 675-685.

HECAEN H., ALBERT M.-L. – *Human Neuropsychology* (1 vol.). John Wiley and Sons, New York, 1978.

HECAEN H., DAVID M. – Syndrome pariétal traumatique : asymbolie tactile et hémiasomatognosie paroxystique et douloureuse. *Rev Neurol* 1945; *77* : 113-123.

NEWCOMBE F., RATCLIFF G. – Agnosia : a disorder of object recognition. *In : Les Syndromes de disconnexion calleuse chez l'homme*, F. MICHEL et B. SCHOTT. Lyon, 1974.

13 | NEUROPSICOLOGIA DO LOBO FRONTAL

Toda consciência é antecipação do futuro.
Bergson

O lobo frontal designa a parte do cérebro situada na frente da fissura de Rolando. Ele compreende:

– o giro central (circunvolução frontal ascendente) à beira da fissura de Rolando e que constitui a área motora (área 4 de Brodmann);
– o córtex pré-motor ou área de associação motora, situado na frente da área motora e que compreende as áreas 6, 8, 44 (área de Broca), 45, bem como a área motora suplementar na face interna do hemisfério;
– o córtex pré-frontal, na frente do anterior, córtex granular, cujas lesões provocam manifestações designadas com o nome de síndrome frontal e que é dividido em três partes:

* uma porção dorsolateral no nível da convexidade cerebral (áreas 9, 10, 46),
* uma porção orbitária ou ventral (áreas 11, 12, 25, 32, 47),
* uma porção interna ou mesial, constituída do giro do cíngulo, incluso no sistema límbico e constituído das áreas 24 e 32, bem como da parte interna das áreas 6, 8, 9, 10.

O córtex pré-frontal – que representa entre um quarto e um terço da massa do córtex, e que não é nem a partida das vias motoras, nem o lugar de chegada das vias sensoriais – tem múltiplas conexões, quase sempre recíprocas, com inúmeras regiões do cérebro. As conexões com as áreas sensoriais não afetam as áreas primárias e sim as áreas associativas temporais, parietais e occipitais, o que indica que as aferências frontais têm relação com as informações já elaboradas, sejam elas sensitivas, auditivas ou visuais. O córtex pré-frontal é a única localização neocortical das informações que circulam pelos circuitos límbicos e ele mantém conexões com o hipocampo, com a amígdala, com o tálamo (sobretudo com o núcleo dorsomedial), com o córtex límbico para--hipocampal e cingular, com o hipotálamo e com o tegmento mesencefálico. Logo, é possível dizer que ele se comporta como uma interface entre a cognição e os sentimentos. É preciso acrescentar que ele está implicado na memória por intermédio do sistema límbico e nos processos da atenção pelo tálamo, ele próprio ligado com a substância reticulada, pelos núcleos intralaminares. As conexões entre o córtex e núcleos cinzentos centrais (gânglios de base) são organizadas em cinco circuitos que chegam ao tálamo, passando pelo *striatum,* pelo pálido e pela substância negra (ver Fig. 19.1): um deles, motor, sai da área motora suplementar; o outro, oculomotor, sai das áreas oculomotoras frontais (área 8); os outros três, implicados nas funções cognitivas e

158   Neuropsicologia

na regulação emocional e motivacional, saem, respectivamente, do córtex pré-frontal dorsolateral, do córtex fronto-orbital e do córtex frontal interno, no nível do giro do cíngulo. Esses circuitos são percursos que, partindo do tálamo, se projetam de maneira recorrente sobre o córtex pré-frontal. O córtex pré-frontal também recebe aferências provenientes das áreas olfativas da base do cérebro e também está ligado, pelo tálamo e suas conexões descendentes, ao sistema nervoso autônomo.

Entretanto, apesar do volume do lobo frontal e da riqueza de suas conexões, foi difícil desligar a noção de *síndrome frontal* de uma abordagem unicista dos distúrbios mentais na ocorrência de tumores cerebrais, o que fez com que também fosse recusada ao lobo frontal uma semiologia original e, ainda com mais razão, específica.

Contudo, em 1875, Ferrier notou que depois da ablação da área orbitofrontal do macaco, os animais continuavam a se mexer, a ver, a ouvir, a sentir cheiros, a sentir gosto... a procurar comida. No entanto, uma "observação mais atenta mostrou que, de fato, os animais haviam passado por uma grande mudança: eles não manifestavam interesse por coisa alguma... ficavam estupidamente calmos e pareciam haver perdido o dom da observação inteligente e atenta". Os trabalhos de Jacobsen, nos anos de 1930, mostraram que as lesões experimentais do córtex dorsal pré-frontal do macaco alteravam as *tarefas de respostas tardias*, ou seja, as tarefas durante as quais o estímulo era subtraído da visão do animal por menos de cinco segundos, por uma tela corrediça. Essas tarefas precisavam da ação de vários tratamentos cognitivos: atenção às coordenadas espaciais dos estímulos, memorização das informações e escolha da resposta com capacidade de inibir as respostas inexatas. Jacobsen também notou que o chimpanzé, que sofrera uma dupla lobotomia pré-frontal, deixara de apresentar uma agitação ansiosa provocada pelas dificuldades das tarefas a que era submetido (que o autor chamava de "neurose experimental") e tornava-se equânime, o que deu a Egas Moniz a ideia de utilizar a lobotomia pré-frontal para tratamento terapêutico.

No homem, o triste acidente de Phineas Gage passou a ser um exemplo: em 1848, esse empregado da ferrovia, competente e eficaz, detonou desajeitadamente uma carga explosiva, e uma barra de ferro que ele segurava atravessou sua face esquerda, o lobo frontal esquerdo e a convexidade craniana. Aparentemente curado, tornou-se evidente que sua personalidade havia sido profundamente afetada: tornou-se grosseiro, cheio de caprichos, instável e falava-se que "Gage não era mais o Gage". Ele perdeu o trabalho e passou a vida mudando de emprego, instabilidade profissional. A despeito de algumas teorizações sobre as funções frontais, foi preciso aguardar os trabalhos de Luria para renovar a análise semiológica dos distúrbios relacionados às lesões dos lobos frontais; essa abordagem desembocou numa concepção tripartite do cérebro: uma zona basal que integra o tronco cerebral e o sistema límbico e que gera um "tônus cortical" responsável pela atenção e pela memorização; uma zona posterior reservada ao tratamento das informações sensoriais; uma região anterior que assegura a regulação sequencial e a planificação da atividade cerebral, seja ela motora seja mental, com tudo o que essas funções implicam nas escolhas a fazer e a adaptar, como nas resoluções de problemas e na capacidade estratégica para selecionar os comportamentos necessários à realização dos projetos que tecem

Neuropsicologia do lobo frontal **159**

a vida humana. A maior parte das funções do lobo frontal está reunida sob o termo em inglês correspondente à "função executiva", em português, o que não quer dizer que o lobo frontal seja encarregado de funções de execução: o lobo frontal está encarregado do controle da ação (*executive cognitive control,* escreveu Benson) por antecipação, da escolha dos objetivos a serem atingidos, da planificação, da seleção adequada (que subtende a escolha de uma resposta e a inibição de outras respostas), da vigilância do desenrolar e da verificação do resultado obtido. Esse controle pré-frontal dorsal das ações também está ligado à motivação subtendida pela região frontal medial (em especial o giro do cíngulo) e à capacidade de prever a sucessão de ações a fazer, denominada por Ingvar de "memória do futuro". No doente, a alteração das funções do lobo frontal é acompanhada de uma perda da autocrítica, de uma incapacidade para avaliar os próprios desempenhos, da subestimação ou da inconsciência do caráter mórbido de seu estado.

A PERSONALIDADE FRONTAL

Os distúrbios da personalidade se devem às ligações do lobo frontal com o sistema límbico e às estruturas que regulam as manifestações autonômicas da vida emocional (Tabela 13.I).

Tabela 13.I. *Principais sinais de disfunção pré-frontal de acordo com as três grandes subdivisões do lobo* pré-frontal

Córtex dorsolateral	Córtex frontal interno	Córtex orbito-frontal
Afasia transcortical motora (lesão esquerda) Redução da fluência Apatia, abulia, inércia, distraibilidade		
Depressão Distúrbios da organização dinâmica dos atos motores Ecopraxia Perturbações do controle executivo com dano: – da planificação – da memória prospectiva – da flexibilidade mental na resolução de problemas	Apatia, às vezes intensa Acinesia Mutismo acinético (lesões bilaterais)	Moria Euforia Desinibição Irritabilidade Estado maníaco Impulsividade Distraibilidade Dependência do meio ambiente Sociopatia

O humor pode ser, na vertente eufórica, expansivo, de uma simplicidade pueril e despreocupada, às vezes com um comportamento hipomaníaco, criando a "moria" com seu cortejo de brincadeiras bobas ("Você perguntou como... Sim, eu como, não bebo. Ah! quando eu como não falo"... "Como eu vou!

160 Neuropsicologia

Ah! vou bem mal... bem mal, não é bem feminino para ser bem mal"...) ou cáusticos, muitas vezes eróticos ou grosseiros ("Você me perguntou quem é o governador ah! ah! governa... a dor, ora bolas!"). O comportamento pode ser do tipo psicopático ou agitado e ineficaz. Esse lado exaltado da personalidade frontal é mais encontrado nas lesões da porção orbitária do lobo frontal. O comportamento de micção, e até de defecação, em lugares não apropriados é, regra geral, observado nas lesões mediais bilaterais dos lobos frontais e deve estar ligado à perda das influências inibidoras exercidas pelas regiões frontais. Ele deixa o doente indiferente ou zombeteiro.

O humor pode ser depressivo ou pseudodepressivo, visto que o comportamento se caracteriza por inércia, apragmatismo, abulia, placidez emocional, sem a dor moral dos estados depressivos. Uma certa confusão reina na literatura ao atribuir o lado apático-abúlico da personalidade frontal ora à síndrome dorsolateral pré-frontal, ora à síndrome cingular anterior. Ambas podem comportar uma perda da capacidade de iniciativa e de entusiasmo psíquico (*drive,* dos autores anglo-saxões), inércia, lentidão ideatória e motora, desinvestimento das atividades cotidianas, relativa indiferença e distraibilidade. Os estados apáticos mais profundos, às vezes qualificados de acinéticos, são observados na síndrome cingular anterior, e sua forma extrema é representada pelo *mutismo acinético* observado nas lesões frontais internas bilaterais, por exemplo, no caso de um infarto das duas veias cerebrais anteriores lesar os giros do cíngulo e criar um estado de imobilidade acordada e silenciosa.

A personalidade, sob influência de uma lesão ventromedial (particularmente direita), também pode desorganizar-se num modo que Damasio designou de "sociopatia adquirida", para descrever uma analogia semiológica com a sociopatia do DSM III, ou desequilíbrio mental, que é uma anomalia do desenvolvimento da personalidade. Então, alguns sujeitos, adaptados e estáveis no plano profissional e afetivo, desenvolvem, depois de uma lesão frontal, uma instabilidade profissional e afetiva, acompanhada de incapacidade de tomar decisões que são, então, suscitadas pelo acaso, quer se trate de uma escolha aparentemente simples como a seleção de um prato do cardápio de um restaurante, quer de decisões que envolvam a vida profissional e afetiva. Esse estado estaria ligado ao defeito de ativação de *marcadores somáticos* que, ao longo da existência, unem "situações" (estímulos) e suas repercussões emocionais vividas pelo corpo sob o impulso do sistema nervoso autônomo, ou sob uma forma positiva, atraente, ou sob uma forma negativa, repulsiva (constrição da faringe, mal-estar geral etc). Diante de uma escolha, a ativação dos marcadores funciona como um sinal emocional corporal de ajuda para a decisão. O córtex frontal é o centro de convergência das percepções vindas do mundo e dos sinais emocionais que elas veiculam. Privado dessa assistência emocional na decisão, o sujeito não consegue selecionar as escolhas positivas, mesmo que reconheça o sentido das situações sociais e imagine as respostas possíveis. Esse é um dos aspectos da participação do lobo frontal na "cognição social" (consultar capítulo 18, p. 346). Segundo Laplane, esse tipo de comportamento poderia resultar de uma perda de "autoativação psíquica", acompanhada de manifestações obssessivas, demonstradas não só pela incapacidade de escolher, mas também de atividades mentais estereotipadas (como as atividades de contar) que ocupam o "vazio mental": essa interpretação semiológica será abordada no capítulo que trata da neuropsicologia dos núcleos cinzentos centrais (capítulo 19).

O CONCEITO DE PROGRAMAÇÃO APLICADO AOS MOVIMENTOS

As lesões do córtex pré-frontal provocam um *deficit* da *organização dinâmica* dos atos motores, caracterizado pela dificuldade em realizar ações sequenciais segundo um *programa* fixado, em virtude da *perseveração* do mesmo gesto, visto que uma outra ação pode ser esquecida, o que provoca uma simplificação do programa que, por exemplo, partindo de quatro movimentos sucessivos, pode reduzir-se à reiteração anárquica de dois deles.

Podemos também solicitar ao sujeito que repita a sequência dos seguintes gestos: pôr sucessivamente, em cima da mesa, a mão espalmada, depois o punho, depois o lado da mão, ou ainda reproduzir os ritmos sonoros que o examinador indica ao bater na mesa com um lápis, ou, ainda, reproduzir sequências de figuras geométricas simples como um círculo, uma cruz, um triângulo e um quadrado (Fig. 13.1). A regulação verbal dos atos motores é diversamente alterada. Assim, a verbalização em voz alta pode facilitar a manutenção do programa, contudo, nos casos mais graves, os sujeitos repetem as instruções sem realizá-las (como se existisse uma ruptura entre o pensamento e a ação), ou ainda limitam-se a repetir a instrução verbal de maneira ecolálica. Além disso, é preciso frisar que a linguagem adquire progressivamente, durante a infância, o poder de regular as atividades motoras: durante os primeiros anos de vida, apesar da instrução verbal (quando a luz acender, você tem de levantar-se), a criança tende a dar uma resposta motora imediata. Quanto à imitação de gestos, ela apresenta respostas em espelho do tipo *ecopráxica*. Quando chamamos a atenção sobre os erros, o doente pode corrigir-se, o que não impede que ele se engane novamente.

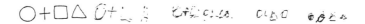

Fig. 13.1. *Distúrbio da programação de uma sequência de figuras geométricas* (extraído de R. Gil. Neurologie pour le praticien. Simep, Paris, 1989).

162 Neuropsicologia

OS DISTÚRBIOS DAS ATIVIDADES PERCEPTIVAS VISUAIS

A percepção visual está subtendida numa atividade exploratória do olhar, que percorre a paisagem de acordo com uma estratégia que permite notar os detalhes mais significativos. O registro dos movimentos do olhar mostra que a identificação das imagens, satisfatória no total, é efetuada a partir de alguns detalhes nos quais os olhos se fixam compulsivamente, o que, aliás, pode explicar alguns erros de identificação. Trata-se, então, da incapacidade de estabelecer uma estratégia comportamental. Além disso, se fizermos uma pergunta precisa ao sujeito sobre um quadro (por exemplo, representando uma família reunida na sala de estar), a estratégia de exploração visual da cena não muda se perguntamos se se trata de uma família rica ou pobre e, em seguida, se pedimos para dizer a idade das pessoas que figuram no quadro. No plano perceptivo-motor, a reprodução de memória da figura de Rey mostra uma simplificação, com repetição estereotipada de detalhes. Entretanto, ao apresentar sucessivamente ao sujeito diferentes frações da figura, a realização melhora, o que mostra que não se trata de uma apraxia construtiva e sim de um *deficit* de programação: é então o examinador que, ao indicar as etapas da tarefa, se transforma numa espécie de lobo frontal do doente.

LOBO PRÉ-FRONTAL E ATENÇÃO

A distrabilidade, a contaminação das tarefas por estímulos vindos do meio ambiente (efeito "de campo" como diz Luria) mostram as dificuldades de atenção dos sujeitos com lesão frontal. A atenção pressupõe, ao mesmo tempo, orientação e concentração mental dirigidas para uma tarefa e inibição de atividades concorrentes.

Alguns testes ditos de "controle mental" são usualmente usados para avaliar a atenção: contar de trás para a frente (por exemplo de 20 a 0), subtrações em série (por exemplo, subtrair várias vezes seguidas o número 7 a partir de 100), subtestes de memória de números (em ordem direta e inversa) de WAIS. A atenção *seletiva ou focalizada ou dirigida* pode ser explorada pelos testes de riscos, que podem mostrar, em caso de lesão direita, uma heminegligência ou objetivar uma lentidão e erros perseverativos na aplicação das instruções. Também podemos utilizar o *Trail Making A* ou o teste de figuras embaralhadas de Gottschaldt. A continuidade de uma tarefa pode ser afetada por um desvio da atenção que pode estar ligado a um estímulo exterior ao teste, mas que também pode estar relacionado ao próprio estímulo: o *Odd Man Out test* consiste em apresentar cartões ao sujeito, nos quais estão desenhadas três figuras geométricas (por exemplo, um triângulo grande, um triângulo pequeno e um círculo pequeno) diferentes no tamanho ou na forma. Pedimos ao sujeito que "expulse o intruso", isto é, a figura que não está de acordo com as outras; o sujeito pode optar por eliminar o triângulo grande (critério: tamanho) ou o círculo pequeno (critério: forma); apresentamos, então, os cartões seguintes, pedindo que continue a expulsar o mesmo tipo de intruso, em seguida pedimos que mude

Neuropsicologia do lobo frontal **163**

de intruso e assim por diante, sempre alternando. O sujeito deverá excluir ou em razão do tamanho, ou em razão da forma. Nas lesões frontais, os sujeitos mudam espontaneamente o tipo de "intruso" e mantêm esse comportamento porque respondem em razão da impressão inicial desencadeada pela visão das figuras e não em razão da regra adotada. A sensibilidade às *interferências* é eletivamente avaliada pelo processo de *Stroop*; o mais conhecido é o teste cores-palavras, que consiste em pedir que o sujeito diga o nome das quatro cores das pastilhas e, depois, leia as palavras escritas em preto que correspondem às quatro cores, depois que diga a cor da tinta com a qual as palavras foram escritas, sabendo que essa cor pode ou não corresponder à palavra escrita: existe, então, uma diferença entre a leitura da palavra e a denominação da cor, que prolonga, no sujeito normal, o tempo de denominação da cor da tinta das palavras "conflitantes" (como a palavra *vermelha* escrita em verde); a interferência pode ser medida ou pelo tempo de reação ou, o que é mais usual, pela comparação do número de itens lidos ou nomeados em cada um das três partes da prova. No sujeito frontal, a interferência é muito mais marcada do que no sujeito normal e os erros são mais numerosos. A *atenção dividida* impõe o tratamento simultâneo de várias tarefas ou de várias informações: é assim no *Trail Making B,* que consiste em ligar alternativas em ordens numérica e alfabética 13 números e 12 letras (A a L) espalhados numa folha (1- - A- - 2 - - B - - etc.): os resultados são expresos em função do tempo. O teste de audição em série de Gronvall consiste em apresentar ao sujeito, uma vez a cada dois segundos, um número de 1 a 9, pedindo, todas as vezes, que o adicione ao número anterior (*3 – 2...Resposta: 5 – 6... – Resposta: 8 etc.).* A implicação do lobo pré-frontal dorsolateral (bem como a da junção temporoparietal) na *atenção fásica ou automática* pode ser posta em evidência pelo registro dos potenciais cognitivos evocados: assim, por exemplo, na modalidade visual, quando pedimos ao sujeito que aperte o botão todas as vezes que aparecer um triângulo invertido, que surge aleatoriamente (10% das apresentações) entre os triângulos apoiados na base (80% das apresentações), sobrevém uma grande onda positiva chamada de P300 e que constitui o máximo nos eletrodos centroparietais. A introdução de um estímulo inesperado (uma figura geométrica complexa), que também apareça de modo aleatório (10% das apresentações), faz aparecer uma onda P300A, que aparece de 20 a 50 m antes e constitui o máximo nos eletrodos frontocentrais: a amplitude dessa onda é reduzida ou anulada pelas lesões pré-frontais e da junção temporoparietal, o que sugere que essas duas regiões estão implicadas numa rede multimodal que intervém no reconhecimento rápido das modificações ambientais.

LOBO PRÉ-FRONTAL E MEMÓRIA

Quando interrogamos um paciente com uma lesão frontal sobre os acontecimentos que exploram a memória de fatos antigos e recentes, não encontramos nenhuma perturbação evidente e as síndromes amnésicas observadas nos tumores médio-frontais ou nos aneurismas da artéria comunicante anterior respondem por lesões que invadem o córtex frontal ventromediano, so-

164   Neuropsicologia

bretudo no nível dos núcleos do *septum* e das fibras das colunas do fórnix (trígono).

Entretanto, provas como o *teste de palavras* de Rey podem mostrar um *deficit* da rememoração, sendo o reconhecimento satisfatório: trata-se, então, de um *deficit* da recuperação e não da aprendizagem. Isso pode ser aproximado do comportamento de certos doentes que, apesar de um bom desempenho nos testes de memória, não usam sua capacidade mnésica na vida cotidiana e apresentam esquecimentos às vezes grosseiros, como se nem tentassem rememorar.

Certos aspectos da memória podem revelar-se perturbados, desde que usemos métodos de exames orientados. As lesões frontais alteram a *memória dita de fonte.* Os testes de respostas adiadas (ver *supra*) mostram a importância do lobo pré-frontal na *memória de trabalho* (e, mais particularmente, da sua porção dorsolateral): essa memória de trabalho também está envolvida nos testes de atenção expostos anteriormente. O teste da *Torre de Londres* é composto de uma prancha na qual inserimos três hastes verticais: três anéis coloridos são divididos numa ordem determinada em duas dessas hastes, e a prova consiste em realizar outras configurações de complexidade variável, movendo os anéis o menos possível. Esse teste, que inclui numerosas variantes (*Torre de Hanói; Torre de Toronto*), mostra, nas lesões frontais (sem que possamos deduzir formalmente uma lateralização da lesão à esquerda), um aumento do número de deslocamentos, visto que o objetivo fixado nem sempre é atingido: isso sugere não só um *deficit* da atenção, mas também um *deficit* da memória de trabalho e, ainda, um *deficit* da capacidade de planificação. Da mesma forma, podemos evocar um *deficit* da *ordem temporal de fatos recentes:* podemos apresentar ao sujeito algumas cartas nas quais estão inscritos pares de palavras ou pares de figuras; os pares não são constituídos dos mesmos itens e a instrução consiste em perguntar ao sujeito qual dos dois itens de um dos pares foi visto mais recentemente; os sujeitos frontais cometem muitos erros nesse *julgamento de recência,* sobretudo nas lesões direitas, visto que as lesões esquerdas perturbariam eletiva e moderadamente a prova verbal. O teste de *auto-ordenamento das respostas* consiste em apresentar ao sujeito algumas pranchas em que é representada uma série de palavras ou desenhos dispostos, a cada apresentação, numa ordem diferente: o sujeito deve apontar uma imagem em cada apresentação, mas cada imagem só pode ser apontada uma única vez. Os erros são mais numerosos nas lesões frontais esquerdas, quer o material apresentado seja verbal quer não verbal. Igualmente, devemos correlacionar a um *deficit* da organização temporal da memória a incapacidade do sujeito atingido por lesões frontais (qualquer que seja o lado) de fazer uma *aprendizagem associativa*: podemos dispor diante dele seis lâmpadas e seis cartas, de modo que quando uma lâmpada se acender, ela só se apagará quando o sujeito tocar a carta à qual a lâmpada está associada; a prova continua, com o intuito de aprender, por ensaios sucessivos e memorização dos êxitos, os pares (uma carta – uma lâmpada) constituídos: o córtex dorsolateral está eletivamente envolvido. Os testes de aprendizagem de labirintos são muito deficitários e refletem as dificuldades de *memorização sequencial*, portanto, de planificação. A *interferência proativa* indica a perturbação da aprendizagem de uma tarefa por contaminação da tarefa anterior. É isso o que acontece quando um sujeito aprende sequências sucessivas de palavras

Neuropsicologia do lobo frontal **165**

que pertençam à mesma categoria semântica; os desempenhos dos sujeitos tendem a baixar de uma lista para a outra; entretanto, se uma sequência de palavras de outra categoria semântica é apresentada, os desempenhos dos sujeito voltam a aumentar: há uma liberação da interferência proativa. Essa melhora não acontece nos sujeitos frontais, mas há os que acham que essa constatação só estaria relacionada aos doentes frontais que apresentem, também, uma amnésia anterógrada. As lesões frontais perturbariam a memória *prospectiva* que permite ter acesso a informações ordenadas no tempo e no espaço, a fim de pôr em ação as estratégias necessárias à planificação das ações e à resolução de problemas: por exemplo, lembrar-se do que fez dois dias antes e organizar, em virtude dos compromissos e dos projetos, os dois dias seguintes necessita da memória prospectiva.

Perturbação da *metamemória*: por ocasião da aprendizagem de uma lista de palavras, o sujeito é incapaz de avaliar aproximadamente, antes de cada rememoração, o número de palavras que ele pensa ter guardado. Esses pacientes também têm dificuldade para avaliar sua própria capacidade em reconhecer os itens que não puderam se lembrar; esse dano do "sentimento do saber" (também conhecido como metocognição) remete, essencialmente, a dificuldades de organização, de manipulação, de recuperação e de avaliação das informações (consultar capítulo 14).

Respostas confabulatórias podem surgir na ausência de distúrbios da memória e poderiam estar ligadas à desinibição ou a um *deficit* da estratégia e do controle da recuperação das lembranças. Também podemos observar a síndrome de Capgras ou paramnésias de reduplicação caracterizadas por desdobramento das percepções. O doente diz, por exemplo, que está no hospital, mas, ao mesmo tempo, localiza o hospital na sua própria cidade (consultar capítulo 22).

LOBO PRÉ-FRONTAL E FLEXIBILIDADE MENTAL —

O ser humano pode ser levado a escolher entre várias eventualidades (numa situação clínica pode ser uma tarefa de *classificação categorial*) e depois, em virtude das contingências, mudar de opinião, o que supõe *inibir* a primeira escolha e, em seguida, voltar-se para outra. A falta de inibição provoca uma *perseveração,* uma aderência à tarefa: uma *stuck-in-set perseveration.* A flexibilidade mental designa, então, uma capacidade de adaptar as escolhas às contingências. Dificilmente ela pode ser separada do controle inibidor, que é a necessária capacidade de inibir as respostas não adaptadas: as lesões frontais provocam uma *desinibição.* Os testes ditos "go-no go" exploram a capacidade de inibir quando se pede ao sujeito, por exemplo, que aperte a mão do examinador se este disser "vermelho" e que não aperte a mão do examinador se este disser "verde"; nas lesões frontais, a audição da palavra "verde" provoca sempre, ou com frequência, uma resposta motora que o sujeito não consegue inibir. O teste de *classificação das cartas de Wisconsin,* do qual existem muitas variantes, consiste, por exemplo, em colocar diante do sujeito quatro cartas que diferem pelo número de elementos (de 1 a 4), pela cor (vermelho, verde, amarelo e azul) e pela forma dos elementos (triângulo,

166   Neuropsicologia

estrela, cruz, círculo): o princípio do teste é pedir ao sujeito que classifique as cartas em função de um critério à escolha, e que continue segundo o mesmo critério. No fim de seis tentativas, pedimos que mude de critério e assim por diante, em seis vezes consecutivas. Calculamos o número de categorias escolhidas, o número de erros perseverativos, ou seja, os erros que correspondem à resposta imediatamente anterior, embora ela tenha sido assinalada para o sujeito como inexata: os doentes atingidos por lesões frontais (particularmente dorsolaterais direita ou esquerda) cometem mais erros *perseverativos* do que os sujeitos normais ou sem lesão frontal. O *Trail Making B* (ver *supra*) também é um teste de flexibilidade mental. A flexibilidade perceptiva pode ser explorada por figuras de imagens ambíguas (consultar p. 266 e as Figs. 21.2 e 21.3) que podem supor duas representações diferentes: o sujeito com uma lesão frontal tem dificuldade em passar da percepção de uma imagem para a de outra imagem, na mesma figura.

A tendência de certos doentes em responder às perguntas feitas ao vizinho foi relacionada às lesões frontais direitas, ampliadas em temporoparietal, e foi interpretada como uma forma particular de perseveração.

LOBO PRÉ-FRONTAL E RESOLUÇÃO DE PROBLEMAS

A resolução de problemas ilustra e resume a execução de processos especialmente organizados pelo lobo frontal. Os problemas indicam as "questões a serem resolvidas que levem a um resultado desconhecido, que será encontrado com base em certos dados ou por um método que deve ser seguido para se obter um resultado supostamente conhecido". Logo, todo problema necessita de:

– investimento e focalização da atenção do indivíduo interrogado;

– análise dos dados do problema;

– uma estratégia, isto é, um programa;

– execução controlada desse programa subtendido pela memória prospectiva;

– avaliação do resultado, ou seja, comparação do resultado obtido com os dados iniciais, em termos de aceitabilidade e credibilidade. Segundo Shallice (1988), o lobo frontal controlaria um *sistema de supervisão atenta,* que modula o nível de ativação de esquemas de ação competitivos, selecionados por um plano diretor, que evitaria, ao mesmo tempo, a distrabilidade, ao inibir os esquemas parasitas, e a perseveração, ao inibir os esquemas dominantes, permitindo, assim, a flexibilidade mental.

A *resolução de problemas matemáticos* ilustra bem, como mostrou Luria, o comportamento ligado a uma falha frontal. Num problema do tipo: *o pai tem 24 anos, a mãe tem 3 anos menos, o filho tem 20 anos menos que a mãe e o avô diz: "Tenho a idade dos três juntos"; qual é a idade do avô?* O doente responderá, por exemplo: "24 + 3 + 20 = 47". Em compensação, o problema será resolvido, se for decomposto nas sequências sucessivas de raciocínio.

A estimação cognitiva pede ao sujeito que deduza uma resposta que ele não conhece com a ajuda de fatos conhecidos: podemos, então, perguntar qual é a altura da Torre Eiffel, a altura de um ônibus, o tamanho de uma nota de cem reais, a velocidade do galope dos cavalos de corrida, o comprimento da coluna vertebral humana. O resultado é superestimado ou subestimado exageradamente, como quando perguntamos ao sujeito o preço de vários objetos (aparelhos eletrodomésticos, brinquedos infantis etc.).

LOBO PRÉ-FRONTAL E LINGUAGEM

Uma redução *da fluência verbal* espontânea, com um falar mais ou menos lacônico, pode ser observada nas lesões frontais dorsolaterais ou mediais, porém, um mutismo durável só é observado nas lesões mediofrontais esquerdas (giro do cíngulo, área motora suplementar), visto que o mutismo acinético é consequência de lesões bilaterais.

Uma redução da fluência verbal induzida em provas associativas pode ser observada, mesmo na ausência de uma redução do volume verbal espontâneo, quer se trate da fluência verbal literal (explorada ao se pedir ao sujeito que diga em um minuto o máximo de palavras que comecem com uma certa letra), ou da fluência categorial (dar o nome de cores, de animais, de frutas e, em seguida, de cidades, no teste de Isaacs). Os testes de fluência que exploram a memória semântica (e também uma modalidade particular de acesso a essa memória) são alterados nas lesões focais e, também, nas demências, especialmente na doença de Alzheimer. As lesões frontais esquerdas provocam um *deficit* mais acentuado do que as lesões direitas. As mesmas tendências são observadas nos testes de fluência alternada (dizer durante um minuto, sucessivamente, o nome de um pássaro e o nome de uma cor, ou o nome de um menino e o nome de uma fruta) que exigem uma flexibilidade mental.

A *afasia transcortical motora* ou afasia *dinâmica* comporta uma "não espontaneidade verbal", que pode confinar ao mutismo, associada a uma compreensão normal e a uma repetição preservada, até mesmo com uma tendência ecolálica. Essa afasia é uma resposta às lesões pré-frontais dorsolaterais do hemisfério esquerdo ou do giro do cíngulo.

O dano da capacidade de planificação e de organização do discurso altera sua estrutura lógica, como podemos demonstrar ao pedir ao paciente que resuma um texto lido, ou que conte, como propõe Lhermitte, a história de *Chapeuzinho Vermelho*, que é estruturada numa série de sequências (a criança andando pela floresta; primeiro encontro com o lobo, encontro com o lobo-vovó etc). Essas sequências serão reduzidas em número e, portanto, a ordem será modificada e confusa. A compreensão de um texto complexo oferece dificuldades ligadas à incapacidade de reconstituir de maneira ordenada as sequências de ações descritas. O doente reconstitui detalhes justapostos sem poder chegar ao fim do texto.

168 *Neuropsicologia*

Do mesmo jeito, os distúrbios de compreensão das estruturas gramaticais revelam inaptidão para apreender fenômenos sequenciais, quer constituam uma sucessão arbitrária (exemplo 1, abaixo), quer constituam uma sucessão lógica (exemplo 2).

Exemplo 1. "Aqui estão duas cartas: uma cinza e uma preta. Se agora for noite, você me aponta a carta cinza; se for dia, você me mostra a preta." Depois da resposta do sujeito, a mesma pergunta é feita, invertendo as ordens.

Exemplo 2. "Qual é a frase certa: a primavera vem antes do verão ou o verão vem antes da primavera?" ou, então, "Quando eu digo que tomei o café da manhã antes de arrumar a casa, o que eu fiz primeiro?"
As explicações de provérbios mostram que eles são reduzidos ao sentido concreto, o que pode ser interpretado como um aspecto particular do dano da flexibilidade mental, que impede que o paciente passe do sentido próprio para o sentido figurado. O que quer dizer "Devagar se vai ao longe? Quando se quer ir muito longe, deve-se andar devagar...". Essa rigidez mental atrapalha, de um modo geral, o acesso à abstração e, portanto, o pensamento conceitual. Logo, o doente sabe o que quer dizer a palavra "ferramenta", mas não chega às associações conceituais necessárias para dizer "em que um martelo e uma serra se parecem". É isso o que mostra, especialmente, o subteste de Similitudes da WAIS. (Pergunta: "Qual a semelhança entre um machado e uma serra?" Resposta: "Um machado, funciona com grandes golpes, enquanto a serra é um vai-e-vem num objeto, na madeira, que corta... ah! bem, não se parecem em nada... quanto mais depressa vai a serra, mais ela suja... geme, às vezes quebra...").

De maneira mais geral, as lesões frontais estão (com as lesões do hemisfério direito) no centro dos estudos da pragmática, isto é, "do uso da linguagem no discurso". A pragmática estuda a "linguagem em ação", portanto, a pertinência da linguagem na conversação, que pode ser perturbada na ausência de desordens fonológicas, sintáticas ou semânticas. Isto porque a linguagem é um ato social que deve não só se adaptar ao discurso do outro, mas também detectar as intenções e as expectativas do outro (o que vai ao encontro da "teoria do espírito"; consultar p. 348). A análise da conversação também pode ser feita usando-se protocolos como o de Prutting e Kirchner que estudam trinta parâmetros, como a construção da fala, os tempos de pausa, a precisão do léxico, a fluência e, inclusive, aspectos não verbais, como a proximidade física, a postura e a expressão facial (Peter, Dardier).

A formulação da linguagem também pode ser entravada tanto por uma falta da palavra como por perturbações da personalidade, como a euforia e a tendência para os trocadihos.

A afasia de Broca (que implica o lobo frontal, mas ultrapassa seus limites) e a agrafia frontal são tratadas nos capítulos 2 e 3.

LOBO PRÉ-FRONTAL E AUTONOMIA DOS COMPORTAMENTOS

O ser humano deve forjar sua independência comportamental em relação ao meio ambiente; a autonomia comportamental, ou seja, o fato de obedecer a sua própria lei, é construída graças à inibição frontal: ao menos é isso o que sugere a observação de pacientes com lesões frontais e que apresentam, sem que nenhuma ordem lhes tenha sido dada, uma *imitação* dos gestos do examinador; esse comportamento, descrito por Lhermitte, é diferente da ecopraxia, que é uma imitação automatizada e impulsiva, sendo o comportamento de imitação consciente, voluntário, pois os pacientes acham que devem fazer os mesmos gestos que o examinador e são capazes de criticar o caráter inadaptado de alguns gestos, e podem recusar-se a imitá-los. O comportamento de *utilização* marca um grau a mais e aparece como uma dependência física aos estímulos do meio ambiente; o sujeito tem uma tendência a pegar e a manipular o que está ao seu alcance. A mão estranha, caprichosa, e a grafomania são aspectos particulares desse comportamento, cuja base seria uma liberação das influências inibidoras que o lobo frontal exerce sobre o lobo parietal. A localização da lesão seria na metade inferior da porção anterior de qualquer um dos lobos frontais.

LOBO PRÉ-FRONTAL E INTELIGÊNCIA

Se inteligência é "aquilo que os testes medem", não se pode deixar de constatar que lesões frontais, mesmo grandes, podem coexistir com desempenhos psicométricos satisfatórios, que permitem considerar que o Quociente Intelectual, explorado por testes como a WAIS, é "normal", ainda que o conceito de normalidade seja um conceito amplo e pouco propício à análise de nuances. No entanto, uma análise do desempenho nos subtestes da WAIS pode objetivar uma baixa de escores na *Disposição de figuras, nos Cubos* (que deve ser ligado com o *deficit* da programação), na *Memória de Números* (ver *supra*). Os testes que exploram a inteligência fluida, que necessitam de uma adaptação às situações novas e não ligadas ao nível cultural, estão mais aptos a exteriorizar as perturbações por ocasião de lesões frontais: é assim, por exemplo, com o teste de matrizes progressivas de Raven ou com o teste D48 que, presume-se, refletem a inteligência "pura" e que são ditos saturados no fator g. Mas não se deve cair na armadilha e acreditar que o lobo frontal é a sede da inteligência, pois significaria confundir uma correlação com uma identidade. A inteligência não pode ficar limitada a um lobo, e o problema, como sempre, não é saber se a inteligência foi atingida, mas quais os aspectos da inteligência que foram alterados.

"Viver é escolher", dizia Bergson, ou ainda, "Consciência significa hesitação e escolha". O dano das funções de planificação, o conjunto dos distúrbios do controle da execução e os transtornos da personalidade concorrem para alterar a capacidade que o ser humano tem de analisar informações e solicitações que venham dele próprio e do meio ambiente. Ficam, então, alteradas as escolhas que decorrem dessas solicitações e a capacidade de

170 *Neuropsicologia*

avaliar as consequências da escolha. O doente frontal perde, de certo modo, o domínio do duplo polo "consciência-ação" para afundar na incoerência comportamental: trata-se de um dano da consciência reflexiva que permite ao homem avaliar e, portanto, regular seus pensamentos e ações.

No plano clínico, o diagnóstico de síndrome frontal não é sinônimo de um mau resultado no *Wisconsin*, no *Odd-man-out*, num teste de *Stroop*, no *Trail Making B*, como em qualquer outro teste suscetível de ser alterado por uma disfunção frontal. A sensibilidade de um teste não deve ser confundida com sua especificidade. Uma confusão satélite de uma encefalopatia metabólica pode alterar todos os testes já citados. As funções da linguagem, gnósicas e práxicas devem, sempre, ser estudadas em conjunto. Enfim, a multiplicidade de conexões do lobo frontal explica o porquê de os sinais de disfunção frontal serem observados nas lesões distantes do lobo frontal.

ESBOÇO ETIOLÓGICO

Os danos lesionais do lobo frontal são causados por tumores, sejam eles extracerebrais, como os meningiomas do nível anterior, ou intracerebrais, como os gliomas. Também podem ser causados por infartos das cerebrais anteriores, por infartos silivianos anteriores e por aneurismas da comunicante anterior (ver *supra*). A patologia degenerativa pode ser agrupada sob o vocábulo de demências frontais. É preciso acrescentar as sequelas da psicocirurgia do lobo frontal (que passou a ser inaceitável no plano ético) e as lesões traumáticas dos lobos frontais.

Sinais de disfunção frontal também são observados nas doenças que lesam as estruturas subcorticais e são atribuídos às vias que unem essas estruturas ao lobo frontal. Um hipometabolismo frontal pode ser evidenciado por estudos isotópicos. Trata-se de doenças dos núcleos cinzentos centrais, como a doença de Parkinson, a paralisia supranuclear progressiva, a coréia de Huntington e a doença de Wilson, que permitiram elaborar o conceito de demência subcortical. Todavia, também pode tratar-se de lesões da substância branca, como na esclerose em placas, visto que a patologia vascular pode oferecer exemplos de dano da substância branca (doença de Binswanger, síndrome do joelho inferior da cápsula interna), da substância cinzenta (infarto bilateral pálido--estriado, hemorragia talâmica) ou misto (lacunas múltiplas). A demência da síndrome de imunodeficiência adquirida mostra um dano lesional que afeta, sobretudo, a substância branca.

Finalmente, e mesmo na ausência de lesões anatômicas, sabemos que podem ser observados sinais de disfunção frontal na esquizofrenia (Tabela 13.II).

Neuropsicologia do lobo frontal **171**

Tabela 13.II. *Outras manifestações – além das tratadas no texto – de lesões dos lobos frontais*

1. Paralisia contralateral dos movimentos oculares voluntários e sob uma ordem, com preservação dos movimentos de acompanhamento, relacionada com uma paralisia dos movimentos sacádicos (área 8).
2. Negligência espacial (lobo frontal dorsolateral e giro do cíngulo) e negligência motora.
3. Apraxia melocinética e apraxia ideomotora.
4. Paralisia facial emocional.
5. Ataxia dita frontal e apraxia da marcha.
6. Mão estranha e apraxia de imantação (córtex medial).
7. Anosmia (as estrias olfatórias caminham sob o lobo frontal).
8. Impersistência motora (ou incapacidade de manter uma atitude por um certo tempo). Pode afetar o rosto (fechar os olhos por 20 segundos) ou os membros (esticar o braço por 20 segundos): ela pode ser direcional (para a direita, para a esquerda) ou espacial (no hemiespaço direito ou esquerdo). Essa manifestação é observada sobretudo nas lesões frontais dorsolaterais.
9. Aloquiria motora (ou desinibição motora). Indica o movimento de um membro (homolateral à lesão) como resposta a uma ordem que se refere ao outro membro.
10. Resistência de oposição à mobilização (fenômeno de Mayer-Reisch). Rigidez e tremor de repouso ou de atitudes nos tumores parassagitais.
11. Reflexo de preensão forçada (*grasping-reflex,* área 6).
12. Crises epilépticas adversivas, giratórias e da área motora suplementar, com vocalização, rotação da cabeça e dos olhos na direção do membro superior heterolateral que se eleva, hipertonia dos membros inferiores.

Referências

BOGOUSSLAVSKY J. – Frontal stroke syndromes. *European Neurology* 1994; *34* : 306-315.

CUMMINGS J.-L. – Frontal-subcortical circuits and human behavior. *Arch Neurol* 1993; *50* : 873-880.

DARDIER V., BERNICOT J. – Les troubles de la communication consécutifs aux lésions frontales : l'exemple de la situation d'interview. *Revue de neuropsychologie* 2000; *10*(2) : 281-309.

GRONWALL D. – Paced Auditory Serial Addition Task. A mesure of recovery from concussion. *Perceptual and Motor Skills* 1977; *44* : 133-135.

LAPLANE D., DUBOIS B., PILLON B., BAULAC M. – Perte d'auto-activation psychique et activité mentale stéréotypée par lésion frontale. *Rev Neurol* 1988; *144*(10) : 564-570.

LEVINE H.-S., EISENBERG H.-M., BENTON A.-L. – *Frontal Lobe Function and Dysfunction.* Oxford University Press, Oxford, 1991.

172 *Neuropsicologia*

LHERMITTE F., PILLON B., SERDARU M. – Human autonomy and the frontal lobes. *Ann Neurol* 1986; *19* : 326-343.

LURIA A.-R. – *Les Fonctions corticales supérieures de l'homme*. PUF, Paris, 1978.

MENDEZ M.-F., ADAMS N.-L., LEWANDOWSKI K.-S.-L. – Neurobehavioral changes associated with caudate lesions. *Neurology* 1989; *39* : 349-354.

OWEN A.-M., DOWNES J.-J., SAHAKIAN B.-L. *et al.* – Planning and spatial working memory following frontal lobe lesions in man. *Neuropsychologia* 1990; *28*(10) : 1021-1034.

PETER C. – Conversations avec une patiente souffrant de lésions traumatiques bifrontales : ajustements mutuels. *Revue de neuropsychologie* 1995; *5* (1) : 53-85.

RICCI C., BLUNDO C. – Perception of ambiguous figures after focal brain lesions. *Neuropsychologia* 1990; *28*(11) : 1163-1173.

SHALLICE T. – *From Neuropsychology to Mental Structure*. Cambridge University Press, New York, 1988.

SHALLICE T., EVANS M.-E. – The involvement of the frontal lobe in cognitive estimation. *Cortex* 1978; *14* : 294-303.

ZOMEREN A.-H., VAN BROUWER W.-H. – *Clinical Neuropsychology of Attention*. Oxford University Press, New York, 1994.

14 | DISTÚRBIOS DA MEMÓRIA

Consciência significa, antes de mais nada, memória.

Bergson

Os povos têm uma memória que é expressa na cultura e que manifesta a sua identidade. Os homens que compõem um povo partilham a mesma memória e vivem, no grupo social que escolhem ou a que se submetem, uma história única, que também manifesta a identidade deles. A memória é essa aptidão que, ao possibilitar que a pessoa se lembre, permite também a todo ser humano reconhecer-se num presente, produto da sua história e a raiz do seu futuro. A elaboração identificadora de cada ser humano é resultante da cascata de fatos ocorridos desde o nascimento, como a edificação de uma habilidade e de um saber. Portanto, a memória é múltipla. A ação da memória supõe:

– a recepção, a seleção (consciente ou inconsciente) e, de um modo mais geral, o tratamento de informações recebidas pelos órgãos dos sentidos;
– a codificação e a estocagem dessas informações sob a forma de "engramas", que seriam, no seio do conjunto de neurônios, as redes que representam o suporte das informações estocadas;
– a capacidade de acesso a essas informações.

A comparação entre a capacidade de *rememoração* e a de *reconhecimento* permite distinguir o que pode significar um dano do processo de codificação e de estocagem de um lado, e de rememoração (recuperação na memória) do outro. A capacidade de rememoração é testada pela *rememoração livre* de uma lista de palavras (como a *lista de palavras* de Rey) e pela *rememoração indicada* em que é fornecida uma ajuda ao sujeito (por exemplo, "Você não está se lembrando do terceiro objeto. É uma fruta..."), e a de reconhecimento é avaliada ao apresentarmos ao sujeito os itens lembrados anteriormente, misturados a outros itens. Assim, quando as informações forem corretamente codificadas, mas não puderem ser lembradas, o desempenho será mediocre na rememoração livre e melhor na rememoração indicada e no reconhecimento: isso pode ser observado nas deteriorações cognitvas subcorticais e nas lesões frontais. Se o *deficit* atingir a capacidade de codificação e de estocagem, o desempenho será fraco nos procedimentos de rememoração e no de reconhecimento: isso é tipicamente observado nas amnésias hipocâmpicas.

A diversidade das competências mnésicas pode ser enfocada sob dois eixos: um eixo sequencial ou diacrônico, que inscreve a memória na abscissa do tempo, um eixo sincrônico que descreve os diferentes domínios em que a memória atua.

174 Neuropsicologia

MEMÓRIA E MEMÓRIAS

As etapas da memorização

Memória de curto prazo, memória de trabalho

As informações sensoriais são mantidas de modo fugaz (200 a 300 m), em forma de traços que caracterizam uma *memória sensorial* visual (ou icônica), auditiva (ou ecoica), olfativa... A *memória de curto prazo* ou *memória imediata* ou *memória primária* é uma memória de capacidade limitada, que engloba a análise da informação sensorial nas áreas cerebrais específicas (visuais, auditivas etc.) e a sua reprodução imediata, num tempo de permanência muito breve, de um a dois minutos. Essa "duplicação", "imediata", das informações se refere a um número restrito de elementos que definem o *span*. Então, distinguimos um *span* auditivo e um *span* visual. O *span* auditivo pode referir-se a algarismos (chamado de *numeral* ou *digital,* normalmente explorado pelo subteste de memória de algarismos da WAIS) ou a palavras (*span verbal*): às vezes globalmente designado com o nome de *span* verbal, o *span* auditivo no sujeito normal é de 7 (mais ou menos 2) letras, algarismos ou palavras. O *span* visual mede a retenção e a restituição imediata de informações visuais, como a disposição espacial de uma série de quadrados coloridos, no subteste de memória visual da escala clínica de memória, de Wechsler. Essa memória imediata, intacta nas síndromes amnésicas, corresponde a uma permanência ou não de informações em instância de destino mnésico durável. Seu substrato seria representado por modificações eletrofisiológicas fundamentadas em circuitos reverberantes locais, que poderiam envolver sistemas neuronais corticais ou circuitos corticotalâmicos: assim, explicar-se-ia o fato de que toda modificação repentina do funcionamento cerebral (emoção, barulho...) anula, por interferência, a retenção imediata das informações previamente dadas.

O *esquecimento da memória de curto prazo* é classicamente ilustrado pelo *paradigma de Brown e Peterson:* o sujeito deve lembrar num prazo curto (até uns vinte segundos) dos trigramas, isto é, das séries de três elementos (letras ou palavras); depois que o trigrama é apresentado, e no prazo que separa a apresentação da rememoração, pedimos ao sujeito para contar de trás para a frente, a partir de um certo número. Por exemplo, o examinador diz ao sujeito "RXT 188". O sujeito, então, deve contar "188 – 187 – 186..." até que o examinador o interrompa, depois de um tempo preciso, quando o examinador pedirá a ele que lembre o trigrama; aí constatamos que o esquecimento aparece rapidamente; o número de consoantes lembradas diminui conforme aumenta a duração da tarefa distrativa (de 3 a 18 segundos, nos protocolos habitualmente utilizados); e esse fato (de a repetição ser atrapalhada pela tarefa concorrente) foi interpretado como um declínio rápido do traço mnésico ou como consequência de uma interferência proativa entre os sucessivos trigramas. Embora atualmente já tenha sido estabelecida a ação dos dois mecanismos, essa dúvida alimentou um debate sobre a necessidade de admitir, ou não, dois sistemas mnésicos diferentes na memória de curto prazo e na memória de longo prazo: privilegiar a teoria da interferência ad-

Distúrbios da memória **175**

vogava por uma concepção unitária de um único sistema mnésico, privilegiar o desaparecimento do traço mnésico militava pela concepção de um duplo sistema. A concepção dualista impôs-se, finalmente, com muitos argumentos, uns de ordem cognitiva (como a existência de um efeito de recência numa tarefa de rememoração livre), outros de ordem neuropsicológica (em particular a dissociação do dano dos registros mnésicos de curto e de longo prazo, mostrados na patologia).

O paradigma de Brown-Peterson possibilitou que Baddeley introduzisse o conceito de memória de trabalho. A memória de curto prazo não pode ser reduzida a um sistema de estocagem passivo de curto prazo: na verdade, ela serve de *memória de trabalho* e funciona, segundo o modelo de Baddeley e de Hitch, como um sistema de capacidade limitada, apto a estocar, e também manipular, as informações, permitindo, então, a realização de tarefas cognitivas, como o raciocínio, a compreensão e a resolução de problemas, graças à manutenção e à disponibilidade temporária das informações. Tratar-se-ia, então, de uma *memória tampão*, que permitiria a alocação de recursos da atenção, supervisionada por um sistema de controle da atenção chamado de "administrador central" (análogo ao *sistema da atenção de supervisão* ligado ao lobo frontal e descrito por Shallice) que coordena os sistemas ditos auxiliares ou escravos, dos quais os mais estudados são o *circuito fonológico* e o *bloco de anotações visuoespacial* (Fig. 14.1). O circuito fonológico permite a estocagem de informações verbais, sejam elas apresentadas por via auditiva ou visual; ele é feito de dois componentes, uma unidade de estocagem fonológica e um processo de controle articulatório baseado na "autorrepetição subvocal" que permite alimentar a unidade de estocagem; além disso, as informações escritas são objeto de uma codificação fonológica, antes de serem transmitidas à unidade de estocagem, graças ao processo de controle articulatório (Fig. 14.2). A *supressão articulatória* é explicada da seguinte maneira: num subteste de memória de algarismos, o desempenho (isto é, o *span*) será mais baixo se pedirmos ao sujeito que repita um som sem significado (como "bla... bla... bla...") enquanto lhe apresentamos a série de algarismos a ser repetida. O efeito de *similaridade fonológica* e o *efeito de comprimento* são explicados da seguinte maneira: o *span* de uma sequência de letras ou de palavras a ser lembrada é mais baixo quanto mais longas forem as palavras. Logo, o *span* é limitado pela saturação do circuito fonológico: ele equivale aproximadamente ao número de elementos que podem ser pronunciados em dois segundos e é, então, função do tempo (e, consequentemente, da velocidade) da articulação. O bloco de anotações visuoespacial é alimentado pela percepção visual ou pelo conjunto mental de imagens. Seu funcionamento, análogo ao do circuito fonológico, permite a manutenção temporária das informações visuais (relacionadas ao conhecimento, isto é, ao "o que") e das informações espaciais (relacionadas à localização, isto é, ao "onde"). Entretanto, o modelo de Baddeley não dá lugar à codificação semântica, cuja intervenção na memória de trabalho parece já estar provada, pelo fato de o *span* aumentar quando as palavras a serem repetidas têm uma semelhança semântica: isso permitiria imaginar uma memória de trabalho feita de representações múltiplas, que constituiriam o mesmo tanto de sistemas tampões conectados entre si (visual, auditivo, fonológico, lexical, semântico, motor etc.).

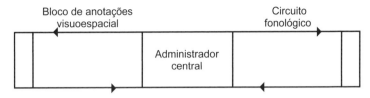

Fig. 14.1. *Esquema do modelo de memória de trabalho de Baddeley e Hitch.*

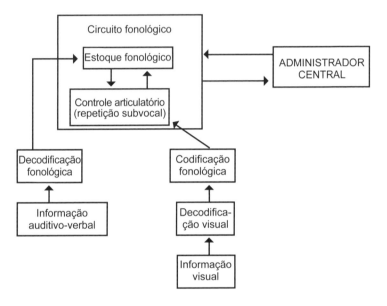

Fig. 14.2. *Administrador central e circuito fonológico no modelo de memória de trabalho de Baddeley e Hitch.*

Memória de longo prazo

A *memória de longo prazo* comporta uma memória chamada de secundária (Fig. 14.3) que permite a conservação durável das informações, graças a uma codificação, seguida de um estocagem organizada numa trama associativa multimodal (semântica, espacial, temporal, afetiva); essa memória permite a aprendizagem, e as informações armazenadas são objeto de uma *consolidação* variável em virtude da importância emocional e da repetição.

Essa memória é um sistema distinto da memória de curto prazo e repousa anatomicamente no circuito de *Papez* (Fig. 14.4), bilateral e simétrico (inicialmente descrito como suporte da regulação das emoções), unindo o hipocampo, o fórnix, os corpos mamilares, juntando-se, pelo feixe mamilotalâmico, aos núcleos anteriores do tálamo para chegar, em seguida, ao giro do cíngulo. O exemplo mais estudado de amnésia hipocâmpica é o do doente H. M., acompanhado por Scoville e Milner, que foi operado aos 27 anos de uma dupla lobotomia temporal, incluindo o hipocampo, e que se tornou incapaz de memorizar os fatos acontecidos depois da lobotomia, embora seu *span* fosse normal. Excepcionalmente, pôde ser observada (na afasia de condução) a dissociação inversa, a saber, um *deficit* da memória auditivo-verbal de curto prazo contrastando com uma preservação da memória de longo prazo. Essa constatação é importante porque impede que consideremos a memória de curto prazo seja passagem obrigatória para a memória de longo prazo. O modelo de Shallice e Warrington postula um funcionamento "em paralelo" dessas duas memórias (Fig. 14.5).

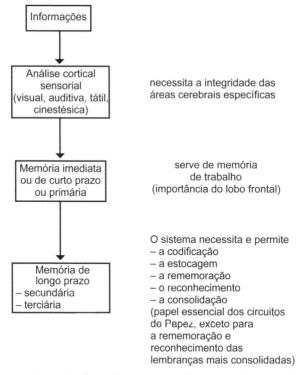

Fig. 14.3. *As etapas da memorização (particularmente como foram concebidas no modelo "modal" de Atkinson e Shiffrin).*
No entanto, deve-se notar que o sistema de memória de curto prazo pode não ser uma passagem obrigatória para o sistema de longo prazo, pois observou-se um *deficit* da rememoração auditivo-verbal de curto prazo, sem nenhum dano da rememoração de longo prazo (consultar texto e Fig. 14.5).

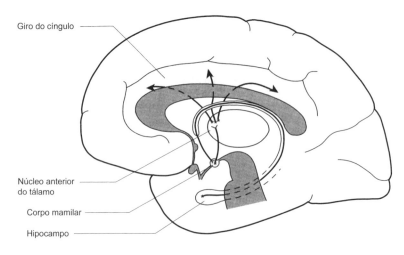

Fig. 14.4. *O circuito de Papez: circuito hipocampo-mamilo-tálamo-cingular (segundo G. Lazorthes. Le système nerveux central. Masson, Paris, 1967).*

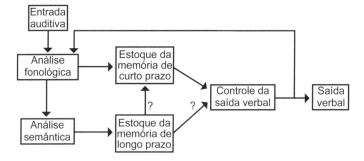

Fig. 14.5. *Modelo de Shallice e Warrington (1979) que postula as relações entre a memória de curto prazo e a memória de longo prazo na rememoração auditivo-verbal.*
A codificação é fonológica para a memória de curto prazo e semântica para a memória de longo prazo. Os dois sistemas de memória podem ser lesados independentemente.

Os efeitos de recência e de primazia também inscrevem-se contra uma concepção unicista da memória: quando pedimos ao sujeito, numa tarefa de rememoração imediata, que repita uma lista (superior ao *span*) de palavras sem vínculos, de sílabas ou de algarismos, as últimas palavras (efeito de recência) e as primeiras palavras da lista (efeito de primazia) são as mais bem memorizadas. O efeito de recência dependeria da memória de curto prazo, lábil, e a evocação das primeiras palavras, mais estável, mostraria que elas são

Distúrbios da memória **179**

recuperadas da memória de longo prazo. Assim, no doente H. M., que tem um *span* normal, persistiria um efeito de recência, mas não de primazia.

Algumas lembranças são objetos de uma consolidação e constituem a *memória de fatos antigos* ou *memória consolidada* ou *memória terciária*. H.M., já citado anteriormente, cuja amnésia estendeu-se por um período de onze anos anteriores à intervenção cirúrgica, conservou lembranças de fatos anteriores a esse período, quer se referissem a sua história pessoal, quer à história social. Isso demonstra que as regiões temporais não estão ligadas ao estoque permanente das lembranças: o papel delas estender-se-ia da fase da aprendizagem ao período de consolidação. Também podemos postular que a estocagem e a decodificação das lembranças recentes dependem de interações entre o circuito de Papez e outras localizações mais disseminadas no cérebro. Progressivamente, depois da consolidação, essas localizações funcionam de maneira autônoma. As lesões do circuito de Papez impedem a aprendizagem (progressivamente), visto que as lembranças mais recentes se perdem; mas as lembranças antigas são preservadas porque já se tornaram independentes do circuito de Papez.

A aprendizagem e as modificações neuronais e sinápticas que ela supõe devem ter um suporte bioquímico com a intervenção do RNA ou das proteínas, como sugerem algumas experiências com animais de transferência química de informações, bem como o efeito amnésico de produtos que inibem a síntese protéica. Além disso, na memorização, intervêm vários sistemas de neuromediação, entre os quais deve ser reservado um lugar para a acetilcolina.

As técnicas de imagem dinâmica sugerem que a codificação verbal usa o córtex pré-frontal esquerdo em ligação com o hipocampo esquerdo (Dolan, 1997; Fletcher, 1998), enquanto a rememoração implicaria, sobretudo, o córtex pré-frontal direito. A codificação visual e visuoespacial envolveria o córtex pré-frontal direito (Kelley *et al.*, 1998) e, também, as regiões temporais mediais (em particular os hipocampos: Grady *et al.*, 1998). No entanto, não se pode ler os inúmeros trabalhos consagrados às imagens sem levar em consideração a multiplicidade de protocolos: alguns usam tarefas de ativação em IRM, em SPECT (tomografia por emissão de fóton único), em PET (tomografia por emissão de pósitons) no sujeito normal; nos sujeitos com lesão cerebral, além das tarefas de ativação, outros estudos observam o consumo de glicose em repouso e, em seguida, analisam os vínculos entre os desempenhos mnésicos. Portanto, os resultados devem ser interpretados de maneira nuançada. Assim, o modelo HERA (Hemispheric enconding/retrieval asymetry) estabelecido por Tulving (1994), indica que o córtex pré-frontal direito está eletivamente envolvido na rememoração de informações episódicas (sejam elas verbais ou visuoespaciais), enquanto o córtex pré-frontal esquerdo está implicado na rememoração da memória semântica, mas na codificação da memória episódica. Portanto, não é nenhuma contradição dizer:

– que no frontal esquerdo, a atividade ligada à codificação e à rememoração do material verbal é superior à do material não verbal;

180 *Neuropsicologia*

– que no frontal direito, a atividade ligada à codificação e à rememoração do material não-verbal é superior à atividade ligada à codificação e à rememoração do material verbal;

– mas que a atividade de codificação da memória episódica é superior à atividade de rememoração no hemisfério esquerdo, qualquer que seja o material, enquanto a atividade de rememoração é superior à atividade de codificação no hemisfério direito, qualquer que seja o material, o que está de acordo com o modelo HERA (Habib, Trends in Cognitive Neurosciences 2003; 7:241-245).

Na clínica, é habitual opor a amnésia *anterógrada* à amnésia *retrógrada*. A primeira designa a incapacidade ou a dificuldade de memorização de fatos novos: trata-se de um esquecimento progressivo, cujo início corresponde ao começo da doença ou do acidente. A amnésia anterógrada altera a capacidade de aprendizagem, e a memorização dos fatos da vida cotidiana podendo, nos casos mais graves, provocar uma desorientação no tempo e no espaço. A amnésia retrógrada afeta os acontecimentos de antes do começo da doença ou do traumatismo, com um gradiente temporal, já que os fatos mais antigos são os mais memorizados. A duração da amnésia retrógrada varia de alguns dias a alguns anos; sua extensão temporal pode ser avaliada em função das respostas às perguntas que se referem aos fatos datados da vida familiar e social. Quando a doença evolui para a cura, a amnésia retrógrada volta das lembranças mais antigas para as lembranças mais recentes. Quando a doença piora (por exemplo, uma doença de Alzheimer), a amnésia retrógrada estende-se e dissolve, progressivamente, as fatias do passado, cada vez mais antigo.

Na clínica, deve-se, também, tentar distinguir se as amnésias estão ligadas a um déficit de codificação, de estocagem ou de rememoração (também chamado de recuperação na memória ou de respecagem): esses três parâmetros podem ser, por exemplo, controlados no teste de Gröber-Buschke (*O exame da memória* e o capítulo 16).

Outros aspectos da memória

As memórias "setoriais"

A memória *auditiva verbal,* explorada pelo *span* auditivo (por exemplo o subteste de memória de algarismos da WAIS) é, eletivamente, alterada por ocasião das lesões retrofrontais do hemisfério esquerdo e, particularmente, temporoparietais, sendo a estrutura chave a parte inferior do lobo parietal. A memória *visuoverbal* de curto prazo é alterada pelas lesões da parte posterior do hemisfério maior (dominante). Em compensação, a memória de curto prazo *visuoespacial* (explorada, por exemplo, por um teste de contagem de pontos em apresentação taquistoscópica) depende de lesões temporais ou parietais do hemisfério direito. Essa "especialização hemisférica" permanece além da memória de curto prazo, tanto para a aprendizagem verbal (história, lista de palavras) eletivamente ligada ao hemisfério esquerdo, quanto para a aprendizagem visual (figuras ou imagens) ligada ao hemisfério direito.

Memória semântica e memória episódica

Tulving defendeu a distinção entre dois tipos de memória: semântica e episódica. A *memória episódica* (*memória pura* segundo a terminologia bergsoniana; memória autonoética, segundo Tulving, já que implica no conhecimento, pelo sujeito, de sua própria história, constituída pelos acontecimentos da vida) permite ao sujeito registrar informações referenciadas num contexto espacial e temporal e lembrar-se delas, portanto, permite que ele se recorde de fatos da sua história pessoal, familiar ou social: trata-se, então, de uma memória de acontecimentos que permite ao sujeito trazer para o presente lembranças que ele reconhece "como suas e como passadas". A memória episódica pode referir-se à memória secundária e terciária. Num sujeito que tenha uma síndrome amnésica, a alteração da memória episódica é anterógrada e retrógrada. Na clínica, a memória episódica mais estudada é a memória episódica secundária: relatar os fatos de um dia ou de um passado recente depende tipicamente da memória episódica que é comum ser explorada por inúmeras provas de aprendizagem, como o teste de palavras de Rey, o teste de Gröber-Buschke, a figura complexa de Rey, a aprendizagem de histórias, a escala clínica de memória de Wechsler e a bateria de eficiência mnésica de Signoret (*O exame da memória*). A memória episódica confunde-se, parcialmente, com a *memória autobiográfica*. No entanto, alguns elementos dessa memória autobiográfica remetem a um saber e dependem, então, da memória semântica. O estatuto mnésico dos fatos públicos pode ser difícil de estabelecer: eles podem ou não fazer parte da memória autobiográfica; ainda que sejam, por definição, referenciados no tempo e no espaço, eles podem depender ou da memória episódica, ou da memória semântica. A memória dos fatos antigos (ou memória retrógrada, definida de maneira mais estrita, no início da doença, como anterior), ou memória do passado, mistura memória episódica e memória semântica. A *memória semântica* (memória noética, segundo Tulving) refere-se ao corpus de conhecimentos de um indivíduo, isentos de qualquer referência espaço-temporal: ela define o *saber* ou a "cultura", ou, ainda, as "competências" de um indivíduo; ela é uma memória didática que se refere às informações cuja evocação não tem nenhuma referência à história pessoal do sujeito (*Quem assassinou Henrique IV? Qual é a capital dos Estados Unidos?*). Essa memória também gerencia o significado das palavras e as informações que chegam à nossa consciência pelo canal dos sentidos. Essa distinção foi estimulada pela semiologia das síndromes amnésicas que representariam um desligamento entre a memória episódica, maciçamente atingida, e a memória semântica, preservada ou relativamente preservada: isso é o que acontece com um professor de história que, durante um icto amnésico, pode falar sobre a vida de Carlos Magno, mas que, alguns minutos depois, não se lembra desse fato. Poderíamos, então, segundo a hipótese de Tulving, diferenciar uma memória semântica altamente organizada, relativamente permanente, independente do contexto, de uma memória episódica, bem menos organizada, altamente sujeita ao esquecimento e dependente do contexto. No entanto, seria abusivo fazer uma dicotomia estrita entre essas duas memórias e, sobretudo, concluir que elas exprimem dois sistemas mnésicos separados. As constatações feitas com os amnésicos também podem ser explicadas pela distinção entre a memória retrógrada e a anterógrada ou, ainda, entre a memória secundária e terciária: o que designamos com o nome de memória semântica foi objeto de uma aprendizagem repetitiva e antiga e, assim, recebeu o benefício dos efeitos estruturantes da consolidação. Do mesmo modo, como mostra o caso de H. M., os fatos mais antigos da vida, mesmo que façam parte da memória episódica, são preservados nas amnésias. Existe, então, um gradiente temporal da amnésia retrógrada que explica por que os doentes amnésicos se lembram bem das informações episódicas e semânticas adquiridas cedo na vida e não tão bem dos dois tipos de informações adquiridas mais tarde. Durante uma síndrome amnésica com esquecimento progressivo, o doente não memoriza o que vive e, pela mesma razão, não pode "pôr em dia" sua memória semântica. Parece estar bem claro que os fatos da vida, como as novas aprendizagens, estão relacionados à memória episódica e as informações com fim didático são memorizadas ao mesmo tempo que o contexto no qual elas foram aprendidas. Progressivamente, os conhecimentos autonomizam-se do contexto e, então, passam para a memória semântica.

Memória declarativa e memória não declarativa ou implícita

Lembrar-se de um fato da própria vida, responder a perguntas sobre vocabulário, história e geografia remete a uma memória (episódica e semântica) conscientemente expressa: podemos chamá-la de memória declarativa. Porém, o ato da memória nem sempre é executado de maneira consciente. Então, distinguimos três tipos de memória não declarativa ou *implícita* (Fig. 14.6).

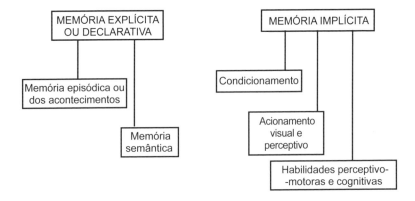

Fig. 14.6. Memória explícita e memória implícita.

Distúrbios da memória **183**

– O primeiro tipo é o *condicionamento*.

– O segundo é a *memória procedural*, que permite adquirir "habilidade" ou "saber-fazer" perceptivo-motor ou cognitivo sem que seja necessário fazer uma referência explícita às experiências anteriores. Assim, a rapidez da leitura das palavras em espelho melhora com a prática esse modo de leitura: quando um sujeito amnésico (como H. M.) é submetido a essa tarefa, ele vai melhorando o desempenho como um sujeito normal; posteriormente, confrontado com a mesma tarefa, o sujeito manterá a bom desempenho, mostrando uma manutenção da aprendizagem, mas não terá conservado nenhuma lembrança de haver realizado essa tarefa. Essa constatação importante sugeriu que a memória explícita e a memória procedural repousassem em diferentes sistemas neuroanatômicos. Um certo número de trabalhos tiveram como objetivo outras habilidades perceptivo-motoras: aprendizagem de um labirinto, seguir alvos em movimento, aprendizagem da sequência do aparecimento de um alvo nos quatro ângulos de uma tela com melhora do tempo de reação. Entre as habilidades cognitivas, podemos citar o teste da *Torre de Hanói*: a aquisição desses processos depende das estruturas subcorticais e, em particular, do *striatum*, é o que sugerem suas alterações na doença de Huntington e a integridade na doença de Alzheimer.

– O *acionamento (ou priming) por repetição* representa uma outra manifestação da memória implícita: ele pode ser *verbal* ou perceptivo. A prova de acionamento verbal habitualmente utilizada é uma tarefa de complemento de trigramas (grupos de três letras), quando, primeiro, mostramos ao sujeito uma lista de palavras e solicitamos um julgamento afetivo, sem fazer referência à tarefa de memorização; depois apresentamos ao sujeito os trigramas e pedimos que os complete. Constatamos que os sujeitos normais usam, preferencialmente, as palavras que lhes foram apresentadas previamente. O acionamento *perceptivo* pode ser objetivado ao constatar que a identificação das palavras previamente mostradas pode ser feita com apresentações mais curtas do que a das palavras que não foram vistas anteriormente; a mesma coisa acontece com a identificação de palavras e desenhos (acionamento pictural) parcialmente apagados por fragmentação, mais satisfatória nos itens aos quais o sujeito foi previamente apresentado. O acionamento depende da integridade do *córtex*: o acionamento perceptivo é atingido na doença de Alzheimer, visto que os desempenhos nas provas de acionamento verbal dão resultados mais discordantes.

Interferências proativas e retroativas

Essas interferências podem explicar as dificuldades de memorização no sujeito normal. A *interferência proativa* designa o efeito deletério que exerce uma primeira aprendizagem na memorização de uma segunda aprendizagem. A *interferência retroativa* designa o efeito deletério que exerce uma segunda apredizagem na rememoração da primeira aprendizagem. A importância das interferências pro e retroativas é ainda mais importante porque existe uma similaridade entre as informações a serem rememoradas e as informações interferentes. O fenômeno de liberação da interferência proativa foi enfocado no capítulo 13. Uma grande sensibilidade às interferências retroativas é observada na doença de Alzheimer.

184 Neuropsicologia

Memória prospectiva ou memória estratégica

Esse tipo de memória é muito sensível às lesões do lobo frontal (consultar capítulo 13): na verdade, ela diz respeito à capacidade de planificação e de ordenamento temporal necessários à otimização das tarefas mnésicas.

Memória automática e de esforço, memória incidente e intencional

A forma mais completa da memória automática é a memória incidente, no sentido estrito do termo, e que se refere a uma memorização efetuada por ocasião de uma tarefa que não faça, explicitamente, referência a nenhum pedido de memorização. Foi observado que certos tipos de memorização, como os julgamentos de recência, poderiam ser considerados como processos automáticos. Se, a um sujeito, apresentamos palavras em duas condições, a primeira perguntando se as palavras lhe são agradáveis ou não; a segunda prevenindo-o de que, uma vez as palavras apresentadas, ele deverá dizer, na apresentação de pares de palavras, qual delas foi proposta mais recentemente, constatamos que os desempenhos do julgamento de recência não diferem nas duas condições experimentais: memorização incidente e memorização intencional (que também poderíamos chamar de controlada ou de esforço). Do mesmo modo, numa tarefa de memorização de palavras, cada uma delas lidas várias vezes, a rememoração livre das palavras ouvidas é uma tarefa mnésica de esforço, enquanto um julgamento sobre o número de vezes em que cada palavra foi enunciada é uma tarefa mnésica essencialmente "automática". Finalmente, a memorização contextual (ou espaçotemporal ou da fonte) poderia não depender de uma memória estratégica controlada, mas de processos automáticos que necessitam da integridade do lobo frontal.

Memória factual e memória contextual

Podemos, então, distinguir a *memória dos fatos* da *memória contextual*, que agrupa os atributos espaçotemporais da informação, ou memória da fonte ("onde" e "quando") das modalidades da informação ("como"). Os danos da *memória da fonte* e da *memória factual* podem estar associados ou dissociados. A síntese dos dados atuais da literatura ainda carece de homogeneidade. Em primeiro lugar, podemos notar que, durante as crises amnésicas, uma amnésia da fonte pode ou não estar associada à amnésia factual. No entanto, não é possível responder à pergunta sobre do que depende a diversidade das situações observadas: gravidade da síndrome amnésica que, a partir de um certo limite, atrapalharia a aprendizagem factual e a do contexto? Papel de certas regiões do circuito de Papez? Existência de lesões frontais associadas ou desconexão entre os lobos frontais e o circuito de Papez? Em todo o caso, uma amnésia da fonte coexistindo com uma memória factual normal foi observada em lesões frontais. Se atribuímos ao lobo frontal a missão de associar a informação aos diferentes aspectos do seu contexto, podemos, então, conceber que uma disfunção do lobo frontal provoca a desconexão entre a memória factual e a memória da fonte. Isso também poderia ser aproximado do papel do lobo frontal na memorização da ordem temporal das informações, como os julgamentos de recência (ver *supra*). O lobo frontal permitiria, então, automatizar a memorização do contexto das informações. Baddeley introduziu uma distinção entre contextos independentes e dependentes. O contexto dependente é codificado e estocado ao mesmo tempo em que o estímulo é tratado de maneira mais automática, não modifica o traço mnésico e corresponde à memória da fonte e da ordem temporal das informações. O contexto independente ou interativo designa aquilo que acompanha a memorização e influi no estímulo: logo, como diria Baddeley, a palavra "maria" seguida de "fumaça", não é a mesma "maria" que a "maria" seguida de "chiquinha": nesse caso, o contexto age sobre a aprendizagem e sobre a estocagem da informação.

Memória e metamemória

A *metamemória* é, ao mesmo tempo, a consciência que o sujeito tem da própria memória e o julgamento que ele faz não só das tarefas como, também, das estratégias mnésicas que pode usar. As queixas mnésicas são uma manifestação da metamemória, que podemos comparar aos desempenhos reais do sujeito. Nos estados depressivos dos pacientes idosos, a intensidade das queixas mnésicas está mais relacionada à gravidade da depressão do que aos desempenhos nos testes de memória; depois de um eletrochoque, os sujeitos, então melhores no aspecto depressivo, têm pouca ou nenhuma queixa mnésica, visto que apresentam distúrbios objetivos de memorização.

Uma alteração da avaliação feita pelo sujeito da sua possibilidade em reconhecer ou não (feeling of knowing, consultar p.165) a resposta a uma pergunta, entre outras ("Como se chamam as ilhas anglo-normandas?"), ou do escore que ele pode obter na aprendizagem de uma lista de palavras, pode ser observada nas lesões do lobo frontal e na síndrome de Korsakoff, quando as dificuldades mnésicas são subestimadas, o que, de certa maneira, mede o desconhecimento (anosognosia) do distúrbio mnésico. No entanto, o *deficit* do sentimento do saber (feeling of knowing) aparece depois de um prazo de memorização mais curto na síndrome de Korsakoff, e não aparece no doente frontal nos minutos seguintes à apresentação do material a memorizar. Além do mais, esse *deficit* pouparia os doentes frontais das perguntas de cultura geral ("Quem assassinou Henrique IV?"). Portanto, pode-se aventar que o *deficit* do "sentimento do saber" no korsakoviano resulta em sérios distúrbios da aprendizagem e da metamemória, enquanto na patologia frontal o dano da metamemória seria predominante e coexistiria com um *deficit* de avaliação cognitiva (consultar, no capítulo 13, "Lobo pré-frontal e resolução de problemas", p. 166) e, no essencial, resultaria num dano dos processos de organização, de manipulação, de recuperação e de avaliação das informações, sejam elas aprendidas recentemente ou já armazenadas na memória de longo prazo.

186 Neuropsicologia

SEMIOLOGIA DOS DISTÚRBIOS DA MEMÓRIA ———

As amnésias

As síndromes amnésicas duráveis por lesões no circuito de Papez

O termo de síndrome amnésica, no seu sentido amplo, designa as amnésias anterógradas comumente por lesão bilateral do circuito de Papez: elas são acompanhadas de uma lacuna retrógrada mais ou menos extensa. Quando acompanhadas de fabulações e de falsos reconhecimentos, falamos, então, da síndrome de Korsakoff. As síndromes amnésicas puras são causadas por lesões hipocâmpicas, e o termo síndrome de Korsakoff também pode designar todas as síndromes amnésicas com esquecimento progressivo.

☐ As amnésias hipocâmpicas

O centro delas é a *amnésia hipocâmpica* cujo início se dá com a manifestação clínica (doença, traumatismo cranioencefálico, intervenção neurocirúrgica). O protótipo de amnésia bi-hipocâmpica é o caso do paciente H. M. (ver *supra*) que, desde a sua intervenção, em 1953, apresenta um esquecimento progressivo que impede, desde essa data, qualquer aquisição de informações, sejam elas culturais, sociais ou autobiográficas. Logo, H. M. não sabe a própria idade, nem o que fez na véspera, nem o que comeu na refeição anterior; não tem idéia do nome do presidente dos Estados Unidos e não se lembra de que seus pais morreram. Ele não se lembra dos testes a que foi submetido de uma sessão para a outra. Nos testes de aprendizagem, os resultados são bem alterados, tanto à rememoração livre quanto em rememoração indicada e reconhecimento. À amnésia anterógrada, junta-se uma *amnésia retrógrada*, que remonta ao ano de 1950, visto que ele se lembra de fatos e personagens famosos das décadas precedentes; contudo, em relação às décadas mais antigas (1920 e 1930) as lembranças dele se deterioram, realmente por incapacidade de reforçar o estoque mnésico, contrariamente à amostragem dos doentes. Os testes de inteligência geral apresentam resultados satisfatórios. A memória de curto prazo está preservada, bem como as outras manifestações mnésicas independentes do circuito de Papez em geral, e dos hipocampos, em particular: memória procedural com aquisição de habilidades perceptivo--motoras e cognitivas (ver *supra*), memória implícita verbal com acionamento de repetição (ver *supra*).

H. M. sabe que tem distúrbios de memória. Seu comportamento geral não é muito perturbado, mas é preciso notar que, desde a morte dos pais, ele passou a viver numa instituição, ele não tem iniciativa, suas emoções estão embotadas e ele precisa de supervisão na higiene pessoal, às vezes negligenciada.

Além dos casos neurocirúrgicos, as amnésias hipocâmpicas podem resultar de outras etiologias, durante as quais a localização hipocâmpica (ou temporal interna) não é exclusiva de outras lesões fora ou em outros lugares do circuito de Papez, o que não pode deixar de repercutir na apresentação

Distúrbios da memória **187**

semiológica. As lesões *vasculares* resultam de duplos infartos hipocâmpicos por obstrução das artérias perfurantes hipocâmpicas das cerebrais posteriores ou de obstruções bilaterais das cerebrais posteriores, realizando a *síndrome de Dide-Botcazo*, que associa uma cegueira cortical e uma amnésia retroanterógrada do tipo hipocâmpica; as fabulações e os falsos reconhecimentos são excepcionais e devem evocar, quando existem, a extensão das lesões para outras estruturas do circuito de Papez. As amnésias hipocâmpicas podem ser observadas depois da parada cardíaca, na intoxicação oxicarbonada, nos estados de mal epiléptico e na sismoterapia. Numa *encefalite herpética*, a síndrome amnésica pode ser enriquecida de distúrbios de linguagem e de distúrbios de personalidade, o que traduz a extensão das lesões para o lobo temporal e para outras estruturas do sistema límbico, em particular a amígdala e o giro do cíngulo, assim como ao córtex orbitofrontal. A *encefalite límbica* faz parte das síndromes paraneoplásicas. Algumas doenças de Alzheimer começam por uma amnésia hipocâmpica que precede, de curto ou de médio prazo, os outros sinais da doença.

☐ A síndrome de Korsakoff

É típico da síndrome de Korsakoff, descrita em 1889, conter uma tétrade semiológica: amnésia anterógrada, desorientação espaçotemporal, fabulação e falsos reconhecimentos. As estruturas lesionais em causa podem ser os corpos mamilares e o tálamo, o trígono (ou fórnix), o telencéfalo basal, o lobo frontal e, em particular, o giro do cíngulo.

A amnésia anterógrada provoca, como na amnésia hipocâmpica, um esquecimento progressivo, apagando os fatos da memória explícita em algumas dezenas de segundos. Entretanto, a amnésia anterógrada nem sempre se explica por uma incapacidade de estocagem, e pode estar, em parte, ligada a um distúrbio de rememoração, o que é um elemento de distinção entre as amnésias hipocâmpicas e as amnésias mamilotalâmicas; assim, nas amnésias mamilotalâmicas, o doente pode negar a lembrança e, em seguida, expressar, de maneira espontânea, uma reminiscência; por exemplo, negar que já tenha vindo ao consultório médico e, imediatamente após, pendurar a boina, explicando que "a está pondo no mesmo lugar que pôs da última vez". Foi isso o que aconteceu com a doente de Claparède. Ao apertar a mão da paciente, na véspera, ele lhe espetara o dedo com uma agulha dissimulada na mão. A doente evita a mão que lhc é estendida no dia seguinte, apesar da ausência da lembrança explícita desse fato. A amnésia diencefálica (mamilotalâmica) tem, também, uma evolução do esquecimento mais lenta do que a amnésia hipocâmpica.

Uma lacuna retrógrada cobre uns poucos meses ou anos que precedem o início da doença com, quase sempre, um gradiente temporal, uma vez que as lembranças menos recentes são as mais mal memorizadas. As lembranças antigas, ao contrário, são preservadas e, em particular, as recordações da infância, visto que os doentes podem dizer o nome dos seus primeiros professores. Entretanto, se as pessoas que convivem com o paciente puderem fornecer elementos anamnésticos que permitam controlar de maneira precisa e detalhada as alegações do paciente, poderemos constatar que a preservação

188 Neuropsicologia

não é tão perfeita quanto poderíamos crer num interrogatório habitual: relativa pobreza dos fatos de vida descritos, erros de data dos acontecimentos. Os conhecimentos culturais e didáticos são preservados.

A desorientação espaçotemporal é, essencialmente, uma consequência da amnésia anteroretrógrada: os doentes erram o ano, o mês, o dia da semana, a idade deles... No plano espacial, esquecem as idas e vindas às quais são submetidos e podem afirmar que é a primeira vez que vão ao consultório; também podem dar respostas confabulantes; podem aprender a orientar-se em lugares novos, mesmo quando afirmam não reconhecê-los.

As fabulações são narrativas com riqueza variável que substituem as lembranças. Podemos observar respostas confabulantes, pobres e plausíveis, facilmente induzidas quando, ao perguntar sobre as atividades recentes do sujeito, obtemos uma resposta "inventada", mas próxima das atividades costumeiras do doente. Também pode haver fabulações de rememoração, nas quais as respostas fornecidas são lembranças antigas e recentes, às vezes desorganizadas de um modo caótico e misturadas a fatos imaginários. Mais excepcionalmente, são observadas fabulações puramente imaginativas, fantásticas ou de grandeza. Os falsos reconhecimentos levam o doente a vestir a identidade de uma pessoa próxima ou de um familiar. Apesar desses distúrbios, a inteligência e o raciocínio são preservados e virou clássico citar em Korsakoff o caso de doentes que, a despeito da amnésia, podiam jogar xadrez, porém, esqueciam a partida assim que ela terminava e que o jogo era guardado. As desordens mnésicas são acompanhadas de uma anosognosia e, mais raramente, de uma euforia.

As síndromes de Korsakoff *nutricionais* estão ligadas a uma carência de vitamina B1. No alcoolismo, a síndrome de Korsakoff pode instalar-se isoladamente ou emergir no meio do estado confusional da encefalopatia de Gayet-Wernicke. As lesões afetam os tubérculos mamilares e, também, o núcleo dorsomedial do tálamo, cujo dano coexiste com o componente fabulatório da síndrome. A vitaminoterapia B1 pode promover a cura quando é feita precocemente. As outras razões nutricionais são representadas por todas as causas de vômitos profusos, anorexias graves, síndromes de má absorção intestinal e carências de vitamina B1 relacionadas a uma alimentação parenteral ou enteral ou a condições particulares de alimentação (beribéri). As síndromes de Korsakoff *tumorais* são causadas por tumores que invadem o *assoalho do terceiro ventrículo*, particularmente pelo craniofaringioma do adulto, e por tumores bifrontais internos que provocam uma destruição *cingular* ou uma invasão do *fórnix*. É preciso notar que, apesar da frequência do craniofaringioma na criança, nela não observamos a síndrome de Korsakoff, o que sugere que a plenitude das funções mnésicas do circuito de Papez só é atingida na idade adulta, ainda que seja preciso considerar as dificuldades próprias da análise semiológica dos distúrbios de memória na criança, na qual a distinção entre lembranças recentes e antigas pode ser mais difícil de inventariar do que no adulto. Além dos tumores, as *lesões do cíngulo* podem ser causadas por cingulotomias (que outrora pertenciam à panóplia psicocirúrgica) ou ainda por complicações isquêmicas dos aneurismas da artéria *comunicante anterior*, excepcionalmente antes,

Distúrbios da memória **189**

na maioria das vezes depois do ato cirúrgico: elas se caracterizam pela profusão de fabulações, pela existência de paramnésias de reduplicação e, por vezes, pela coexistência de uma afasia transcortical motora ou, ainda, de uma apatia com irritabilidade. A síndrome de Korsakoff dos aneurismas da comunicante anterior poderia ter relação com uma isquemia localizada no *telencéfalo basal*, na junção do diencéfalo com os hemisférios cerebrais (contendo, em particular, o núcleo de Meynert) numa ligação anatômica estreita com os pilares do trígono e com as conexões amigdalotalâmicas, ricas em neurônios colinérgios cujas projeções vão para o hipocampo, para a amígdala e para o neocórtex. Os *infartos talâmicos* talamoperfurados bilaterais (ou paramediais) causam uma amnésia retroanterógrada com um *deficit* variável da rememoração indicada e pouca ou nenhuma fabulação e falsos reconhecimentos. Os distúrbios oculomotores com a associação de um dano do mesencéfalo, bem como uma apatia, podem completar o quadro clínico. Num infarto talâmico paramedial pôde ser observada uma amnésia retrógrada autobiográfica no sentido estrito do termo, porque contrastava com uma preservação relativa da lembrança dos fatos públicos e do reconhecimento de personagens famosos. Os infartos tuberotalâmicos também podem causar amnésias retroanterógradas. Os infartos unilateriais, quer afetem os núcleos dorsomediais, quer os anteriores esquerdos, podem provocar uma amnésia anterógrada que afeta, sobretudo, o material verbal. Os *traumatismos cranianos* podem provocar um icto amnésico ou uma síndrome de Korsakoff: um traumatismo craniano, mesmo moderado, pode ser seguido de uma amnésia anterógrada com esquecimento progressivo que segue a perda de conhecimento inicial o qual, retrospectivamente, o doente confunde com a perda de conhecimento inicial porque continua com uma amnésia lacunar. O modo evolutivo pode se sobrepor ao de um icto amnésico e foi até evocada uma sideração dos hipocampos ligada com a comoção cerebral e com um espasmo vasomotor do tipo da enxaqueca. A síndrome de Korsakoff pós-traumática é diagnosticada depois do período confusional que se segue ao coma pós-traumático. Ela inclui uma amnésia anterógrada precedida de uma amnésia retrógrada que engloba o período comatoso e confusional pós-traumático, lançando o doente muitos anos atrás; essa amnésia é acompanhada de uma rica atividade fabulatória, de rememoração, mas também imaginativa ou fantasística, às vezes associada a paramnésias reduplicativas ou a uma síndrome de Capgras. (*Foi o que aconteceu com um rapaz de 21 anos, que há um ano conhecia a moça que seria sua esposa e que, depois de emergir do coma pós-traumático, declarou que não conhecia a jovem presente no quarto do hospital, e ao explicar o motivo da presença dela à sua cabeceira, ele declarou que se tratava da filha do Prefeito, e que ele a havia mandado só para recebê-lo e lhe fazer companhia... e acrescentou que ela era bonitinha e que ele poderia apaixonar-se... Em compensação, nega ferozmente que a data do casamento com sua prometida, não identificada, tenha sido marcada, que o acidente tenha acontecido alguns dias antes da data do casamento que, é claro, não pôde ser realizado.*) O empobrecimento da atividade fabulatória anuncia a regressão dos distúrbios que ocorre no prazo de algumas semanas a alguns meses, e deixa persistir uma amnésia lacunar do período korsakoviano, à qual

190 Neuropsicologia

se junta uma "lacuna retrógrada" de duração variável. As lesões poderiam estar localizadas nos giros do cíngulo, mas também poderiam afetar outros pontos do circuito de Papez. Evidentemente, a evolução é causada por outras lesões eventuais associadas, que podem explicar outras perturbações neuropsicológicas ou físicas, associadas à síndrome de Korsakoff.

As amnésias de duração breve: icto amnésico e síndromes parecidas

O icto amnésico tem um aparecimento brutal, em geral entre os 50 e os 70 anos. Normalmente precedido de uma emoção (anúncio de uma morte, doação de sangue, coito, excreção de um parasita intestinal...), ele provoca um esquecimento progressivo, ao qual se junta uma amnésia retrógrada de algumas horas ou de alguns dias e que precede o icto. O sujeito fica surpreso (*"Quem pôs esses sapatos novos no meu pé?"*, dizia *um doente que não se lembrava de haver comprado um par de sapatos novos na véspera*), faz perguntas, volta a fazê-las, porque não se lembra das respostas, o que não deixa de preocupar as pessoas em volta. No entanto, não existe desorientação espacial; por menos conhecido que seja o lugar em que o sujeito esteja, a memória didática é preservada, o comportamento do sujeito continua adaptado. Às vezes, (em um terço dos casos) há cefaléia. O icto dura de 4 a 6 horas e sempre regride em 24 horas, visto que persiste uma amnésia lacunar do episódio e, às vezes, dos instantes que o precederam, deixando na vida do sujeito uma página em branco, onde, segundo a expressão de Delay, não há nada a ler porque nada foi escrito. O icto pode (em 15% a 25% dos casos) recidivar, o que deve levar a pesquisar um icto sintomático. Nem o estudo dos fatores de risco, nem os dados da imagens sugerem uma patologia vascular tromboembólica, a não ser que se trate de um icto amnésico atípico associado a outros sinais de sofrimento isquêmico vertebrobasilar (diplopia, ataxia, vertigens, nistagmo, *deficit* sensitivo-motores...). A duração do icto, a normalidade do eletroencefalograma tornam pouco acreditável a imputabilidade do icto a uma descarga epiléptica: quando os doentes desenvolvem posteriormente crises epilépticas, especialmente do tipo parcial complexo, o episódio considerado como um icto amnésico foi de breve duração (menos de uma hora) e normalmente reincidente. Resta, enfim, a hipótese de um vasoespasmo que acompanha uma enxaqueca ou análogo ao mecanismo da enxaqueca, mesmo na ausência de cefaléia. A localização da inibição mnésica poderia ser hipocâmpica ou diencefálica. Os exames realizados durante um icto mostraram ou um *deficit* de codificação e de consolidação do tipo hipocâmpico, ou uma amnésia retrógrada extensa com um *deficit* de rememoração característico das amnésias korsakovianas (Hodges, 1991). Um *deficit* discreto de rememoração verbal pode persistir depois da cura do icto amnésico.

Os *ictos sintomáticos* ou *secundários* podem complicar um traumatismo craniano (ver *supra*), uma angiografia cerebral, uma manipulação do ráquis cervical ou revelar, a curto prazo, um tumor talâmico, trigonal, temporal. É raro os ictos amnésicos recidivos e típicos anunciarem uma síndrome de-

Distúrbios da memória **191**

mencial. As *benzodiazepinas*, em particular as de meia-vida curta, podem provocar uma amnésia anterógrada, visto que os *anticolinérgicos* também podem alterar a aprendizagem do material verbal e visuoespacial. Os *blackouts* alcoólicos designam amnésias que afetam ou ultrapassam o período libatório sem que os sinais de uma amnésia anterógrada possam ser retrospectivamente detectados.

Distúrbios da memória e traumatismos cranioencefálicos

Os traumatismos cranianos podem provocar lesões de localizações diversas: lesões *focais lobárias* (contusão ou atrição) sediadas no ponto de impacto (por exemplo, na região frontal) e também do lado oposto, por contragolpe (por exemplo, no occipital), bem como no nível das regiões basais, particularmente frontotemporais, ameaçadas pelas arestas ósseas da base do crânio. É preciso acrescentar as lesões *axonais* e *vasculares* de cisalhamento espalhadas pela substância branca dos hemisférios cerebrais e da parte alta do tronco cerebral. O abalo funcional dos axônios da parte alta do tronco cerebral seria responsável pelo desmaio inicial.

Os traumatismos cranianos podem causar distúrbios mnésicos agudos: icto amnésico e síndrome de Korsakoff (ver *supra*). A *amnésia pós-traumática* indica o período em que, na saída do coma, existe uma confusão mental com amnésia anterógrada e retrógrada: a duração é variável e geralmente tão longa quanto foi longo o coma. A amnésia pós-traumática respeita, ao menos parcialmente, a memória procedural (explorada pelas aprendizagens perceptivo-motoras como a leitura em espelho, o acompanhar um alvo em movimento). A volta à uma orientação normal coexiste habitualmente com o fim da amnésia pós-traumática, se bem que é possível haver dissociações entre a recuperação de uma orientação satisfatória e a recuperação da amnésia anterógrada. Ao sair de uma amnésia pós-traumática, aqueles que sofreram traumatismos cranianos graves podem ter distúrbios mnésicos de intensidade variável, que lembram os observados nos sujeitos frontais (Fig. 14.7). Mas, com certeza, é preciso evitar cercar de maneira monolítica as perturbações neuropsicológicas, cuja diversidade, tanto qualitativa como quantitativa, resulta, naturalmente, da extrema diversidade das localizações lesionais traumáticas. Embora haja distúrbios mnésicos pós-traumáticos, não vemos como poderia existir uma síndrome amnésica pós-traumática. A *síndrome pós-comocional* independe da gravidade do traumatismo e é mais frequente depois de acidentes que dão direito à indenização e em sujeitos com um baixo nível de formação profissional. Ela vem associada a cefaleias, com distúrbios do equilíbrio e queixas mnésicas, em geral alegadas com estardalhaço, mas que se devem avaliar com rigor.

Amnésias do envelhecimento e das demências

Elas serão tratadas no capítulo 16.

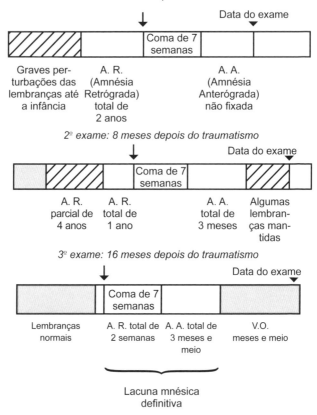

Fig. 14.7. Diagrama da evolução de uma amnésia pós-traumática (segundo J. Barbizet. Pathologie de la mémoire. PUF, Paris, 1970).

Amnésias afetivas ou psicogênicas

□ **Amnésias eletivas**

Segundo Freud, o esquecimento pode ter um mecanismo psicogênico e pode derivar do recalque no inconsciente de fatos "insuportáveis" para o Ego. Essa seria a explicação para as amnésias que afetam eletivamente uma fase da vida, atormentada por fatos ou problemáticas relacionais desestabilizantes (esquecimento pós-parto, depois do nascimento de um filho, num caso de Freud). O esquecimento seria uma fuga neurótica do excesso de tensão criada pelo fato traumatizante.

□ Amnésias de identidade

Nos episódios amnésicos de duração variável, o sujeito esquece o próprio nome, o endereço, o passado, a identidade: esse tema do "viajante sem bagagem" foi particularmente ilustrado pela literatura romanesca. Essas amnésias, uma vez eliminada a simulação, fazem parte da estrutura neurótica histérica. Elas podem acompanhar uma síndrome de Ganser (respostas e atos disparatados, sem levar em conta a realidade ambiente) ou condutas de fuga com comportamento adaptado, mas realizados numa atmosfera de despersonalização, chamada de estado crepuscular. Às vezes, esses episódios são recidivos e pode haver uma alternância entre a personalidade habitual do sujeito e uma nova personalidade imaginária que remete ao conceito de "psicose histérica" ou de formas pseudoneuróticas histéricas da esquizofrenia.

□ Outras amnésias psicogênicas

Além das dificuldades mnésicas ligadas à depressão (consultar p. 184), existem queixas mnésicas hipocondríacas que remetem ao temor de uma patologia orgânica cerebral, sobretudo demencial. Quanto ao sujeito obsessivo, o comportamento dele comprova não um esquecimento, mas o medo do esquecimento, que serve de justificativa neurótica para os "rituais" (verificações, repetições de palavras, de números, de fatos).

As hipermnésias

Hipermnésias permanentes

Os sujeitos manifestam uma capacidade mnésica prodigiosa, num aspecto normalmente limitado (saber o dia da semana correspondente a uma data, aprendizagem extraordinariamente rápida de uma série de números...). Alguns sujeitos têm inteligência normal ou superior e usam técnicas mnemônicas elaboradas, outros têm uma debilidade mental e parecem usar processos mnemônicos estereotipados que acompanham uma aprendizagem intensiva.

Hipermnésias breves

Elas se referem aos fenômenos de memória panorâmica observados na epilepsia (ver *infra*), assim como às revivescências mnésicas de frações mais ou menos importantes do passado, desencadeadas por emoções intensas ou por um perigo de morte.

As paramnésias

As paramnésias são ilusões de memória concebidas por Delay como uma liberação da memória autística, uma liberação da "balaustrada" da memória social.

A ecmnésia é o fato de reviver frações do passado como presentes: são as "alucinações do passado" nas quais "a memória constituída é tomada pela memória constituinte". Pode ser observada na demência de Alzheimer; é possível considerar como ecmnésicos os "delírios de reminiscência" observados

194 Neuropsicologia

na histeria... As *paramnésias de reduplicação* já foram descritas (consultar p. 165), bem como as fabulações e os falsos reconhecimentos.

Os fenômenos paramnésicos breves podem ser observados nas crises epilépticas "dismnésicas": impressões de *déjà-vu* (já visto), de já ouvido, de já vivido ou, ao contrário, impressões de nunca visto, nunca ouvido, nunca vivido, às vezes expressas na forma de uma impressão de estranheza do ambiente sensorial. Também podem ser fenômenos chamados de *memória panorâmica*, na qual o sujeito vê desfilar pedaços do próprio passado ou, ainda, fenômenos ecmnésicos nos quais o sujeito revive uma experiência anterior. Essas crises fazem parte do cenário da epilepsia do lobo temporal. Elas são muito parecidas com as crises caracterizadas por uma amnésia anterógrada (ver *supra*).

Não podemos deixar de fazer referência às reminiscências nas quais um episódio do passado é exaltado numa experiência emocional, cujo exemplo mais perfeito é o da "madalena de Proust".*

EXAME DA MEMÓRIA

O exame da memória baseia-se na entrevista com o doente, com as pessoas que o cercam e na aplicação de testes, que são cada vez mais numerosos. A opinião que o sujeito tem de seus desempenhos mnésicos (ou *metamemória*) pode ser avaliada por questionários padronizados, como o de Squire (Tabela 14.I).

1) A análise da memória autobiográfica fornece preciosos indícios tanto sobre a memória dos fatos recentes (*Há quanto tempo você está hospitalizado? Que exames já fez? O que você fez domingo passado?*) quanto dos fatos antigos (nome e localização das escolas frequentadas, do (da) ou dos (das) primeiros(as) professores(as); profissão ou profissões exercidas; data do casamento; sobrenome de solteira da esposa; nome e idade dos filhos...). Entrevistas semiestruturadas podem ser usadas, como a de Kopelman *et al.* (*J Clin Exp Neuropsychology*. 1989; 11:724-744.)

2) O estudo da memória social é o complemento natural do precedente. A atualidade política, social, econômica e internacional pode fornecer elementos para avaliação da memória dos fatos recentes (por exemplo, relacionados a uma eleição local ou nacional, a algum fato importante relatado na imprensa ou nos jornais televisivos) e, principalmente, de fatos antigos: perguntar a um brasileiro o nome do atual presidente da República e dos presidentes que o precederam desde 1958, a um inglês o nome do Primeiro Ministro e dos que o precederam... Também é possível fazer uso de testes padronizados de reconhecimento de rostos de pessoas famosas, como o teste de Albert *et al.* (1979), atualizado por Hodges e Ward (*Brain*. 1989; 112:595-620).

3) O estudo da memória nas situações da vida cotidiana preocupa-se em usar avaliações o mais "ecológicas" possíveis, tentando reduzir o caráter artificial da condição de *testing* e de certos testes de memória. O *Rivermead Behavioural*

---

* NT: Referência à obra de Marcel Proust *Em busca do Tempo Perdido,* na qual o narrador, o herói do livro, ao mergulhar o bolinho (madalena) na xícara de chá, revive sua infância ao recordar o sabor esquecido.

Distúrbios da memória **195**

Tabela 14.I. *Escala de autoavaliação da memória (inspirada em LR Squire)*

A escala completa de LR Squire tem 18 perguntas. A avaliação a ser dada é a seguinte: 0 se a resposta for "como antes", de 0 a – 4 se a resposta for "pior do que antes", de 0 a + 4 se a resposta for "melhor do que antes".

	Avaliação
1. Minha capacidade para lembrar-me do que li, do que vi na televisão, dos filmes que assisti no cinema e do que me dizem está...	
2. Minha capacidade para lembrar-me de coisas muito antigas está...	
3. Minha capacidade para lembrar-me dos nomes e dos rostos das pessoas que encontro está....	
4. Minha capacidade para lembrar-me do que eu queria dizer ou o que eu estava fazendo ao ser interrompido por alguns minutos está..	
5. Minha capacidade para manter uma longa conversa está...	
6. Minha capacidade para lembrar-me do lugar onde guardo minhas coisas está...	
7. Acho que minha família e meus amigos consideram que minha memória está...	
8. Se me pedirem para decorar alguma coisa (por exemplo, um artigo de jornal ou uma poesia) e se eu tentar, prestando bastante atenção, acho que conseguiria...	
9. Minha capacidade para lembrar-me do que me aconteceu nos últimos meses está ...	
10. Minha capacidade para lembrar-me das coisas da minha infância está...	

Memory Test possui sete subtestes, como aprender o nome e o sobrenome de uma pessoa que está numa foto, lembrar das cinco etapas de um itinerário e pensar em entregar uma mensagem, num envelope, numa delas: trata-se de aprendizagens factuais isoladas, mas também sequenciais. Diversas baterias de testes informatizadas ou em fitas de vídeo amplificaram essa tentativa de focalização (visando ao diagnóstico e à reeducação) numa memória "pragmática" (guardar objetos, itinerários, fazer compras...).

4) O estudo da memória semântica pode ser feito através de testes que utilizam condições de acesso mais ou menos automatizadas: o teste de *Automatismos verbais* de Beauregard, os subtestes de vocabulário e de informação da WAIS, os testes de fluência literária e verbal, o subteste de similitudes da WAIS, testes de denominação e provas que medem os conhecimentos semânticos verbais (*Que cores pode ter um tomate?*) ou não-verbais como o *Palm Tree Test*, que consiste em escolher entre duas figuras (por exemplo, um pinheiro

196 Neuropsicologia

e uma palmeira) aquela que pode ser associada a uma figura principal (no caso, as pirâmides do Egito).

5) O estudo da memória de curto prazo é feito avaliando-se o *span* auditivo, como no subteste de memória de números da WAIS e o *span* visual, como no teste de blocos de Corsi (incluído na bateria 144 de Signoret) e no subteste de memória visual da escala de memória de Wechsler.

6) O estudo da aprendizagem avalia a elaboração da memória anterógrada, explorada por diversos canais sensoriais, em particular visual e auditivo. O teste da figura complexa de Rey e o teste de retenção visual de Benton exploram a memorização visual, mas também são alterados no caso de perturbações visuoconstrutivas e visuoespaciais, e o primeiro é, além disso, muito sensível aos *deficit* da planificação das síndromes frontais. As aprendizagens verbais podem ser exploradas pela rememoração de histórias (como o subteste de memória lógica da *Escala clínica de memória de Wechsler – Revisada, ou História do corvo e das pombas* da Bateria Luria – Nebraska ou a *História do Leão de Barbizet* (Fig. 14.8), que o sujeito deve repetir depois de uma hora e, eventualmente, depois de prazos superiores a 24 horas e, até mesmo, de uma semana). O teste de aprendizagem verbal serial das 15 palavras de Rey (Fig. 14.9) permite estabelecer uma curva de aprendizagem ao longo das cinco tentativas, possibilita avaliar o esquecimento ao comparar o número de palavras aprendidas numa rememoração imediata e numa rememoração posterior e torna possível distinguir o que vem a ser *deficit* de estocagem ou *deficit* de recuperação da memória, ao comparar os desempenhos por ocasião da rememoração livre e do reconhecimento das palavras aprendidas, misturadas a um mesmo número de palavras usadas para desviar a atenção. O teste de Grober e Buschke estuda a aprendizagem verbal numa rememoração livre (*arenque, colete, dominó, junquilho...*), depois, para cada erro, numa rememoração indicada (*Qual era o peixe?... a roupa?... o brinquedo?... a planta?...*), depois, num reconhecimento, todas as palavras de maneira imediata e posterior. O teste de aprendizagem verbal da Califórnia (Delis *et al.*, 1987) usa uma lista de "compras" (dita da "segunda-feira"), composta de 16 itens pertencentes a quatro categorias (frutas, temperos, roupas, ferramentas), e uma lista adicional (dita da "terça-feira") que serve como interferência; ou seja, esse teste explora a rememoração e a aprendizagem, a rememoração indicada, mas também a interferência proativa (intrusão da lista da segunda-feira na rememoração da lista de compras da terça-feira) e retroativa (intrusões provenientes da lista de compras na rememoração posterior e no reconhecimento).

7) Baterias compostas visam explorar vários aspectos da memória para fornecer uma avaliação diversificada das funções mnésicas: é isso o que pretende a *Escala clínica da memória de Wechsler–Revisada*, da *Bateria de eficiência mnésica de Signoret (BEM 144)*, e da escala de memória da *Bateria neuropsicológica Luria-Nebraska*, que tem a particularidade de preceder o subteste de aprendizagem das palavras com um avaliação do próprio sujeito de sua capacidade de memorização e, pela aprendizagem de séries sucessivas de três palavras com rememoração imediata e posterior, estuda as intrusões provenientes de fenômenos de interferência pró e retroativa.

Distúrbios da memória **197**

1º) O corvo e as pombas
(Escala de memória da bateria Luria-Nebraska)
"Um corvo ouviu dizer/ que as pombas tinham muito o que comer./ Ele se pintou de branco/ e voou para o pombal./ As pombas pensaram/ que ele era uma delas/ e adotaram-no./ Porém, ele não conseguia parar de grasnar/ como todos os corvos./ Então, as pombas perceberam que ele era um corvo/ e expulsaram-no./ Ele voltou para junto dos corvos/ mas eles não o reconheceram/ e não quiseram aceitá-lo."
2º) História do leão de Barbizet e Truscelli
"Um leão/ chamado Sultão/ escapou da jaula/ pela porta que um guardador descuidado/ não fechara direito./ A multidão de visitantes,/ muito grande naquele domingo, correu para os prédios vizinhos./ Uma mulher vestida de azul,/ que carregava nos braços/ o filho de um ano,/ deixou-o cair/ e o leão pegou-o./ A mulher, em lágrimas,/ voltou/ e suplicou ao leão que lhe devolvesse o filho./ O animal olhou-a/ longamente/ fixamente/ e, enfim, soltou a criança/ sem lhe fazer nenhum mal."

Fig. 14.8. _Histórias para memorizar._

Lista de 15 substantivos comuns, que deve ser lida **cinco** vezes para o sujeito. Cada leitura é seguida de uma rememoração, o que permite traçar uma curva da aprendizagem.
CARTEIRA, PASTOR, PARDAL, SAPATO, ESTUFA, MONTANHA, ÓCULOS, APAGADOR, GRAVURA, NAVIO, CARNEIRO, FUZIL, LÁPIS, IGREJA, PEIXE.
Prova de reconhecimento: No fim da prova, é lida uma história que contém todas as palavras presentes na lista, que devem ser reconhecidas pelo sujeito.
A classe estava silenciosa. O professor aproximou-se da carteira e começou a ler a lição que falava sobre a vida nas montanhas, no verão. Na gravura, as crianças viram um rebanho de carneiros que pastava calmamente, guardado pelo pastor. Num canto, o caçador erguia o fuzil apontando para um pardal que não o via, preocupado em voar para o campanário de uma igreja, o que indicava a existência de um povoado. Quando a lição terminou, os alunos guardaram os lápis e o professor, tirando os óculos, anunciou o recreio. Ele aproveitou para reabastecer a estufa, que ameaçava apagar e refez o laço do sapato do pé direito. Antes de sair para o pátio e de se reunir aos colegas, ele pegou o apagador para apagar o quadro-negro onde ainda estavam os desenhos da véspera, um mar agitado com peixes assustados que pulavam para o convés de um navio.

Fig. 14.9. _As palavras de Roy._

Referências

ALI CHÉRIF A. – _Les Troubles de la mémoire d'origine cérébrale._ Nodules, PUF, Paris, 1992.

BADDELEY A. – _La Mémoire humaine : théorie et pratique._ Presses universitaires, Grenoble, 1993.

198 Neuropsicologia

BERGEGO C., AZOUVI P. – *Neuropsychologie des traumatismes crâniens graves de l'adulte*. Société de neuropsychologie de langue française, Les Ateliers de Garches, Paris, 1994.

CLAPARÈDE E. – Reconnaissance et moitié. *Arch Psychol* 1911; *11* : 79-90.

DELAY J. – *Les Dissolutions de la mémoire*. PUF, Paris, 1942.

DELAY J., BRION S. – *Le Syndrome de Korsakoff*. Masson, Paris, 1969.

DELIS D.-C., KRAMER J.-U., KAPLAN E., OBER B.-A. – *California Verbal Learning Test*. The Psychological Corporation, San Antonio.

DOLAN R.-J., FLETCHER P.-C. – Dissociating prefrontal and hippocampal function in episodic memory encoding. *Nature* 1997; *388* : 582-585.

EY H. – Les troubles de la mémoire. *In : Études psychiatriques* (t. II). Desclée de Brouwer, Paris, 1950.

FLETCHER P.-C., SHALLICE T., DOLAN R.-J. – The functional roles of prefrontal cortex in episodic memory. *Brain* 1998; *121* : 1239-1248.

GOLDEN C.-J., PURISCH A.-D., HAMMEKE T.-A. – *Luria-Nebraska Neuropsychological Battery Forms I et II. Manual*. WPS, Los Angeles, 1985.

GRADY C.-L., MCINTOSH A.-R., RAJAH M.-N., CRAIK F.-I. – Neural correlates of the episodic encoding of pictures. *Proc Natl Acad Sci (USA)* 1998; *95* : 2703-2708.

HODGES J.-R. – *Transient Amnesia*. Sauders Company, Londres, 1991.

HODGES J.-R., MCCARTHY R.-A. – Autobiographical amnesia resulting from bilateral paramedian thalamic infarction. *Brain* 1993; *116* : 921-940.

JANOWSKY J.-S., SHIMAMURA A.-P., SQUIRE L.-R. – Source memory impairment in patients with frontal lobe lesions. *Neuropsychologia* 1989; *22(8)* : 1043-1056.

KELLEY W.-M., MIEZIN F.-M., MCDERMOTT K.-B. *et al.* – Hemispheric specialization in human dorsal frontal cortex and medial temporal lobe for verbal and nonverbal memory encoding. *Neuron* 1998; *20* : 927-936.

LHERMITTE F., SIGNORET J.-L. – Analyse neuropsychologique et différenciation des syndromes amnésiques. *Rev Neurol* 1972; *126(3)* : 161-178.

NICOLAS S., CARBONNEL S., TIBERGHIEN G. – Les capacités préservées d'apprentissage et de la mémoire chez les patients atteints d'amnésie organique. *Revue de Neuropsychologie* 1992; *2(2)* : 227-268.

SQUIRE L.-R. – The neuropsychology of memory dysfunction and its assessment. *In : Neuropsychological Assessment of Neuropsychiatric Disorders*, I. GRANT et K.M. ADAMS, Oxford University Press, Oxford, 1986.

TRILLET M., LAURENT B., FISHER C. – *Les Troubles transitoires de la mémoire*. Masson, Paris, 1983.

TULVING E. – *Elements of Episodic Memory*. Oxford University Press, New York, 1983.

15 | DESCONEXÕES INTER-HEMISFÉRICAS

Do ponto de vista fisiológico, podemos deduzir da direção...
(das fibras comissurais) [...] que é graças a elas
que as regiões dos dois hemisférios cerebrais estão anastomosadas [...]
e que elas são, por isso mesmo,
os verdadeiros agentes da unidade de ação dos dois lobos cerebrais.
J. Luys, *Le Cerveau*, 1876.

Graças aos dois hemisférios cerebrais o ser humano cheira, anda, vê, ouve, age, fala, enxerga e sente. Apesar da dispersão das funções do cérebro e da lateralização de algumas delas (como a linguagem), o ser humano é construído e age de maneira coerente e ordenada. Assim nasceu a ideia de que as diferentes regiões do cérebro devem, consequentemente, comunicar-se entre si e que certos distúrbios podem não estar ligados a uma lesão dos "centros" especializados, e sim a uma lesão das "conexões" de um centro para o outro. Foi por isso que Wernicke, em 1874, postulou a existência e a fisiopatologia da afasia de condução que se tornou um exemplo de desconexão intra-hemisférica. Em seguida, em 1891 e 1892, Déjerine mostrou o papel do dano do esplênio do corpo caloso no determinismo da alexia sem agrafia, ilustrando, assim, as consequências de uma desconexão inter-hemisférica. Liepmann, também, no começo do século, estigmatizou a importância das conexões intra e inter-hemisféricas no mecanismo das desordens apráxicas e atribuiu particularmente a uma desconexão calosa o aparecimento de uma apraxia ideomotora unilateral esquerda. De fato, os dois hemisférios cerebrais estão unidos por feixes de substância branca ou comissuras. Distinguimos pequenas comissuras e três grandes comissuras: a comissura branca anterior, a comissura do fórnix (trígono) e, a mais importante, o corpo caloso, que une um neocórtex ao outro (Figs. 15.1 a 15.3). Entretanto, por muito tempo, considerou-se que a seção do corpo caloso, para tratar epilepsias rebeldes, não trazia consequências neuropsicológicas e a semiologia dos tumores calosos era atribuída à invasão das estruturas vizinhas. Só em meados do século passado, impulsionada pelas constatações feitas nos animais comissurotomisados, a semiologia calosa pôde ser esboçada depois de observações feitas por Sperry e Gazzaniga, de doentes comissurotomisados, e por Geshwind e Kaplan, de doentes atingidos por um tumor que invadia o corpo caloso. A síndrome de desconexão inter-hemisférica foi, em seguida, confirmada e amplificada por inúmeras observações que também incluíam a patologia vascular (a vascularização calosa é garantida pelas artérias cerebrais, anterior e posterior) e a doença de Marchiafava-Bignami.

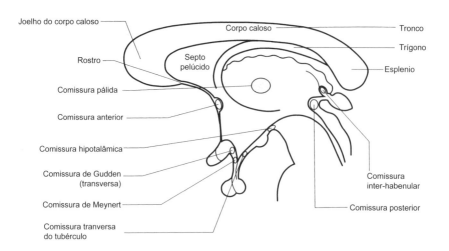

Fig. 15.1. Representação esquematizada das comissuras inter-hemisféricas e das conexões do corpo caloso (segundo G. Lazorthes. Le système nerveux central. Masson, Paris, 1967).

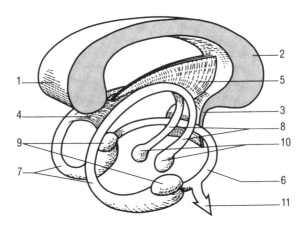

Fig. 15.2. Morfologia das comissuras inter-hemisféricas (segundo J. Barbizet e Ph. Duizabo. Abrégé de neuropsychologie. Masson, Paris, 1985).
1. Pegra ou esplênio do corpo caloso. 2. Joelho do corpo caloso. 3. Bico ou Rostro do corpo caloso. 4. Fórnix ou Trígono, cujas fibras transversais constituem o psaltério ou lira de David. 5. Septo pelúcido. 6. Comissura branca anterior. 7. Pilares posteriores do trígono ou *Crura fornicis*. 8. Pilares anteriores do trígono ou *columnae fornicis*. 9. Núcleos amigdalianos. 10. Tubérculos mamilares. 11. Feixe temporal.

Desconexões inter-hemisféricas **201**

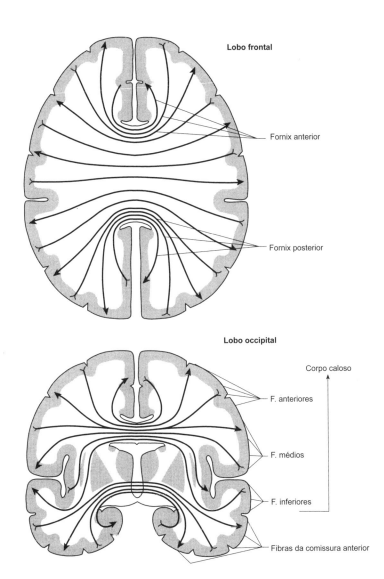

Fig. 15.3. *Conexões do corpo caloso e da comissura branca anterior (corte horizontal e corte frontal).*
(Extraído de G. Lazorthes. *Le système nerveux central.* Masson, Paris, 1967.)

202 Neuropsicologia

SEMIOLOGIA DAS DESCONEXÕES INTER-HEMISFÉRICAS

Os sinais de desconexão calosa não se impõem no exame clínico e devem ser cuidadosamente pesquisados (Tabela 15.I); é preciso lembrar que, habitualmente, os sujeitos comissurotomisados não têm constrangimentos na vida social de rotina e os mecanismos de compensação mascaram os distúrbios ligados aos *deficit* da transferência das informações inter-hemisféricas, que constitui o coração da síndrome calosa e provoca uma sensação de "estupefação" de um hemisfério em relação ao outro.

Tabela 15.I. *Principais gestos do exame que permite investigar uma desconexão calosa*

1. Palpação cega de objetos em cada uma das mãos	Anomia tátil esquerda
2. Escrita ditada e copiada com a mão esquerda e com a mão direita	Agrafia esquerda
3. Desenho do cubo com cada uma das mãos (cópia)	Apraxia construtiva
4. Designação verbal dos dedos indicadores apresentados simultaneamente na parte periférica dos dois hemicampos visuais	Ausência de designação verbal do dedo indicador apresentado à esquerda (pseudo-hemianopsia esquerda)
5. Execução de gestos com cada um dos membros superiores (consultar capítulo 5)	Apraxia ideomotora esquerda

Anomia tátil esquerda

Os objetos colocados na mão esquerda (olhos fechados) não são denominados (Fig. 15.4.) Não se trata de uma astereognosia porque o objeto é manipulado corretamente e é reconhecido se pedirmos ao sujeito para abrir os olhos e denominá-lo, incluindo-o num grupo de objetos. Não se trata de uma afasia porque a denominação do objeto que ele vê é normal e o objeto é nomeado assim que é colocado na mão direita; às vezes, o objeto é denominado se a manipulação permite fazer um ruído específico (*campainha de bicicleta*) ou se ele tiver um odor característico (*cachimbo*). Em certas ocasiões, o sujeito não pode fazer nenhuma descrição do objeto; em outras, ele analisa vagamente as características físicas (*alfinete de segurança* → *"objeto dividido em duas partes, sendo uma delas móvel"*); às vezes ele dá respostas erradas sem nenhuma relação com o objeto (*abridor de garrafas* → *"pincel"*), o que mostra que ele não está confundindo com um objeto de características parecidas, e sim que é incapaz de *dizer* o nome do objeto: os influxos somestésicos saídos da mão esquerda chegam ao hemisfério direito permitindo a identificação, mas a lesão calosa não permite a transferência dessas informações para as áreas da linguagem do hemisfério esquerdo, visto que a denominação dos objetos colocados na mão direita é correta, pois os influxos somestésicos chegam ao hemisfério dominante e as conexões necessárias à verbalização são intra-hemisféricas. Além disso, a mão direita não pode desenhar o que a mão esquerda segura, como se o hemisfério esquerdo ignorasse o hemisfério direito.

A *alexia tátil* é a incapacidade de nomear as letras palpáveis colocadas na mão (esquerda, do destro), mesmo tendo sido anteriormente identificadas, porque as letras palpadas podem ser posteriormente designadas, numa prova de múltipla escolha: a alexia tátil pode existir até na ausência da anomia.

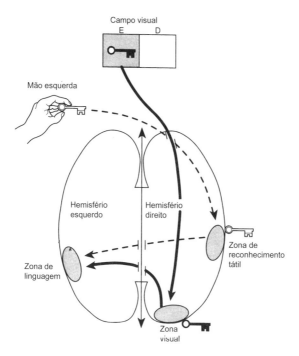

Fig. 15.4. *Esquema explicativo da anomia tátil e visual* (segundo *Les Cahiers intégrés de médicine, Neurologie* e segundo J. Barbizet e Ph. Duizabo, *Abrégé de neuropsychologie*).
A seção ou a lesão do corpo caloso impedem que as informações táteis provenientes da mão esquerda e tratadas no hemisfério direito atinjam a zona da linguagem situada no hemisfério esquerdo, dando origem a uma anomia tátil esquerda. Do mesmo modo, as informações provenientes do hemicampo visual esquerdo e que são tratadas na parte posterior do hemisfério direito não podem atingir a área da linguagem no hemisfério esquerdo, originando a anomia visual esquerda.

204 *Neuropsicologia*

Apraxia (ideomotora) unilateral esquerda

A apraxia ideomotora só afeta o hemicorpo esquerdo e só aparece diante de uma ordem verbal, visto que a imitação gestual feita pelo mesmo hemicorpo é correta e os gestos da vida cotidiana não são modificados: as ordens verbais recebidas pelo hemisfério esquerdo não podem ser transmitidas à área pré-motora do hemisfério direito (consultar capítulo 5). A apraxia calosa é em geral, mas não sempre, acompanhada de uma grafia apráxica esquerda. Também já foi possível observar uma apraxia unilateral esquerda diante de uma ordem verbal, num pedido de imitação e na utilização de objetos.

Agrafia esquerda (Fig. 15.5)

A agrafia calosa (consultar p. 65) é, quase sempre, uma grafia apráxica, caracterizada por uma letra deformada, mais ou menos identificável, às vezes ilegível e até reduzida a um borrão. A escrita pode ser um pouco melhor na cópia, a soletração é preservada, bem como a escrita com letras palpáveis e a datilografia. A associação com uma apraxia ideomotora é frequente: esse quadro clínico é mais observada nas lesões situadas atrás do joelho e antes do esplênio, no tronco (*body* ou corpo propriamente dito) do corpo caloso. Ele estaria ligado a *deficit* da transferência das informações visuocinestésicas que permitem a organização espaçotemporal do grafismo. No entanto, as lesões do tronco do corpo caloso que se estendem para o joelho causam uma incapacidade para bater a máquina e para escrever com letras palpáveis, o que faz supor que é pelo joelho do corpo caloso que transitam as informações (ou engramas) verbomotores.

Porém, a agrafia calosa pode existir na ausência de apraxia. A realização gráfica pode ser alterada, particularmente em letras cursivas, mas também existem paragrafias que atestam a natureza linguística do distúrbio e que atingem ou a escrita cursiva, quando ela é preservada, ou a escrita em letra de forma. Elas podem ser interpretadas como agrafias afásicas ou mistas e são observadas nas lesões que afetam o esplênio. As observações de sujeitos japoneses mostram que a agrafia esquerda predomina no sistema alfabético

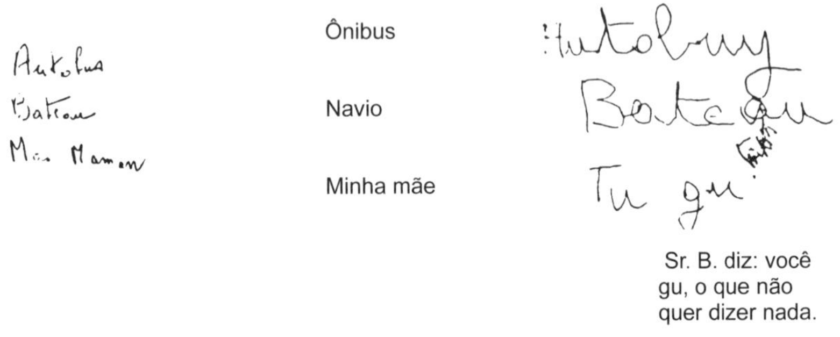

Ônibus

Navio

Minha mãe

Sr. B. diz: você gu, o que não quer dizer nada.

Fig. 15.5. *Agrafia unilateral esquerda (do tipo afásico) na existência de uma lesão calosa* (extraído de S. Brion, C.-P. Jedynak. *Rev. Neurol.* 1972: 128(4); 257-266).

(*kana*) e preserva, relativamente, o sistema ideográfico (*kanji*) que também pode exteriorizar paragrafias semânticas. Assim, as informações propriamente linguísticas poderiam caminhar na parte posterior (esplênio) do corpo caloso (Fig. 15.6).

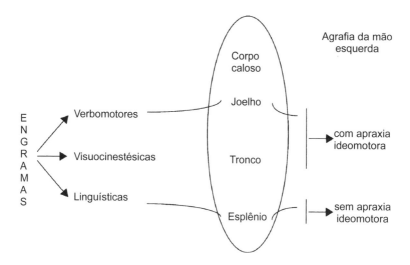

Fig. 15.6. *Representação esquemática dos diferentes tipos de informações "gráficas" e do caminho através das subdivisões anatômicas do corpo caloso, segundo as concepções de Watson e Heilman (1983).*

Apraxia construtiva direita

Com a mão direita, a realização diante de uma ordem verbal ou a cópia de desenhos como um cubo ou uma bicicleta é lenta e desorganizada, sendo os desempenhos paradoxalmente melhores com a mão não dominante. Igualmente, a cópia da figura complexa de Rey é totalmente desorganizada quando realizada com a mão direita, bem como a realização de construções tridimensionais com os cubos. O distúrbio da transferência afeta as informações que devem caminhar do hemisfério direito, sede das capacidades visuoconstrutivas, para o hemisfério esquerdo, que comanda a mão direita.

Distúrbios visuais

A dupla pseudo-hemianopsia diante de designação lateral forçada e silenciosa (Fig. 15.7)

Com o sujeito instalado na frente do examinador, cabeça imóvel, olhos abertos, uma mão (por exemplo, a esquerda) imobilizada sob as nádegas: pede-se que ele não fale e pegue com a mão livre (no caso, a direita) o dedo

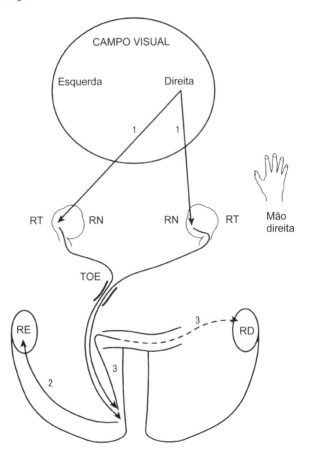

Fig. 15.7. *A pseudo-hemianopsia dupla com pedido verbal forçado e silencioso.*
Os influxos visuais (1) vindos do hemicampo direito, recebidos pela retina temporal do olho esquerdo e pela retina nasal do olho direito, seguem pelos nervos ópticos, pelo quiasma, pelo trato óptico esquerdo (TOE), pelas radiações ópticas esquerdas (ROE) até o lobo occipital esquerdo. A mão direita do sujeito, a única que ele tem autorização para mexer, poderá pegar o objeto apresentado no hemicampo visual direito, graças a uma transferência intra-hemisférica das informações (2) entre o lobo occipital esquerdo e a região rolândica esquerda (RE). Em compensação, ela não se mexerá quando o objeto for apresentado no hemicampo visual esquerdo, porque as informações vindas do lobo occipital direito não conseguem atravessar o corpo caloso para chegar à região rolândica esquerda. O fenômeno inverso é observado quando ele só pode mexer a mão esquerda para pegar o objeto apresentado no campo visual: essa mão continuará imóvel quando o objeto for apresentado no hemicampo visual direito, porque as informações que chegam ao lobo occipital esquerdo não podem passar pelo corpo caloso (3) para chegar à região rolândica direita (RD).

Desconexões inter-hemisféricas **207**

do examinador, assim o perceber no seu campo visual. Constatamos, então, que o sujeito leva sua mão na direção do dedo quando este aparece no seu hemicampo visual homolateral à mão móvel (no caso, o direito), e não faz nenhum gesto de apreensão quando o dedo indicador é apresentado no hemicampo visual contralateral (aqui, o esquerdo) à mão móvel (direita). As informações visuais que chegam ao hemisfério direito não podem mais ser transferidas para o hemisfério esquerdo que comanda a mão direita. O fenômeno inverso é observado no outro hemicampo, quando só a outra mão pode ser movimentada, e essa dupla pseudo-hemianopsia afeta, então, o hemicampo visual heterolateral à mão móvel. Trata-se, exatamente, de uma pseudo-hemianopsia porque, às vezes, um estímulo no hemicampo aparentemente cego provocará uma rotação da cabeça e dos olhos na direção desse objeto e ele será agarrado. Além do mais, se as duas mãos estiverem livres e se os dedos indicadores do examinador aparecerem bilateralmente em cada hemicampo, eles serão agarrados normalmente pelo sujeito.

A pseudo-hemianopsia esquerda diante da solicitação verbal

Entretanto, quando o dedo indicador é apresentado simultaneamente nos dois hemicampos, se pedirmos ao sujeito que assinale verbalmente a presença desses dedos, ele vai ignorar e até negar a presença do dedo apresentado no hemicampo visual esquerdo: no entanto, esse dedo indicador pode ser visto, porque ele é agarrado quando se dá essa ordem. Os influxos visuais chegam a cada um dos hemisférios, mas a verbalização da presença do estímulo esquerdo necessita da transferência transcalosa do lobo occipital direito para os centros da linguagem do hemisfério esquerdo.

Porém, essas provas são difíceis de serem realizadas no leito do doente e é preciso tomar duas precauções: a apresentação dos estímulos deve ser rápida, porque logo aparecem os movimentos de varredura ocular que informam os dois hemisférios e compensam o *deficit* de transferência; a apresentação dos estímulos deve ser feita na periferia do campo visual, porque a parte central do campo visual (com 2 ou 3 graus de distância de ambos os lados do meridiano vertical) se projeta na retina sobre a mácula de onde partem as fibras diretas e cruzadas, visto que os influxos vindos da periferia de cada hemicampo chegam às retinas periféricas para desembocar no lobo occipital heterolateral a cada hemicampo visual (consultar *Neurologie pour le Praticien,* Tabela 9.1, p. 46). O taquistoscópio permite fazer apresentações visuais bem rápidas numa tela (de 1/10 a 1/25 segundos); ele permite controlar a posição dos estímulos e podemos até associar o controle da imobilidade ocular durante a apresentação dos estímulos. A apresentação taquistoscópica permite confirmar a incapacidade de denominação das imagens projetadas no hemicampo visual esquerdo (anomia visual esquerda, Fig. 15.6), visto que, em seguida, o sujeito pode designar, numa prova de múltipla escolha, o objeto que não via. A apresentação de *quimeras* (união da parte direita ou esquerda de duas meias figuras de objetos diferentes, como a metade esquerda de um lápis unida à metade direita de uma tesoura) mostra que o sujeito normal faz erros de identificação ou declara ver dois objetos, e, no caso de lesão calosa, só a meia-imagem projetada no hemicampo visual direito é nomeada e o paciente nunca declara ver dois objetos. Quando não pedimos ao sujeito para nomear

208 Neuropsicologia

e sim para designar numa prova de múltipla escolha, já foi observado que a escolha dele caía na meia-imagem projetada no hemicampo visual direito quando se tratava de um objeto ou de uma letra, e que ele escolhia a meia-imagem projetada à esquerda, quando se tratava de um rosto: essa prova também permite evidenciar a especialização hemisférica no tratamento das informações visuais.

Hemialexia esquerda

A rápida apresentação taquistoscópica de letras ou de palavras mostra que a leitura só é possível no hemicampo visual direito. A associação de uma lesão occipital esquerda e de uma lesão do esplênio do corpo caloso causa uma hemianopsia direita e uma alexia sem agrafia (consultar p. 71).

Extinção auditiva unilateral

Para evidenciá-la há necessidade de um teste de escuta dicótica, que mostra a extinção da via "ouvido direito-cérebro esquerdo" para as mensagens verbais (consultar p. 145).

Anomia olfativa unilateral

No caso de uma comissurotomia completa, que afete o corpo caloso e a comissura anterior, foi observada uma incapacidade de nomear os odores apresentados à narina direita, embora o paciente possa designar, numa prova de múltipla escolha, o objeto de onde vem o odor.

Sinais de ignorância, de surpresa ou de conflito de um hemicorpo em relação ao outro

A crítica hemisférica

Ela designa a surpresa do sujeito diante da escrita realizada pela mão esquerda ("Não tenho a sensação de que é a minha mão esquerda que está escrevendo") ou dos gestos realizados pelo membro superior esquerdo. (Numa prova "dedo-nariz", o sujeito, pondo o próprio dedo na boca, disse: "Engraçado, por que ele não quer ir para o meu nariz?").

A dispraxia diagnóstica e o sinal da mão estranha

Esses sinais, que traduzem a ignorância, às vezes conflituosa, de uma mão em relação à outra foram tratados no capítulo 5.

Incapacidade de duplicação cruzada da postura das mãos

O sujeito não consegue, sem a ajuda da visão, fazer com uma mão a postura da outra mão. O *deficit* de transferência das informações proprioceptivas também é constatado quando, ao mostrar ao sujeito as posturas da mão projetadas em cada um dos hemicampos, com a ajuda do taquistoscópio, constatamos que o sujeito só pode reproduzir essas posturas com a mão homolateral ao campo visual estimulado.

Alexitimia

Os sujeitos comissurotomisados têm mais dificuldades do que os sujeitos normais para exprimir, para verbalizar seus sentimentos: essa constatação, pouco acessível num exame de caso único, foi estabelecida estatisticamente e traduziria um *deficit* de transferência entre o hemisfério direito (cujo papel na vida emocional já é conhecido) e o hemisfério esquerdo, que gerencia a linguagem (consultar capítulo 17, p. 336).

CONSIDERAÇÕES ANATOMOCLÍNICAS E ETIOLÓGICAS

O quadro "completo" de uma síndrome de desconexão refere-se às lesões calosas maciças (ou seção completa) que incluam o esplênio. No interior do corpo caloso, existe uma segregação das fibras em função da informação que transmitem: assim, uma lesão que poupe a parte posterior do esplênio permite a transferência de informações visuais e as lesões que causam apraxia ideomotora esquerda são mais anteriores do que as que causam agrafia esquerda sem apraxia. A semiologia da parte anterior do corpo caloso (que conecta os lobos frontais) é muito rudimentar no caso de uma seção, mas, curiosamente, pode levar a uma apraxia esquerda no caso de lesões endógenas (tumor, infarto...). Sinais de desconexão calosa podem ser constatados na esclerose em placas, e é conhecida a frequência da atrofia calosa que acompanha as lesões da substância branca nas formas evoluídas da doença: esses sinais são, quase sempre, discretos. A *agenesia calosa* pode evoluir num contexto de polimalformação e pode estar acompanhada de um atraso mental e até de um estado psicótico. No entanto, a inteligência também pode ser normal; investigações neuropsicológicas permitiram constatar que, no mais das vezes, os sinais de desconexão estão ausentes ou são discretos, mas algumas observações mostraram perturbações da transferência inter-hemisférica das informações visuais, táteis e auditivas. Para explicar a (quase) normalidade da transferência, vários mecanismos foram evocados. Foi sugerida uma representação bi-hemisférica das funções cognitivas, particularmente da linguagem, o que só foi confirmado excepcionalmente no teste de Wada. Também foi sugerido um reforço das vias motoras e sensoriais ipsilaterais, o que permitiria uma informação simultânea dos hemisférios cerebrais e atenuaria o *deficit* da transferência: assim poderia ser explicado o fato de, nos sujeitos agenésicos, ser observada, na escuta dicótica, uma redução da assimetria fisiológica ou até uma vantagem da via "ouvido esquerdo-cérebro direito", visto que os sujeitos destros e normais têm, na maioria, uma ligeira superioridade do ouvido direito e os sujeitos calotomisados tenham, ao contrário, um *deficit* do ouvido esquerdo. Também foi argumentado que havia uma compensação da agenesia calosa pela comissura anterior. Assim, um *deficit* da transferência foi correlacionado à ausência concomitante da comissura anterior, enquanto a transferência normal foi correlacionada à hipertrofia da comissura anterior.

Os distúrbios discretos da transferência poderiam, então, ser explicados por um aumento da capacidade de tratamento das informações pela comissura anterior ou mesmo por uma limitação qualitativa da transferência visuoespacial pela comissura anterior.

O CORPO CALOSO E A ESPECIALIZAÇÃO HEMISFÉRICA (Fig. 15.8)

As lesões cirúrgicas e endógenas do corpo caloso são um meio privilegiado de investigação de cada hemisfério e, portanto, de estudo da especialização hemisférica. Como de costume, os sinais anteriormente expostos são descritos no destro, sabendo-se que nos canhotos os distúrbios não obedecem a uma inversão rigorosa, mas realizam, na maioria das vezes, um conjunto composto, como uma agrafia direita e uma apraxia ideomotora direita, uma mão estranha esquerda e uma alexia tátil direita. Em todo o caso, a semiologia calosa isola, no destro, um hemisfério investido na linguagem e um hemisfério investido no tratamento dos dados visuoconstrutivos e visuoespaciais. Entretanto, está claro que não há dicotomia absoluta. As conexões calosas mostram que o hemisfério direito pode, sozinho, compreender o sentido das

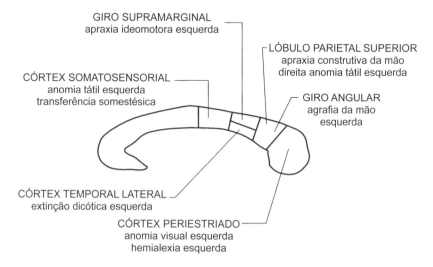

Fig. 15.8. *Sede presumida das lesões calosas responsáveis pelas principais manifestações da síndrome de desconexão inter-hemisférica* (extraído de Habib e Pelletier. Revue de Neuropsychologie. 1994; 4(1):69-112).

palavras escritas e faladas: o sujeito com anomia tátil esquerda pode procurar e encontrar com a mão esquerda, sem a ajuda da visão, um objeto nomeado pelo examinador, podendo também designar, com a mão esquerda, um objeto que ele não soube nomear na apresentação taquistoscópica no hemicampo visual esquerdo. Porém, o que acontece no sujeito cujo corpo caloso funciona? Será que o corpo caloso transmite informações neutras ou será que modula a especialização hemisférica? Será que o hemisfério esquerdo inibe a capacidade linguística do hemisfério direito, como sugeria a observação de crianças com lesões cerebrais esquerdas, cuja hemisferectomia foi seguida de uma melhora muito significativa da capacidade linguística? Será que o corpo caloso veicula influências facilitadoras, o que poderia ser ilustrado pelo seu papel nas descargas epilépticas e que explicaria uma melhor capacidade de recuperação dos afásicos cujo corpo caloso não está lesado? Ou será que o corpo caloso exerce um papel de harmonização inter-hemisférica que pode ser alterado no sentido facilitador ou inibidor, em virtude de parâmetros cuja arquitetura nos escapa?

ASPECTOS EVOLUTIVOS

A semiologia calosa deve ser pesquisada com atenção: ela pode escapar a um exame de rotina; ela pode ser mascarada por sinais relacionados com o dano de estruturas vizinhas, principalmente num caso de lesão tumoral; finalmente, ela tem uma tendência espontânea para melhorar, pelo uso de mecanismos aptos a vencer o *deficit* da transmissão transcalosa: trata-se, por exemplo, dos movimentos de varredura ocular, da verbalização que permite ao sujeito informar os dois hemisférios da utilização máxima de todos os canais sensoriais. Será que o odor e o ruído podem concorrer para o reconhecimento dos objetos, e será que a plasticidade que permitiria utilizar as comissuras extracalosas é reservada à criança? O cérebro dividido mascara sua divisão e tenta, continuamente, estruturar a própria unidade.

Referências

ABSHER J.-R., BENSON F. – Disconnection syndromes : an overview of Geschwind contributions. *Neurology* 1993; *43* : 862-867.

BOGEN J.-E. – The callosal syndromes. *In : Clinical Neuropsychology*, K.H. HEILMANN et E. VALENSTEIN, Oxford University Press, Oxford, 1994 : 337-407.

BRION S., JEDYNAK C.-P. – Troubles du transfert interhémisphérique. À propos de trois observations de tumeurs du corps calleux. Le signe de la main étrangère. *Rev Neurol* 1972; *2*(126,4) : 257-266.

FISCHER M., RYAN S.-B., DOBYNS W.-B. – Mechanisms of interhemispheric transfer and patterns of cognitive function in callosal patients of normal intelligence. *Arch Neurol* 1992; *49*(3) : 271-277.

212 Neuropsicologia

GAZZANIGA M.-S., RISSE G.-L., SPRINGER S.-P. *et al.* – Psychologic and neurologic consequences of partial and complete commissurotomy. *Neurology* 1975; *25* : 10-15.

GESHWIND N. – Disconnexion syndromes in animals and man. *Brain* 1965; *88* : 237-294 et 585-644.

HABIB M., PELLETIER J. – Neuro-anatomie fonctionnelle des relations interhémisphériques. Aspects théoriques et perspectives cliniques : 1. Organisation anatomo-fonctionnelle des connexions calleuses. *Revue de Neuropsychologie* 1994; *4*(1) : 79-112.

KARNATH H.-O., SCHUMACHER M., WALLESCH C.-W. – Limitations of interhemispheric extracallosal transfer of visual information in callosal agenesis. *Cortex* 1991; *27*(2) : 345-350.

MARTIN A. – A qualitative limitation on visual transfer via the anterior commissure. *Brain* 1985; *108* : 40-63.

MICHEL F., SCHOTT B. – *Les Syndromes de disconnexion calleuse chez l'homme*. Hôpital neurologique, Lyon, 1974.

RUSSEL W.-R. – Some anatomical aspects of aphasia. *Lancet* 1963; *1* : 1173-1177.

SAUERWEIN H., LASSONDE M.-C. – Intra- and interhemispheric processing of visual information in callosal agenesis. *Neuropsychologia* 1983; *21*(2) : 167-171.

SCHNIDER A., BENSON F., ROSNER L.-J. – Callosal disconnexion in multiple sclerosis. *Neurology* 1993; *43* : 1243-1245.

WATSON R.-T., HEILMAN K.-M. – Callosal apraxia. *Brain* 1983; *106* : 391-403.

16 | NEUROPSICOLOGIA DAS DEMÊNCIAS

Todo o mundo se queixa da memória, mas
ninguém lamenta o próprio julgamento.
La Rochefoucauld, *Maximes et Réflexions.*

Atualmente, é muito difícil fazer uma abordagem unitária de um conjunto tão díspar quanto as demências "orgânicas". Essa disparidade tem a ver com a própria semiologia das síndromes demenciais, que não é única, e sim múltipla; igualmente tem a ver com a diversidade das etiologias e com a própria heterogeneidade das apresentações clínicas numa mesma etiologia. A essas dificuldades deve ser acrescentada a confusão gerada entre a noção de síndrome demencial e a de doença causal. Logo, por falta de marcadores biológicos, é preciso esperar o estabelecimento da demência para estabelecer o diagnóstico de *doença de Alzheimer*: esse procedimento oferece o duplo inconveniente de ser probabilista e tardio, muitas vezes atrapalhado por "*deficit* cognitivos leves" (*mild cognitive impairments*), que nem sempre evoluem para uma doença de Alzheimer no sentido demencial do termo, e permanecem órfãos, por longo tempo, de uma nosologia para recebê-los. E falta definir o sentido da palavra "demência", a tal ponto obscurecido por sua história e por suas conotações, que alguns temem utilizá-la para qualificar um doente, com medo de provocar uma desmotivação terapêutica e a desistência de um combate resoluto. De fato, em 1820, Georget introduziu o critério de incurabilidade das demências, para distingui-las da confusão mental (designada, então, com o nome de estupidez) concebida como ligada a uma "ausência acidental do pensamento" e, portanto, potencialmente reversível. A impaludação começara, naquele tempo, a abrir a primeira brecha na noção de irreversibilidade das demências e, em 1952, Guiraud escreveu que "se a lesão responsável pela demência for reversível, a demência pode ser curada, se for irreversível, a demência continuará incurável, se a lesão for parcialmente reversível, a demência poderá ser parcialmente curada".

Se a demência pode não mais ser irreversível, é difícil continuar a pensar que ela é devida a um enfraquecimento "global": na verdade, a soma de *deficit* de diversas funções cognitivas foi o que fez mudar aquilo que se chamava de síndrome psíquico-orgânica num processo demencial, ainda que esteja comprometida a *adaptação à vida profissional, social e familiar,* e a capacidade de administrar a própria vida. Entretanto, embora esses critérios de desadaptação sejam reconhecidos como necessários pela DSM III-R, embora a Classificação Internacional de Distúrbios Mentais (CIM-10), da OMS admita que uma demência "interfere habitualmente nas atividades da vida diária", os exemplos dados só podem estar se referindo às demências evoluídas, pois falam em "lavar-se, vestir-se, manter uma higiene pessoal mínima e controlar os esfíncteres"; além disso, a CIM-10 chama a atenção sobre a variabilidade

214 Neuropsicologia

da desadaptação em virtude do contexto cultural, e assinala que as modificações do desempenho profissional não devem ser encaradas como critérios de demência. Quanto ao substrato anatômico das demências, obviamente, ele está relacionado às lesões difusas ou extensas e, também, às lesões multifocais (como a demência por infartos múltiplos) e, mais excepcionalmente, às lesões focais situadas nas zonas ditas estratégicas, como um infarto bitalâmico. De um modo mais geral, tornou-se comum diferenciar as demências "corticais" das demências "subcorticais" centradas numa síndrome de desconexão frontal. Essas são as bases que permitem abordar a semiologia neurospicológica e o diagnóstico das síndromes demenciais.

No plano epidemiológico, segundo um estudo cooperativo europeu, as demências afetam 6,4% da população, sendo 4,4% de doença de Alzheimer e 1,4% de doenças vasculares ou mistas; a prevalência aumenta com a idade, passando de 1,2% entre 65 e 69 anos para perto de 30% depois dos 90 anos. Na França, haveria de 600 000 a 700 000 dementes, dos quais cerca da metade atingidos pela doença de Alzheimer. Outros estudos avaliam que a prevalência da doença de Alzheimer dobre a cada 5 anos depois dos 65 anos. Diante do envelhecimento da população nos países industralizados, a prevalência das demências só faz aumentar e compreende-se que as demências em geral e a doença de Alzheimer em particular sejam um desafio para a saúde pública (Rocca *et al.*, 1991; Dartigues *et al.*, 1997, 2003). No entanto, embora exista uma concordância em acentuar o peso epidemiológico da doença de Alzheimer, a prevalência das outras demências ainda é incerta e a epidemiologia terá que se adaptar aos poucos de acordo com o progresso da classificação nosológica das demências.

SEMIOLOGIA (Tabela 16.I)

A entrada num processo demencial se faz, habitualmente, de maneira insidiosa; os sintomas iniciais podem ser queixas mnésicas expressas pelo sujeito ou relatadas pelas pessoas a sua volta; também pode ser um desinvestimento progressivo dos interesses habituais, combinados ou não com queixas do tipo depressivo; podem ser atos incongruentes em desacordo com a personalidade habitual do sujeito.

Distúrbios da memória

Mesmo que certas demências, como as demências frontais, inicialmente não contenham distúrbios de memória, a ausência deles não quer dizer que se possa fazer o diagnóstico de demência, quaisquer que sejam os critérios utilizados (DSM ou CIM-10). Eles se referem à memória de curto prazo e à memória de longo prazo. No entanto, na DSM III-R, os exemplos dados (impossibilidade de aprender novas informações, como se lembrar dos nomes de três objetos, cinco minutos depois que eles foram citados) mostram, claramente, que os autores dessa classificação designam com o nome de memória de curto prazo, não a memória imediata, mas a memória dos fatos

Neuropsicologia das demências **215**

Tabela 16.I. *Critérios para o diagnóstico de demência*

• **Segundo a DSM III – R, o diagnóstico de demência precisa dos seguintes elementos:**
  A. Alteração da memória de curto e de longo prazos.
  B. Uma das perturbações seguintes:
  – alteração do pensamento abstrato,
  – alteração do julgamento,
  – afasia, agnosia, apraxia,
  – alteração da personalidade.
  C. As perturbações A e B interferem com as atividades profissionais e sociais.
  D. Ausência de confusão.

• A DSM IV substituiu os termos "alteração do pensamento abstrato" e "julgamento" pela referência explícita a distúrbios das funções de execução e suprimiu o critério de distúrbios da personalidade.

• A CIM-10 enfatiza os distúrbios mnésicos, acompanhados de alteração do raciocínio, da fluidez mental e da dificuldade em fixar a atenção diante de vários estímulos simultâneos (atenção dividida). Além disso, a existência de uma obnubilação é um critério de exclusão, mas é reconhecido que uma confusão pode ser acrescentada à demência. Para que o diagnóstico de demência seja seguro, os distúrbios devem evoluir depois de, pelo menos, 6 meses.

• A avaliação das atividades da vida cotidiana por meio de um teste como o IADL (*Instrument Activities of Daily Living*) permite definir melhor a repercussão social da demência. A versão simplificada tem quatro itens (capacidade para usar o telefone, os transportes, para controlar os medicamentos a serem tomados e para administrar o próprio orçamento). A alteração de uma única dessas capacidades deve dar o alerta se não for explicada por uma deficiência locomotora ou sensorial).

---

recentes ou memória secundária. Na verdade, as demências podem alterar a memória primária, a secundária e a terciária.

A *memória imediata* e a memória de trabalho são comumente alteradas nos processos demenciais. É isso o que acontece com as tarefas de *span* (auditivo, quer seja numeral quer verbal, ou visual como os testes dos blocos de Corsi) do paradigma de Brown-Peterson. O efeito de recência também é alterado, mesmo que possa ser superior ao efeito de primazia. Nas demências frontais, a alteração da memória de curto prazo não seria muito diferente das demências de Alzheimer, para os *spans* e os paradigmas de Brown-Peterson na modalidade verbal, mas nas demências de Alzheimer mostraria um dano mais severo na modalidade visuoespacial. Na demência de Alzheimer, e se considerarmos o modelo de Baddeley, o dano da memória de trabalho é heterogêneo: se for admitido um dano eletivo do administrador central, não é certeza de que ela sozinha explique o dano dos sistemas escravos, bloco de anotações visuoespacial e circuito fonológico que, conforme o caso, poderiam estar alterados ou preservados de maneira específica (Belleville *et al.*, 1995; Laurent *et al.*, 1998).

216 *Neuropsicologia*

A alteração da *memória secundária,* ou memória dos fatos recentes, é considerada a mais típica pela CIM-10, o que explica a dificuldade encontrada pelo sujeito para "adquirir, estocar e recuperar as novas informações". As relações profissionais, sociais e familiares acabam sendo perturbadas pelo esquecimento das "compilações" mnésicas que tecem a vida cotidiana: encontro com as pessoas, consultas, compras nas lojas, comunicações telefônicas, fechar portas e torneiras, guardar as chaves, roupas, pagamento de contas. No interrogatório, suplemento das escalas das atividades cotidianas necessariamente reduzidas, deve-se adaptar as perguntas à atividade do sujeito e ao contexto ambiental (fábrica, casa ou escritório, cidade ou campo...). O exame neuropsicológico da memória episódica tenderá a distinguir se os *deficit* mnésicos estão ligados a um *deficit* de codificação (como pode mostrar o *deficit* de rememoração indicada, imediato ao teste de Grober-Bushke) e de estocagem (demonstrado pelo esquecimento das informações codificadas), ou ligados a um *deficit* de recuperação das informações (rememoração indicada prorrogada e reconhecimento). Na doença de Alzheimer observamos desempenhos igualmente deficitários na rememoração e no reconhecimento (nas palavras de Rey), um *deficit* da rememoração indicada imediata, que evoca um *deficit* de codificação, e um *deficit* de rememoração prorrogada (aos dois testes precedentes), o que comprova um deficit de estocagem com falha da consolidação e maior rapidez no esquecimento. Além do mais, a rememoração prorrogada pode ser contaminada por intrusões. As demências frontais e subcorticais mostram uma melhora dos desempenhos de indicação e reconhecimento, ainda que isso possa ser observado nas fases precoces das demências de Alzheimer. Também é verdade que a doença de Alzheimer associa ao *deficit* da codificação e da consolidação um *deficit* de recuperação das lembranças e, é claro, nem a indicação, nem o reconhecimento tornam os desempenhos normais. Ao lado da incapacidade de aquisição ou de evocação das lembranças é acrescentada uma dissolução progressiva do estoque mnésico constituído, começando pelas lembranças menos consolidadas, ou uma incapacidade de acesso a esse estoque mnésico. Nas amnésias de evocação, quando são puras, o sujeito é capaz de reconhecer as próprias lembranças como sendo dele e como passadas, quando perguntas de múltipla escolha e indícios lhe são propostos. As amnésias por dissolução do estoque mnésico acabam com essa capacidade de reconhecimento das lembranças, quer elas digam respeito à memória social quer à memória autobiográfica. Assim, é danificada a memória dos fatos antigos (*remote memory,* para os autores anglo-saxões) que, habitualmente, obedece a um gradiente temporal, e as lembranças são mais atingidas quando menos afastadas no tempo: esse é o caso da doença de Alzheimer, que, no entanto, pelo menos nos primeiros anos de evolução, pode ver as lembranças reativadas no reconhecimento. Assim, o nome do presidente da República pode não ser evocável, e sim reativável quando é dito ao sujeito, entre os nomes de outros homens políticos. Podemos sustentar que há uma "semantização" das lembranças antigas quando se tratam de fatos públicos ou de rostos famosos, relatando informações que envolveram pouco ou nada o sujeito, pessoalmente. Mas o *deficit* também afeta a memória autobiográfica e a parte mais personalizada da memória social (como os fatos locais, o nome do prefeito). Na doença de Alzheimer, chega uma época em que a história pessoal do sujeito parece dissolver-se: primeiro

Neuropsicologia das demências **217**

são os netos, cujos nomes parecem não despertar nenhum eco e, em seguida, cuja existência é mesmo ignorada, esquecida; depois o esquecimento atinge as noras e os genros e chega o dia em que nem os filhos são reconhecidos. Pode tratar-se de uma agnosia de fisionomias ou um esquecimento do aspecto atual dos rostos dos filhos, em favor de lembranças mais antigas das fisionomias mais jovens. O cônjuge resiste melhor ao esquecimento e, por muito tempo, continua a ser a única referência estável do doente, permitindo, assim, uma continuação da inserção dele na vida familiar. Na demência de Alzheimer, também pode acontecer de o doente viver no presente fragmentos do passado (ecmnésia), como pode acontecer de os distúrbios da memória serem associados a conversas fabulatórias espontâneas e facilmente reativadas pela sugestão, realizando uma variedade presbiofrênica, que parece coexistir com uma melhor preservação do aspecto social. As perdas que ocorrem nessa amnésia são patéticas, porque provocam uma destruição progressiva e caótica da própria história do indivíduo, atingido na sua consciência identitária. A memória semântica não é poupada, mas já foi observada uma dissociação entre o dano da memória episódica e o dano da memória semântica, uma delas sendo mais atingida do que a outra. A alteração da memória semântica afeta tanto os conhecimentos didáticos como o sentido e a disponibilidade das palavras do léxico (ver *infra*).

As constatações feitas sobre a memória implícita na doença de Alzheimer e nas demências subcorticais já foram abordadas (consultar capítulo 14, p. 182 e 183).

Distúrbios das funções instrumentais

Distúrbios da linguagem

A linguagem do demente é uma linguagem *quantitativamente* empobrecida, como mostram a escuta do discurso dele e os testes de fluência verbal nos quais pedimos a ele que cite nomes que pertençam à mesma categoria (animais, cidades, frutas etc.) ou palavras que comecem por uma mesma letra.

A linguagem do demente é uma linguagem *informativamente* empobrecida: faltam as palavras exatas; a prova de denominação mostra erros do tipo afásico com falta da palavra, abordagens sinonímicas, circunlóquios e parafasias, a princípio verbais e mais tardiamente fonêmicas. Essas desordens afásicas são causadas pelas demências corticais e, em particular, pela doença de Alzheimer. A compreensão da linguagem também é perturbada e associada a uma repetição aceitável, com aspecto de uma afasia transcortical sensorial. No entanto, foi observada nos sujeitos dementes uma denominação satisfatória que contrastava com uma ausência de compreensão, o que sugere que uma denominação correta não é garantia de possibilidade ou pertinência de um tratamento semântico, e isso também validaria a existência, na denominação e a exemplo da leitura, de uma via lexical assemântica. A escrita e a leitura são perturbadas: tanto os erros de leitura quanto os de escrita atingem as palavras irregulares, sobretudo se forem pouco familiares ao sujeito.

218 *Neuropsicologia*

A linguagem do demente é uma linguagem incoerente, porque reflete não só as perturbações específicas da linguagem mas também as outras incapacidades cognitivas e, em particular, os distúrbios da memória.

A linguagem do demente também pode ser afetada pela ecolalia, pela palilalia (repetição incoercível da mesma palavra ou da mesma sílaba), pela paligrafia (interações verbais escritas), todas observadas na doença de Pick, e pela logoclonia (repetição irreprimível da última sílaba das palavras), observada nas formas evoluídas da doença de Alzheimer.

Os distúrbios de linguagem do demente devem, essencialmente, ser interpretados como uma degradação da memória semântica de longo prazo que contém a representação permanente do nosso conhecimento do mundo e que também permite unir os significantes (isto é, as palavras) aos seus significados. Os testes de denominação, de fluência verbal, os subtestes de similitudes, de vocabulário, de informação da WAIS, e o teste de automatismos verbais de Beauregard, exploram a memória semântica, cujos *deficit* podem estar ligados ou a uma deterioração do estoque das informações semânticas, ou a uma dificuldade de acesso a essas informações. A demência subcortical da doença de Hutington perturba mais a fluência literal (*citar palavras que começam por uma certa letra*) do que a fluência categorial. O perfil é inverso na demência de Alzheimer. Do mesmo modo, a tendência a produzir superordenadas (*"animal selvagem"* em vez de *tigre,* por exemplo) nos testes de denominação e de fluência (teste do supermercado) é uma característica da doença de Alzheimer: os sujeitos fornecem mais nomes de categorias (legumes, carne...) do que nomes dos artigos (tomates, presunto...). Isso sugere uma deterioração do estoque semântico, debaixo para cima (em inglês, tipo *bottom-up*): assim, palavras como *cavalo* e *rouxinol* ficariam inacessíveis mais rapidamente do que palavras como *animal* e *passarinho.* Esse mesmo comportamento é encontrado nos testes de denominação, nos quais os erros são, principalmente, de produção de superordenadas ou de substituição da palavra solicitada por uma palavra pertencente à mesma categoria. Em geral, os distúrbios não afetam uma categoria específica; entretanto, foi observado um dano preferencial da representação semântica das palavras que designam seres vivos. Só quando a doença de Alzheimer está evoluída é que há erros do tipo perceptivo (logo, pré-semânticos) e distorções fonêmicas (pós-semânticas) na prova de denominação.

Distúrbios das funções visuoconstrutivas e visuoespaciais

A dificuldade para fazer um cubo ou outros desenhos geométricos é uma manifestação muito frequente na doença de Alzheimer, mas também pode ser observada nas demências subcorticais como a doença de Parkinson.

As perturbações da memória topográfica explicam o porquê de o doente se perder na rua e, posteriormente, dentro da própria casa.

Distúrbios práxicos

Apraxias ideatórias e ideomotoras podem ser observadas na doença de Alzheimer. A utilização de uma parte do corpo como objeto (por exemplo, o dedo como escova de dentes) é bem característico da doença de Alzheimer, que também pode conduzir a uma apraxia no ato de vestir.

Distúrbios gnósicos

Esses distúrbios são observados na doença de Alzheimer (demência afaso-agnoso-apráxica). Assim, a dificuldade de denominação de objetos pode exprimir, além de desordens línguísticas, uma agnosia visual. O *déficit* também pode afetar o reconhecimento de rostos e alguns sujeitos deixam de reconhecer a própria imagem no espelho ou numa fita de vídeo.

Distúrbios do cálculo

As dificuldades no cálculo e na transcodificação explicam a dificuldade de gestão da vida cotidiana (pagar as compras para um comerciante, preencher cheques) observada na demência de Alzheimer, que seria, então, a causa mais comum de anaritmetia à qual é acrescentada uma dificuldade para a leitura e a escrita de números. As subtrações em cascata de uma mesma quantidade, começando de um certo número, como a prova sugerida no *Mini Mental State* (MMS), necessitam da utilização de múltiplas funções cognitivas: atenção, cálculo, memória de trabalho e planificação.

As perturbações do pensamento abstrato, do julgamento, do raciocínio e das funções de execução

Essas perturbações explicam a inadaptação das ações do demente e a ausência de autocrítica.

Essas perturbações podem formar uma síndrome frontal com distrabilidade, dano da flexibilidade mental e da capacidade de abstração e de planificação; esses distúrbios, quando não são acompanhados de afasia, nem de agnosia, encaminham para o diagnóstico de uma demência frontal (como a doença de Pick) e até de uma demência subcortical. A demência de Alzheimer vem associada a distúrbios de julgamento e de raciocínio, que podem ser explorados com a crítica de histórias absurdas, e, também, a distúrbios da capacidade de abstração, pesquisada, por exemplo, no subteste das similitudes da WAIS e na interpretação de provérbios.

Distúrbios comportamentais

A modificação da personalidade concebida como uma modificação ou intensificação dos traços já existentes faz parte dos critérios de demência indicados pela DSM III-R (curiosamente, não indicados pela DSM IV). Assim, um

220 *Neuropsicologia*

indivíduo calmo e paciente pode tornar-se agressivo e colérico e as pessoas que o cercam dirão que não o "reconhecem mais". Ou então, um indivíduo considerado econômico torna-se avaro e desconfiado, e as pessoas a sua volta dizem que "ele já era um pouco desse jeito, mas que, pouco a pouco a convivência tornou-se impossível". O sujeito demente pode ser descrito como passivo, desinteressado, apático, invejoso, desconfiado, rígido, de mente estreita, egocêntrico e recriminador. Essas distorções de comportamento contribuem para desanimar as pessoas da família e, em seguida, provocar uma rejeição que pode atenuar um sentimento de culpa. A depressão é inseparável da demência e deve ser discutida como um diagnóstico diferencial e, ao mesmo tempo, como uma manifestação associada à demência e, até mesmo, como uma manifestação sintomática da demência. A depressão é frequente na doença de Parkinson; ela constitui um dos itens do escore isquêmico de Hachinski (Tabela 16.I). Também é observada na doença de Alzheimer quando, no início da evolução, pode vir acompanhada de queixas mnésicas, como também sem a presença dessas queixas mnésicas e, às vezes, pode surgir com as características de uma depressão maior.

O sujeito demente pode manifestar verbalmente uma *ansiedade*, seja em relação à memória, no início da doença, seja de maneira difusa na forma de uma inquietação flutuante e até de uma superexcitação motora (levantar-se, sentar-se, querer ir embora de uma consulta ou de passeios com a família) ou verbal ("Vamos embora... Vamos voltar...").

O *comportamento de devanear, de perambular* ou de *fuga* é multifatorial: pode ser favorecido pela ansiedade ou pode resultar de uma acatisia ligada à ingestão de neurolépticos; pode tratar-se de uma forma deambulatória de agitação delirante; também pode ser consequência de *deficits* cognitivos graves que induzem a um comportamento automatizado e tornado anárquico pela alteração da memória topográfica; pode, também, tratar-se de deambulações aparentemente "organizadas", com meios de transportes variados, observadas nas demências frontotemporais, e que resultam da desinibição, de fenômenos compulsivos ou de rituais. Não é fácil responsabilizar-se por esse sujeito pois ele pode sair de casa e se perder, o que exige das pessoas em volta uma vigilância desgastante, ainda mais porque o enclausuramento é uma fonte de agitação. O demente pede uma presença que o dirija; reorganizar arquiteturalmente os espaços de circulação pode possibilitar a deambulação sem riscos e sem coação.

A demência, que devemos distinguir da confusão mental, pode ser acompanhada de surtos confusionais com ou sem onirismo, cujos efeitos deletérios nas referências espaciais e temporais frágeis são fáceis de imaginar, sobretudo na manutenção da consciência do ritmo nictemeral. Mesmo sendo regressiva, a confusão mental num demente nunca é anódina: eis porque é conveniente uma grande prudência na manipulação de produtos anestésicos e na prescrição de medicamentos.

Delírios de prejuízos (a carteira que não pode ser encontrada é concebida como roubada), de perseguição, de ciúme, às vezes acompanhados de alucinação, podem passar a ser o único polo produtivo de uma vida mental cada vez mais sem recursos, contribuindo para a exclusão do demente do círculo familiar e social.

Distúrbios do *comportamento alimentar* com hiperfagia, e até glutoneria, podem ser observados tanto na demência de Alzheimer quanto nas demências frontais: só excepcionalmente eles tomam o aspecto de uma síndrome de Kluver-Bucy.

As demências frontais e, em particular, a doença de Pick caracterizam-se pela presença, ou predominância, de sinais frontais com euforia, jovialidade ou irritabilidade, apatia ou superexcitação estéril e desinibição sexual (trocadilhos com conotação erótica ou gestos impudicos); condutas perseverantes ou imitativas, há muito tempo descritas na doença de Pick (ecolalia, ecopalilalia, que designa uma ecolalia repetida várias vezes, ecopaligrafia, que é o mesmo comportamento na forma escrita), comprovam a vertente cognitiva da síndrome frontal com o dano da capacidade de planificação e da flexibilidade mental. As formas evoluídas levam ao mutismo com amimia e motricidade gestual rudimentar. O inventário neuropsiquiátrico de Cummings (Cummings *et al.*, 1994; Robert *et al.*, 1998), baseado no interrogatório do acompanhante que se ocupa cotidianamente do paciente, permite uma avaliação qualitativa e quantitativa dos distúrbios de comportamento nas demências, e a adaptação em diferentes línguas permite conceber estudos transculturais, que tendem a mostrar, além das organizações psicológicas próprias de cada personalidade e de cada grupo cultural, que existe, ao menos na doença de Alzheimer, um denominador comum biológico das perturbações comportamentais nas demências (Binetti *et al.*, 1998). O inventário de Cummings, na versão original, isola dez grupos de distorções comportamentais: os delírios, as alucinações, a agitação, a depressão, a ansiedade, a euforia, a apatia e a indiferença, a desinibição, a irritabilidade e a labilidade, os comportamentos motores aberrantes. Também pode ser estudado o comportamento noturno e o comportamento alimentar. Cada tipo de distúrbio comportamental, quando presente, é ponderado por uma avaliação da frequência e da gravidade, o que permite precisar a seriedade dos distúrbios e acompanhar, de maneira precisa, sua evolução em função das terapêuticas necessárias.

A anosognosia

A anosognosia, e especialmente a anosognosia dos *deficit* mnésicos na doença de Alzheimer, foi objeto de numerosos trabalhos e constitui um dos aspectos da alteração da consciência de si próprio. É muito tentador imaginar que os pacientes têm inicialmente queixas mnésicas que desaparecem à medida que o *deficit* mnésico e o *deficit* cognitivo progridem. A realidade é mais complexa e pode-se dizer que a anosognosia, frequentemente, tem mais relação com a gravidade da disfunção frontal do que com a gravidade do *deficit* cognitivo (Derouesné, 1997).

A deterioração

É o fim da evolução das demências quando o doente deixa de se preocupar com os atos de higiene mais elementares, havendo incontinência urinária e, em seguida, fecal, dissolução das manifestações mais simples da vida

222 Neuropsicologia

relacional e, finalmente, daquela que é a primeira expressão da vida humana: o sorriso.

DIAGNÓSTICO DIFERENCIAL

Demência e Depressão

Inúmeros trabalhos foram consagrados à ligação existente entre demência e depressão e ao diagnóstico diferencial dessas duas afecções.

Alguns sintomas são comuns à depressão e à demência. A restrição do campo de interesses, a redução da atividade, a lentificação psicomotora que pode tocar as raias do apragmatismo e até uma agitação psicomotora pertencem à semiologia comportamental tanto da demência quanto da depressão. Essa constatação gerou o termo pseudodemência depressiva para estigmatizar a urgência de um diagnóstico diferencial, justificado pela reversibilidade da depressão e incurabilidade ou, ao menos, precariedade terapêutica da demência. Além disso, a depressão provoca um *deficit* cognitivo e, especialmente, distúrbios mnésicos, que fazem com que a existência de uma deterioração psicométrica não exclua a existência de uma depressão. Evidentemente, devemos concordar que é raro uma depressão levar a um *deficit* cognitivo maior; além do mais, os distúrbios mnésicos têm a ver com os processos de recuperação e a depressão poupa a memória indicada e não há intrusão na rememoração prorrogada, nem falsos reconhecimentos. Houve uma ocasião em que se quis opor a frequência das respostas do tipo "*Não sei*", do depressivo, às respostas inexatas do demente. Porém, uma distinção tão linear não é suficiente, ainda mais porque, nas demências frontais e subcorticais, os distúrbios da memória também respeitam a codificação, o que não é impossível no estágio inicial da doença de Alzheimer.

A depressão vem acompanhando doenças como a de Parkinson ou a doença de Huntington que, além do mais, podem complicar-se com uma demência. Podemos estender essa constatação à frequência da depressão na demência de Alzheimer para pesquisar uma distorção biológica comum às duas síndromes. Todavia, quantos neuromediadores deveriam ser envolvidos?

A demência pode resultar numa perda total da autocrítica e da capacidade de julgamento que consideramos como uma proteção para o demente da depressão. Entretanto, essa asserção só pode ser defendida nos últimos estágios da demência. Uma demência inicial pode, especialmente pela conscientização dos distúrbios mnésicos, gerar uma tristeza depressiva.

Provavelmente, a depressão não é una, e sim múltipla tanto na sua psicogênese quanto na biogênese. Embora seja difícil afirmar que uma diferença de natureza, e não só de intensidade, separa a depressão menor de uma depressão maior, certos trabalhos sugerem que é grande a frequência da depressão menor nos estágios iniciais da demência de Alzheimer, visto que é permanente o risco do aparecimento de uma depressão menor ao longo de toda a evolução. A depressão

Neuropsicologia das demências **223**

pode, especialmente em alguns sujeitos idosos, preceder a eclosão, ou melhor, o surgimento de uma demência.

Na prática, qualquer distorção emocional da série depressiva necessita da instauração de um tratamento antidepressor, subentendido em duas preocupações: não agravar, com certos medicamentos, o *deficit* cognitivo e perguntar-se, todas as vezes, se a posologia e a duração do tratamento estão corretas, para poder avaliar o tempo em que o tratamento pode ser declarado ineficaz, sempre se perguntando se a ineficácia é suficiente para excluir a depressão.

Demência e confusão

A confusão mental, com suas características habituais de acuidade, de flutuação da vigília, intensos distúrbios da atenção, perturbações e até inversão do ritmo vigília-sono, perplexidade ansiosa e onirismo, opõe-se, em princípio, em todos os pontos, à demência, sobretudo se existe uma alteração concomitante do estado geral, uma afecção somática conhecida, uma febre, um contexto de alcoolismo ou de medicação, uma distorção metabólica evidente ou um antecedente de traumatismo craniano. Mas é preciso desconfiar das anamneses imprecisas, daquelas que nos fazem, rápida e habitualmente, qualificar o demente de "desorientado", ainda que essa aproximação semiológica tenha, pelo menos, o mérito de não encerrar o médico na inação e de procurar uma causa não demencial e talvez curável para a desorganização mental e comportamental. Aliás, tanto faz se falamos de demência curável, de confusão subaguda ou de pseudodemência, desde que não deixemos passar despercebida uma encefalopatia hiponatrêmica num hipertenso idoso tratado com diuréticos, um tumor frontal, um hematoma subdural crônico e mesmo uma depressão estuporosa.

Distúrbios da memória associados à idade, *deficits* cognitivos leves e demências

É comum ouvirmos lamentações mnésicas, que aparecem com a idade, de sujeitos corretamente inseridos no plano social e que se queixam das infidelidades da própria memória, sobretudo do esquecimento de nomes próprios, de dificuldades para encontrar objetos e documentos, para guardar números de telefone ou listas de compras. Essas queixas mnésicas qualificadas de "metamemória" podem ser "quantificadas" graças a escalas, como a escala de Squire (consultar capítulo 14) e a escala de avaliação das dificuldades cognitivas de McNair e Kahn.

Essas queixas mnésicas podem ou não corresponder a um distúrbio objetivo dos desempenhos mnésicos. As queixas mnésicas que os sujeitos atribuem ao estresse, à idade, ou aos dois ao mesmo tempo, são cada vez mais fundamentadas à medida que eles avançam em idade, por medo de ter uma doença de Alzheimer. As queixas podem acompanhar um estado depressivo, uma ansiedade, uma apreciação pessimista do estado de saúde. O *deficit* mnésico, quando existe, poupa a memória indicada (ver supra) eliminando assim uma amnésia hipocâmpica, o que levou a contrapor "os esquecimentos benignos

224 *Neuropsicologia*

da senescência" (Kral) e os esquecimentos "malignos" da demência de Alzheimer.

A necessidade de isolar uma população que envelhecia e apresentava, objetivamente, distúrbios mnésicos, e suscetíveis de serem objetos de estudos evolutivos, levou Crook *et al.* (Instituto Americano de Saúde Mental) a criarem o quadro de "distúrbios da memória associados à idade (AAMI, Age-associated Memory Impairment). Os critérios de diagnósticos propostos pelo Instituto Americano da Saúde Mental associam uma idade de pelo menos cinquenta anos com resultados dos testes de memória comparáveis àqueles obtidos na mesma faixa etária e cujos escores têm, no mínimo, um desnível semelhante aos obtidos por jovens adultos (por exemplo, 6 ou menos no subteste de memória lógica e 13 ou menos no subteste de memória associativa na escala de memória de Wechsler). Além disso, um funcionamento intelectual satisfatório deve ser atestado por uma nota padronizada de pelo menos 9 no subteste de vocabulário da WAIS e de 24 ou mais no MMS. Entretanto, é preciso notar que um escore no MMS de 24 ou mais não pode atestar, sozinho, um funcionamento cognitivo ótimo, nem excluir o início de uma demência. Precisam ser excluídos qualquer confusão mental, qualquer lesão cerebral orgânica, qualquer distúrbio psiquiátrico, em particular, a depressão (o escore na escala de depressão de Hamilton deve ser inferior a 13), qualquer afecção geral significativa (como insuficiência cardíaca, renal ou diabetes) e qualquer uso de drogas psicotrópicas. Assim, estariam clinicamente e psicometricamente definidos os "distúrbios de memória associados à idade" (inicialmente chamados por Kral de "esquecimentos benignos da senescência": essas dificuldades mnésicas do envelhecimento podem atingir mais de um terço dos sujeitos de 60 anos ou mais e não constituem nem o estágio inicial de uma demência, nem um fator de risco para o aparecimento posterior de uma demência. De acordo com o caso, as dificuldades mnésicas poderiam ter alguma ligação com traços de personalidade, ou com a depressividade ligada a uma visão pejorativa do envelhecimento, tanto no plano pessoal quanto social, mas a etiologia exata continua indefinida.

O *déficit* cognitivo leve (Mild Cognitive Impairment, de Petersen) designa um conjunto de síndromes que associa:

– queixas mnésicas do sujeito idoso, confirmadas pelas pessoas que o cercam;
– distúrbio objetivo da memória caracterizado no plano psicométrico por escores situados a mais de 1,5 de desnível tipo abaixo da população de amostragem da mesma idade e do mesmo nível cultural;
– funcionamento cognitivo normal;
– preservação das atividades da vida cotidiana;
– ausência de critérios de demência.

Esses sujeitos têm um escore na escala clínica de demência (CDR, Quadro 16.II) de 0,5. A situação nosológica desse conceito está longe de ser evidente. Temos certeza de que todos os sujeitos classificados como MCI têm apenas um distúrbio isolado da memória sem distúrbios discretos de outros setores cognitivos como a linguagem ou os desempenhos práxicos (Ritchie)? Por que não qualificar a síndrome de "Mild Memory Impairment"? Devemos considerar o MCI como um estágio pré-demencial da doença de Alzheimer

Neuropsicologia das demências **225**

ou como uma síndrome que se abre para etiologias múltiplas a exemplo das síndromes demenciais? Mas até que ponto é legítimo levar os exames complementares – a literatura oferece atualmente protocolos não generalizáveis na prática cotidiana, como as medidas de volume do hipocampo na IRM, visto que nos MCI a cabeça seria atrofiada, atrofia esta que se estenderia para o corpo e para a cauda na doença de Alzheimer, de acordo com a sua evolução? E se existe um *deficit* perfusional bitemporoparietal na imagem funcional de fóton único (SPECT) ou na tomografia por emissão de pósitrons (PET) já se trata de uma doença de Alzheimer? E se considerarmos que os MCI têm um aumento da proteína tau e uma baixa da proteína beta-amilóide no líquido cefalorraquidiano, devemos concluir, então, mesmo que esses exames não são uma prática corrente, que o MCI é uma forma precocemente diagnosticada de Alzheimer? Em todo o caso, existe uma certeza de que a taxa de conversão de sujeitos atingidos de MCI na doença de Alzheimer é muito superior (15% por ano, 50% em três anos) à da população idosa de uma amostragem (cerca de 2%). No entanto, ao lado dos MCI de evolução "declinante", existem sujeitos atingidos de MCI "não declinantes" que permanecem estáveis e alguns até podem melhorar, desde que em nenhum dos casos haja estados depressivos.

Atualmente, uma vigilância neuropsicológica é, sem dúvida, a maneira mais eficaz de detectar o agravamento e a evolução demencial dos sujeitos atingidos por MCI, que são: *deficit* crescente e eficiência decrescente da recordação induzida num teste de memória verbal, como o teste de Grober-Buschke; detecção de uma síndrome disexecutiva (com o Trail Making A e B) e *deficit* da fluência verbal. Devem ser especialmente vigiados os sujeitos que tenham no MMS um escore inicial inferior a 28, um teste do relógio patológico, assim como os sujeitos que tenham o alelo ε4 de apolipoproteína E. O acompanhamento readaptativo desses doentes obviamente facilita a detecção da conversão e permite desembocar num tratamento anticolinesterásico. Estão sendo estudados outros protocolos terapêuticos destinados não ao MCI transformado em Alzheimer de forma leve e sim aos MCI não demenciais. Mas o que demonstrarão, uma vez que o MCI é realmente um distúrbio de etiologia heterogênea?

Ao lado do MCI surgiram outras características. A CIM-10 isola um "distúrbio cognitivo leve", vagamente definido como "uma alteração do funcionamento cognitivo que pode se manifestar por uma alteração da memória e dificuldade de concentração, acompanhada, habitualmente, de certas anomalias nos testes" e de gravidade insuficiente para justificar um teste de demência. Esse distúrbio pode ser complicado por afecções somáticas bem diferentes, cerebrais e gerais, e desaparece quando a doença somática se extingue.

Além disso, o MDI (Multiple Domain slightly Impairment) designa sujeitos com *deficit* cognitivos que não se limitam à memória, quer se trate da doença de Alzheimer, quer início de demências vasculares, e a caracterização desses sujeitos como dementes depende da duração dos distúrbios e da repercussão na vida cotidiana. O SDI (Single Non Memory Disfunction Impairment) designa *deficit* cognitivos limitados à outra função e não à memória – como uma síndrome disexecutiva, um distúrbio de linguagem, perturbações apráxicas ou, ainda, visuoespaciais – e que, conforme o caso, remeteriam a uma

Tabela 16.II. *Escala clínica de demência de Hughes (Br J Psychiatry.* 1983; *140*: 566-572)

Esta escala permite ou uma avaliação global em 4 graus (da "saúde boa" à "demência grave") ou a determinação de um escore composto feito da soma de cada escore (0; 0,5; 1; 2; 3) nos seis itens explorados.

	Saúde boa CDR = 0	Demência duvidosa CDR = 0,5	Demência discreta CDR = 1	Demência moderada CDR = 2	Demência grave CDR = 3
Memória	Nenhum *deficit* mnésico ou esquecimentos inconstantes e discretos	Esquecimentos moderados, lembrança incompleta dos fatos	*Deficit* mnésico moderado, predominando nos fatos recentes e repercutindo nas atividades cotidianas	*Deficit* mnésico sério, apenas com preservação dos conhecimentos didáticos; aquisições recentes rapidamente esquecidas	*Deficit* mnésico grave; persistência de algumas ilhotas de memorização
Orientação	Normal	Normal	Algumas dificuldades nas relações temporais; sabe o lugar em que está, mas pode ter uma desorientação geográfica	Habitualmente desorientado no tempo, muitas vezes no espaço	Desorientado no tempo e no espaço
Julgamento e resolução de problemas	Resolve bem os problemas cotidianos, administra bem os negócios profissionais e financeiros; julgamento preservado em relação aos desempenhos anteriores	Perturbações discretas na gestão dos problemas das similitudes e das diferenças	Dificuldades moderadas na gestão dos problemas das similitudes e das diferenças; julgamento social habitualmente preservado	Perturbações graves na gestão dos problemas das similitudes e das diferenças, julgamento social habitualmente perturbado	Incapaz de formular julgamentos e de resolver problemas
Vida social	Independente no trabalho, nas compras, nos negócios, na gestão financeira, na vida social	Perturbações discretas ou duvidosas dessas atividades	Incapacidade de funcionamento independente nessas atividades, embora um relacionamento parcial ainda seja possível; pode parecer normal num exame pontual	Não pode ter funcionamento independente fora de casa, mas pode ser levado para atividades fora de casa	Não pode ter funcionamento independente fora de casa e parece muito doente para ser levado a exercer atividades fora de casa

Tabela 16.II. *Escala clínica de demência de Hughes*
(Br J Psychiatry. 1983; *140*: 566-572) (continuação)

	Saúde boa CDR = 0	Demência duvidosa CDR = 0,5	Demência discreta CDR = 1	Demência moderada CDR = 2	Demência grave CDR = 3
Casa e divertimentos	Vida em casa, divertimentos, interesses intelectuais bem mantidos	Perturbações discretas ou duvidosas dessas atividades	Perturbações discretas, mas incontestáveis do comportamento em casa, os trabalhos cotidianos mais complicados são abandonados	Só os trabalhos cotidianos mais simples são preservados; os interesses ficam reduzidos e não têm continuidade	Nenhuma atividade significativa em casa
Cuidados pessoais	Normais	Normais	Às vezes, tem necessidade de ser estimulado	É necessário assistência para o vestir, para a higiene, para a gestão dos bens pessoais	Requer muita assistência para os cuidados pessoais, muitas vezes há incontinência

Regras de cotação (Morris JC., Neurology, 1993, 43: 2412-2414). O escore global (CDR = 0, 1, 2 ou 3) é derivado do escore obtido em cada uma das seis categorias. Cada categoria deve receber uma nota da maneira mais independente possível, levando-se em conta apenas a repercussão do *deficit* cognitivo e não os outros fatores, como uma deficiência física e depressão.

A memória é considerada como categoria central e as outras categorias como secundárias.

O escore CDR é o da memória (M) se, pelo menos, três categorias secundárias têm o mesmo escore que M. Se três ou mais categorias secundárias têm um escore maior ou menor que M, o escore CDR é o da maioria das categorias secundárias. No entanto, quando três categorias secundárias são iguais a M e duas diferentes, o CDR = M.

Quando M = 0,5, CDR = 1 se, no mínimo, três outras categorias têm 1 ou mais. Quando M = 0,5, CDR não pode ser 0. Ele pode ser 0,5 ou 1.

Se M = 0, CDR = 0, exceto se duas ou mais categorias secundárias têm 0,5 ou mais: então o escore CDR é 0,5.

Quando M = 1 ou mais, CDR não pode ser 0. Nesse caso, CDR = 0,5, quando a maioria das categorias têm a nota 0.

Quando os escores nas categorias secundárias são iguais a M, escolher como escore CDR o mais próximo de M (por exemplo, M e uma categoria secundária = 3, duas categorias secundárias = 2 e duas outras categorias secundárias = 1, o CDR = 2).

Também é possível dar uma nota diferente, adicionando o escore de cada categoria (portanto de 0 a 18).

228 *Neuropsicologia*

atrofia lobar, a uma demência frontotemporal, a uma demência parksoniana, a uma demência do corpo de Lewy e até a uma forma de início de uma doença de Alzheimer.

Envelhecimento, condutas regressivas e desmotivação

O envelhecimento cerebral – associado ao envelhecimento geral do corpo, às consequências sociais do envelhecimento, ao declínio do narcisismo – pode trazer manifestações neuróticas diversas e, em especial, condutas regressivas feitas de abulia, de adinamia, de apatia, de desmotivação e de puerilismo que podem evoluir para um estado depressivo. Essas manifestações neuróticas precisam de um cuidado psicoterápico.

EXAMES COMPLEMENTARES E DIAGNÓSTICO DAS SÍNDROMES DEMENCIAIS

Testes psicométricos

A necessidade de avaliar, no leito do doente e no consultório, a existência de uma *déficit* cognitivo levou ao desenvolvimento de instrumentos de avaliação rápida das funções intelectuais, dos quais o mais difundido é o *Mini Mental State* (MMS), de Folstein. No plano estatístico, esse teste foi construído para que a grande maioria da população normal ficasse agrupada nos escores mais altos, o que dá uma curva em J. Esse procedimento leva a uma difícil escolha entre sensibilidade e especificidade. O MMS permite, então, determinar um *déficit* cognitivo, sabendo-se que pode ser constatado um erro no teste de sujeitos de nível cultural muito alto e ele deve ser interpretado com prudência em sujeitos com nível de educação muito baixo. Logo, o MMS não oferece nem uma busca de critérios diagnósticos de demência, nem investigações neuropsicológicas mais elaboradas, inspiradas na descrição semiológica da síndrome demencial. Tomadas essas precauções, consideramos habitualmente que um escore inferior a 24 indica uma síndrome demencial. Esse escore-limite deve abaixar um ponto para o nível de instrução secundária e dois pontos para o nível de instrução primária. O estudo de populações normais em função da idade mostra escores entre 30 (valor máximo para todas as idades) e um limite inferior que diminui com a idade: 28 na faixa de 40-49 anos, 26 na faixa de 50-59, 25 na faixa de 60-79 e 24 na faixa de 80-89 anos (Fleming *et al.*, 1995). O escore das demências leves fica entre 19 e 24, o das demências moderadas entre 10 e 18 e o das demências graves é inferior a 10. Na doença de Alzheimer, a queda anual média do escore é de 3 ou 4 pontos, com extremos que vão de 1 ponto, para as formas de evolução lenta, a 7 pontos, para as formas que evoluem mais depressa (Derouesné *et al.*,1999). O subteste do MMS mais sensível aos processos demenciais é a rememoração das três palavras; o segundo teste mais sensível às demências é, conforme os estudos feitos, a orientação no tempo ou o desenho dos dois pentágonos.

Neuropsicologia das demências **229**

A avaliação neuropsicológica das demências deve ser concebida como uma ajuda ao diagnóstico, como um método para verificar a gravidade, como um dos meios de acompanhar a evolução. Toda demência provoca uma deterioração da eficiência psicométrica, isto é, uma queda do desempenho do sujeito se comparado com os resultados de antes do início dos distúrbios, uma vez subtraído o que se refere à queda fisiológica dos desempenhos relacionados ao envelhecimento. A dificuldade se deve ao fato de que os desempenhos intelectuais anteriores à doença só podem ser supostos se compararmos os escores do sujeito em testes "resistentes" e testes "sensíveis" ao envelhecimento fisiológico e às lesões orgânicas do cérebro. Os primeiros exploram mais o componente dito "cristalizado" (que remetem à experiência e aos conhecimentos didáticos, como os subtestes de vocabulário e de informação da WAIS ou, ainda, o teste de automatismos verbais de Beauregard), os segundos exploram o componente dito "fluido" (que explora a adaptação a novas situações, que é o caso dos subtestes de código ou de cubos da WAIS). Os primeiros estão muito ligados ao nível cultural, enquanto os segundos são mais independentes do nível cultural. O conceito de deterioração é, então, inferido numa base probabilista. Entretanto, a existência de uma deterioração não dá indicações da causa, que pode resultar de qualquer dano orgânico cerebral e, também, de um estado depressivo ou de uma síndrome psicótica. A pesquisa de uma deterioração pode ser completada com a evidenciação, em alguns testes, de erros observados tipicamente nas lesões orgânicas do cérebro, o que pode ser objetivado, por exemplo, pelo teste de retenção visual de Benton ou pela figura complexa de Rey.

A avaliação das diversas facetas das funções cognitivas também pode ser feita usando-se um procedimento mais estreitamente ligado à semiologia neuropsicológica das demências: testes de memória, como as palavras de Rey, o teste de Grober Buscke ou o teste de aprendizagem verbal da Califórnia (consultar capítulo 14); exame da linguagem por meio dos testes de fluência e de denominação; exame das gnosias visuais; exame da capacidade visuoconstrutiva (desenho e figura de Rey) e visuoespacial; exame da capacidade de abstração (por exemplo, o subteste das similitudes da WAIS) e das funções ditas executivas.

Exames eletrofisiológicos

O prestígio do *eletroencefalograma* diminuiu depois do advento dos exames por imagem, porém, seria uma pena dispensar a ajuda desse recurso: um foco delta frontal unilateral afasta a possibilidade de uma demência frontal, dirigindo para uma lesão focal, notadamente tumoral; a doença de Creutzfeldt-Jakob induz a uma atividade paroxística periódica, no início, intermitente e, depois, permanente; o EEG pode fornecer indicações preciosas em favor de uma encefalopatia metabólica ou de um estado de mal não convulsivante.

Os potenciais evocados de longa latência (por exemplo, auditivos) são formados de componentes exógenos que aparecem independentemente do valor informativo do sinal; trata-se de ondas N100 e P200. A introdução no protocolo de coleta de dados de uma tarefa que necessita atenção e tratamento

230 Neuropsicologia

da informação, como contar sons agudos espalhados aleatoriamente entre sons graves, faz surgir *os potenciais evocados cognitivos,* dos quais os mais estudados são as ondas N200 e P300. As demências corticais provocam um alongamento da latência das ondas N200 e P300, visto que as demências subcorticais provocam um alongamento das ondas N100 e P200.

Imagens

As imagens estáticas (*tomodensitometria, ressonância nuclear magnética*) podem fornecer argumentos em favor de certas causas das síndromes demenciais: sequelas de infarto, leucoaraiose, tumor, hematoma subdural, hidrocefalia normopressiva. Na doença de Alzheimer, as imagens podem ser normais ou mostrar uma atrofia corticossubcortical que afete eletivamente as regiões temporais internas. Nas demências frontais, a imagem pode ser não contributiva ou mostrar uma atrofia frontal, com ou sem balonização dos cornos frontais, e desaparecimento do sinal dos núcleos caudados nos cornos frontais (Pasquier e Lebert, 1995).

A *imagem funcional isotópica* (no HMPAO ou no Spect) mostra hipoperfusões posteriores na demência de Alzheimer e hipoperfusões frontais nas demências frontais e na paralisia supranuclear progressiva. Os trabalhos de pesquisa em curso indicam que é possível visualizar os depósitos de amiloide na tomografia por emissão de pósitrons e, provavelmente, em breve, na cintilografia por emissão de fóton único.

Exames biológicos

Esses exames põem-nos rapidamente na pista etiológica de uma síndrome demencial ou confusional: em especial o ionograma, a creatinina, a glicemia, a calcemia, a hormonemia tireoidiana; a sorologia da sífilis e do HIV devem ser solicitadas diante de qualquer dúvida. A NFS (numeração-fórmula sanguínea) e VHS (velocidade de hemossedimentação) podem dar a pista de uma doença geral.

Pesquisas ainda balbuciantes exploram possíveis marcadores das demências degenerativas, especialmente da doença de Alzheimer (ver *infra*).

Uma distinção sindrômica:
Demências subcorticais e corticais

Foram as doenças do sistema extrapiramidal, ou seja, os processos lesionais dos núcleos cinzentos centrais, que permitiram, inicialmente, erigir o conceito de demência subcortical, em seguida estendido a certas demências vasculares e, particularmente, aos estados lacunares e à patologia da substância branca, muito especialmente aos leucoaraioses e à esclerose em placas. A característica essencial dessas demências é poupar o córtex cerebral, e as perturbações cognitivas são imputadas a uma desaferência do córtex frontal, privado das

Neuropsicologia das demências **231**

conexões subcorticais, seja no nível dos seus trajetos (na substância branca), seja no nível dos seus alvos (nos núcleos cinzentos centrais). Essas demências são, então, caracterizadas por uma lentificação da ideação (consagrando a realidade cognitiva da bradifrenia parkinsoniana), por uma dificuldade para evocar as lembranças, sem perturbação significativa da aprendizagem (o que explica a preservação da memória indicada), por uma apatia e, frequentemente, depressão, ausência de afasia e de agnosia, podendo, no entanto, haver perturbações visuoespaciais (ao menos na doença de Parkinson) e a presença de distúrbios das funções ditas executivas (capacidade de planificação, resolução de problemas) que caracterizam um *deficit* do tipo "frontal": são demências frontossubcorticais e algumas delas afetariam a memória procedural (consultar capítulo 14). Levando-se em conta a localização implicada, essas demências muitas vezes vêm acompanhadas de desordens motoras. Elas se opõem às demências corticais e, em particular, à demência de Alzheimer, cujos distúrbios da memória traduzem um *deficit* da aprendizagem e comportam sinais de dano cortical: afasia, agnosia e acalculia.

ETIOLOGIA

Tornou-se um hábito incluir na lista etiológica das demências um número impressionante de afecções, cujas manifestações, conforme o caso, poderiam ser designadas pelo nome de síndrome demencial ou pseudodemencial, ou síndrome psico-orgânica, ou, ainda, confusão subaguda ou crônica e, até mesmo, síndrome confuso-demencial.

Encefalopatias medicamentosas

Um histórico medicamentoso deve ser feito em presença de qualquer síndrome confusional ou demencial. É difícil fornecer uma lista exaustiva de todos os remédios em questão: os anticolinérgicos, especialmente nos parkinsonianos; os antidepressivos tricíclicos, não só em razão do efeito anticolinérgico, mas, também, em razão da hiponatremia induzida pela secreção não apropriada de ADH; os antiepilépticos; os neurolépticos; os diuréticos que podem provocar uma hiponametria e os hipoglicemiantes.

Processos expansivos com apresentação pseudodemencial

São, principalmente, os tumores frontais que estabelecem esses processos por um enfraquecimento demencial, porque o comportamento pode estar centrado numa indiferença, numa apatia, em distúrbios mnésicos, numa desorganização do comportamento esfincteriano. Os tumores temporais direitos também podem provocar uma confusão de evolução subaguda. Resta o hematoma subdural crônico que representa uma cilada diagnóstica frequente no sujeito idoso, quando um traumatismo craniano foi benigno e até esquecido: devemos levantar essa hipótese quando a confusão é flutuante e quando existem sinais de localização, mesmo discretos. Em geral a tomodensitometria possibilita o

232 Neuropsicologia

diagnóstico se soubermos desconfiar das formas isodensas e das formas cuja bilateralidade extingue o deslocamento das estruturas mediais.

Encefalopatias carenciais

Em geral, essas encefalopatias são causadas pelo alcoolismo, mas também podem resultar de estados de desnutrição relacionados aos vômitos, às anorexias graves e às síndromes de má absorção intestinal.

Encefalopatia de Gayet-Wernicke

A mais frequente das encefalopatias é a encefalopatia de *Gayet-Wernicke*, cujos sinais, às vezes, podem instalar-se de maneira subaguda ou crônica. Além do contexto, os distúrbios oculomotores, um nistagmo e uma síndrome cerebelar devem orientar o diagnóstico, sobretudo se existe na confusão um núcleo korsakoviano com esquecimento progressivo, fabulação e falsos reconhecimentos. A hiperpiruvicemia e a diminuição da atividade transcetolásica do sangue esclarecem o diagnóstico, mas não se deve esperar por elas para se começar o tratamento com tiamina, cujo início precoce (100 mg a 500 mg por dia, por via intramuscular) pode evitar a formação de sequelas definitivas, especialmente de distúrbios mnésicos.

A síndrome de Korsakoff

A síndrome de *Korsakoff* pode acompanhar a encefalopatia de *Gayet-Wernicke* ou pode instalar-se isolada e progressivamente: a terapêutica é idêntica.

A doença de Marchiafava-Bignami

A doença de *Marchiafava-Bignami* (necrose do corpo caloso), praticamente, só afeta os alcoólatras: ela pode apresentar-se como uma demência progressiva acompanhada de hipertonia oposicionista, como astasia-abasia, como disartria e inclusive com sinais de desconexão calosa.

As demências alcoólicas

As *demências alcoólicas* ameaçam os alcoólatras inveterados e alcoólatras há muito tempo; portanto, elas surgem essencialmente nos alcoólatras idosos, e de maneira mais precoce na mulher do que no homem. Elas atingiriam menos de 5% dos alcoólatras se nos limitássemos às demências caracterizadas; porém, um grande número de alcoólatras apresenta um *deficit* cognitivo, comprovado pelos testes psicométricos. A tomodensitometria pode objetivar uma atrofia corticossubcortical. É preciso acrescentar os fatores psicológicos e sociais que também contribuem para a decadência do alcoólatra e essa percepção é, com a suspensão da intoxicação, o único meio de se ter esperanças numa regressão, ao menos parcial, dos distúrbios.

Neuropsicologia das demências **233**

Encefalopatias carenciais por carências vitamínicas não ligadas ao alcoolismo

As *encefalopatias carenciais por carências vitamínicas* não ligadas ao alcoolismo são essencialmente causadas por *deficits* alimentares de vitamina B 12 e de ácido fólico, às vezes favorecidos por uma síndrome de má absorção ou por uma gastrectomia. Nos sujeitos idosos também existem as gastrites atróficas ocultas com acloridria e ausência de um fator intrínseco que explique a relativa frequência das carências de vitamina B12. Em presença de uma demência senil, é preferível controlar essas dosagens vitamínicas.

Encefalopatias metabólicas e endócrinas

O contexto da encefalopatia hepática é muito particular para criar dificuldades diagnósticas. O mesmo acontece com a encefalopatia da insuficiência renal e com a encefalopatia dos dialisados. Em compensação, as encefalopatias hipoglicêmicas podem apresentar-se de uma forma crônica e manifestar-se por sintomas de aspecto neurótico, por distúrbios de caráter, por uma deterioração intelectual, rigidez e até por movimentos coreoatetósicos.

Uma confusão mental e uma lentificação de ideação podem complicar a insuficiência respiratória.

A hipocalcemia pode provocar desordens encefálicas polimorfas: crises convulsivas, rigidez, movimentos anormais, estados depressivos, confusão mental subaguda ou crônica e, inclusive, alucinações. As causas mais frequentes são as hipoparatireóideas pós-cirúrgicas e idiopáticas, e má absorção intestinal. A tomodensitometria pode mostrar calcificações dos núcleos cinzentos centrais. As hipercalcemias, além dos sinais digestivos e gerais (sede, anorexia, vômitos, poliúria, polidipsia), provocam cefaléias, confusão e, mais raramente, crises convulsivas. Um *deficit* motor proximal pode vir associado. As causas principais são as hiperparatireóideas, a sarcoidose e os medicamentos hipercalcemiantes. As hipercalcemias precisam de tratamentos urgentes.

O hipotireoidismo, além de ataxia cerebelar, provoca, constantemente, distúrbios de memória e apatia. A insuficiência hipofisária também pode provocar uma encefalopatia com semiologia bem semelhante.

Síndromes demenciais e cânceres

A encefalite límbica é uma síndrome paraneoplásica, com manifestações centradas em distúrbios mnésicos aos quais podem estar associados um estado depressivo e crises de epilepsia. A leucoencefalopatia multifocal progressiva é uma infecção por papovavírus que acompanha os cânceres e os estados de imunodepressão. Os focos de desmielinização são evidenciados na tomodensitometria. Não há tratamento contra essa doença.

A radioterapia do neuraxe pode complicar-se com uma leucoencefalopatia insidiosa manifestando um quadro de demência subcortical de forma pseudodepressiva e apática.

234 Neuropsicologia

Síndromes demenciais e colagenoses

Resultam numa síndrome psico-orgânica com depressão. O contexto, as outras manifestações neurológicas (síndrome coreica, síndromes focais relacionadas com um infarto, uma hemorragia ou uma tromboflebite cerebral) facilitam o diagnóstico. As imagens e a punção lombar (pleiocitose linfocitária) comprovam o substrato vascular e inflamatório dos distúrbios.

Demências pós-traumáticas

As demências pós-traumáticas podem ser facilmente ligadas à causa. A demência pugilística ocorre nos lutadores de boxe que tenham participado de muitos combates, nos quais se instala progressivamente uma disartria, um tremor, uma ataxia cerebelar com sinais extrapiramidais do tipo parkinsoniano, às vezes sinais piramidais e, até mesmo, crises epilépticas. Essas desordens motoras são, inicialmente, acompanhadas de distúrbios da atenção, em seguida de distúrbios da memória com lentificação ideomotora e distúrbios das funções de execução, que, mais tarde, dez a vinte anos depois, evoluem para uma demência (Mendez, 1995). É rara a manifestação de uma demência sem sinais motores (Naccache *et al.*, 1999). O eletroencefalograma mostra uma lentificação do ritmo de fundo e uma sobrecarga lenta difusa. A tomodensitometria mostra uma atrofia corticossubcortical e, muitas vezes, um cisto do septo pelúcido. As lesões histológicas singularizam-se pela abundância da degenerescência neurofibrilar nos neurônios corticais e pela raridade de placas senis.

Demências infecciosas

A paralisia geral

A *paralisia geral* ou meningoencefalite sifilítica se tornou raríssima: normalmente, a demência é acompanhada de ideias delirantes, sobretudo de um delírio de grandeza, de disartria, de tremor ou de movimentos sacádicos da língua (movimento de trombone). O líquido cefalorraquidiano é inflamatório. Antes da penicilina, a evolução era inexorável.

Demência ligada à infecção pelo vírus da imunodeficiência humana (HIV)

Seu substrato histológico é representado essencialmente pela encefalopatia subaguda (com células gigantes multinucleadas) e pela leucoencefalopatia do HIV. Os distúrbios podem resultar de uma neurotoxicidade direta do vírus sobre a neuraxe ou de produção, pela micróglia infectada, de agentes inflamatórios como o *tumor necrosis factor*, que gera um estresse oxidativo neuronal. É uma demência subcortical com distúrbios da memória, apatia, lentificação psicomotora e, inclusive, manifestações depressivas. Os distúrbios da memória verbal e não verbal atingem a recuperação das lembranças e são

Neuropsicologia das demências **235**

acompanhados de distúrbios da atenção e de uma síndrome disexecutiva (Tabela 16.III). Também podemos encontrar confusão mental ou uma síndrome psicótica com alucinações e excitação maníaca. A demência (também denominada complexo demencial da AIDS) vem constantemente associada a uma disartria, a distúrbios de coordenação, a um *grasping*, a mioclonias e a sinais de mielopatia. A demência pode revelar a AIDS. O líquido cefalorraquidiano pode mostrar uma elevação da proteinorraquia ($< 1g/L$), uma pequena pleiocitose (até uns cinquenta elementos) e antígenos virais. A imagem por ressonância nuclear magnética pode objetivar uma atrofia corticossubcortical e regiões de desmielinização (Maruf *et al*., 1994; Gray, 1998). A média de sobrevida é de alguns meses. As terapias antirretrovirais podem retardar, estabilizar ou melhorar os distúrbios demenciais (Zheng, 1997). Algumas formas permanecem estáveis ou deterioram lentamente, dependendo do estado imunológico ou dos tratamentos antirretrovirais.

Tabela 16.III. *Argumentos (além da soropositividade) para o diagnóstico de complexo demencial ligado à AIDS* (segundo McArthur e Harrison. *Current Neurology*. 1994; *14*: 275-320)

Declínio cognitivo e comportamental progressivo, com apatia, *deficit* mnésico e lentificação ideatória.

Exame neurológico: sinais de dano difuso do sistema nervoso, que inclui uma lentificação motora dos membros e dos movimentos oculares, exagero dos reflexos, hipertonia, reflexo de preensão forçada ou de sucção.

Avaliação neuropsicológica: deterioração progressiva nos testes espaçados no tempo e que digam respeito, pelo menos, a dois campos cognitivos, entre os quais as funções frontais, a velocidade motora e a memória não-verbal.

Anomalias no líquido cefalorraquidiano e nas imagens.

Ausência de distúrbio psiquiátrico maior, de intoxicação, de perturbações metabólicas e de qualquer sinal que revele uma patologia oportunista do sistema nervoso.

Na infecção por HIV, sobretudo nos estágios iniciais, é possível observar distúrbios cognitivos leves. Eles podem ser evidenciados (Villa *et al*., 1996) por testes que explorem a velocidade ideomotora (como o *Trail Making*) e por testes de memória que explorem a memória de trabalho (particularmente a memória de números em ordem inversa), a aprendizagem e a recuperação de informações (como as palavras de Rey, que objetivam o *deficit* de evocação). Não há certeza de que esses distúrbios cognitivos profetizem sistematicamente uma evolução demencial.

A AIDS também pode ser complicada por uma leucoencefalopatia multifocal progressiva (ver *supra, Síndromes demenciais e cânceres.*)

As encefalopatias espongiformes transmissíveis

Elas são representadas no homem pelo Kuru, pela insônia fatal familiar, pela síndrome de Gertsmann-Strausser-Scheinker e, principalmente, pela

236 Neuropsicologia

doença de Creutzfeldt-Jakob. Também podem ser observadas no animal com o tremor do carneiro ou escrapia, a encefalopatia da marta e a encefalopatia espongiforme bovina, revelada ao grande público com o nome de doença da vaca louca: sabe-se que essa afecção dizimou bovinos ingleses e que os argumentos tendentes a recear a transmissibilidade para o ser humano constituíram, e ainda constituem, um caso de saúde pública. Elas estão ligadas a agentes transmissíveis não convencionais, por longo tempo denominados vírus lento, caracterizados por uma resistência aos procedimentos de inativação dos vírus, por uma longa incubação e pela ausência de reação imunológica do organismo. O agente infeccioso seria, efetivamente, uma proteína (PrP ou proteína-príon), que existe em duas formas, uma normal (A Prpc ou celular) e a forma patogênica que só difere da primeira pela configuração espacial: sua multiplicação, sua resistência às proteases e, portanto, sua acumulação seriam responsáveis pela encefalopatia. No plano neuropatológico, as lesões são associadas a uma espongiose, a uma gliose astrocitária, a uma despopulação neuronal e, algumas vezes, a placas amilóides extracelulares, reconhecidas pelos anticorpos antiproteína príon. A doença de Creutzfeldt-Jakob tem distribuição ubiquitária e incidência de um a dois casos por milhão de habitantes. Ela surge mais comumente entre 50 e 60 anos. Quinze por cento são formas familiares, o que sugere uma transmissão da suscetibilidade genética à contaminação. O modo de contaminação é, na maior parte das vezes, obscuro, mas pode ser excepcionalmente encontrado: transplante de córnea retirada de um sujeito que morreu da doença de Creutzfeldt-Jakob, intervenção cirúrgica com material contaminado. O príon pode ser inativado com a água de Javel durante uma hora, numa concentração de, no mínimo, 2% de cloro livre ou por passagem na autoclave (pelo menos a 134 graus durante o tempo mínimo de trinta minutos). Aguardando uma maneira de identificar os "portadores" da afecção, é prudente suspender a doação de sangue de qualquer sujeito com suspeita de deterioração e estabelecer a prática de uma avaliação psicométrica em todos os doadores com mais de cinquenta anos. No plano clínico, os sinais de demência, de agravação rapidamente progressiva, vêm associados a mioclonias, a uma hipertonia de oposição, a sinais piramidais ou cerebelares. Quando é típico, o eletroencefalograma mostra uma atividade paroxística periódica, no início, intermitente e, depois, permanente. A morte sobrevém, em geral, em menos de um ano. Existem formas "amauróticas", que começam com uma cegueira cortical, formas cerebelares (sobretudo nos sujeitos jovens, ligadas à administração de hormônio do crescimento de origem extrativa) e formas com amiotrofia por dano do corno anterior da medula. Atualmente, não há nenhum tratamento para combater essa doença. A forma qualificada de nova variante da doença de Creutzfeldt-Jakob surge nos jovens (entre dezesseis e quarenta anos), revelando-se, quase sempre, num aspecto psiquiátrico, com distúrbios do comportamento associados a uma ataxia e não modifica o eletroencefalograma. Poderia representar a transmissão para o ser humano da encefalopatia espongiforme bovina.

A doença de Whipple

Essa doença pode complicar-se com uma demência, ou então, revelar-se por uma demência passível de vir acompanhada de uma uveíte, de paralisias

Neuropsicologia das demências **237**

oculomotoras de função, de mioclonias que podem localizar-se nos olhos e nos músculos da mastigação. As imagens por ressonância nuclear magnética podem mostrar hipersinais hipotalâmicos e temporais. Em regra geral, a biópsia jejunal possibilita o diagnóstico. A evolução da afecção pode ser debelada com a antibioterapia.

A doença de Lyme, a brucelose

Ambas também podem complicar-se com uma demência.

As hidrocefalias ditas de pressão normal

Essas hidrocefalias permitiram criar o conceito de demência cirurgicamente curável. Elas têm uma semiologia, de instalação progressiva, que associa (tríade de Hakim e Adams) distúrbios da marcha (ataxia com retropulsão, apraxia da marcha), com sinal de Babinski bilateral, incontinência esfincteriana, especialmente urinária, deterioração cognitiva com apatia, lentificação da ideação, distúrbios de memória, euforia e tendência depressiva. Essas hidrocefalias estão ligadas a um distúrbio da circulação e da reabsorção do líquido cefalorraquidiano nos espaços subaracnóideos fibrosados. A ausência de hipertensão intracraniana pode ser explicada pela constituição de alterações ependimárias que permitem a criação de novas vias de reabsorção (transependimária e transcerebral) do líquido cefalorraquidiano. Essas hidrocefalias podem complicar uma hemorragia meníngea, um traumatismo craniano e uma meningite. Porém, na metade das vezes, nenhum antecedente, nenhuma causa precisa são encontrados. A tomodensitometria mostra a dilatação ventricular contrastando com sulcos corticais normais e associada a uma hipodensidade periventricular que traduz a reabsorção do líquido cefalorraquidiano. A diminuição do líquido cefalorraquidiano permite uma regressão mais ou menos durável dos distúrbios e, em todo o caso, pode constituir um teste diagnóstico, preludiando a colocação de uma derivação ventriculocardíaca ou ventriculoperitonial.

Demências vasculares

As demências por hipodébito crônico

As *demências por hipodébito crônico*, como as que podem complicar as estenoses carotídeas bilaterais muito fechadas, são raras e devem melhorar depois da restauração cirúrgica do fluxo carotídeo.

As quedas agudas do débito cardíaco

As *quedas agudas do débito cardíaco* podem provocar uma sucessão de infartos situados nos confins dos territórios arteriais (precisamente nos últimos) e espalhados de maneira arciforme na parte superior da face externa dos hemisférios cerebrais: os sinais associam, em proporções variáveis, um *deficit* braquial,

238 Neuropsicologia

distúrbios da linguagem, da memória e visuoespaciais, bem como uma síndrome frontal, visto que o todo pode constituir um estado demencial.

Certos infartos únicos, situados em *regiões estratégicas*, podem complicar-se num estado demencial, como os infartos bitalâmicos que, além de distúrbios mnésicos maciços, provocam apragmatismo, apatia, indiferença, e como os infartos da cabeça do núcleo caudado que também provocam uma desaferência frontal.

As demências por infartos múltiplos

As *demências por infartos múltiplos* instalam-se na esteira de acidentes isquêmicos repetitivos: logo, são agravadas por incidentes sucessivos e, no exame clínico, são acompanhadas de sinais neurológicos de localização. O diagnóstico pode ser ajudado pelo cálculo de um escore isquêmico (Tabela 16. IV). É difícil aceitar o diagnóstico sem constatar, na tomodensitometria, a presença de, pelo menos, um infarto. As demências podem ser do tipo cortical ou subcortical, em função da topografia dos infartos.

O estado lacunar de Pierre Marie

O *estado lacunar de Pierre Marie* é consequência de lacunas múltiplas do tálamo, da substância branca subcortical, da cápsula interna e da protuberância. Depois de ictos repetitivos, instala-se lentamente *deficit* cognitivo, sinal de Babinski bilateral, síndrome pseudobulbar, associados a distúrbios de deglutição e disartria. A lesão piramidal explica a vivacidade do masseterino e a paresia facial bilateral que dá ao fácies um aspecto átono, idiota; porém, muitas vezes, dramaticamente mobilizado por acessos de riso e de choros espasmódicos.

A leucoencefalopatia vascular (leucoaraiose)

A *leucoencefalopatia vascular (leucoaraiose)* revela uma desmielinização da substância branca periventricular e subcortical por isquemia crônica. A tomodensitometria mostrou sua frequência objetivando hipodensidades mais ou menos extensas das regiões periventriculares vizinhas aos cornos frontais e occipitais e aos centros ovais. A leucoencefalopatia vascular afeta, principalmente, os sujeitos idosos e hipertensos.

A encefalopatia subcortical de Binswanger

A *encefalopatia subcortical de Binswanger* caracteriza-se pela ocorrência de acidentes lacunares repetitivos, complicados pela demência, nos hipertensos. A tomodensitometria mostra a associação da leucoencefalopatia com hipodensidades lacunares.

Tabela 16.IV. Os escores isquêmicos

Sinais clínicos	Escore de Hachinski	Escore de Hachinski modificado por Rosen	Escore de Hachinski modificado por Loeb
Início brutal	2	2	2
Agravamento dos degraus de escada	1	1	
Evolução flutuante	2		
Confusão noturna	1		
Preservação relativa da personalidade	1		
Depressão	1	1	
Queixas somáticas	1		
Labilidade emocional	1	1	
Antecedentes ou existência de uma hipertensão arterial	1	1	
Antecedentes de ictos	2	2	1
Outros sinais de arteriosclerose	1		
Sintomas neurológicos focais[1]	2	2	2
Sinais neurológicos focais[1]	2	2	2 Hipodensidade TDM isolada 2 Hipodensidade TDM múltiplas 3
Escore máximo	18	12	10
Demência arteriopática	> 7	> 6[2]	< 5
Demência degenerativa primária	< 4	< 3[2]	< 2

1. Sintoma designa uma manifestação subjetiva (exemplo: parestesias), sinal designa uma constatação clínica.
2. Critérios de cotação propostos por Blass, segundo o escore de Hachinski modificado.

A CADASIL

A CADASIL (arteriopatia cerebral autossômica dominante com infarto subcortical e leucoencefalopatia) é uma artereopatia genética (causada por mutações do gene Notch3) cujas lesões das células musculares lisas vasculares acabam provocando múltiplos infartos subcorticais (substância branca e núcleos cinzentos centrais) e uma leucoencefalopatia difusa. Os doentes têm frequentes crises de enxaqueca com aura e desenvolvem acidentes isquêmicos cerebrais que provocarão uma situação de deterioração cognitiva progressiva, centrada inicialmente numa crise disexecutiva com *deficit* na flexibilidade mental e que acabará se complicando numa síndrome pseudobulbar e, em dez ou quinze anos, numa demência, evidente, em média, aos sessenta anos e que, como as observadas nos estados lacunares e nas leucoencefalopatias, é do tipo subcortical. Os distúrbios depressivos acentuados são frequentes (20% dos casos) com elevado risco de suicídio. Eles podem até ser inaugurais e podem ocorrer quadros próximos de uma psicose maníaco-depressiva.

As síndromes dos anticorpos antifosfolípides

A *síndrome dos anticorpos antifosfolípides* merece uma atenção particular: observada sobretudo em jovens, ela pode provocar uma demência por infartos múltiplos (ver *supra*), mas pode, excepcionalmente, ser complicada por uma demência progressiva que poderia estar relacionada com microinfartos por obstruções fibrinoplaquetárias ou vascularite, ou com um mecanismo imunitário.

As hemorragias cerebrais e a angiopatia amiloide

As *hemorragias cerebrais* também podem ter participação na eclosão de uma síndrome demencial: o hipertenso arterial é ameçado por hemorragia cerebral, por lacunas, mas também por infartos cerebrais, já que a hipertensão é um fator de risco para a arteriosclerose. As hemorragias repetitivas são causadas, sobretudo, por angiopatia amilóide que se manifesta por regiões de hipodensidade (tomodensitometria) ou por regiões de hiperssinal T2 (imagem por ressonância nuclear magnética) da substância branca dos hemisférios cerebrais.

Além do cuidado geral usado em todas as síndromes demenciais, a única terapêutica, essencialmente preventiva, é o controle dos fatores de risco da arteriosclerose dos vasos cerebrais e, particularmente, da hipertensão arterial. No entanto, parece que num demente hipertenso a baixa da tensão melhora a cognição quando os números da sistólica são mantidos entre 135 e 150 mmHg. Porém, o *deficit* cognitivo é agravado se a baixa da tensão for maior. As terapêuticas preventivas dos acidentes isquêmicos cerebrais, como os antiagregantes plaquetários (aspirina, ticlopidina) ou a endoarteriectomia, também foram legitimadas para a prevenção da demência vascular. A aparente predominância feminina nas demências de Alzheimer poderia ser explicada pelo fato de as demências vasculares serem mais frequentes no homem, e suas manifestações mascararem as de uma doença de Alzheimer, de surgimento secundário. Portanto, é possível que um número maior do que pensamos de demências vasculares e, especialmente, de demências por infartos múltiplos, seja de demências mistas.

As demências degenerativas

As demências degenerativas fazem parte do quadro mais extenso das doenças degenerativas do sistema nervoso, cujo denominador comum é a evolução progressiva e mais ou menos rápida para a morte neuronal de certas zonas do neuraxe, variável em virtude do tipo de desordens proteicas que levam à degeneração dos neurônios. É fato que um melhor conhecimento dessas desordens proteicas nos conduzem a classificar melhor as demências degenerativas, a melhor compreender as proposições terapêuticas atuais ou futuras. Além disso, torna-se clinicamente possível ligar os distúrbios cognitivos, afetivos e comportamentais a um tipo de desordem proteica. A neuropsicologia das localizações anatômicas é, assim, ampliada, com uma "neuropsicologia molecular" (Cummings, Quadro 16.I).

Quadro 16.I.
Neuropsicologia "molecular" das doenças degenerativas

**Da neurobiologia à neuropsicologia
e à neurologia do comportamento**

*Sobre as classificações das desordens proteicas
das doenças degenerativas*

Inicialmente, a ambição diagnóstica da neuropsicologia foi pesquisar a localização anatômica em função dos distúrbios clínicos. Ela se fundamentou, sobretudo, nos distúrbios clínicos (por exemplo, uma afasia, uma apraxia) para deduzir a localização das funções alteradas pela lesão (por exemplo, a linguagem e os gestos). Sem dúvida, na esteira do diásquise de Von Monakow, depois, com o conexionismo e as imagens dinâmicas, a neuropsicologia aprendeu que a repercussão de uma lesão podia ocorrer a distância e não no próprio local lesionado: é isso o que acontece com a síndrome frontal acompanhada de lesões subcorticais. Falamos, então, de síndromes frontais para designar não o local da lesão, mas a depressão funcional do lobo frontal ligada às lesões subcorticais.

As doenças degenerativas em geral e as demências, em particular, podem levar a fazer um paralelo entre as "proteinopatias" e as desordens comportamentais. De fato, as doenças degenerativas do neuraxe estão ligadas à falha do catabolismo de certas proteínas, atingindo um acúmulo anormal de agregados peptídicos que desempenham um importante papel no sofrimento e, depois, na morte neuronal. Essas desordens moleculares são expressas, dependendo das proteínas em questão, no nível das populações celulares, cuja disfunção, localizada em certas regiões do neuraxe, tende a se expressar clinicamente por distúrbios comportamentais eletivos. Assim, podem ser definidos os laços que unem as anomalias do metabolismo de certas proteínas, vulnerabilidade de certas regiões do neuraxe e as manifestações clínicas (e em particular

242 *Neuropsicologia*

neuropsicológicas e comportamentais) que expressam, ao mesmo tempo, o sofrimento metabólico em questão e sua topografia.

As sinucleinopatias

A alfa-sinucleína é o principal componente dos corpos de Lewy, cujo acúmulo, tóxico para os neurônios dopaminérgicos, em função da sua localização, pode provocar uma doença de Parkinson, uma demência do corpo de Lewy, uma atrofia multissistêmica ou uma síndrome de Hallevorden-Spatz.
O agrupamento de doenças, até então distintas, pôde ser feito. Braak *et al.* (2003) propuseram uma classificação das doenças de Parkinson em função da progressão sequencial da carga lesional, que começaria no tronco cerebral para se estender às estruturas límbicas (em particular a região transentorrinal, o hipocampo, a amígdala, o giro cingular anterior), depois ao neocórtex. Eles também puderam sugerir que o *deficit* cognitivo era correlato à intensidade da carga lesional cuja progressão foi descrita em seis estágios. Essa concepção tem, no mínimo, duas consequências. A primeira é que o *deficit* cognitivo observado na doença de Parkinson não está exclusivamente ligado a uma desconexão frontossubcortical ligada à queda dopaminérgica nigroestriatal e mesocortical. A segunda consequência é que a doença de Parkinson pode ser acompanhada de sinais de disfunção límbica e neocortical e que a demência do corpo de Lewy poderia ser apenas uma variedade da demência parkinsoniana (Cummings, 2004).
Certamente, as manifestações comportamentais das sinucleinopatias são representadas pela síndrome frontossubcortical "disexecutiva", à qual podemos integrar a apatia e a depressão, mas também são representadas pelo delírio, alucinações e desordens comportamentais do sono rápido. Elas poderiam estar baseadas na lesão das estruturas monominérgicas (particularmente dopaminérgicas) e no dano das estruturas colinérgicas corticais.

As tauopatias

O acúmulo de proteínas tau é a expressão molecular de duas anomalias histológicas: a degeneração neurofibrilar e os corpos de Pick. Essas fosfoproteínas "associadas aos microtúbulos" do citoplasma neuronal agem na polimerização microtubular e desempenham um papel essencial na estabilização do citoesqueleto neuronal e no fluxo axonal. Codificadas por um gene situado no cromossoma 17, elas têm seis isoformas, três que comportam três áreas de ligação com os microtúbulos (chamadas de 3R) e três com quatro áreas de ligação (chamadas de 4R). O aumento das formas livres, as alterações do *ratio* 3R/4R contribuem para a hiperfosforização e a agregação das proteínas tau. Deixando de lado a doença de Alzheimer (cujas disfunções proteicas não têm relação com a proteína tau), as principais afecções ligadas eletivamente ao acúmulo de proteínas tau são a doença de Pick, as demências frontotemporais com síndromes parkinsonianas ligadas ao cromossoma 17, também denominadas tautopatias hereditárias, nas quais o acúmulo de tau assume o aspecto de degeneração neurofibrilar, algumas outras demências frontotemporais e as 4R-tautopatias representadas pela paralisia supranuclear progressiva e pela degeneração corticobasal. Ainda persiste a dúvida se certas demências frontotemporais sem sinais histológicos específicos poderiam estar ligadas a um *deficit* de proteína tau sem agregados (*tauless tautopatias*). As tautopatias atingem eletivamente os neurônios dos córtex frontal, temporal, parietal e os circuitos frontossubcorticais, principalmente os gânglios da base, o tálamo. A lesão dos circuitos frontossubcorticais justificam a síndrome disexecutiva, da apatia, da desinibição (demências frontotemporais e paralisia supranuclear progressiva). A apatia também é observada nas tautopatias, inclusive na degeneração corticobasal. Muito particulares das tautopatias são as síndromes de perseveração e compulsivas (demências frontotemporais, paralisia supranuclear progressiva), visto que as alucinações e os distúrbios do sono, característicos das sinucleinopatias, não são habituais.

As β-amiloidopatias

O acúmulo da proteína β-amiloide (peptídeo A-β) forma as placas senis da doença de Alzheimer. Mas essa afecção também é uma tautopatia, pois vem acompanhada de degeneração neufibrilar constituída de pares helicoidais de filamentos que sequestram as proteínas tau hiperfosforiladas. O exame do cérebro de ratos duplamente transgênicos para APP (precursor da proteína amiloide) e para a proteína tau evidenciou uma degeneração neurofibrilar maior do que a observada em ratos transgênicos apenas para a proteína tau: tudo se passa como se a amiloidogênese potencializasse o acúmulo de proteína tau. Porém, a doença de Alzheimer também vem acompanhada de depósitos de sinucleína nas plaquetas. Portanto, a doença de Alzheimer é uma proteinopatia "tripla". Os distúrbios neurobiológicos afetam o sistema colinérgico (perdas neuronais no núcleo de Meynert), a serotonina (núcleo da rafe) e a norepinefrina (*locus ceruleus*). A localização das lesões e, em particular, da DNF (ver p. 245) explica a síndrome amnésica "hipocâmpica" e afasoapraxoagnósica. No plano comportamental, os distúrbios são mais diversificados: agitação, apatia, depressão, ansiedade, desinibição, deambulação ou fugas, delírios e, menos frequentemente, alucinações e euforia.

Outras proteinopatias

As proteinopatias são numerosas... como as prionopatias responsáveis pelas encefalopatias espongiformes ou ainda as poliglutaminopatias nas quais está incluída a doença de Huntington, cuja mutação induz ao acúmulo de huntingtina.

Das proteinopatias à morte celular

O acúmulo de certas proteínas é responsável pela morte neuronal com produção de radicais livres e inflação cálcica intracelular, que aparecem como mecanismos não específicos. Porém, o envolvimento das desordens proteicas ligadas às doenças degenerativas não diz respeito apenas às "proteínas de estrutura". O estudo do controle do traducional (isto é, da síntese das proteínas) indica, além disso, que a morte neuronal pode ser precipitada ou retardada por proteínas quinases proapoptóticas, como a PKR, ou antiapoptóticas, como a M-Tor. Experiências feitas com ratos transgênicos mostram os efeitos da Aβ 1-42 na redução da expressão da quinase p7056k fosforilada que, com a M-Tor, favorece a síntese proteica e a plasticidade neuronal. Esses distúrbios do controle traducional podem ser eletivamente localizados nas zonas vulneráveis: é assim, por exemplo, que pôde ser demonstrado que a ativação de PKR está associada à perda neuronal hipocâmpica na doença de Alzheimer e, também, na doença de Parkinson. Desde já, podem ser observadas correlações entre a ativação ou inibição dessas vias da sinalização molecular e o *deficit* cognitivo dos doentes de Alzheimer. As correlações foram postas em evidência nos linfócitos dos doentes de Alzheimer entre a diminuição da ativação da p70Sk e a síndrome amnésica de estocagem explorada pelo teste Gröber-Buschke, como ocorre com a memória de trabalho e o escore de denominação oral (DO 80).

O estudo das disfunções proteicas nas doenças degenerativas pode, então, contribuir na busca para cada tipo de anomalia do metabolismo proteico ("proteotipo") e, em virtude das populações celulares envolvidas, as síndromes neuropsiquiátricas correspondentes ("fenótipo"). Essa busca também pode se apoiar na contribuição diagnóstica fornecida pelos marcadores biológicos dessas disfunções. A elaboração das terapêuticas que agem sobre este ou aquele sistema proteico (por exemplo, a inibição da amiloidogênese na doença de Alzheimer) será mais bem analisada ao identificarmos os fenótipos comportamentais dos quais se poderá esperar uma melhora. Ao lado dos distúrbios ligados à alteração das proteínas de estruturas e sua exploração por dosagem no LCR (beta-amilóide; proteína tau), uma especial atenção deve ser dada às proteínas "reguladoras" implicadas na síntese proteica e na vida e morte dos neurônios.

Bibliografia

BANDO Y., ONUKI R., KATAYAMA T., MABE T., KUDO T., TAIRA K., TOHYAMA M. Double-strand RNA dependent protein kinase (PKR) is envolved in the extrastriatal degeneration in Parkinson's disease and Huntington's disease. *Neurochemistry International* 2005; *46*: 11-18.

BUEE L., DELACOURTE A., La maladie d'Alzheimer: une tauopatia parmi d'autres? *Médecine-Sciences* 2002; *8*: 727-736.

CUMMINGS J. L, Toward a Molecular Neuropschiatry of Neurodegenerative Diseases, *Ann Neurol* 2003; *54*: 147-154.

LAFAY-CHEBASSIER C., PACCALIN M., PAGE G., BARC-PAIN S., PERAULT-POCHAT M.C., GIL R., PRADIER L., HUGON J. M/TORp70S6k signalling alteration by Abeta exposure as well as in APP-PS1 transgenic models and in patients with Alzheimer's disease. *J Neurochem* 2005; *94/1*: 215-225.

SUEN K.C., YU M.S., CHANG R.C., HUGON J. Upstream signalling pathways leading to the activation of the double-stranded RNA-dependent serine/threorine protein kinase PKR in β-amyloid peptide neurotoxicity. *J. Biol Chem* 2003; *278*: 49819-498276.

Doença de Alzheimer

Atualmente, a doença de Alzheimer (DA) tem o maior peso epidemiológico na lista etiológica das síndromes demenciais. Descrita no início do século XX, num doente de 51 anos, a DA foi, por muito tempo, considerada uma demência pré-senil. No fim dos anos sessenta, os primeiros trabalhos assinalaram a similitude de lesões observadas em numerosos doentes senis e na doença de Alzheimer, e começaram a surgir críticas sobre uma fisiopatologia do envelhecimento cerebral, por tanto tempo aprisionada na teoria da baixa do débito sanguíneo cerebral vinculada às alterações senis do leito vascular. Entretanto, foi preciso esperar pelo fim da década de 70 para que houvesse um desenvolvimento da conscientização que iria levar ao conceito atual de uma única doença que, excepcionalmente, surge na fase pré-senil e, comumente, depois dos 65 anos, e cujas lesões associam uma atrofia cerebral progressiva com perda neuronal, coexistindo no plano histológico com uma *degeneração neurofibrilar* (DNF) e *placas senis. As placas senis* situam-se no córtex cerebral no seio do neurópilo e são constituídas de um centro amorfo feito de substância amilóide, e de uma periferia constituída de prolongamentos argirófilos que representam fragmentos de dendritos e astrocitos em degeneração. A substância amilóide das placas senis é constituída de acúmulo de peptídeos de quarenta e quarenta e dois aminoácidos, o peptídeo A4 (também chamado de β-amilóide ou β-A4 ou A-β). Esse é o mesmo péptido encontrado nos depósitos amilóides dos sujeitos com trissomia do 21 e que morreram depois dos 30 anos. Existe uma ligação entre a densidade das placas senis e a intensidade da deterioração cognitiva. A *DNF* designa inclusões neuronais feitas de feixes de fibras proteicas argirófilas, as quais, na microscopia eletrônica, podemos ver que são constituídas de pares de filamentos helicoidais intracitoplasmáticos; elas estão localizadas, principalmente, nas áreas cerebrais associativas, no hipocampo, no núcleo basal de Meynert, na substância negra, no *locus ceruleus*, no núcleo dorsal da rafe. O constituinte essencial dos pares helicoidais de filamentos que formam a degenerescência neurofibrilar é uma proteína associada aos microtúbulos do citoesqueleto, as proteínas tau (consultar Quadro 16.I). Na doença de Alzheimer, além das proteínas tau normais, existem três tipos de proteínas tau particulares, porque elas são hiperfosforiladas e de peso molecular mais elevado; é a agregação delas que desorganiza o citoesqueleto e que explica a DNF. Essencialmente no nível do hipocampo é que se observam os vacúolos claros, contendo no centro um grânulo denso, que manifestam a degeneração granulovacuolar. A clínica habitual da doença de Alzheimer é bem explicada pela progressão "hierárquica e sequencial" da degeneração neurofibrilar da região hipocâmpica em direção ao córtex temporal e às áreas associativas temporoparietais, depois para as pré-frontais, enquanto as áreas primárias (motoras, sensoriais, somestésicas) são poupadas por muito tempo. Assim foi que Braak e Braak reconheceram seis estágios, modificados por Delacourte em dez estágios: transentorrinal (S1), entorrinal (S2; esses dois estágios afetam o T5: giro para-hipocâmpico); hipocampo (S3); polo temporal (S4); temporal inferior (S5); temporal médio (S6); córtex associativo multimodal (S7: pré-frontal, parietal inferior, temporal superior); córtex unimodal (S8), cótex primário motor e sensitivo (S9), conjunto do isocórtex (S10).

246 *Neuropsicologia*

A constatação de placas senis e de degeneração neurofibrilar não abundante no cérebro de sujeitos idosos não dementes estabelece o problema dos laços entre o envelhecimento cerebral normal e a doença de Alzheimer. O envelhecimento cerebral "normal" seria caracterizado pela presença de degeneração neurofibrilar na região hipocâmpica (traduzindo a vulnerabilidade dessa região) e pela existência de uma pequena quantidade de placas senis no córtex. Na doença de Alzheimer, a amiloidogênese seria o fenômeno inicial que explicaria a abundância das placas senis, rapidamente acompanhadas da degeneração neurofibrilar, cuja progressão explica as manifestações clínicas da doença (Delacourte *et al.*, 1997). A doença de Alzheimer não seria, então, um "exagero" do envelhecimento normal, o que parece estar demonstrado na topografia da despopulação neuronal hipocâmpica, que atinge maciçamente o setor CA 1 na doença de Alzheimer, sendo esse mesmo setor poupado no envelhecimento normal (West *et al.*, 1994).

A *fisiopatologia* da DA ainda encerra muitos mistérios. Uma atenção especial foi dedicada aos agregados insolúveis de beta-amilóide, que constituem o componente principal das placas senis e que poderiam ser responsáveis, direta ou indiretamente, pela morte dos neurônios (ao favorecer o aumento cálcico intracelular, ou a atividade das substâncias excitotóxicas ou dos radicais livres). A observação das formas familiares da doença de Alzheimer, um maior risco de sujeitos com um parente atingido pela doença desenvolverem a DA, a constatação de lesões histológicas da doença de Alzheimer, a partir dos quarenta anos, no cérebro de sujeitos com trissomia do 21, sugerem a possibilidade de fatores genéticos, ainda mais porque o cromossoma 21 contém o gene codificador APP, proteína transmembranária que é a precursora do peptídeo A-β (ver *supra*). Por essa razão, foi sugerida uma mutação desse gene nas formas familiares de início precoce da doença. O cromossoma 19 contém o gene codificador para a apolipoproteína E. Ora, essa lipoproteína, que se liga aos receptores dos LDL (*Low Density Lipoprotein*) e que também está implicada no processo de regeneração pós-lesional do sistema nervoso, acumula-se na doença de Alzheimer no nível das placas senis e dos ajuntamentos de degeneração neurofibrilar. Além disso, a apolipoproteína E facilmente se une à proteína β-amilóide. Parece que já ficou estabelecido que existe uma sobrerrepresentação do alelo ε4 (codificador para a apolipoproteína E4) nas formas familiares de início tardio e nas formas esporádicas da doença. As pré-senis 1 e 2 são proteínas membranárias, não glicosiladas, codificadas respectivamente por dois genes contidos nos cromossomas 14 e 1. Foram observadas mutações desses genes nas formas familiares autossômicas dominantes no Alzheimer de início precoce: as pré-senis assim modificadas aumentariam a produção, a partir do APP, do peptídeo A4, levando, assim, a um depósito de substância amilóide. A hipótese de uma infestação viral, sugerida pela constatação de lesões de degeneração neurofibrilar no seio das culturas de células nervosas fetais, às quais foram adicionadas células de um cérebro atingido pela doença de Alzheimer, nunca foi confirmada pela prova de transmissibilidade da doença. A hipótese da Oxidação evoca o papel deletério dos radicais livres em relação às membranas celulares e traduziria a incapacidade de certos cérebros que envelhecem de cercear os radicais livres, cujo aumento acabaria por provocar a morte neuronal: então, o acúmulo de substância amilóide provocaria, ao mesmo tempo, uma reação inflamatória (com ativação das citoquinas), uma produção de radicais livres

Neuropsicologia das demências **247**

e um aumento cálcico que levaria à morte celular. O papel do alumínio foi lembrado e, depois, contestado. Embora esse metal tenha uma neurotoxicidade provada pela encefalopatia dos dialisados, as lesões observadas são diferentes das lesões da doença de Alzheimer. A prova formal de uma exposição ao alumínio dos pacientes com Alzheimer não pôde ser fornecida. Além de uma toxicidade direta, também foi sugerido que o alumínio poderia formar com o glutamato, cuja implicação na morte neuronal é conhecida, complexos estáveis. As lesões da doença de Alzheimer são acompanhadas de distúrbios da síntese proteica com inflação de proteínas proapoptóticas e baixa da concentração de proteínas antoapoptóticas (consultar quadro 16.I). Os distúrbios da neurotransmissão afetam o sistema noradrenégico, o dopaminérgico, o serotoninérgico, o somastotatinérgico e, sobretudo, o sistema colinérgico. Há, então, no hipocampo e no neocórtex uma baixa da concentração de colina-acetiltransferase (ChAT); esse *deficit* colinérgico traduz a degeneração de terminações nervosas pré-sinápticas provenientes dos corpos celulares de certos núcleos da base do cérebro e, em particular, do núcleo basal de Meynert, situado sob o núcleo lentiforme, na substância inominada. Entretanto, faltam ser descobertos os laços que poderiam unir o *deficit* colinérgico de um lado, a morte neuronal e as alterações histológicas da doença do outro. A acetilcolina facilita a proteólise "normal", isto é, não amiloidogênica, ao estimular a α-secretase e a apoE4 inibe a atividade da ChAT. Além do que, a acetilcolina vê sua síntese ativada pelos peptídeos oriundos da proteólise "normal" do APP, o que explica *ao contrario* um *deficit* de síntese colinérgica na doença de Alzheimer. Assim, começam a ser percebidos alguns dos elos que poderiam unir o *deficit* colinérgico e a amiloidogênese, ou seja a síntese de acetilcolina.

Os fatores de risco da doença de Alzheimer são a idade, os antecedentes familiares de demência c de trissomia do 21, a presença de um heterozigotismo ou *a fortiori* de um homozigotismo E4. Um baixo nível cultural e antecedentes de traumatismo craniano também constituem fatores de risco já documentados. Sabemos agora que os fatores de risco vascular, como a hipertensão arterial e a diabetes, também são fatores de risco das demências e, em particular, da doença de Alzheimer. Aliás, o tratamento da hipertensão arterial e da hipercolesterolemia exerce um efeito protetor em vista do risco demencial. A doença de Alzheimer é mais frequente em mulheres (além do mais sua expectativa de vida é maior); os anti-inflamatórios não esteróides tomados por longo tempo e, na mulher, a reposição hormonal na menopausa podem ter um papel protetor, assim como o consumo moderado de vinho (ou, talvez, também de outras bebidas alcoólicas). A ligação entre a depressão e a demência já foi cogitada.

O quadro clínico é o de uma demência que quase sempre começa com distúrbios mnésicos (ver *supra,* Semiologia) e evolui para uma síndrome afasoagnosoapráxica. A morte sobrevém dentro de 6 a 12 anos. O exame pode revelar paratonia (rigidez dos membros provocada por uma mobilização passiva repentina e rápida), reflexo de sucção, reflexo de preensão forçada, todos estes sinais mais frequentes nas formas evoluídas da doença. Um reflexo palmomentoniano pode ser precocemente observado. Certas formas são acompanhadas de mioclonias. Sinais extrapiramidais acinetorrígidos podem ser observados, sobretudo no fim da evolução.

248 *Neuropsicologia*

O *diagnóstico* de demência de Alzheimer, segundo o DSM III, associa aos critérios de síndrome demencial, a noção de um início insidioso com evolução progressiva e a exclusão de qualquer outra causa de demência e, em particular, enfatiza a CIM-10, um hipotireoidismo, uma hipercalcemia, uma carência de vitamina B12, uma neurosífilis, uma hidrocefalia de pressão normal ou um hematoma subdural.

O eletroencefalograma mostra anomalias lentas difusas. A contribuição de imagens já é utilizada (ver *supra*). Os potenciais cognitivos evocados e, especialmente, a onda P 300 não mostram alterações muito específicas, nem muito constantes para serem um instrumento de diagnóstico (Gil, 1997). As pesquisas também caminham para evidenciar marcadores biológicos que poderiam permitir um diagnóstico precoce. A genotipagem das apolipoproteínas só revela um fator de risco; a baixa do péptido A-β 42 no líquido cefalorraquidiano, o aumento das proteínas tau, o aumento da proteína P97 ou a melanotransferrina são, por enquanto, argumentos vagos.

As (deteriorações cognitivas e as) demências das doenças do sistema extrapiramidal

Essas demências acompanham as doenças do sistema extrapiramidal e permitiram que se construísse o conceito de demência subcortical. No entanto, esse conceito deve ser nuançado. Além do mais, os distúrbios observados nas afecções do sistema extrapiramidal nem sempre reúnem os critérios necessários para a denominação de demências.

☐ As disfunções cognitivas da doença de Parkinson e a demência parkinsoniana

A mais frequente, em todo o caso, a mais estudada dessas demências é a da doença de Parkinson. Há razões, é claro, para diferenciar os *deficit* cognitivos discretos ou moderados que podemos qualificar de não demenciais ou pré-demenciais, que são muito frequentes na doença de Parkinson e as demências parkinsonianas que só aparecem depois de muitos anos de evolução e que afetam de 10% a 30% dos doentes.

Os *deficits* cognitivos discretos ou moderados, que podem ser observados precocemente, são atribuídos a uma desconexão frontossubcortical e, mais particularmente, a uma "depressão funcional" do córtex frontal dorsolateral relacionado com a hipodopaminergia ligada às lesões dos circuitos frontonigroestriados (consultar capítulo 19) e da via mesocortical que sai do mesencéfalo (e, mais precisamente, da área tegmental ventral). Porém, a realidade é mais complexa. De fato, a ação nula ou modesta da L-Dopa sobre esses *deficit* cognitivos, seu agravamento pelos anticolinérgicos sugerem, entre vários argumentos, a disfunção de outros sistemas neurotransmissores e sobretudo das vias colinérgicas ascendentes que saem do núcleo basal de Meynert. A lesão dos sistemas ascendentes noradrenérgicos (que sai do *locus ceruleus*) e serotoninérgicos (que sai da rafe mediana) sem dúvida

Neuropsicologia das demências **249**

também participa tanto dos distúrbios cognitivos como da depressão. De qualquer modo, os sinais estão centrados numa síndrome disexecutiva (consultar capítulo 13, p. 159), no *deficit* da capacidade de planejamento (teste da Torre de Londres ou de Toronto) e numa flexibilidade mental (*Trail Making* B, teste de classificação das cartas de Wisconsin, provas de fluência verbal alternada, menor resistência à interferência [teste de Stroop]). A isso podemos acrescentar distúrbios da função pragmática da linguagem, ligados à disfunção frontal (consultar capítulo 13, p. 167). A memória implícita verbal estudada nas provas de acionamento é preservada, visto que a memória implícita pictural é precocemente atingida (Arroyo-Anillo, 2004); a memória procedural que permite a aprendizagem de "habilidades perceptivo-motoras" também pode ser afetada. No entanto, nos parkinsonianos, nos protocolos que usam tarefas de tempo de reação em série após exposição de estímulos visuais, é preciso levar em conta a possível existência de um distúrbio visual que afeta a sensibilidade aos contrastes espacial e temporal ligados à depleção dopaminérgica retiniana (Bodis-Wollner, 1987). Os distúrbios da memória explícita afetam a memória de trabalho e a memória episódica. O *deficit* da memória de trabalho também tem a sua parte nas dificuldades que podem ser observadas no teste da Torre de Londres. O dano da memória episódica (teste de palavras de Rey, teste de Gröber-Buschke) é caracterizado pela baixa dos escores de rememoração livre e por uma melhora e até mesmo de uma normalização em rememoração indicada e em reconhecimento: trata-se de uma dismnésia por *deficit* dito de rememoração ou de recuperação. O *deficit* de aprendizagem de localizações espaciais é mais marcado do que o *deficit* de aprendizagem de material verbal (Pilon, 1998): essa constatação mostra a importância do controle da aprendizagem visuoespacial pelos circuitos nigroestriado frontais. Também podemos destacar uma grande dificuldade na tarefa visuoespacial que necessita uma maior mobilização de recursos da atenção. É preciso dizer que os distúrbios de atenção afetam a atenção seletiva e a atenção partilhada. Eles estão relacionados com o dano da memória de trabalho que poderia estar ligado, no modelo de Baddeley, a uma disfunção do administrador central, análogo ao sistema da atenção de supervisão descrito por Shallice e ligado ao lobo frontal (consultar capítulo 14, p. 175 e 176).

Restam os distúrbios visuoespaciais e visuoconstrutivos: identificação de figuras superpostas (como o teste dos 15 objetos de Pillon), leitura de uma planta ou de um mapa, discriminação da direção de linhas e testes de interseção de linhas, emparelhamento de ângulos, reprodução de figuras complexas (figura de Rey), desenho ou atividade construtiva em três planos espaciais. Algumas vezes considerados como eletivamente observados na doença de Parkinson, a interpretação desses distúrbios continua equívoca: *deficit* "disexecutivo" com intervenção do planejamento das atividades visuo-perceptivas, "artefato" relacionado à lentidão motora em caso de utilização de provas cronometradas, coexistência de um tratamento anticolinérgico suscetível de induzir distorções cognitivas ou indicações de lesões que vão além dos circuitos nigroestriados. A questão permanece aberta e há quem conteste a existência de tais distúrbios nos parkinsonianos leves, estritamente selecionados, sem tratamento anticolinérgico nem psicotrópico, sem nenhum antecedente de distúrbios comportamentais nem relacionais (Della Sala, 1986).

250 Neuropsicologia

Portanto, a disfunção cognitiva da doença de Parkinson pode ser encarada de maneira unicista como a expressão de uma desconexão subcortical pré--frontal que ocasiona uma diminuição dos recursos de atenção, dificuldade de relacionamento e manutenção de um programa de ação, um *deficit* do planejamento (que também afeta as estratégias de memorização) e da flexibilidade mental.

Esses distúrbios se agravam com o tempo e o declínio cognitivo do parkinsoniano pode levar a uma síndrome demencial, também considerada classicamente como uma demência subcortical (consultar p. 230) com lentidão ideatória, dismnésia de recuperação das lembranças e preservação da memória indicada, distúrbios maiores das funções de execução, ausência de afasia, de agnosia, de apraxia, frequência da depressão ou da apatia, imputáveis a uma desaferenciação da via mesolímbica, dos circuitos subcórtico-frontais com implicação do córtex fronto-orbitário e cingular (consultar capítulo 19), das vias ascendentes colinérgicas oriundas do núcleo basal de Meynert. Não existe, tipicamente, nem afasia, nem agnosia, nem apraxia. A demência parkinsoniana que ocorre com 10% a 30% dos doentes é tão mais frequente quanto mais tardia for a idade do início da doença de Parkinson, quanto mais intensos forem os sinais motores e, sobretudo, a acinesia; os outros fatores de risco são um histórico familiar de demência, de depressão, um baixo nível cultural e o aparecimento de alucinações sob tratamento dopaminérgico. Além disso, consideramos que um prazo de mais de um ano deve separar o início dos sinais motores da demência para se fazer um diagnóstico: um aparecimento mais precoce da síndrome demencial deve levar a se pensar na possibilidade de um diagnóstico de demência do corpo de Lewy difuso.

☐ **Cognição, comportamento e estimulação cerebral profunda**

Depois que os estudos experimentais com macacos intoxicados de MPTP estabeleceram que a destruição das células dopaminérgicas da substância negra era acompanhada de uma hiperatividade do pallidum interno e do núcleo subtalâmico, tentou-se obter uma melhora das manifestações da doença inibindo essas estruturas com a implantação de eletrodos cerebrais profundos que emitiam estímulos elétricos de alta frequência. Após os trabalhos da equipe de Grenoble, que relatou o primeiro caso em 1993, a estimulação do núcleo subtalâmico foi se impondo aos poucos como tratamento para a doença de Parkinson, invalidante por suas flutuações de efeito e suas discinesias, mas que permanecia sensível à L-dopa. Qual o impacto dessa neurocirurgia sobre a cognição e o comportamento? A pergunta deve ser feita e o seguimento cognitivo e comportamental desses doentes deve ser cuidadosamente acompanhado, mesmo que essa neurocirurgia funcional, na ausência de complicações, não cause lesões significativas e seja reversível com o fim da estimulação cerebral profunda (ECP). Admite-se que essa cirurgia pode se complicar com um *deficit* cognitivo que, na maioria das vezes, é moderado. No entanto, foram observadas evoluções demenciais, principalmente em sujeitos idosos e sujeitos previamente deteriorados. Esse fato obriga a uma seleção muito

Neuropsicologia das demências **251**

rigorosa dos pacientes. As modificações comportamentais (Houeto, 2002) podem ser: estados maníacos, estados depressivos, apatia ou distúrbios mais sutis da personalidade que ainda precisam ser inventoriados.

Também pôde ser observado um *deficit* pós-operatório do reconhecimento das expressões faciais emocionais (Dujardin, 2004) que poderia ser interpretado como consequência funcional da estimulação sobre as conexões subcorticais entre os gânglios da base, a amígdala e o córtex orbitofrontal (consultar também os capítulos 17 e 19).

Os principais distúrbios comportamentais da doença de Parkinson (abordados em outros capítulos) são lembrados na tabela 16.V.

☐ Demência parkinsoniana e demência do corpo de Lewy difuso

O problema atual é saber como situar nosologicamente a demência parkinsoniana em relação ao corpo de Lewy difuso e em relação à doença de Alzheimer.

A despopulação neuronal responsável pela palidez por perdas de neurônios de melanina da substância negra e a presença nesses neurônios de corpos de Lewy constituem a assinatura histológica clássica da doença de Parkinson. Hoje em dia sabemos que essas inclusões intracitoplásmicas acidófilas são constituídas de α-sinucleína (ver Quadro 16.I). Sua detecção foi melhorada com as técnicas imuno-histoquímicas dirigidas contra a α-sinucleína, que são mais específicas e mais sensíveis do que as técnicas que usavam os anticorpos antiubiquitina. No entanto, há muito tempo sabemos que essas alterações são habitualmente encontradas na doença de Parkinson no nível de outras formações pigmentadas do tronco cerebral, em particular no *locus ceruleus* e no núcleo dorsal do vago. Mas também sabemos que na doença de Parkinson, os corpos de Lewy são igualmente observados no núcleo basal de Meynert e no nível da amígdala. Aliás, outros trabalhos mostraram que lesões da doença de Alzheimer e corpos de Lewy corticais foram observados nas demências parkinsonianas verificadas anatomicamente. É bem verdade que podemos admitir que um mesmo doente possa associar duas patologias tão frequentes quanto a doença de Alzheimer e a doença de Parkinson. Fora desses casos, as séries publicadas puderam assinalar que mais ou menos um terço dos casos de demências parkinsonianas era acompanhado de lesões de Alzheimer (Hugues, 1993; Mattila, 2000) e, também, muitas vezes, de corpos de Lewy corticais: o número deles no neocórtex estaria correlacionado com o número de placas senis e, em grau menor, com a intensidade da degeneração neurofibrilar (Apaydin, 2003). Depois de algumas controvérsias, sem dúvida já é possível admitir que as lesões de Alzheimer, e também os corpos de Lewy corticais, podem contribuir, de maneira independente, para a demência parkinsoniana. No plano clínico, essas constatações são importantes: sem questionar o fato de que as lesões subcorticais sozinhas podem explicar as manifestações da demência parkinsoniana num grande número de casos (mais da metade dos casos, segundo Hughes); precisamos procurar nos parkinsonianos dementes distúrbios das "funções instrumentais" e, sobretudo, distúrbios de linguagem

252 *Neuropsicologia*

Tabela 16.V. *Distúrbios comportamentais da
doença de Parkinson*

Depressão	Consultar cap. 17, p. 329
Ansiedade	Ansiedade generalizada Ataques de pânico (podem acompanhar os períodos "off") Fobia social Consultar cap. 17, p. 330
Apatia	Consultar cap. 17, p. 333 e cap. 19, p. 356-357 A apatia pode acompanhar um estado depressivo
Fadiga	Mais comumente associada à ansiedade do que à depressão; pode ser agravada nos períodos "off" (Friedman, Neurology, 1996; 43: 2016-2018)
Síndrome confusional ou confuso-onírica Alucinações e/ou delírios	Consultar cap. 21, p. 373 Podem ser desencadeados pelos tratamentos de ação dopaminérgica ("Psicose dopaminérgica")
Hiperemotividade	
Aprosodia motora com ou sem aprosodia "sensorial"	Consultar cap. 17, p. 321
Deficit do reconhecimento das emoções	Consultar cap. 17, p. 319, "As mímicas emocionais"
Adicção à L-dopa e jogo patológico (considerado uma adicção não farmacológica)	Ligados à L-dopa e às substâncias dopaminérgicas (síndrome de desregulação da dopamina; Evans, consultar cap. 19, p. 357)
Comportamentos estereotipados monomorfos, podendo lembrar distúrbios obsessivos compulsivos, mas sem tensão ansiosa, às vezes do tipo colecionismo. Por vezes designados pelo termo de *punding*	Ligados, como os precedentes, à hiperdopaminergia, consultar cap. 19, p. 357
Distúrbios do sono	Fragmentação do sono Acesso de sonolência diurna (às vezes desencadeado pela L-dopa ou pelos agonistas dopaminérgicos) Acessos diurnos de sono paradoxal com produção alucinatória (consultar cap. 21) Despertar noturno (acinesia, distonia dolorosa, ataques de pânico) Insônia depressiva Sonhos agitados Desordens comportamentais do sono rápido (consultar cap. 17, p. 318)

Neuropsicologia das demências **253**

(falta da palavra, distúrbios de compreensão), distúrbios práxicos e, sobretudo, distúrbios visuoespaciais, sendo difícil acreditar que possam sempre ser explicados unicamente pela disfunção frontal.)

Foi Kosaka quem, em 1984, criou o termo de doença do corpo de Lewy difuso, na qual a presença de corpos de Lewy corticais explicaria a demência. E ele chegou a considerar que existiam três variedades de doença, de acordo com a topografia dos corpos de Lewy: do tronco cerebral (doença de Parkinson), límbico (transacional), neocortical (demência do corpo de Lewy). Em 2003, Braak propôs diferenciar seis fases sucessivas de progressão lesional na doença de Parkinson, do bulbo (fase 1) ao neocórtex (fases 5 e 6), passando pelo mesencéfalo (substância negra, fase 3) (Tabela 16.VI). O estudo anatômico de 88 parksonianos (Braak, 2005) mostrou a correlação entre o escore no *Mini Mental Test*, nas fases de 3 a 6 da doença, e o escore de gravidade motora da doença avaliada pela escala de Hoehn e Yahr. Esse estudo indicou claramente que o risco de desenvolver uma demência crescia com a progressão da doença e a invasão cortical das lesões. No entanto, esse estudo também mostrou que um declínio cognitivo podia se desenvolver na doença de Parkinson moderada, numa fase em que não existem lesões neocorticais e que, inversamente, poderia não haver declínio cognitivo apesar da existência de corpos de Lewy corticais. Nesse último caso, poderíamos lembrar, ao menos, a existência de variações na importância da "reserva cognitiva" própria a cada sujeito (Braak, 2005)?

Contudo, é legítimo individualizar, ao lado da demência parkinsoniana, uma outra demência conhecida por corpo de Lewy difuso, mesmo que não seja possível distingui-la histologicamente, pois a demência do corpo de Lewy difuso é caracterizada por abundantes corpos de Lewy corticais que não podem ser diferenciados dos observados nas doenças parksonianas evoluídas. De fato, existe um gradiente na densidade dos corpos de Lewy, na seguinte ordem: substância negra > córtex entorrinal > giro cingular > ínsula > córtex frontal > hipocampo > córtex occipital. Mas embora as densidades dos corpos de Lewy das regiões paralímbicas e neocorticais estejam estreitamente correlacionadas, nenhuma delas está correlacionada com a densidade das lesões da substância negra, o que sugere que a demência do corpo de Lewy difuso não pode simplesmente ser considerada como uma forma grave da doença de Parkinson (Gomez-Tortosa, 1999). De qualquer forma, o fenótipo clínico dessa demência é muito particular.

☐ Demência do corpo de Lewy difuso

Essa afecção manifesta-se por uma demência cortical sobrecarregada com surtos confusionais flutuantes: estes últimos ocasionam de um dia para o outro descargas de agravamento ou de melhora do estado cognitivo. No plano neuropsicológico, os distúrbios da memória, da codificação e da rememoração, mais do que a estocagem e o dano da memória indicada, são menos marcados do que na doença de Alzheimer. Os distúrbios das funções de execução são precoces e marcados, em coerência com a lesão dos circuitos frontossubcorticais. Mesmo que o quadro evolua progressivamente, como na doença de Alzheimer, para uma síndrome afasoapraxoagnósica, a gravidade das desordens visuoperceptivas, visuoconstrutivas e visuoespaciais é muito

254 *Neuropsicologia*

Tabela 16.VI. *Estágios evolutivos das lesões α-sinucleína positivas (corpo de Lewy) na doença de Parkinson (d' après Braak, 2003)*

Estágio	Lesões
1. Bulbo	Núcleo dorsal do vago Bulbos olfatórios e tubérculos olfatórios
2. Bulbo e ponte (tegmento)	Núcleos ceruleus e subceruleus
3. Mesencéfalo	Estágio 2 + substância negra
4. Telencéfalo basal e mesocórtex	Estágio 3 + núcleo basal de Meynert, amígdala, mesocórtex temporal anteromediano (zona transicional entre o alocórtex e o neocórtex) e, em particular, a região transentorrinal (giro para-hipocâmpico), alocórtex (hipocampo setor CA2). O neocórtex está intacto
5 e 6. Neocórtex	Estágio + lesões das áreas associativas e pré-motoras e no estágio 6, áreas primárias

particular (Shimomura *et al.*, 1998). Além do mais, a doença é caracterizada por distúrbios do sono e manifestações psiquiátricas. Os distúrbios do sono são representados por acessos de sonolência diurna e por "desordens comportamentais do sono rápido". Estas últimas produzem comportamentos de agitação noturna, às vezes agressivos, com sonhos intensos desprovidos da atonia muscular habitual no sono paradoxal, o que permite aos doentes acompanharem seus sonhos com uma atividade gestual. O clonazepam tem uma ação favorável, porém seus efeitos secundários sobre a vigilância diurna podem ser preocupantes. As manifestações psiquiátricas (Tabela 16. VII) são, sobretudo, alucinações auditivas, visuais ou ainda delírios, especialmente delírios de identidade: esses distúrbios são agravados pelos anticolinérgicos e agonistas dopaminérgicos. Eles podem ser favoravelmente influenciados pelos anticolinesterásicos. É preciso ficar atento à intolerância dos doentes à prescrição de neurolépticos que causam crises confusionais, uma síndrome maligna dos neurolépticos com hipertemia. Todos esses distúrbios podem comprometer o prognóstico de vida. Mesmo os neurolépticos atípicos (do tipo clozapina) são perigosos. Os antidepressores inibidores da recaptura da serotonina podem ser prescritos caso necessário, mas, às vezes, também podem ser acompanhados de reações adversas. Os sinais parksonianos só não estão presentes em um caso em cada quatro. Eles produzem uma síndrome acinetorrígida, sobretudo bilateral, raramente trêmula, e que responde pouco à L-dopa. A síndrome parkinsoniana é muitas vezes contemporânea do processo demencial. Se preceder a demência, não pode surgir mais do que um ano antes. Se aparecer antes de um ano, admite-se que seja preciso manter o diagnóstico de demência parksoniana. Pode ser observada uma instabilidade postural, quedas e disautonomia, especialmente a hipotensão ortostática é frequentemente observada.

Essa doença representa de 15% a 20% dos diagnósticos autopsíquicos de sujeitos dementes e, portanto, trata-se da segunda causa de demência, depois da doença de Alzheimer. Ela sobrevém eletivamente a partir da sexta década de vida. Os casos familiares são raros e, ao contrário da doença de Alzheimer, existe uma prevalência masculina (ratio 2/1). No plano das imagens, a atrofia hipocâmpica é menos marcada do que na doença de Alzheimer e a imagem dinâmica por emissão de fóton único (como a HMPAO) mostra um *deficit* perfusional occipital.

Tabela 16.VII. *Critérios diagnósticos da doença do corpo de Lewy difuso provável ou possível* (segundo McKeith *et al.*, Consensus guidelines for the clinical and pathological disgnosis of dementia with Lewy bodies (DLB). *Neurology*, 1996; 47: 1113-1124)

Os fatos essenciais para se considerar um diagnóstico de doença do corpo de Lewy difuso (DCL) são:
Um declínio cognitivo progressivo de gravidade suficiente para repercutir na vida social ou profissional. Distúrbios da memória persistentes ou de primeiro plano podem não aparecer no início da doença, mas são, em geral, evidentes durante a evolução. As perturbações neuropsicológicas predominantes são os distúrbios da atenção, os distúrbios que exprimem um *deficit* dos circuitos frontossubcorticais e da capacidade visuoespacial.
Das seguintes manifestações, duas são necessárias para o diagnóstico de provável doença do corpo de Lewy e só uma é necessária para o diagnóstico de possível demência do corpo de Lewy:
Funções cognitivas flutuantes com variações pronunciadas da atenção e da vigília. Alucinações visuais recorrentes e elaboradas. Síndrome parkinsoniana espontânea.
Manifestações que contribuem para o diagnóstico:
Quedas repetidas/Síncopes/Perdas transitórias de consciência/Sensibilidade aos neurolépticos/Delírio sistematizado/Alucinações que afetam outras modalidades sensoriais.
O diagnóstico de DCL é menos provável em presença:
De um icto evidente clinicamente ou na imagem. De uma doença física ou de qualquer outra perturbação cerebral, suficiente para dar conta do quadro clínico.

256 Neuropsicologia

Essa doença é uma sinucleinopatia como a demência da doença de Parkinson (ver Tabelas 16.I e 16.VIII) que, no entanto, constitui um dos diagnósticos diferenciais. O outro diagnóstico diferencial é o da doença de Alzheimer. Embora frequentemente existam lesões de Alzheimer (e sobretudo placas senis) na doença do corpo de Lewy difuso, a densidade dos corpos de Lewy não é correlacionada com o estágio de Braak e Braak do Alzheimer, nem com o número de placas senis. Além disso, a coexistência ou ausência de lesões de Alzheimer não modifica claramente a sintomatologia da demência do corpo de Lewy difuso (Gomez-Tortosa, 1999).

Por fim, sabemos também que a doença de Alzheimer pode vir acompanhada de corpos de Lewy, límbicos e corticais, e também do tronco cerebral. Em busca de uma coerência com as moléculas proteicas implicadas e a clínica cognitiva e comportamental (Cummings, 2003), percebeu-se que os sintomas psicóticos da doença de Alzheimer, presentes em um de cada quatro casos, estavam ligados à presença (tardia) de sinais extrapiramidais e, assim, podiam mostrar que uma "sinucleinopatia" se juntava às duas desordens proteicas maiores da doença de Alzheimer, que são o acúmulo de beta-amiloide e de proteína tau (consultar Quadro 16.I).

Resta saber como evoluirá a classificação nosológica de patologias que hoje em dia parecem se imbricar, passando de formas puras da doença do corpo de Lewy difuso para formas associadas às lesões do Alzheimer, e das formas puras da doença de Alzheimer para formas associadas ao corpo de Lewy. Deixando de lado a coexistência das duas doenças frequentes ou ainda sua sequência no tempo, o que explicaria a predominância de um ou outro tipo de lesão, seria melhor conhecer os mecanismos iniciadores das desordens dos sistemas proteicos: fatores de risco comuns e similitude dos mecanismos moleculares que levam à agregação proteica (Pompeu, 2005). O debate está longe de terminar.

As demências frontotemporais com síndrome parkinsoniana ligadas ao cromossoma 17

Essas demências, que não são sinucleinopatias e sim tauopatias, são abordadas com as demências frontotemporais (ver *infra*).

A síndrome da ilha de Guam

Essa síndrome associa uma demência e uma síndrome parkinsoniana fundamentadas em degenerações neurofibrilares idênticas às da doença de Alzheimer, localizadas no hipocampo, da amígdala, no neocórtex, mas, também, subcortical na substância negra e na medula espinhal, o que explica a tripla associação de esclerose lateral amiotrófica, síndrome parkinsoniana, demência centrada nos distúrbios da memória e do comportamento (apatia, agressividade). Não se trata de uma demência subcortical.

Tabela 16.VIII. *Elementos que diferenciam as demências das doenças de Alzheimer, do corpo de Lewy difuso e da doença de Parkinson*

É preciso lembrar que existem associações lesionais às vezes chamadas de formas transacionais "doença de Alzheimer – doença do corpo de Lewy difuso". As demências da doença de Parkinson podem ser difíceis de distinguir, no plano neuropatológico, das demências do corpo de Lewy difuso, o que justifica as concepções unicistas contra as quais advoga o fenótipo clínico particular da demência do corpo de Lewy difuso. A doença de Parkinson é acompanhada de um disfunção cognitiva frontal que se agrava com o tempo para, às vezes, terminar na demência. Houve quem isolasse, como no MCI (Mild Cognitive Impairment) da doença de Alzheimer, um estágio transacional que precedia a demência e que poderia corresponder aos estágios 3 e 4 de Braak (dano lesional do tronco cerebral e límbico: Kosaka, 1984; Apaydin, 2005).

	Doença de Alzheimer	Demência do corpo de Lewy difuso	Demência parkinsoniana
Gênero	Prevalência feminina	Prevalência masculina (1/2)	
Sinais parkinsonianos	Tardios e inconstantes[1]	Muito frequentes Concomitantes com a demência ou no ano precedente à demência	Constantes Precede em muitos anos a demência, no mínimo, mais de um ano
Acinesia-rigidez		Frequente Bilateral	Frequente Prevalência unilateral
Tremor		Raro	Frequente
Resposta à L-dopa		Medíocre	Presente, mas pode diminuir com a evolução da demência[2]
Distúrbios da memória	Precoces Intensos Amnésia de estocagem com alteração da memória indicada e intrusões	Predominam sobre a recuperação das informações com dano da memória indicada menor do que a rememoração livre	Afetam tipicamente a recuperação das informações com preservação da memória indicada e do reconhecimento
Funções de execução	O dano existe mas não em primeiro plano e, inicialmente, é discreto	Precocemente afetadas	Precocemente afetadas

258 Neuropsicologia

Tabela 16.VIII. *Elementos que diferenciam as demências das doenças de Alzheimer, do corpo de Lewy difuso e da doença de Parkinson (continuação)*

	Doença de Alzheimer	Demência do corpo de Lewy difuso	Demência parkinsoniana
Distúrbios visuoespaciais e visuoconstrutivos	Coerente com o dano das outras funções instrumentais ("demência afasoapraxoagnósica")	Precoces Intensos (ligados à desaferenciação frontossubcortical e às lesões corticais	Presentes e às vezes considerados como evocadores (ligados usualmente às desordens frontossubcorticais)
Confusão intercorrente	Iatrogênica ou por doença intercorrente	Constantemente espontânea e repetitiva, com flutuações entre o estado cognitivo e a vigilância	Iatrogênica ou por doença intercorrente
Alucinações	Cerca de um caso em cada quatro Tardias[1]	Frequentes Precoces	Às vezes espontâneas Em geral provocadas pelo tratamento dopaminérgico[3]
Distúrbios do sono	Sono fragmentado; errância noturna, "inversão" do ritmo nictemeral	Acessos de sono diurno Desordens comportamentais do sono rápido	Acessos de sono diurno menos frequentes, às vezes favorecidos pelos tratamentos dopaminérgicos Às vezes desordens comportamentais do sono rápido
Disautonomia	Rara	Frequente	Possível
Eletroencefalograma	Lentidão do ritmo de fundo Picos de anomalias lentas teta-delta de prevalência bitemporal com ondas lentas agudas	O L'EEG também é anormal, porém menos marcado na doença do corpo de Lewy difuso[4]	A redução dos ritmos é tardia: redução do ritmo de fundo e anomalias lentas de prevalência posterior[5]
Imagem estática	Atrofia hipocâmpica Atrofia corticossubcortical	Atrofia hipocâmpica menos marcada do que na doença de Alzheimer Atrofia cortical ou corticossubcortical	Atrofia cortical[6]

Tabela 16.VIII. *Elementos que diferenciam as demências das doenças de Alzheimer, do corpo de Lewy difuso e da doença de Parkinson (continuação)*

	Doença de Alzheimer	Demência do corpo de Lewy difuso	Demência parkinsoniana
Imagem dinâmica	Hipoperfusão do córtex associativo posterior bilateral e dos hipocampos	Hipoperfusão do córtex associativo posterior e também dos lobos occipitais	Hipoperfusão temporoparieto-occipital como na doença de Alzheimer, porém, menos marcada[7]

1. Consideradas como evidência de uma sinucleinopatia associada (consultar Quadro 16. I; Cummings, 2003).
2. Essa deterioração da resposta segue a progressão da lesão segundo os estágios de Braak (consultar p. 253-254; Apaydin, 2005).
3. As alucinações são frequentes na doença de Parkinson (consultar cap. 21). No entanto, são consideradas como um fator de risco de evolução demencial e seu aparecimento precoce causa o temor de uma doença de corpo de Lewy difuso.
4. Briel *et al.*, EEG findings in dementia with Lewy bodies and Alzheimer's disease. *J Neurol Neurosurg Psychiatry* 1999; 66: 401-403.
5. Neufeld *et al.*, EEG in demented and non-demented parkinsonian patients. Acta Neurol Scand 1988; 78: 1-5.
6. Uma atrofia cortical já pode ser observada na doença de Parkinson.
7. A desaferenciação frontal não tem tradução evidente na imagem dinâmica da doença de Parkinson, visto que pode ser objetivada na paralisia supranuclear progressiva.

☐ A disfunção cognitiva das atrofias multissistematizadas

As atrofias multissistematizadas são acompanhadas de uma síndrome parkinsoniana que está em primeiro plano na degeneração nigroestriada, visto que a síndrome cerebelar está em primeiro plano na atrofia olivopontocerebelar. Essas afecções, sobretudo no tipo de degeneração nigroestriada, podem ser confundidas, ao menos inicialmente, com uma doença de Parkinson. O que deve alertar: a bilateralidade inicial da síndrome parkinsoniana, a rigidez axial, a instabilidade postural precoce com queda, a hipofonia, o antecolo, a mediocridade da resposta à L-dopa, o contraste entre as discinesias sob L-dopa e a fraca melhora dos sinais parksonianos, a disautonomia e, sobretudo, a hipotensão ortostática sem aceleração da pulsação dita assimpaticotônica e a incontinência urinária. As lesões (morte neuronal, inclusões argirófilas intraoligodendrocitárias) afetam a substância negra, mas também o *striatum* e, portanto, os neurônios pós-sinápticos, explicando a mediocridade da ação da L-dopa. As lesões também afetam outras estruturas, entre elas o cerebelo, os núcleos da ponte, o *locus ceruleus*, o núcleo dorsal do vago, o núcleo de Onuf (onde, na medula sagrada, estão os motoneurônios que controlam os esfíncteres). No plano neuropsicológico, as atrofias multissistematizadas e, principalmente, o tipo de degeneração nigroestriada são acompanhados de

260 Neuropsicologia

perturbações das funções de execução, às vezes consideradas como mais graves do que as da doença de Parkinson. A comparação dos desempenhos nos testes que exploram a flexibilidade espontânea (fluência verbal, *Trail Making*) e a flexibilidade reativa (Wisconsin, Stroop) deram resultados contraditórios. Portanto, não é possível fazer um diagnóstico diferencial com a doença de Parkinson só pela análise da síndrome disexecutiva. Mas não há dano de outras funções (mesmo que distúrbios visuoespaciais possam ter sido assinalados). Sobretudo, não há deterioração global da eficiência cognitiva nem evolução demencial. Os distúrbios do sono produzem uma fragmentação do sono (menos frequente do que na doença de Parkinson), desordens comportamentais do sono rápido (mais frequentes do que na doença de Parkinson) e estridor noturno.

❏ A paralisia supranuclear progressiva (PSP)

Também chamada de doença de Steel-Richardson-Oslewski, que se inicia entre a quarta e a sétima década, ela se manifesta por uma síndrome parkinsoniana de predominância axial, com tendência ao retrocolo, instabilidade postural em retropulsão responsável por quedas, oftalmoplegia supranuclear que inicialmente se expressa por uma paralisia da verticalidade do olhar e uma preservação típica dos movimentos automáticos evidenciada pela mobilização passiva da cabeça (manobra dos olhos de boneca). Uma certa hipertonia do rosto dá um aspecto de "olhos encarquilhados". Uma síndrome pseudobulbar provoca disartria e distúrbios de deglutição. As manifestações clínicas incluem, de saída, distúrbios cognitivos e comportamentais.

Essa doença é uma 4-R tauotopatia (ver Quadro 16. I) como a degeneração corticobasal, o que explica a sobreposição nosológica das duas afecções. As lesões histológicas expressam o acúmulo da proteína tau nos neurônios, sob a forma de degeneração neurofibrilar; nos oligodendrócitos, sob a forma de corpos "enrolados" (*coiled bodies*); e nos astrócitos ("em tufos") (*tuff-shaped*). As lesões se localizam nas estruturas subcorticais (núcleos da ponte, substância negra, núcleo subtalâmico, pálido e, inclusive, no *striatum*, no núcleo denteado do cerebelo e nos núcleos oculomotores). Também há lesões corticais (Verny, 1999), em particular no córtex pré-motor (área 6), nos córtices motor (área 4), cingular (área 23), pré-frontal (área 9) e temporal (área 22). Eles não têm a topografia da doença de Alzheimer, que afeta eletivamente as áreas associativas posteriores e o hipocampo. Entretanto, foi observada uma lesão no giro cingular.

No plano neuropsicológico, a paralisia supranuclear progressiva foi considerada como modelo das demências subcorticais-frontais com lentidão ideomotora; distúrbios disexecutivos contundentes pela intensidade das condutas perseverativas (fluência verbal, Wisconsin, *Trail Making*, sequências motoras de Luria, resolução de problemas, Stroop). Os distúrbios da memória afetam a memória procedural, a memória de trabalho, e o dano da memória anterógrada afeta a recuperação de lembranças. O *deficit* da rememoração de informações seria normalizado pela recordação induzida. Portanto, o quadro é comparável ao que é observado na doença de Parkinson, porém é mais grave e repercute de maneira importante no escore da escala de Mattis. Existem também sérios

Neuropsicologia das demências **261**

distúrbios comportamentais que mostram que a demodulação subcortical-frontal afeta o circuito que implica o córtex pré-frontal dorsolateral e, também, os circuitos subcórtico-cingular anterior e subcorticofronto-orbitário. Assim, a apatia (consultar capítulo 13, p. 160 e capítulo 19) é, em geral, maior e mais frequente do que a depressão (ao contrário da doença de Parkinson). Existe uma dependência do ambiente com imitação dos gestos, comportamento de utilização (ver capítulo 13) e um *deficit* de inibição de programas motores automáticos, como mostra o sinal de aplauso: quando se pede para o doente bater as mãos três vezes, ele prossegue com o gesto, imitando, assim, um aplauso (Dubois). Também podemos observar comportamentos de desinibição (agressividade, bulimia), bem como manifestações compulsivas ou rituais. Mesmo sob tratamento dopaminérgico, às vezes prescritos a título sintomático, as manifestações psicóticas não são habituais. O agravamento desses distúrbios, a soma deles, pode levar a uma demência.

A imagem estática (IRM) mostra uma atrofia do mesencéfalo e a imagem dinâmica uma hipoperfusão frontal que seria, assim, a prova de diásquise subcorticofrontal.

Porém, a interpretação dos distúrbios nem sempre é fácil. Podemos observar um quadro de afasia dinâmica de Luria que certamente pode ser explicado por um ou vários danos do sistema de controle da iniciação elocutória (consultar capítulo 2, p. 46 e 47). Eles podem ser impostos por uma paralisia supranuclear progressiva, por uma degeneração corticobasal quando ocorre uma distonia progressiva unilateral com levitação do membro superior; da mesma forma puderam ser observadas apraxias melocinéticas, apraxias ideomotoras sem *deficit* da compreensão de pantomimas e apraxias bucofaciais. As apraxias ideomotoras da paralisia supranuclear progressiva predominariam sobre os gestos transitivos. É difícil ocorrerem apraxias caracterizadas apenas como consequência da lesão subcortical (Zadikoff, 2005). A paralisia supranuclear progressiva também pode se apresentar como uma afasia progressiva (Mochizuki). É possível distinguir histologicamente a paralisia nuclear progressiva da DCB, mesmo que essas afecções possam ser consideradas como pertencentes ao mesmo grupo, no qual podem existir sobreposições nosológicas (ver Quadro 16. I).

☐ **A doença de Huntington**

Essa doença neurodegenerativa se transmite de maneira autossômica dominante e é causada pela repetição anormal de um triplelo de nuclcolídeos que codifica para a glutamina: o gene mutado está situado no braço curto do cromossoma 4, o que induz à produção de uma proteína mutada, a huntingtina, encontrada no núcleo dos neurônios no nível das populações celulares atingidas. Trata-se de uma proteinopatia que pertence ao grupo das poliglutaminopatias (ver quadro 16. I). Doença rara com uma prevalência entre 10 a 20/100000, ela tem um pico de frequência da terceira à quarta década, visto que existem formas precoces, conhecidas por juvenis, e formas tardias. As lesões (gliose e morte neuronal) afetam o putâmen, mas também atingem o núcleo caudado, o globo pálido, o tálamo, o cerebelo e o córtex frontal.

262 *Neuropsicologia*

A doença associa movimentos coreicos, de instalação insidiosa, acompanhados de distúrbios cognitivos e comportamentais que podem precedê-los. Todos os sinais se agravam de maneira progressiva e levam, em alguns anos, e de maneira mais rápida quanto mais cedo começar a doença, a uma deficiência grave, misturando demência com movimentos anormais, disartria, ataxia e distúrbios esfincterianos que, em regra, levam o paciente a ser internado em instituições.

Os distúrbios do comportamento estão, desde o início, em primeiro plano e são reveladores da doença: inicialmente trata-se de uma ansiedade e de modificações da personalidade com impulsividade, manifestações compulsivas, diminuição do interesse e uma certa negligência física. Isso tudo pode ser acompanhado ou seguido de distúrbios de humor ou distúrbios psicóticos, visto que os últimos estágios serão os de demência num fundo de apatia:

- os distúrbios de humor podem provocar estados depressivos (cerca de um terço dos casos) com grande risco de suicídio, ou estados maníacos com euforia, ideias de grandeza, redução do sono (um caso em cada dez) ou estados bipolares;
- os distúrbios psicóticos (cerca de um caso em dez) causam delírios paranoicos do tipo esquizofrênico e fenômenos alucinatórios;
- os distúrbios obsessivos compulsivos são menos frequentes;
- os distúrbios de controle dos impulsos são particularmente frequentes e se manifestam por irritabilidade, agressividade, crises de raiva e de violência, podendo chegar ao ponto de produzir um *distúrbio explosivo intermitente* (consultar capítulo 17);
- a apatia tende a se agravar conforme a doença evolui.

Os distúrbios cognitivos são precoces e constantes e se integram num quadro de disfunções subcorticofrontal:

- a síndrome disexecutiva, num fundo de lentidão ideomotora, se manifesta por uma redução da fluência, perturbações do planejamento (Torre de Londres), *deficit* da flexibilidade mental que, no teste de Wisconsin, está fundamentada numa ausência de inibição suscitando respostas perseverantes. Tais distúrbios podem ser observados nos portadores da mutação que ainda não têm movimentos anormais. A eles se associam distúrbios visuoconstrutivos e visuoespaciais;
- os distúrbios de atenção afetam a atenção focalizada e a atenção dividida;
- os distúrbios da memória afetam a aprendizagem procedural de habilidades motoras e a memória de trabalho. As perturbações da memória declarativa predominam na recuperação das informações, com uma melhora nos escores de reconhecimento e da recordação induzida;
- a linguagem oral chama a atenção pela redução da fluência, das perseveranças, mas também pela falta da palavra, redução da linguagem que se inicia com frases curtas e com uma compreensão normal. A escrita é anormal com letras grandes, omissões e perseveranças.

Esses distúrbios evoluem para um quadro de demência subcortical grave com caquexia, impondo assistência permanente de uma terceira pessoa, levando-se em consideração os distúrbios motores, a apatia com inércia e distúrbios da deglutição.

É claro que muitas outras afecções do sistema extrapiramidal podem ser acompanhadas de disfunções cognitivas. A doença de Wilson ou degeneração

Neuropsicologia das demências **263**

hepatolenticular é uma afecção autossômica recessiva que provoca tesaurismose cúprica ligada a um *deficit* da síntese da ceruloplasmina que assegura o transporte do cobre. A disfunção cognitiva do tipo frontossubcortical pode levar a uma síndrome demencial, porém, essa doença se destaca pela frequência de suas manifestações psiquiátricas: distúrbios do controle dos impulsos e síndrome psicótica. A síndrome de Fahr na sua variedade idiopática (sem hipocalemia, ver *supra*, "Encefalopatias metabólicas", p. 233) associa às calcificações os gânglios da base, uma síndrome parkinsoniana, uma disfunção cognitiva e manifestações psiquiátricas: depressão, síndrome psicótica, distúrbios obsessivo-compulsivos.

As demências frontotemporais

As demências frontotemporais representam a terceira causa de demências degenerativas depois da doença de Alzheimer e da doença do corpo de Lewy difuso e a segunda causa antes dos 65 anos. Embora a doença de Pick não represente mais do que 20% das doenças frontotemporais, a sua descrição está na origem da individualização progressiva desse grupo de demências. De fato, foi Arnold Pick quem descreveu, entre 1892 e 1904, seis casos de atrofia frontal e temporal que respeitava T1 na parte posterior. Mas foi Aloïs Alzheimer quem insistiu na ausência de placas senis e de degeneração neurofibrilar e descreveu, ao contrário, a presença de células abalonadas e, às vezes, de bolas argentófilas. E, em 1926, Onari e Spatz criaram o termo doença de Pick, fundamentada na topografia particular da atrofia. Seguiu-se um período confuso em que essa demência foi descrita como afasoapraxoagnósica. É verdade que as iterações verbais, as estereotipias, o mutismo, o apragmatismo puderam ocasionar erros semiológicos. Sob o impulso de Delay, Brion e Escourolle, foi que, entre 1955 e 1962, a doença de Pick obteve sua individualização e uma clara diferenciação da doença de Alzheimer. Essa diferenciação se apoia na clínica, na topografia da atrofia. Ela também se apoia no quadro histológico que associa rarefação neuronal, espongiose, gliose astrocitária, células com citoplasma inchado (e descolorido no núcleo central) chamadas de abalonadas e inclusões intracitoplásmicas argentófilas em bolas: os corpos de Pick. Mas esses autores ja haviam notado que o abalonamento neuronal só era encontrado em dois terços dos casos e os corpos de Pick só apareciam em um quarto dos casos. Nos anos 1980, coube às equipes de Lund e de Manchester insistir que, fora a doença de Pick, existiam demências frontais sem sinais histológicos específicos (sem células abalonadas, sem corpos de Pick) e eles enfatizaram o conceito de "degeneração do lobo frontal do tipo não Alzheimer". Em 1994, as mesmas equipes publicaram o consenso sobre as demências degenerativas frontotemporais, concebidas como um grupo histologicamente heterogêneo, mas reunido pela topografia frontotemporal da atrofia. A esse grupo deviam se incorporar as demências frontotemporais associadas a uma esclerose lateral amiotrófica e a uma síndrome parkinsoniana, visto que, entre essas demências, seriam especificadas aquelas que resultavam de uma agregação de proteínas tau. O estudo das modificações das isoformas da proteína e da sua distribuição permitiu, aliás, compreender melhor os vínculos que uniam as demências frontotemporais ligadas à tauopatias e a outras doenças como a PSP e a DCB.

264   *Neuropsicologia*

☐ Definição e classificação

Assim, foram reunidas sob o nome de demências frontotemporais um grupo de afecções de histologia e genética heterogêneas, mas unidas pela sua apresentação clínica e pela topografia frontal e temporal anterior da atrofia. De fato, no plano anatômico, a atrofia predomina na F1, F2, na região fronto-orbitária, respeitando as regiões central e pré-central, assim como o polo temporal, particularmente nas duas últimas circunvoluções temporais, respeitando sempre os dois terços posteriores de T1; a atrofia pode se estender ao parietal. A atrofia atinge também os núcleos cinzentos e, eletivamente, a cabeça do núcleo caudado (porém, ausentes nas formas temporais puras). A substância branca é atingida nas zonas subjacentes à atrofia, em particular no nível dos feixes fronto e temporopontinos com gliose e desmielinização. Num plano anatomoclínico foram isoladas duas variantes de demências frontotemporais: a variante frontal (vf-DFT) e a variante temporal (vt-DFT), que afetam o córtex temporal anterior, a amígdala, a ínsula anterior, a parte posterior do córtex fronto-orbitário e os giros temporo-occipitais.

Podemos fazer uma distinção das demências frontotemporais:

– demências frontotemporais com inclusões "tau": a doença de Pick (Quadro 16.II), esporádica, cujo "marcador" é representado pelos corpos de Pick feitos de agregados de proteína tau (3R-tauopatias); as tauopatias hereditárias e, em particular, as demências frontotemporais com síndrome parkinsoniana ligadas ao cromossoma 17 (3R ou 4R tauopatias); no plano molecular incluímos neste grupo a degeneração corticobasal em que a proteína tau se acumula na forma de degeneração neurofibrilar e de "placas" astrocitárias (4R-tauopatia) e a paralisia supranuclear progressiva (4-R tauopatia, ver *supra*);

– demências frontotemporais sem sinais histológicos distintivos (Quadro 16.II): algumas (um pequeno número?) poderiam resultar de uma diminuição da proteína tau cortical (talvez por anomalias da estabilidade do ARN mensageiro: "*tauless* tauopatias");

– demências frontotemporais com inclusões ubiquitina-positivas: demência esclerose lateral amiotrófica;

– demência de "inclusões neuronais filamentárias" (NIFID: *neuronal intermediate filaments inclusion disease*); essas inclusões são imunorreativas à internexina; elas aparecem de maneira esporádica, em sujeitos jovens (idade média de 40 anos), naturalmente acompanhadas de sinais extrapiramidais, de hiperreflexia, de paralisia supranuclear da motilidade ocular; tratar-se-ia de uma outra "proteinopatia" (Dekosky).

Quadro 16.II.
Doença de Pick e "demências frontotemporais sem sinais histológicos distintos"

Controvérsias neurobiológicas

Uma doença de Pick e uma "demência frontotemporal sem sinais histológicos distintos" precisam associar uma atrofia lobar, uma perda neuronal e um sinal negativo: exclusão de uma doença de Alzheimer por ausência ou raridade das placas senis e da degeneração neurofibrilar. As demências frontais são, antes de tudo, demências "não Alzheimer". Porém, o diagnóstico neuropatológico diferencial entre doença de Pick e demência frontotemporal sem sinais histológicos distintivos ainda é controverso. Embora a presença dos corpos de Pick torne o diagnóstico incontestável, devemos admitir o diagnóstico de doença de Pick em caso de neurônios inchados mas sem corpos de Pick? E o que dizer dos casos em que não existem nem corpos de Pick, nem células abaloadas nem cromatolíticas, mas apenas espongiose e uma gliose astrocitária acompanhando a perda neuronal, denominador comum das doenças neurodegenerativas? Em poucas palavras, temos o direito de falar de doença de Pick sem corpos de Pick, até sem células abaloadas quando estão reunidas uma atrofia lobar, uma gliose astrocitária, uma espongiose laminar afetando as camadas superficiais do córtex e uma perda neuronal, sem sinais histológicos da doença de Alzheimer? A detecção dos corpos de Pick pelos métodos de impregnação argêntica (Bielchowsky) pode se mostrar falsamente negativa (Dickson, 1996), visto que as inclusões podem ser observadas ao serem usados anticorpos antitau e antiubiquitina. Assim, a frequência da doença poderia ser subestimada. Mas, enquanto aguardamos os progressos na análise imuno-histoquímica da proteína tau dos corpos de Pick, somos impelidos a achar que é melhor manter, apesar da rigidez, o critério da presença dos corpos de Pick para confirmar a doença. Além do mais, sabemos que eles devem ser procurados no nível do giro denteado do hipocampo, onde a sua presença é constante (Hauw). Embora não possa se manter indiferente a esses debates, a neuropsicologia não tem condições de contribuir para a distinção desses dois grupos. No entanto, deve ficar vigilante, pois se a neurobiologia trouxer argumentos decisivos para isolar as doenças específicas, caberá a neuropsicologia pesquisar se esse grupo contém especificidades nas suas disfunções cognitiva, emocional e comportamental.

❏ Epidemiologia

A epidemiologia ainda é imprecisa, com variações de acordo com os estudos. As demências frontotemporais poderiam representar de 8% a 10% das demências, o que daria à doença de Pick uma prevalência de 2,5% das demências. Esse fato representaria cerca de uma demência frontotemporal para cinco doenças de Alzheimer. Trata-se de uma doença pré-senil. A idade

266 Neuropsicologia

média de ocorrência é considerada, em inúmeros estudos, inferior a 60 anos, com extremos que vão de 35 a 75 anos, e esse diagnóstico deve ser excluído depois dos 80 anos. Portanto, ao comparar diferentes estudos, é significativo assinalar que a prevalência é estimada em 15/100 000 entre 45 e 64 anos e cai abaixo de 4 na faixa dos 70 a 79 anos. Esses dados mostram que sua história natural não é a da doença de Alzheimer. Além disso, considera-se que as doenças frontotemporais ou têm uma ligeira prevalência masculina, ou que os dois sexos estariam igualmente representados. Existe um histórico familiar em 25% a 40% dos casos: uma transmissão autossômica dominante é, portanto, constantemente encontrada. Há mutação do gene da proteína tau em cerca de 10% a 20% das demências frontotemporais e em quase metade das formas familiares.

☐ Clínica

Se nos fundamentarmos nos critérios de Lund e Manchester (Neary, 1994, 1998), a degeneração lobar frontotemporal tem três apresentações clínicas: demência frontotemporal (ou variante frontal: vf-DFT), afasia progressiva "não fluente" e demência semântica (variante temporal: vt-DFT).

• Demência frontotemporal, variante frontal

No centro do quadro clínico: distúrbios de comportamento
A atrofia afeta, realmente, o lobo frontal e a parte anterior dos lobos temporais. Ao contrário da doença de Alzheimer que é, desde o início, uma demência amnesiante, a demência frontal é, antes de tudo, uma demência "discomportamental", que deixa em segundo plano os distúrbios da memória. A doença começa insidiosamente com uma alteração precoce do comportamento social (que vai da perda das conveniências sociais aos atos delituosos), da conduta pessoal (euforia, desinibição), um embotamento emocional, tudo num contexto anosognósico, com um contraste entre inquietação da família e a despreocupação do paciente. A confusão com uma doença psiquiátrica é frequente (depressão, estado maníaco). Certos pacientes demonstram preocupações do tipo hipocondríaco. A escala de "discomportamento" frontal de Lebert e Pasquier pode ajudar, por sua sensibilidade e especificidade, a fazer o diagnóstico numa fase precoce (MMS > 18) (Tabela 16.IX). O inventário comportamental frontal de Kertesz, Davidson e Fox também sugere uma demência frontotemporal para um escore superior a 30. É surpreendente constatar a esse respeito a aproximação dos critérios diagnósticos das demências (Tabela 16.X), visto que o distúrbio da memória, considerado central no diagnóstico de uma síndrome demencial, é, aqui, um sintoma acessório, enquanto a repercussão na vida pessoal e social é muito precoce. Além do mais, depois do DSM IV, o distúrbio da personalidade foi suprimido dos critérios diagnósticos de demência. Por fim, o MMS é uma ferramenta medíocre na apreciação da gravidade de uma demência frontal cuja sintomatologia está centrada nos distúrbios comportamentais.

Neuropsicologia das demências 267

Tabela 16.IX. *Escala de discomportamento frontal*
(Lebert, Pasquier, Douliez e Petit, 1998)

Escore: 1 por classe se, ao menos, um dos sintomas de cada classe estiver presente. Escore máximo: 4. Um escore de 3 ou 4 é favorável a uma demência frontotemporal se o MMS for superior a 18.

1. Distúrbios do autocontrole. Aparecimento de ao menos um dos seguinte sinais: – hiperfagia   – condutas alcoólicas   – desinibição verbal   – desinibição comportamental   – irritabilidade, fúrias   – distúrbios do controle das emoções: choros ou risos   – instabilidade psicomotora
2. Negligência física. Em relação aos hábitos anteriores, atingindo ao menos um dos seguintes aspectos: – higiene corporal   – roupas (harmonia, limpeza, indiferença às nódoas)   – cabelo (corte, limpeza)
3. Distúrbios de humor   Tristeza aparente   Indiferença afetiva   Hiperemotividade   Exaltação
4. Manifestção de uma queda de interesse   Sonolência diurna   Apatia   Desinteresse social

De acordo com o agrupamento dos sintomas, foi possível isolar:

– as formas "desinibidas" com puerilismo, euforia, elação de aparência maníaca (mas tipicamente sem distúrbios do sono), comportamentos antissociais de uma lesão fronto-orbitária (Snowden *et al.*, 1996);

– as variantes "apáticas" reúnem as formas em que a apatia é maior e que, sem dúvida, remetem a uma lesão cingular, e outras em que uma lentidão, uma inércia, uma apresentação depressiva (Neavy *et al.*, 1998) remetem a uma lesão do córtex dorsolateral; estas últimas provocarão uma síndrome disexecutiva e distúrbios da linguagem no caso de lesão preferencial do hemisfério maior; em geral o paciente não declara tristeza, nem *taedium vitae*, nem sentimento de indignidade;

– as variantes "estereotípicas" com condutas repetitivas, até mesmo rituais, evocam os TOC desprovidos tanto da tensão ansiosa gerada pela necessidade compulsiva, como do alívio que se segue à sua realização; também encontramos colecionismo e deambulações repetitivas. Essas formas comprovariam uma lesão do núcleo cinzento e, particularmente, do *striatum* (sem ocultar a implicação do córtex orbitofrontal e temporal);

268 Neuropsicologia

Tabela 16.X. *Critérios diagnósticos das demências frontotemporais (The Lund and Manchester groups. J. Neurol Neurosurg Psychiatry 1994;57:416-418)*

Distúrbios do comportamento

Início insidioso e evolução progressiva
Negligência precoce dos cuidados corporais
Perda precoce das conveniências sociais
Desinibição (euforia, hipersexualidade, violência, deambulações)
Rigidez mental
Hiperoralidade
Estereotipias e perseverações (vagabundagem, tiques, condutas rituais)
Rigidez mental
Comportamento de utilização
Desatenção, impulsividade
Anosognosia precoce

Preservação da orientação espacial e das praxias

Distúrbios da linguagem

Redução do volume verbal
Estereotipias
Ecolalia e perseveração
Mutismo tardio

Distúrbios afetivos

Depressão e ansiedade, sentimentalismo excessivo, ideias fixas, ideias suicidas, ideias falsas, precoces e efêmeras
Indiferença emotiva, falta de empatia
Apatia
Amimia

A favor do diagnóstico

Início antes dos 65 anos
Antecedentes familiares
Doença do motoneurônio (paralisia labioglossofaríngea, paralisias com amiotrofia e fasciculações)

– as formas alucinatórias são raras e observadas principalmente na lesão do motoneurônio (Nitrini *et al.*, 1998).

Esses agrupamentos sindrômicos não são uma lista exaustiva dos distúrbios provocados pelas demências frontais. As variantes frontais e temporais têm distúrbios de cognição social que ajudam a definir melhor a maneira pela qual os comportamentos humanos se adaptam nas relações com o outro, que são constitutivas da condição humana (Quadro 16.III).

Neuropsicologia das demências **269**

Um cuidadoso interrogatório do doente e das pessoas que o cercam deve ser o ponto central para o diagnóstico e a análise de um doente com suspeita de demência frontal. Essa é a condição essencial para considerar e interpretar os distúrbios comportamentais. Podemos contar com a ajuda de "escalas" em geral em forma de questionários, mas não é garantido que eles cubram todos os distúrbios possíveis. O inventário neuropsiquiátrico de Cummings pode ser usado, mas ele não detecta os comportamentos compulsivos ou ritualizados. O mesmo acontece com o inventário comportamental de Kertesz. A escala de Lebert e Pasquier tem o mérito de possuir uma vasta lista de sintomas, cuja leitura orienta o interrogatório. O questionário de Bozeat explora em 39 perguntas os seguintes aspectos: depressão, elação, irritabilidade, ansiedade, agressão, desatenção, funcionamento executivo, assumir riscos, empatia, apatia, comportamentos estereotipados ou ritualizados, comportamento motor aberrante, desinibição, retraimento social, alucinações, delírio, modificações das preferências alimentares, cuidados pessoais e sono.

Esses distúrbios comportamentais (Quadro 16.IV) são acompanhados de distúrbios neuropsicológicos.

Quadro 16.III.

Distúrbios da cognição social e demências frontotemporais.

A cognição social, isto é, a aptidão para adaptar o comportamento ao ambiente familiar e social, é eletivamente alterada nas demências frontotemporais (consultar capítulo 18). Mesmo que possa haver distinções entre as duas variantes, frontal e temporal, das demências frontotemporais, seria artificial separá-las. Na verdade, o inventário dos distúrbios de cognição social acabou de ser feito. A distinção entre as duas variantes nem sempre é evidente quando não existe um distúrbio afásico nem semântico, isto é, quando a atrofia predomina à direita (no destro). Os processos atróficos não têm a exatidão topográfica dos outros processos lesionais. Nas variantes frontais, a amígdala e o córtex temporal anterior não são poupados, visto que nas variantes temporais o córtex fronto-orbitário ventromediano também é atingido (Rosen). As demências frontotemporais atingem o sistema límbico rostral que Interfere na avaliação motivacional e emocional dos estímulos internos e externos, permitindo a adaptação das tomadas de decisão e dos comportamentos (consultar p. 4 a 6). Essas estruturas implicam o giro cingular anterior, a ínsula anterior, o córtex pré-frontal ventromediano e o striatum ventral (consultar p. 302) e a amígdala (Boccardi). Essas mesmas estruturas estão implicadas no reconhecimento das emoções "negativas" (raiva, tristeza, medo, desgosto), cujo feedback certamente desempenha um papel importante na adaptação do comportamento em relação ao outro (amígdala, ínsula, córtex fronto-orbitário).

270 Neuropsicologia

Assim, as demências frontotemporais podem alterar o reconhecimento das emoções negativas (Fernandez-Duque) e o distúrbio pode ser correlacionado às atrofias fronto-orbitária e amigdaliana direitas (Rosen). Sabemos que a apatia implica tipicamente um embotamento emocional concernente às variantes frontais e, essencialmente, à lesão cingular. O desaparecimento do "sentido do perigo" e da expressão do medo (por exemplo, em relação aos veículos ao atravessar uma rua) pode resultar de uma lesão amigdaliana ou, na demência semântica, de um não reconhecimento dos atributos semânticos ligados às situações de perigo. O retraimento social é mais observado na variante frontal, visto que uma busca do contato social é observada principalmente na demência semântica, sem alteração da dominância social.

As demências frontotemporais alteram a empatia nos seus componentes emocional e cognitivo, sendo a empatia cognitiva a mais atingida nas variantes temporais. Nas variantes frontais, os dois componentes da empatia seriam atingidos. Os testes que exploram a "teoria do espírito" têm resultado alterado nas demências frontotemporais, sobretudo nas variantes frontais (consultar capítulo 18), o que permite destacar que o córtex fronto-orbitário ventromediano desempenha um papel crítico na execução dessa competência. Nos testes que exploram as tomadas de decisão em função dos riscos, foi pesquisado e observado que os doentes levavam mais tempo para deliberar e privilegiavam as condutas de risco (Rahman *et al.*, 1999), o que lembra os comportamentos descritos por Damasio e relacionados a uma alteração dos marcadores somáticos (consultar capítulo 13).

Quadro 16.IV.

Distúrbios comportamentais que ajudam a diferenciar a demência frontotemporal da doença de Alzheimer

Tanto a doença de Alzheimer quanto as demências frontotemporais podem provocar distúrbios de comportamento. As manifestações significativas mais frequentes nas demências frontotemporais são:
– comportamentos estereotipados mentais, verbais e motores que, às vezes, assumem o aspecto de rituais;
– mudança de personalidade (apatia, perda das conveniências sociais, desinibição, falta de higiene pessoal); mais geralmente distúrbios do autocontrole, negligência física, manifestação de uma diminuição de interesse na escala de Lebert e Pasquier e rigidez mental. No entanto, a apatia é considerada frequente nas duas doenças, e, nos estudos feitos, a predominância da desinibição foi encontrada nas demências frontotemporais;
– deambulação sem errância, esta última pertencente à doença de Alzheimer;

Neuropsicologia das demências **271**

– hiperfagia: a apetência para os pratos doces às vezes foi assinalada como sugestiva de uma doença de Alzheimer, às vezes como mais frequente nas demências frontotemporais;
– perda das conveniências sociais, especialmente desinibição (ver *supra*), e também retraimento social, redução das conversas, perda de interesse pela família;
– mutismo.
Os distúrbios de humor são encontrados nas demências frontotemporais e na doença de Alzheimer, visto que a preponderância em uma ou outra é considerada de forma contraditória.
NB. Nas duas demências, a síndrome disexecutiva é mais marcada quanto mais adiantada for a evolução da doença, mas essa síndrome não permite diferenciá-las.
A doença de Alzheimer pode se expressar excepcionalmente (5% dos casos?), mesmo bem precocemente, por manifestações frontais, comportamentais e cognitivas. No entanto, estas últimas não são isoladas e vêm acompanhadas por outras manifestações neuropsicológicas da doença, em particular, por distúrbios da memória e perturbações visuoespaciais (Johnson). Foi possível associar um quadro clínico de demência frontotemporal familiar a uma mutação do gene da pré-senilina no cromossoma 1 e, histologicamente, também pode corresponder a uma doença de Alzheimer: no entanto, os distúrbios de comportamento mais graves são acompanhados de distúrbios mnésicos (Queralt).

Distúrbios de linguagem

Em regra, não existem alterações fonológicas, semânticas e sintáxicas como as que são observadas na doença de Alzheimer. No entanto, os distúrbios observados têm um caráter heterogêneo. Muitos desses distúrbios remetem à alteração da função pragmática da linguagem, isto é, da linguagem enquanto instrumento de relação social (consultar p. 21).

Assim, a desinibição também pode ser expressa pela inflação do volume verbal, constantemente recheado de estereotipias. A dependência do ambiente pode se expressar pela ecolalia, pela ecopaligrafia e, também, por uma "lexomania", quando o doente lê todos os textos que encontra pela frente. Junto com as estereotipias se observam iterações com palilalia e até logoclonias (mesmo que estas tenham sido consideradas específicas da doença de Alzheimer). As repetições estereotipadas das palavras e segmentos de frases podem dar a ilusão de um jargão. A redução progressiva da linguagem é, na verdade, uma afasia dinâmica no sentido de Luria, ao menos enquanto a repetição é preservada: e ela o será por muito tempo, ao menos para palavras e frases simples. A falta da palavra produz uma afasia amnésica de Pitres sem parafasias, sem denominação pelo uso, sem intoxicação pela palavra. As palavras adequadas tendem a ser substituídas por palavras "gerais", como "coisa" ou "troço", e a resposta correta às vezes pode ser obtida depois de repetição incitativa da pergunta.

272　Neuropsicologia

Embora poucos estudos tenham se interessado pelos *déficits* da compreensão ou pelas anomias categoriais, o que se sabe sobre o papel do lobo frontal esquerdo no processamento dos verbos nos faz considerar como lógica a evidência de os doentes terem mais dificuldades para nomear as ações do que os objetos, mesmo que a lentidão do processamento da informação possa tornar mais difícil a evidenciação de um *déficit* específico da compreensão dos verbos (Cappa; Rhee).

Por fim, um único caso pôde mostrar a dissociação entre o dano da denominação pelo canal verbal e sua preservação pelo canal escrito, o que sugere uma independência entre o léxico ortográfico e o fonológico (Tainturier).

Distúrbios da memória

Não é muito frequente que a família assinale distúrbios de memória no início da doença. Porém, mesmo que não estejam em primeiro plano, eles não escapam do exame neuropsicológico. Os poucos estudos realizados sobre a memória de trabalho mostram que ela é deficitária, mas sem grande diferença entre doença de Alzheimer e a demência frontotemporal. Na memória episódica aparece uma dismnésia de evocação por *déficit* de recuperação das informações, com preservação da memória de reconhecimento e da memória indicada, visto que, quando controlada, a codificação também é preservada. A memória semântica é mais bem preservada do que na doença de Alzheimer. A memória autobiográfica é perturbada aleatoriamente, qualquer que seja o período explorado, sem a variação temporal que habitualmente observamos na doença de Alzheimer (Ergis). Poucos estudos foram dedicados à memória implícita que seria preservada.

Os distúrbios da memória explícita se agravam com o tempo, a recordação induzida e, depois, o reconhecimento também se alteram. É extremamente excepcional a constatação de uma síndrome de Korsakoff que produza uma forma "pseudopresbiofrênica" da doença (Delay). Porém, graves distúrbios da memória episódica podem ser observados bem no início da evolução e induzir ao erro de pensar numa doença de Alzheimer (10% da série de DFT de Graham). Esse distúrbio amnésico deve dar o alerta se for acompanhado de distúrbios do comportamento ou de uma síndrome disexecutiva. Excepcionalmente ele surge isoladamente e, nesse caso, as dificuldades diagnósticas são ainda maiores. Só o aparecimento secundário de distúrbios do comportamento nos põe no caminho do diagnóstico. Essas formas comprovariam sérias lesões hipocâmpicas.

Distúrbios da atenção e das funções de execução

A capacidade de atenção é precocemente atingida: trata-se, sobretudo, de um alerta fásico (atenção automática), visto que a manutenção da atenção é mais preservada do que na doença de Alzheimer, desde que haja uma preocupação em canalizá-la, pois alguns doentes se distraem facilmente.

As funções de execução são, em geral, alteradas: flexibilidade (fluência, *Trail making*), categorização (teste de Wisconsin), planejamento (torres de Londres ou de Toronto), resistência à interferência (Stroop). No entanto, as funções executivas podem permanecer normais ou pouco alteradas no início da doença. É verdade que elas são essencialmente regidas pelo córtex frontal dorsolateral,

Neuropsicologia das demências **273**

e a lesão eletiva das demências frontotemporais é a região fronto-orbitária. As alterações das funções executivas são agravadas com a evolução (ver Quadro 16.III). Os testes com resultados mais alterados são os mais sensíveis às lesões fronto-orbitárias, como os testes de tomada de decisão. O teste de Hayling, que explora a capacidade de inibição das respostas intensamente induzidas pelo contexto, também seria sensível à afecção. Os testes de fluência, além das funções executivas, trazem a intervenção de inúmeras facetas das funções cognitivas: atenção, memória semântica, memória de trabalho, estratégias de rememoração das informações. A fluência é reduzida na doença de Alzheimer e essa redução atinge mais a fluência literal do que a categorial. Mesmo que não haja dúvidas de que a fluência seja reduzida nas demências frontotemporais, essa alteração não possibilita distinguir com eficácia a doença de Alzheimer das demências frontotemporais.

Funções visuoespaciais

Tanto a preservação da orientação espacial como as outras funções visuoespaciais (localização de objetos isolados, rotação mental) constituem um argumento para o diagnóstico diferencial da doença de Alzheimer. As "fugas" estão ligadas a um desejo exploratório e os sujeitos conservam a capacidade de orientação topográfica, o que é completamente diferente da errância dos doentes com Alzheimer.

Funções práxicas

Não existe apraxia ideatória nem ideomotora. Em compensação, podemos claramente observar uma perturbação da programação dos atos motores que resultam de uma lesão pré-motora. Da mesma maneira, é um *deficit* da programação que explica que os desenhos sejam realizados laboriosamente com simplificações, acréscimos e perseverações que podem simular uma apraxia construtiva.

Funções gnósicas

Não existe agnosia visual nas demências frontotemporais, logo, nada de prosopagnosias. Em compensação, pode haver um *deficit* do processo do componente emocional das fisionomias (Lavenu *et al.*, 1999), em particular, das emoções ditas negativas (medo, raiva, tristeza), inclusive uma Kluver e Bucy.

Sinais neurológicos

Excluindo a associação com um SLA e uma síndrome parkinsoniana, o exame neurológico, inicialmente normal, pode mostrar sinais de disfunção frontal: reflexo de preensão forçada, impersistência motora (consultar Quadro 13.II, p. 171), comportamento de dependência do ambiente. Distúrbios da marcha podem produzir uma marcha de passos pequenos, bloqueios cinéticos ou ainda uma ataxia do tipo apraxia da marcha. Pode ser observada uma rigidez ou uma resistência do tipo oposicionista à mobilização, uma amimia e uma micrografia. Quando existem, os sinais piramidais se limitam, em geral, a uma vivacidade dos reflexos com ou sem sinal de Babinski, ainda que possa existir uma negligência motora unilateral e até mesmo uma hemiparesia. Certos doentes manifestam uma hiperestesia. Uma disautonomia pode se manifestar por instabilidade da tensão, uma hipotensão ortostática, quedas brutais com ou sem perda de sentidos. As crises epilépticas são raras e a incontinência, tardia.

274 Neuropsicologia

Exames complementares

O eletroencefalograma é classicamente normal, o que distingue as demências frontotemporais da doença de Alzheimer. Não existe marcador biológico fiável da afecção no sangue, nem no líquido cefalorraquidiano. A tomodensitometria e a IRM mostram uma atrofia corticossubcortical frontotemporal anterior, às vezes assimétrica. A imagem dinâmica mostra um hipodébito cuja localização pode levar a úteis confrontações com os dados clínicos.

Evolução e tratamento

A evolução, de duração maior na doença de Pick e nas degenerações frontais não específicas, é de uns 8 anos. Ela caminha aos poucos para um apragmatismo com inércia, amimia, mutismo, incontinência e pode associar alguns dos distúrbios descritos na síndrome de Kluver e Bucy (consultar capítulo 17, p. 299). A morte pode ser causada por uma síncope ou complicações intercorrentes.

Não existe tratamento específico para as demências frontotemporais. Os anticolinesterásicos poderiam agravar os distúrbios comportamentais. Os serotoninérgicos podem melhorar um pouco o comportamento. Lebert e Pasquier conseguiram melhorar a ansiedade, a hiperfagia e a instabilidade motora com a trazodona. Os neurolépticos podem ter efeitos adversos no comportamento e piorar os distúrbios cognitivos. Como em todas as demências, o acompanhamento do doente e da família é um elemento essencial dos cuidados a serem tomados.

• A demência frontotemporal, variante temporal (vt-DFT)

A demência frontotemporal tem duas formas clínicas: a demência semântica e a afasia "primária" progressiva. Porém, reina uma certa confusão na literatura tanto sobre a análise neuropsicológica como sobre a classificação nosológica dos *deficits* semânticos e linguísticos de causa degenerativa. Eles remetem ao quadro mais geral das "atrofias lobares" das quais as demências frontotemporais fazem parte, mas não são a única etiologia. Portanto, numa perspectiva clínica, por ocasião de uma variante temporal das demências frontotemporais, é preciso estudar as síndromes focais que elas podem produzir, mesmo que não sejam sua única causa.

A demência semântica

A demência semântica é a apresentação prototípica da vt-DFT. Ela foi isolada por Snowden e depois por Hodges (1992), que a chamou de "afasia progressiva fluente". Os doentes que, efetivamente, têm uma linguagem fluida e gramaticalmente correta, apresentam uma anomia, um distúrbio de compreensão das palavras, sendo a compreensão das frases preservada, uma alteração mais marcada da fluência categorial do que da fluência literal, uma dislexia e uma disgrafia superficial. A repetição das palavras é preservada assim como a capacidade para ler e escrever palavras comuns. Apesar da denominação de afasia fluida, vemos que a apresentação não é a de uma afasia de Wernicke: não existe jargão, desordens fonológicas, nem sintáticas, mesmo que possam existir algumas parafasias semânticas. Além disso, o distúrbio de compreensão que afeta palavras isoladas está, de fato, ligado a uma alteração da memória

Neuropsicologia das demências **275**

semântica. Portanto, isso indica que a demência semântica, além da anomia e do *deficit* de compreensão lexical, altera o conhecimento do sujeito tanto do mundo animado quanto do inanimado, dos lugares e dos fatos. O sujeito não sabe mais o que é um leão: "um animal, bem grande... não posso falar mais nada", quer ele ouça a palavra leão, quer o veja numa imagem. Esse *deficit* semântico, além dos comentários e definições perguntados ao doente sobre palavras ou imagens, também é evidenciado no teste de decisão do objeto ou no emparelhamento de imagens como o *Palm Tree Test*. O dano da memória semântica contrasta com a preservação da memória episódica. Assim, a memória "do dia-a-dia", da vida cotidiana, é preservada. Os acontecimentos recentes são mais preservados do que os antigos, quer digam respeito à história pessoal, quer a fatos públicos: essa dissociação, inversa à lei de Ribot, sem dúvida resulta da semantização das lembranças mais antigas. Aliás, os doentes se apoiam na memória episódica para tentar compensar a falha da memória semântica: o doente classifica como conhecidos os nomes de cidades ligadas à própria história e declara desconhecer cidades importantes como Moscou ou Washington, ligadas exclusivamente à aquisição de conhecimentos na escola. Isso dá ao discurso do paciente um "caráter egocêntrico" (Belliard). A capacidade perceptiva é preservada, como mostram as provas de reprodução e de emparelhamento de desenhos , mas, constantemente, existe, à primeira vista ou secundariamente, uma prosopagnosia, pois os personagens famosos e as pessoas familiares não são reconhecidos. A imagem estática mostra uma atrofia temporal anterior bilateral, em geral predominante à esquerda. A dúvida existente é saber se a demência semântica é a associação de um distúrbio da linguagem e de um distúrbio visuognósico, explicitada na denominação de "afasia transcortical sensorial com agnosia visual". Além do mais, é preciso destacar que mesmo que a repetição seja preservada, o distúrbio da compreensão não é o de uma afasia transcortical sensorial. A demência semântica comprovaria um dano das representações semânticas no nível das áreas de convergência multimodal da porção anterior dos lobos temporais? Em todo o caso, se essa é a localização da atrofia observada nas demências semânticas, como aceitar uma confusão com as afasias transcorticais sensoriais, apesar do que as separa no plano clínico e no plano topográfico, uma vez que as últimas são concernentes à região temporoparietal posterior à área de Wernicke (consultar capítulo 2). Aliás, é preciso destacar que o *deficit* de identificação das demências semânticas não é limitado à via verbal e à visual, mas afeta outros canais sensoriais (sons não verbais como a campainha do telefone, o tato, o olfato e o paladar). Porém, o debate entre as duas hipóteses de organização do saber semântico não terminou: haveria um sistema semântico único "amodal" ou sistemas semânticos múltiplos, cada um deles ligados a uma modalidade sensorial, separados e interconectados (consultar p. 107-111).

Além dos distúrbios cognitivos, a demência semântica é acompanhada de distúrbios comportamentais referentes à "cognição social" (consultar Quadro 16.III): manifestações obsessivas compulsivas com rituais, *deficits* de reconhecimento das emoções "negativas", ausência de identificação do perigo, intolerância a certos estímulos sensoriais e falta de empatia.

A imagem estática mostra uma atrofia temporal anterior bilateral predominante à esquerda, com integridade das regiões temporais internas. A hiperperfusão pode preceder a atrofia e ambas se estendem secundariamente ao córtex fronto-orbitário.

276 Neuropsicologia

A demência semântica e as afasias progressivas (Tabela 16.XI)

As afasias progressivas primárias, descritas por Mesulam, designam um distúrbio progressivo da linguagem que permanece isolado por, no mínimo, dois anos. Às vezes elas são classificadas como "variantes esquerdas" de demência frontotemporal, o que pode ser, às vezes, como uma das duas formas clínicas, com a demência semântica da vt-DFT e, nesse caso, são qualificadas de afasias não fluentes progressivas. Conseguiu-se isolar uma terceira variedade de "distúrbio progressivo da linguagem", a afasia logopênica, com lentidão de expressão verbal sem desintegração fonética, anomia e distúrbio de compreensão de frases. A atrofia afeta a região perissilviana e, principalmente, a região frontal inferior e a ínsula na afasia progressiva não fluente e o córtex temporal posterior, bem como o lobo parietal inferior na afasia logopênica (Gorno-Tempini).

Enquanto se aguarda um consenso mais explícito, quando citamos uma "síndrome de Mesulam", devemos nos ater ao reconhecimento das síndromes neuropsicológicas definidas o mais claramente possível.

Assim, falar de afasias progressivas "degenerativas" é designar as afasias que unem, de maneira variável, as perturbações do volume verbal, as primeira, segunda e terceira articulações da linguagem, a organização gramatical, a compreensão, assim como distúrbios da escrita e da leitura. Como sublinha o próprio Mesulam (2005), é um erro restringir o quadro das afasias progressivas às afasias não fluentes.

As afasias progressivas se manifestam por uma anomia, que é o distúrbio mais comumente observado e que se pode objetivar precocemente ao pedir ao sujeito que nomeie figuras geométricas, partes do corpo ou partes de objetos. Os verbos de ação e os nomes podem ser preferencialmente atingidos, os primeiros nas lesões mais anteriores, portanto, nas afasias não fluentes (Mesulam) mas também nas demências semânticas (Cappa, 1998). No que se refere a palavras, as categorias lexicais podem ser atingidas de forma desigual (consultar capítulo 2, p. 31). A anomia pode, em alguns, permanecer isolada e se agravar por vários anos. Outros pacientes desenvolvem um agramatismo com ou sem parafasias fonéticas e com redução da fluência, que pode chegar ao mutismo. Os que desenvolvem distúrbios maiores de compreensão, de palavras e de linguagem na conversação são aqueles cuja linguagem é fluente. No entanto, a compreensão das frases é atingida nas afasias não fluentes, mas de forma variável. As afasias inicialmente fluentes podem, secundariamente, evoluir para uma afasia não fluente.

Em alguns casos, são observados uma desintegração fonética com apraxia bucofacial, afasia de condução, surdez verbal predominante e alexia-agrafia. Alguns doentes podem desenvolver distúrbios neuropsicológicos não linguísticos e, em especial, acalculia, apraxia construtiva, apraxia ideomotora e síndrome disexecutiva.

Quanto ao termo de demência semântica, ele é usado na literatura com dois sentidos diferentes: afasia fluente com distúrbio da compreensão, o que só corresponde a uma variedade de afasia progressiva, e demência semântica propriamente dita. No entanto, esta última é considerada por alguns como uma associação da afasia fluente com a agnosia visual, visto que por outros é

Neuropsicologia das demências **277**

considerada como uma alteração eletiva da memória semântica qualquer que seja o modo de processar as informações: verbal, tátil, visual etc.

Apesar desses distúrbios, a adaptação social dos sujeitos é preservada por longo tempo e o distúrbio da linguagem, de que o sujeito é consciente e tenta compensar (circunlocuções, condutas de aproximação, comunicação por gestos e por escrita, quando ela é preservada), permanece em primeiro plano no mínimo por dois anos até "10 a 14 anos" (Mesulam, 2005). Porém, depois de dois anos de evolução, alguns doentes desenvolvem outras perturbações: distúrbios comportamentais (em particular desinibição) característicos de uma demência frontotemporal, sinais extrapiramidais característicos de uma degeneração corticobasal ou sinais de uma lesão do motoneurônio. Assim seriam definidas as síndromes "de afasia primária progressiva *plus*".

A maioria dos pacientes com afasia primária progressiva têm uma atrofia, anomalias lentas eletroencefalográficas e um *deficit* perfusional nas zonas da linguagem do hemisfério esquerdo: região perissilviana anterior e áreas temporais superiores nas afasias não fluentes, região perissilviana posterior, regiões médias, inferior ou polar do lobo temporal nas afasias fluentes. Quando a lesão mostrada pela imagem é bilateral, ela predomina à esquerda. As regiões temporais internas são poupadas.

Tabela 16.XI. *Elementos de diferenciação das afasias progressivas e da demência semântica*

	Afasias progressivas não fluentes	Afasias progressivas fluentes	Demência semântica
Volume verbal	Reduzido	Fluente	Fluente
Expressão verbal e denominação	Agramatismo Parafasias fonêmicas Anomias com circunlocuções	Parafasias fonêmicas e/ou semânticas Anomia	Raras parafasias semânticas Anomia com circunlocuções centradas na experiência pessoal
Fluência	Fonêmica perturbada	Perturbada	Categorial perturbada
Compreensão	Normal para palavras isoladas Perturbada para as frases	Perturbada para as palavras e as frases Possibilidade de surdez verbal	Normal para as frases Perturbada para as palavras isoladas

278 Neuropsicologia

Tabela 16.XI. *Elementos de diferenciação das afasias progressivas e da demência semântica (continuação)*

	Afasias progressivas não fluentes	Afasias progressivas fluentes	Demência semântica
Memória semântica explorada de forma não-verbal (visual etc.)	Normal	Normal	Perturbada
Leitura, escrita	Linguagem escrita em geral menos perturbada do que a expressão verbal	Agrafia e alexia de intensidade variável Possibilidade de uma síndrome alexia-agrafia	Dislexia e disgrafia superficial
Localização da atrofia (esquerda ou com prevalência esquerda)	Região perissilviana anterior (frontal inferior e ínsula)	Região perissilviana posterior	Temporal anterior

No plano neuropatológico, as afasias primárias progressivas correspondem, mais de uma vez em cada duas, a uma demência frontotemporal sem sinais histológicos distintivos (ver *supra* e Quadro 16.II). Uma vez em cada cinco, o aspecto é o de uma tauopatia, em geral de uma doença de Pick; mais raramente, o aspecto é de o de uma degeneração corticobasal com neurônios acromáticos e até mesmo o de uma paralisia supranuclear progressiva (Boeve); contudo, uma doença de grânulos argirófilos também foi encontrada (Quadro 16.V). Em alguns casos, a demência frontotemporal, da qual a afasia é sintomática, é associada a uma esclerose lateral amiotrófica (ver *infra*). Uma vez em cada cinco o aspecto é o de uma doença de Alzheimer. É possível que o caráter tardio do exame neuropatológico em relação aos dados clínicos superestime a frequência de Alzheimer. Além do mais, o alelo ε4 não é um fator de risco de uma afasia primária progressiva, salvo, talvez, para a sua variedade logopênica.

Quadro 16.V.

A doença dos grânulos argirófilos

A doença dos grânulos argirófilos é uma tauopatia cuja frequência aumenta com a idade, mas cujo aspecto clínico é habitualmente confundido com o da doença de Alzheimer. Atualmente, não dispomos de meios que permitam comprovar o diagnóstico ou mesmo a sua probabilidade com o doente ainda vivo. Numa série de necrópsias, eles representaram 5% das demências entre 51 e 96 anos, e a doença de Alzheimer representou 6% na mesma faixa etária (Braak, 1998).

Neuropsicologia das demências **279**

• Variantes esquerdas das demências frontotemporais

Às vezes são assim denominadas as afasias progressivas primárias secundariamente sobrecarregadas com distúrbios comportamentais.

• Variantes direitas das demências frontotemporais

As atrofias de prevalência frontotemporal direita provocam distúbios de cognição social (ver *supra* e Quadro 16.III) com falta de empatia, *deficit* da percepção e do reconhecimento das emoções, podendo explicar condutas antissociais e atitudes decisórias, todos os elementos provocando modificações da personalidade, isto é, da manutenção de Si-mesmo (self). Lembramos ainda que existe a possibilidade caricatural de uma Kluver e Bucy. Essa lateralização lesional também explica a desinibição sexual ou mudança de preferências sexuais (homossexualidade, pedofilia).

A lateralização lesional que poderia acompanhar a emergência de talentos musicais continua indefinida.

A WAIS pode mostrar um perfil de lesão direita com quociente intelectual de desempenho inferior ao quociente intelectual verbal (consultar p. 18).

A prosopagnosia progressiva pode ser uma apresentação particular de atrofia temporal anterior direita (Evans, 1995; consultar capítulo 7. p. 114). A evolução se faz na direção de um distúrbio de identificação que leva de roldão a modalidade "visual" (rostos) e também afeta a modalidade "verbal": os personagens não são reconhecidos, quer a apresentação seja feita com fotografias, quer pelo nome.

• Outras atrofias cerebrais focais

Muitas outras atrofias focais foram descritas. Elas são mais constantemente definidas por sua sintomatologia dominante. Essas atrofias pertencem ou ao complexo nosológico das demências frontotemporais, ou à doença de Alzheimer. Muitas delas foram publicadas no plano puramente clínico com dados de imagem, mas sua classificação nosológica continua indefinida.

As anartrias progressivas (Broussolle) com apraxia bucofacial e integridade da linguagem escrita são, portanto, clinicamente distintas das afasias primárias progressivas não fluentes. No exame de imagem, a atrofia afeta o opérculo frontal (consultar p. 26). Secundariamente, as anartrias progressivas vêm acompanhadas de distúrbios comportamentais e lembram uma demência frontotemporal (não específica ou doença de Pick) ou sinais que indicam uma degeneração corticobasal, que poderia ser causada, ao menos uma grande parte delas, pelas tauopatias. Uma surdez cortical pode acompanhar a anartria progressiva.

As atrofias corticais posteriores ou síndrome(s) de Benson são síndromes demenciais (Duffy) que se iniciam com distúrbios visuoespaciais que por

280 Neuropsicologia

muito tempo ficarão em primeiro plano do quadro clínico, visto que, secundariamente, os distúrbios de memória, inicialmente discretos, se agravam. Assim são constituídas as síndromes de Balint (consultar capítulo 7, p. 116), as síndromes de Gertsmann (consultar p. 62), uma desorientação espacial (consultar p. 124), que podem vir acompanhadas de uma apraxia ideomotora, de uma afasia transcortical sensorial e de *deficits* do campo visual. A imagem mostra uma atrofia parieto-occipital bilateral. Trata-se, no mais das vezes, de uma doença de Alzheimer cujo modo de propagação das lesões não segue os estágios de Braak. Pode-se tratar de uma doença de corpo de Lewy difuso, mas também deve-se pensar numa doença de príons (consultar p. 236). Algumas atrofias corticais posteriores são sobrecarregadas com manfestações motoras e gestuais de uma degeneração corticobasal. Foram relatados casos de acalculia, de apraxia construtiva com apraxia ideomotora progressiva.

As amnésias progressivas podem permanecer isoladas por muito tempo e, secundariamente, evoluir para uma doença de Alzheimer. No entanto, as escleroses hipocâmpicas (bilaterais), definidas histologicamente como uma perda neuronal com gliose do setor CA 1 do hipocampo, também se manifestam por uma amnésia anterógrada de agravação progressiva nos sujeitos sem antecendentes de epilepsia, de anoxia cerebral e de hipoglicemia intensa. A imagem objetiva da atrofia hipocâmpica e a evolução se faz secundariamente de maneira demencial. Uma vez que o diagnóstico clínico mais comum é o de doença de Alzheimer (já que o perfil neuropsicológico da amnésia é "hipocâmpico) e estudos como o de Blass confrontaram a história clínica com séries de necrópsias de esclerose hipocâmpica, de demência frontotemporal e de doença de Alzheimer, pôde ser mostrado que os distúrbios associados secundariamente à amnésia eram, na maioria das vezes, distúrbios comportamentais observados nas demências frontotemporais, como os sinais de acalculias, de agnosias e de apraxias da doença de Alzheimer; em quase todos os casos de esclerose hipocâmpica, os critérios de demência frontotemporal estavam reunidos. No plano imuno-histoquímico (Beach), puderam ser comprovados casos de tauopatias nas demencias frontotemporais, às vezes acompanhados de grãos argirófilos (ver Quadro 16.V). Alguns casos também correspondiam à doença do corpo de Lewy difuso.

• As demências frontotemporais com síndrome parkinsoniana ligadas ao cromossoma 17 (DFTP-17)

Vimos a frequência das formas familiares de demências frontotemporais: cerca da metade delas estão ligadas a uma mutação do gene da proteína tau no cromossoma 17 (17q21-22). Transmitidas de maneira autossômica dominante, essas formas familiares, correspondentes a inúmeras mutações do gene, agrupam, sob uma única denominação, apresentações clínicas muito heterogêneas, todas elas caracterizadas por um acúmulo de proteínas tau (3-R ou 4-R) nos neurônios (degeneração neurofibrilar ou mesmo do corpo de Pick) e nas células gliais ("corpos bobinados" dos oligodendrocitos). As manifestações clínicas associam distúrbios comportamentais em proporções variáveis (ligados à lesão frontotemporal), uma síndrome parkinsoniana (ligada à lesão dos gânglios da base) e uma amiotrofia (por lesão do corno anterior da medula). O quadro também pode ser o de uma degeneração corticobasal ou, ainda, o de uma paralisia supranuclear progressiva. Os nomes

Neuropsicologia das demências **281**

que designam as DFTG-17 são muitos (Reed) e inspirados ora no fenótipo clínico ora na divisão neuropatológica das lesões: demência frontotemporal familiar rapidamente progressiva, ligada ao cromossoma 17, gliose familiar subcortical progressiva de Neumann (com gliose da substância branca), degeneração pálido-ponto-nígrica (que associa a síndrome parkinsoniana e a paralisia supranuclear), degeneração pálido-nigro-luysiana, complexo desinibição-demência-Parkinson-amiotrofia.

Outros casos de demência frontotemporal famílar sem síndrome parkinsoniana puderam ser associadas a outros cromossomas (3, 15).

• Esclerose lateral amiotrófica e demência

A esclerose lateral amiotrófica (ELA), afecção descrita por Charcot em 1865, provoca uma degeneração progressiva dos motoneurônios do corno anterior da medula e dos nervos cranianos bulbares, bem como dos feixes piramidais. Ela se manifesta por um *deficit* amiotrofiante que afeta ou um membro superior (forma cervical), ou os dois membros inferiores (formas ditas pseudopolinevríticas). Esse *deficit* se estende e depois vem acompanhado de uma paralisia labioglossofaríngea com disartria e distúrbios da deglutição. As fomas bulbares se caracterizam pela precessão da paralisia labioglossofaríngea sobre um *deficit* motor dos membros. 10% a 20% são formas familiares e um pequeno número delas está ligado a uma mutação do gene da superóxide dismutase do tipo 1 no cromossoma 21. Antes do fim do século XIX, já se sabia que a ELA podia ser acompanhada de uma demência. Agora já foi estabelecido que se trata de uma demência frontotemporal, observada em 5% dos casos, e um pouco mais constante nas formas familiares. A sintomatologia é centrada em distúrbios comportamentais característicos da variante frontal das demências frontotemporais, que podem ser acompanhados de distúrbios afásicos e/ou semânticos; mas o quadro também pode ser o de uma afasia progressiva não fluente, e a interpretação dos distúrbios pode ser dificultada pela disartria, em geral maior, observada na ELA (Verceletto). Na maioria das vezes a demência precede a ELA, mas pode vir junto ou em seguida. As imagens estáticas ou dinâmicas não se diferenciam do que é observado nas demências frontotemporais. Os exames neuropatológicos evidenciam uma perda neuronal com gliose astrocitária e espongiose laminar das camadas superficiais do córtex, sobretudo no nível do córtex orbitofrontal, mas também do polo temporal, do giro para-hipocampal, do giro cingular anterior e das regiões parassilvianas. No entanto, o elemento característico é representado por inclusões marcadas por anticorpos antiubiquitina e não por anticorpos antitau. Aliás, essas inclusões podem ser observadas na ELA especialmente no nível do corno anterior da medula. Elas são particularmente abundantes no giro denteado do hipocampo. É importante notar que essas mesmas inclusões puderam ser observadas na demência semântica (não associada à ELA: Rossor). Foi observado numa família o aparecimento ou de uma demência, ou de uma ELA, ou das duas patologias. No plano genético, foi lembrada uma associação com o cromossoma 9.

Além disso, lembramos que síndromes amiotrofiantes por lesão do corno anterior da medula puderam ser observadas na DFTP-17 (ver *supra*, p. 280). Elas são pouco frequentes.

282 *Neuropsicologia*

A síndrome da ilha de Guam (ver *supra* p. 256) e da península de Kii, no Japão, é uma variante da ELA acompanhada de uma síndrome parkinsoniana e/ou de uma demência que associa distúrbios da memória e do comportamento. Os aspectos histológicos são diferentes dos observados nas associações DFT-ELA. De fato, encontramos degenerações neurofibrilares que podem ser superpostas às observadas na doença de Alzheimer. A marcação mostra que são ubiquitina-positivas e tau-positivas ao mesmo tempo. Trata-se, portanto, de um quadro nosológico distinto do que associa a DFT-ELA a inclusões ubiquitina-positivas como a DFT-17. Os corpos de Lewy, análogos aos que são observados na doença de Parkinson, podem ser observados na amígdala como se existisse uma dupla proteinopatia, da proteína tau e da α-sinucleína, ou como se a tauopatia favorecesse a agregação da sinucleína (Forman). Essa síndrome foi imputada ao consumo de uma farinha extraída das sementes de uma falsa palmeira: a cicadácea. O seu aparecimento seria favorecido por uma suscetibilidade genética (?) que poderia afetar o gene da proteína tau ou um outro gene (Poorkaj).

A doença de Creutzfeldt-Jakob (consultar p. 236) pode, excepcionalmente, se apresentar como uma síndrome do corno anterior da medula que, transitoriamente, pode levar ao erro de se pensar numa ELA antes de aparecerem os outros sinais clínicos e, em particular, a síndrome demencial.

Quanto à associação ELA-Alzheimer, é difícil dizer se ela pressupõe mecanismos fisiopatológicos comuns ou se só faz comprovar a frequência da doença de Alzheimer na população em geral.

ELA e disfunções cognitivas não demenciais

O exame neuropsicológico sistemático de pacientes atingidos pela doença de Charcot de forma esporádica mostra a grande frequência das perturbações cognitivas menores que afetam essencialmente as funções de execução, a fluência, a memória verbal e visual, sem que um perfil característico tenha sido traçado e sem que se esteja certo quais as funções cognitivas que afetam mais as formas pseudobulbares (Dary-Auriol, Abrahams). A imagem dinâmica pode mostrar uma hipoperfusão frontal e a latência dos potenciais cognitivos citados (onda P300) se revelou mais longa em 60% dos pacientes (Gil). É possível, mas ainda prematuro, ligar essas distorções cognitivas às inclusões ubiquitina-positivas que, como vimos, são frequentes na ELA, o que seria um modo de expressão menor das demências frontotemporais que mostram essas mesmas inclusões. Os sujeitos normais têm melhores desempenhos na memorização das palavras emocionais do que na memorização das palavras "neutras". Essa diferença não foi encontrada numa população de doentes atingidos pela ELA. Isso pode estar ligado à frequência com a qual as inclusões ubiquitina-positivas são encontradas na amígdala, que normalmente desempenha um papel-chave no reforço da memorização de informações de conteúdo emocional.

A degeneração corticobasal e as apraxias progressivas

A degeneração corticobasal (Quadro 16.VI) é uma 4-R tauopatia (como a PSP) descrita por Rebeiz com o nome de degeneração corticodenteada--nígrica com neurônios acromáticos que se caracterizam por uma lesão degenerativa que afeta de um lado o córtex (e principalmente o giro pré e

Neuropsicologia das demências **283**

pós-central, frontal e parietal superiores) e, do outro, os núcleos cinzentos centrais, especialmente a substância cinzenta, de modo assimétrico. A perda neuronal é acompanhada de neurônios acromáticos (já que perderam o corpo de Nissl); o acúmulo de proteína tau pode ser comprovado por certas técnicas argênticas (método de Gallyas) e pelos anticorpos antitau fosforilado nos neurônios e células gliares (placas astrocitárias e não "tufos" como na PSP, corpos bobinados dos oligodendrócitos). Em geral, a doença começa depois dos 60 anos, no nível de um membro, mais comumente superior, que é qualificado de "desastrado", de "duro". Essa queixa também pode ser feita em relação a um membro inferior. O exame mostra rigidez, acinesia unilateral ou prevalência unilateral resistente à L-dopa e rapidamente acrescentado de uma postura distônica, enrijecendo os dedos ou o pé, o que é bem destacado na marcha, na qual o membro superior (dito em "levitação") é anormalmente levantado pela flexão do cotovelo e abdução do ombro. Mioclonias se juntam à distonia do braço, aumentadas por estímulos táteis e pela ação. Uma síndrome piramidal pode acresentar uma nota de espasticidade à rigidez, reflexos vivos e até mesmo um sinal de Babinski. A lesão sensitiva parietal é revestida de um aspecto de síndrome do tipo Verger-Dejerine com dano da cinestesia (sentido de posição dos segmentos do membro, buscado na maioria das vezes no nível do indicador e do dedo grande do pé), da grafestesia, de extinção sensitiva e astereognosia, sendo a sensibilidade elementar preservada. A mão se torna "estranha" (consultar capítulo 5, p. 88) sob o efeito de fenômenos heterogêneos: desaferenciação, movimentos e posturas não controlados pela vontade e inépcia gestual. O doente diz que a sua mão "faz o que ela quer... e não me obedece" como se a personificasse para explicar assim a independência dela em relação a ele. Mas a falta de jeito não resulta apenas de desordens motoras: existe também uma apraxia ideomotora, às vezes difícil de evidenciar, e, sobretudo, melocinética (Soliveri: consultar também capítulo 5, p. 79). Os distúrbios da marcha, inaugurais uma vez em cada quatro, são acrescentados de uma apraxia e uma instabilidade postural. Os distúrbios oculomotores habitualmente se resumem numa dificuldade de iniciação dos movimentos sacádicos (diferente da lentidão e da hipometria dos sacádicos da PSP; Rivaud-Pechoux), mas, tardiamente, podem chegar a uma paralisia supranuclear. Também podem ser observados blefaroespasmo, disartria, reflexo de preensão forçada (grasping).

No plano da neuropsicologia, os distúrbios frontossubcorticais, quer se trate de funções de execução, da atenção, quer da fluência, são menos intensos do que na PSP. Os distúrbios da memória poupam a memória indicada. Os distúrbios motores e a apraxia explicam as dificuldades de reproduzir gestos e posturas. A compreensão dos gestos e, sobretudo, dos gestos que imitam utilização de objetos é preservada por longo tempo e a apraxia ideatória só é observada tardiamente (consultar p 80, o esquema de Liepmann e p. 77). Também existe uma apraxia construtiva. A depressão é frequente e a doença, com o tempo, é acompanhada de distúrbios comportamentais do tipo frontal (desinibição seguida de apatia). Em geral, não são observadas alucinações, e quando existem devem fazer com que se considere uma sinucleinopatia, isto é, a ocorrência de uma doença do corpo de Lewy difuso (ver Quadro 16.I). Podem ser observados distúrbios de linguagem e distúrbios visuoespaciais. Os distúrbios podem se apresentar, ao menos inicialmente, como uma atrofia cortical posterior (Tamg-Wai), uma afasia primária progressiva, uma anartria progressiva e uma apraxia progressiva.

284 *Neuropsicologia*

A imagem estática mostra essencialmente uma atrofia parietal e frontal. A imagem dinâmica confirma a hipoperfusão frontoparietal assimétrica e, às vezes, núcleos cinzentos centrais, até mesmo do tálamo.

No plano evolutivo, o dano de um membro ocorre dois anos depois do dano de um outro membro, quer se trate de um membro homolateral (extensão ao hemicorpo), quer do membro homólogo contralateral. Em alguns anos aparece uma deficiência maior; os distúrbios cognitivos podem conduzir a um estado demencial ainda que a gravidade da deficiência motora e dos distúrbios da comunicação possam levar a superestimar a importância do *deficit* cognitivo.

As apraxias progressivas provocam o problema das "formas parietais" da doença de Pick, que devem ser confirmadas pela evolução clínica dos distúrbios e que, portanto, mantêm sua anatomia (ver, por exemplo, o caso ocorrido no plano neuropatológico de Fukui). Lembramos que a DCB, a PSP e certas formas da doença de Pick também são 4R-tauopatias. As sobreposições clínicas com a PSP foram abordadas anteriormente.

Kertesz propôs agrupar sob a denominação de "complexo de Pick" as DFT, a PSP e a DCB. Não se trata de uma confusão dessas doenças que continuam a ser distintas no plano histológico e molecular. É, sobretudo, um meio de se lembrar que existem síndromes clínicas cuja qualificação pode permanecer indecisa ou ser enganosa.

A biologia molecular e, principalmente, a descoberta de marcadores biológicos talvez permitam, no futuro, refinar o estabelecimento da coerência entre as anomalias moleculares das populações neuronais atingidas e dos distúrbios neuropsicológicos e comportamentais correspondentes.

Quadro 16.VI.

Proposição de critérios diagnósticos da degeneração corticobasal

(segundo Boeve F. *et al.*, Ann Neurol 2003, 54: 515-519)

Critérios de inclusão
- Início insidioso e evolução progressiva
- Nenhuma causa identificável (tumor, infarto)
- Disfunção cortical que se expressa por, no mínimo, um dos seguintes sinais:
  - apraxia ideomotora unilateral ou assimétrica
  - mão estranha
  - síndrome sensitiva "parietal"
  - heminegligência visual ou sensitiva

> - apraxia construtiva
> - mioclonias focais ou assimétricas
> - desintegração fonética/afasia não fluente
> - Síndrome extrapiramidal que se apresenta, no mínimo, com um dos seguintes sinais:
>   - rigidez de um membro ou assimétrica sem resposta comprobatória à L-dopa
>   - distonia de um membro ou assimétrica
>
> **Investigações a favor de um diagnóstico**
> - Disfunção cognitiva de intensidade variável, focal ou lateralizada com relativa preservação da memória
> - Atrofia focal ou assimétrica na tomodensitometria ou na IRM, predominante no córtex frontoparietal
> - Hipoperfusão observada na tomografia por emissão de fóton único e por emissão de pósitrons, predominante no córtex frontoparietal com possibilidade de uma lesão associada ao tálamo ou aos gânglios da base

TERAPÊUTICA

As demências formam um vasto quadro nosológico que envolve a medicina interna, a neurologia e a psiquiatria. Certas demências dependem de tratamentos específicos que foram abordados de passagem e cujo quadro terapêutico depende da etiologia. Mas, além dessa diversidade, ainda existe a grande preponderância epidemiológica da doença de Alzheimer e das demências vasculares, em torno das quais pode ser construído o esquema geral de tratamento das demências duráveis e evolutivas.

Os objetivos do tratamento são os seguintes:

– manter o sujeito o maior tempo possível no ambiente familiar e social;
– investigar no acompanhante, na maioria das vezes o cônjuge, sinais de esgotamento, de solidão e até de sofrimento depressivo;
– pesquisar e procurar tratar as perturbações comportamentais que só podem agravar o risco de afastamento social do demente;
– pensar em garantir as necessidades biológicas elementares do demente e, em especial, modalidades de alimento e de hidratação;
– eliminar qualquer medicação que possa agravar o *deficit* cognitivo;
– saber propor uma proteção jurídica adaptada.

Quadro terapêutico

Os exames complementares necessários à avaliação etiológica de uma demência podem necessitar de várias idas e vindas do domicílio para um centro especializado e até de hospitalização, que deve ser a mais breve possível. Regra geral, nesse estágio, a demência está no grau 0,5 ou 1 (consultar

286 Neuropsicologia

Quadro 16. II). Na maioria das vezes, o doente reconhece que sua memória está deficiente e, uma grande parte deles, é capaz de compreender e aceitar os exames complementares. Porém, o estado mnésico do sujeito necessita que as explicações sejam reiteradas ao sinal da menor manifestação de angústia. Além disso, é necessário que o cônjuge ou um parente acompanhe o doente, o que diminui a angústia do paciente e permite envolver esse parente no cuidado dessa pessoa, o que é uma poderosa garantia da observância medicamentosa, uma ajuda na avaliação da evolução, uma manifestação da qualidade de inserção social.

Modalidades terapêuticas

Terapêuticas específicas

Em primeiro lugar deve-se tratar a doença que causa a demência, por exemplo, o tratamento da paralisia geral com penicilina ou exérese de um adenoma hiperparatireoidiano num sujeito que apresente uma encefalopatia hipercalcêmica. O tratamento da doença causal pode ser sintomático, por exemplo, a correção de um distúrbio metabólico como uma hipocalcemia ligada a um hipoparatireoidismo primitivo. O tratamento da doença causal pode ser do tipo preventivo como o tratamento médico (antiagregantes plaquetários) ou cirúrgico (endoarteriectomia) de uma arteriosclerose das artérias que se dirigem ao cérebro.

Na maioria das vezes, o tratamento é da própria demência, isto é, das perturbações cognitivas. Certos medicamentos têm como finalidade melhorar os *deficits* da neurotransmissão secundários à demência. Também há medicamentos que visam desacelerar a morte neuronal ou restaurar as células atingidas. Grande parte desses medicamentos ainda estão em fase de pesquisa e provavelmente serão mais importantes nos próximos anos.

A hipótese colinérgica da doença de Alzheimer suscitou, no início, várias tentativas de uso da fisiostigmina, inibidor da colinesterase, cujo efeito terapêutico se revelou equívoco. Em 1986, uma tentativa preliminar demonstrou que um outro inibidor central de colinesterase, a tacrina, havia melhorado alguns doentes atingidos pela demência de Alzheimer, visto que alguns deles de maneira espetacular. Estabeleceu-se, então, uma controvérsia alimentada por resultados contraditórios de estudos posteriores, como o temor da tolerância ao medicamento. Em seguida, dois estudos permitiram o reconhecimento oficial da atividade sintomática desse medicamento que rapidamente caiu em desuso por, pelo menos, duas razões: a obrigação de uma vigilância das transaminases séricas e a colocação no mercado de novas moléculas.

Outras substâncias colinérgicas são, atualmente, muito usadas: o donepezil (*Aricept*) tem uma duração de meia-vida que autoriza uma única dose diária, inicialmente, de 5 mg e, em seguida, 10 mg depois de um mês; e a rivastigmina (*Exelon*), que precisa ser tomada duas vezes ao dia e permite adaptações posológicas de 15 em 15 dias (duas doses de 1,5 mg a 3 mg, depois de 4,5), visto que, eventualmente, o medicamento poderá ser aumentado para 6 mg duas vezes ao dia. Obviamente, esses produtos podem ter efeitos secundários colinérgicos bradicardizantes e é necessária uma grande prudência em pacientes que apresentem distúrbios cardíacos. Pode haver outros efeitos

Neuropsicologia das demências **287**

secundários, como cãibras, dores abdominais, náuseas, diarreia, mas não foram observados sinais de hepatotoxidade. Esses medicamentos têm um efeito sintomático e também podem ter uma ação favorável na evolução da doença: mesmo modesta, essa ação é coerente com o vínculo que uniria a acelticolina e a produção de β-amiloide (ver *supra*), encorajando uma indicação precoce (Burns *et al.*, 1999; Rosler *et al.*, 1999). O mais recente inibidor comercializado da acetilcolinesterase é a galantamina (Reminyl), que também potencializa a ação da acetilcolina nos receptores nicotínicos: ele é prescrito em duas doses cotidianas de 4 mg, aumentando para duas doses de 8 mg quatro semanas depois, visto que a posologia pode ser posteriormente aumentada para duas doses de 12 mg, em virtude do resultado clínico e da tolerância. Os inibidores da acetilcolinesterase também agem no *deficit* cognitivo e nas alucinações da demência do corpo de Lewy difuso (Shea *et al.*, 1998). Eles também têm o crédito de uma atividade terapêutica nas demências vasculares e nas demências parkinsonianas. Em compensação, é preferível evitá-los nas demências frontotemporais. Outras substâncias colinérgicas como o metrifonato estão em fase de experimentação. A preservação, ao menos relativa, dos receptores muscarínicos corticais pós-sinápticos levou ao desenvolvimento de agonistas, em fase de avaliação.

Ao lado dessas terapêuticas fundamentadas na restauração de um *deficit* da neurotransmissão, outros medicamentos poderiam agir sobre o estresse oxidante induzido pelo efeito citotóxico da β-amiloide. Assim, fazendo uso de alguns índices de gravidade da doença, entre eles a internação numa instituição, dois medicamentos mostraram uma ação favorável: a selegilina (mas com um aumento do risco de síncopes e de quedas) e a vitamina E (Sano *et al., 1997)*. Também podemos acrescentar a essa classe terapêutica o extrato de *ginkgo biloba* Egb 761, que mostrou uma melhora modesta dos desempenhos cognitivos na demência de Alzheimer (e também nas demências por infartos múltiplos; Le Bars *et al.*, 1997). Há experimentações em curso com a acetil-l-carnitina, dotada de uma atividade antiperoxidásica.

Os antiglutamatos, que visam desacelerar a morte neuronal, despertam algumas esperanças: esse é o caso da memantina, antagonista dos receptores NMDA, que poderia trazer uma melhora, tanto no plano cognitivo quanto comportamental, para os pacientes atingidos pela demência de Alzheimer e, também, pela demência vascular. O cloridrato de memantina, comercializado com o nome de *Ebixa,* obteve autorização para ser colocado no mercado para as formas de moderadamente sérias a sérias da doença de Alzheimer. A posologia ideal de 20 mg, ou seja, de dois comprimidos por dia, deve ser atingida progressivamente em quatro semanas. Os efeitos indesejáveis são raros (alucinações, confusão e vertigens). Os inibidores cálcicos, igualmente, estão sendo avaliados, bem como as substâncias neurotróficas que poderiam agir nas proteínas tau, como o sabeluzole, e estabilizariam o citoesqueleto neuronal. Embora seja admitido que os anti-inflamatórios têm um efeito protetor em relação ao aparecimento da doença de Alzheimer, é difícil saber que lugar poderiam ocupar na terapêutica da doença. Outras pesquisas estão sendo orientadas na direção dos fatores de crescimento neuronal.

O peptídeo Aβ é uma metaloproteína com pontos de ligação para o zinco (Zn) e o cobre (Cu): os queladores do zinco e do cobre desagregam os depósitos de Aβ nos cérebros humanos *post mortem* e o clioquinol, quelador do cobre,

288 *Neuropsicologia*

inibe a amiloidogênese dos ratos transgênicos: assim, uma nova via terapêutica poderia ser descoberta. Os inibidores de β e γ secretases estão em estudo. A "vacinação" contra a β-amiloide trouxe esperanças, suspensas ao menos transitoriamente pelo aparecimento de encefalites imunoalérgicas: o tratamento visa produzir anticorpos que destroem a substância amilóide.

Ainda é difícil avaliar, com certeza, quais serão as consequências terapêuticas, preventivas e éticas do desenvolvimento da pesquisa genética: se for confirmado que o alelo ε4 constitui um marcador confiável da doença de Alzheimer, é preciso saber que um quarto da população tem esse alelo e que de 2% a 3% são homozigotos. É necessário, então, que as constatações genéticas sejam seguidas de conclusões terapêuticas: moléculas que inibam a afinidade entre a apoE4 e a β-amiloide, até mesmo de uma terapia gênica.

Quanto às demências frontotemporais, elas poderiam ser melhoradas com os serotoninérgicos e, em especial, com a tradozona e a paroxetina.

Enquanto aguardamos, continuam a existir os distúrbios comportamentais devido à demência, que necessitam de um estudo cuidadoso porque podem agravá-la e, também, colaborar para o afastamento social do demente.

Tratamentos dos distúrbios comportamentais

A indicação de tratamentos psicotrópicos, devido aos efeitos secundários, deve ser muito bem pesada. Só devem ser tratados os distúrbios suscetíveis de agravar a demência, de causar sofrimento moral ao demente ou de provocar um esgotamento nas pessoas em volta.

A *depressão,* em geral, necessita de tratamento medicamentoso, difícil de escolher na vasta lista dos antidepressivos. Certamente, na doença de Alzheimer, ficaremos pouco tentados a prescrever antidepressivos com marcantes efeitos secundários colinérgicos, por causa do *deficit* colinérgico observado nessa doença, mas nenhum antidepressivo deve prevalecer a uma indicação preferencial nas síndromes demenciais, seja em razão de sua eficácia, seja em razão de sua tolerância. A depressão não deve ser confundida com *apatia* (consultar capítulos 17 e 19).

A *agitação* do demente pode estar ligada a um surto de ansiedade: podemos prescrever meprobamato, hidroxizina e benzodiazepinas de meia-vida curta, como o lorazepam, oxazepam e o alprazolam. As posologias iniciais devem ser pequenas e a elevação posológica, progressiva. Em outros casos, a agitação pode ser secundária a um estado delirante, mas a evidenciação da problemática que origina a agitação nem sempre é fácil. A agitação nem sempre está ligada à intensidade do *deficit* cognitivo. O uso de neurolépticos pode ser necessário, se bem que a utilização desses medicamentos não seja muito entusiasmante num sujeito demente. Podemos preferir o uso pontual de neurolépticos sedativos, como a toridazine ou a alimezazina, mas, às vezes, é preciso recorrer a um neuroléptico antipsicótico, como o haloperidol, do qual se conhece o risco de provocar uma síndrome extrapiramidal e acatisia, que, por sua vez, pode desencadear uma agitação ansiosa.

Neuropsicologia das demências **289**

Quando uma produção delirante ou alucinatória, por sua intensidade, perturba o cenário familiar, é necessário se decidir pela prescrição de neurolépticos. Seu uso poderia ser facilitado se fossem desenvolvidos novos medicamentos antipsicóticos antagonistas serotoninérgicos (como a risperidona) dotados de poucos efeitos extrapiramidais.

O *sono* do demente pode ser interrompido por rajadas de onirismo ou por frequente despertar, cuja significação depressiva pode ser discutida. Tudo isso pode levar a grandes mudanças do ritmo nictemeral, dificilmente suportado pelas pessoas que cercam o doente. Podemos, então, tentar a prescrição de zolpidem ou zolpiclone, normalmente mais bem tolerados do que as benzodiazepinas de vida curta.

A prescrição de psicotrópicos, para o sujeito demente, deve ser especialmente estimulada, evitando-se as polimedicações, utilizando-se posologias iniciais pequenas, com uma elevação posológica progressiva e um controle da observância das indicações com a ajuda dos cuidadores. Agora se sabe que antes de usar medicamentos psicotrópicos, mesmo com as precauções enunciadas acima, é desejável, nas demências de Alzheimer e nas demências do corpo de Lewy difuso, usar inicialmente os anticolinesterásicos cuja atividade não se limita às manifestações cognitivas das demências. De fato, esses medicamentos podem melhorar a depressão, a ansiedade, a apatia e, também, as alucinações e os delírios.

Cuidados médico-sociais

A heterogeneidade dos *deficits* cognitivos da demência de Alzheimer possibilita uma ação reeducativa dos *deficits* mnésicos, fundamentada numa avaliação neuropsicológica detalhada, que permitirá adaptar uma estratégia centrada nos seguintes pontos: tentar facilitar a aprendizagem ou a rememoração, em função de fatores de otimização determinados por ocasião da avaliação; fazer que o doente adquira novos conhecimentos buscando as capacidades preservadas, especialmente de memória implícita e de memória procedural; organizar o ambiente e fazer uso de lembretes (Van der Linden e Juillerat, 1998).

O tratamento do demente só deve ser concebido depois de uma análise dos contextos familiar e social. O destino de um demente não é o mesmo, dependendo se vive sozinho ou acompanhado, se tem filhos ou não, se os filhos moram nas proximidades ou se estão dispersos, se o doente mora no campo ou num meio urbano, se tem uma boa renda ou se os proventos são modestos. O demente isolado, sem companheiro nem família, que vive no campo será, *volens nolens*, um candidato precoce à internação. Embora a internação seja um afastamento das raízes, ela é um meio de proteger o doente incapaz de prover suas necessidades e pode ser um meio de dar ao demente um embrião de vida social. É necessário que os objetivos dos cuidados sejam claramente definidos e que a instituição não se contente em acolhê-lo, pois isso significaria a morte relacional e social e seria a antecâmara da morte biológica.

O tratamento ideal do demente necessita de uma associação entre a equipe médica e a pessoa, em geral o cônjuge, que representa o ponto de ligação com a realidade fugidia, o remédio diante das incertezas. Essa missão do

290 Neuropsicologia

cuidador, buscada legitimamente na história pessoal, deve ser reconhecida por sua colaboração oficial com os cuidados. Esse papel é essencial na administração dos medicamentos e, portanto, na observância das terapêuticas indicadas. A opinião do cuidador deve ser levada em conta quando se trata de julgar a evolução dos distúrbios, vista através da adaptação do doente à vida diária. Seu desespero psicológico deve ser ouvido no momento em que a deterioração demencial entravará toda a vida relacional do doente que se torna agressivo ou indiferente, agitado ou passivo, submetendo o acompanhante a uma dolorosa solidão. Chega, então, o momento da internação: é desejável que ela seja programada, seja prevista. Infelizmente, ainda é muito comum que por ocasião de uma confusão mental, de um episódio infeccioso, o demente seja internado por pouco tempo, o que não passa de um pretexto para uma internação mais longa. Às vezes, as muitas idas e vindas apenas precedem a internação definitiva. O demente piora devido à instabilidade do cenário, pela sua incapacidade para se adaptar a novos ambientes. São muitas as razões para essa prorrogação. Um sentimento de culpa leva o cônjuge, exausto, a não querer admitir a partida do doente para uma casa de repouso ou para uma internação. Os filhos, quando não vivem sob o mesmo teto que o demente, não conseguem avaliar a intensidade do desespero de um dos pais que está incumbido de cuidar do doente. Mas não se pode omitir que o custo de uma casa de repouso ou de uma longa hospitalização é, para a família, uma revelação que paralisa qualquer decisão. É nessa dinâmica que chega o dia de se tomar a decisão de uma medida de proteção jurídica para proteger os bens da pessoa idosa e não a herança dos filhos. Uma pessoa de idade, como qualquer ser humano, tem direito a seus caprichos e, portanto, não se trata de suprimir a livre disposição daquilo que ela conseguiu ao longo da vida, e sim de protegê-la de eventuais predadores e permitir que os bens e a renda do paciente sejam usados para seu bem-estar. Como toda medida de proteção exclui a liberdade, deve-se evitar dar ao demente a impressão de ter sido privado de seus bens e do poder em relação a eles. Não se deve propor ao juiz uma medida de tutela que retira até o direito de voto, visto que uma medida de curadoria é suficiente, pelo simples motivo de que uma medida de tutela será inevitável num curto prazo e que, a princípio, parece lógico evitar procedimentos repetitivos.

Terapêuticas medicamentosas, decisões de internação, medidas de proteção jurídica estabelecem a questão ética que é saber respeitar ao máximo os desejos do paciente, mesmo que sejam difíceis de serem analisados. É claro que isso não quer dizer que o demente poderá manter para sempre a lucidez para tomar decisões: infelizmente, sabemos que não é isso o que ocorre. Porém, é preciso buscar, continuamente, um resto de lucidez, o que é o meio mais seguro para evitar a coisificação do sujeito demente e, portanto, respeitar sua dignidade humana.

Referências

ABRAHAMS S., GOLDSTEIN L.-H., CHALABI A.-Al. *et al.* – Relation between cognitive dysfunction and pseudobulbar palsy in amyotrophic lateral sclerosis. *J Neurol Neurosurg Psychiatry* 1997; *62* : 464-472.

APAYDIN H., AHLSKOG J.-E., PARISI J.-E. *et al.* – Parkinsons disease neuropathology. Later developing dementia and loss of levodopa response. *Arch Neurol* 2002; *59* : 102-112.

ARROYO-ANLLO E.-M., INGRAND P., NEAU J.-P. *et al.* – Pictorial and lexical priming patterns of implicit memory in Alzheimer's and Parkinson's disease patients. *European Journal of Cognitive Psychology* 2004; *16* : 535-553.

BEACH T.-G., SUE L., Layne K. *et al.* – Hippocampal sclerosis dementia with tauopathy. *Brain Pathol* 2003; *13* : 263-278.

BELLEVILLE S., CREPEAU F., CAZA N., ROULEAU N. – La mémoire de travail dans la démence de type Alzheimer. *In: Neuropsychologie des démences*, F. EUSTACHE, A. AGNIEL, Solal, Marseille, 1995 : 167-178.

BELLIARD S., DUVAL-GOMBERT A., COQUET M. *et al.* – La démence sémantique, à propos de 7 cas. *In* : M.-C. GELY-NARGEOT, K. RITCHIE, J. TOUCHON (éd.), *Actualités sur la maladie d'Alzheimer et les démences apparentées*. Solal, Marseille, 1998.

BINETTI G., MEGA M., MAGNI E. *et al.* – Behavioral disorders in Alzheimer disease : a transcultural perspective. *Arch Neurol* 1998; 55 : 539-544.

BLASS D.-M., HATANPAA K.-J., BRANDT J. *et al.* – Dementia in hippocampal sclerosis resembles frontotemporal dementia more than Alzheimer disease. *Neurology* 2004; *63* : 492-497.

BOCCARDI M., SABATTOLI F., LAAKSO M.-P. – Frontotemporal dementia as a neural system disease. *Neurobiology of Aging* 2005; *26* : 37-44.

BODIS-WOLLNER I., MARX M.-S., MITRA S., BOBAK P., MYLIN L., YAHR M. – Visual dysfunction in Parkinson's disease. Loss in spatio-temporal contrast sensitivity. *Brain* 1987; *110* : 1675-1198.

BOEVE B., DICKSON D., DUFFY J. – Progressive non fluent aphasia and subsequent aphasic dementia associated with atypical progressive supranuclear palsy. *Eur Neurol* 2003; *49* : 72-78.

BORDET R., DESTÉE A. – De la maladie de Parkinson à la maladie des corps de Lewy. *La Presse médicale* 1992; *21*(15) : 708-711.

BOZEAT S., GREGORY C.-A., LAMBON M.-A. *et al.* – Which neuropsychiatric and behavioural features distinguish frontal and temporal variants of frontotemporal dementias from Alzheimer's disease? *J Neurol Neurosurg Psychiatry* 2000; *69* : 178-186.

BRAAK H., BRAAK E. – Argyrophilic grains disease : frequency of occurrence in different age categories and neuropathological diagnostic criteria. *J Neural Transm* 1998; *105* : 801-819.

BRAAK H., DEL TREDICI K., RÜB U. *et al.* – Staging of brain pathology related to sporadic Parkinson's disease. *Neurobiology of Aging* 2003; *24* : 197-211.

292 Neuropsicologia

BRAAK H., RÜB U., JANSEN STEUR E.-N.-H. *et al.* – Cognitive status correlates with neuropathologic stage in Parkinson's disease. *Neurology* 2005; *64 :* 1404-1410.

BROUSSOLLE E., BACKHINE S., TOMMASI M. *et al.* – Slowly progressive anarthria with late anterior opercular syndrome : a variant form of frontal cortical atrophy syndromes. *J Neurol Sci* 1996; *144 :* 44-58.

BURNS A., ROSSOR M., HECKER J. *et al.* – The effects of donepezil in Alzheimer's disease - results from a multinational trial. *Dement Geriatr Cogn Disord (Switzerland).* 1999; *10 :* 237-244.

CAMBIER J., MASSON M., DAIROU R., HÉNIN D. – Étude anatomoclinique d'une forme pariétale de maladie de Pick. *Rev Neurol* 1981; *137 :* 33-38.

CUMMINGS J.-L. – Toward a molecular neuropsychiatry of neurodegenerative diseases. *Neurology* 2003; *54 :* 147-154.

CUMMINGS J.-L., BENSON F. – Subcortical Dementia. Review of an emerging concept. *Arch Neurol* 1984; *41 :* 874-879.

CUMMINGS J.-L., MEGA M., GRAY K. *et al.* – The neuropsychiatric inventory : comprehensive assessment of psychopathology of dementia. *Neurology* 1994; *44 :* 2308-2314.

DARTIGUES J.-F., BERRE C., HELMES C. *et al.* – Epidémiologe de la maladie d'Alzheimer. *Médecine-Sciences* 2002; *18* : 737-743.

DARTIGUES J.-F., COMMENGES D., LETENNEUR D. *et al.* – Cognitive predictors of dementia in elderly community residents. *Neuroepidemiology* 1997; *16 :* 29-39.

DARY-AURIOL M., INGRAND P., BONNAUD V. *et al.* – Sclérose latérale amyotrophique et troubles cognitifs. Étude neuropsychologique de 26 patients. *Rev Neurol (Paris)* 1997; *153* : 244-250.

DEKOSKY S.-T., IKONOMOVIC M.-D. – A new molecular pathology with a frontotemporal dementia phenotype. *Neurology* 2004; *63* : 1348-1349.

DELACOURTE A., DAVID J.-P., GHOZALI F. *et al.* – Lésions cérébrales de la maladie d'Alzheimer. *In : De la plainte mnésique à la maladie d'Alzheimer,* B.F. MICHEL, C. DEROUESNÉ, M.-C. GÉLY-NARGEOT. Solal, Marseille, 1997.

DELAY J, BRION S. – *Les Démences tardives.* Masson, Paris, 1962.

DELLASALA G., DI LORENZO G., GIORDANO A. *et al.* – Is there a specific visuospatial impairment in Parkinsonians? *J Neurol Neurosurg Psychiatry* 1986; *49* : 1258-1265.

DEROUESNÉ C. – *Les Troubles de la mémoire associés à l'âge.* PIL, Paris, 1995.

DEROUESNÉ C. – Méconnaissance des déficits mnésiques. *In : De la plainte mnésique à la maladie d'Alzheimer,* B.F. MICHEL, C. DEROUESNÉ, M.-C. GÉLY-NARGEOT. Solal, Marseille, 1997.

DEROUESNÉ C., POITRENEAU J., HUGONOT L. *et al.* – Le *Mini-Mental State Examination* (MMSE) : un outil pratique pour l'évaluation de l'état cognitif des patients par le clinicien. *La Presse Médicale* 1999; *21 :* 1141-1148.

DICKSON D.-W., FEANY M.-B., YEN S.-H. *et al.* – Cytosquelettal pathology in non-Alzheimer degenerative dementia : new lesions in diffuse Lewy body

Neuropsicologia das demências **293**

disease, Pick's disease, and corticobasal degeneration. *J Neural Transm* 1996; *47 (Suppl)* : 31-46.

DUFFY C.-J. – Posterior cortical dementia. Lost but not forgetting. *Neurology* 2004; *63* : 1148-1149.

DUJARDIN K., BLAIRY S.L. DEFEBVRE *et al.* – Subthalamic nucleus stimulation induces deficit decoding emotional facial expression in Parkinson's disease. *J Neurol Neurosurg Psychiatry* 2004; *75* : 202-208.

ERGIS A.-M., PIOLINO P. – Neuropsychologie des démences fronto-temporales. *In* : *Dysfonctionnement frontal dans les démences*, B.F.MICHEL, C. DEROUESNÉ, R. ARNAUD-CASTIGLION (éd.). Solal, Marseille, 2003.

EUSTACHE F., AGNIEL A. – *Neuropsychologie des démences*. Solal, Marseille, 1995.

EVANS J.-J., HEGGSA J., ANTOUN N., HODGES J.-R. – Progressive prosopagnosia associated with selective right temporal lobe atrophy. A new syndrome? *Brain* 1995; *118* : 1-13.

FERNANDEZ-DUQUE D., BLACK S. – Impaired recognition of negative facial emotions in patients with frontotemporal dementia. *Neuropsychologia* 2005; *43*(11) : 1673-1687.

FLEMING K.-C., ADAMS A.-C., PETERSON R.-C. – Dementia : diagnosis and evaluation. *Mayo Clin Proc* 1995; *70* : 1093-1107.

FORMAN M.-S., SCHMIDT M.-L., KASTURI S. *et al.* – Tau and alpha-synuclein pathology in amygdala of Parkinsonism-dementia complex of Guam. *Am J Pathol* 2002; *160* : 1725-1731.

FUKUI T., SUGITA K., KAWAMURA M. – Primary progressive apraxia in Pick's disease : a clinicopathologic study. *Neurology* 1996; *47* : 467-473.

GAINOTTI G., MARRA C. – Some aspects of memory disorders clearly distinguish dementia of the Alzheimer's type from depressive pseudo-dementia. *J Clin Experimental Neuropsychology* 1994; *16* : 65-78.

GIBB W.-R.-G., LUTHERT P.-J., MARSDEN C.-D. – Corticobasal degeneration. *Brain* 1989; *112* : 1171-1192.

GIL R. – *Les Potentiels évoqués cognitifs en neurologie et en neuropsychologie*. Masson, Paris, 1997.

GIL R., COURADEAU L., LEFEVRE J.-P. – Exposé d'une nouvelle méthode rapide d'évaluation de la détérioration psychométrique. *Revue de psychologie appliquée* 1980; *30*(3) : 197-205.

GOMEZ-TORTOSA E., NEWELL K., IRIZARRY M.-C. *et al.* – Clinical and quantitative pathologic correlates of dementia with Lewy bodies. *Neurology* 1999; *53* : 1284-1291.

GOODIN D.-S., AMINOFF M.-J. – Electrophysiological differences between subtypes of dementia. *Brain* 1986; *109* : 1103-1113.

GORNO-TEMPINI M.-L., DRONKERS N.-F., RANKIN K.-P. *et al.* – Cognitiuon and anatomy in three variants of preimary progressive aphasia. *Ann Neurol* 2004; *55* : 335-346.

GRAHAM A., DAVIES R., XUEREB J. *et al.* – Pathologically proven frontotemporal dementia with severe amnesia. *Brain* 2005; *128* : 597-605.

294 *Neuropsicologia*

GRAY F. – Démence et infection par le virus de l'immunodéficience humaine. *Rev Neurol* 1998; *154*(2S) : 91-98.

HABIB M., PELLETIER J., KHALIL R. – Aphasie progressive primaire (Syndrome de Mesulam). *La Presse médicale* 1993; *22*(16) : 757-764.

HAUW. J.-J, DUYCKAERTS C., SEILHAN D *et al.* – The neuropathologic diagnostic criteria of frontal lobe dementia revisited. A study of ten consecutive cases. *J Neural Transm* 1996; *47 (Suppl)* : 47-59.

HODGES J.-R., PATTERSON K., OXBURY S., FUNNELL E. – Semantic dementia. *Brain* 1992; *115* : 1783-1806.

HOUETO J.-L., MESNAGE V., MALLET L. *et al.* – Behavioural disorders, Parkinson's disease and subthalamic stimulation. *J Neurol Neurosurg Psychiatry* 2002; *72* : 701-707.

HUGHES A.-J., DANIEL S.-E., BLANKSON S. *et al.* – A clinico-pathologic study of 100 cases of Parkinson's disease. *Arch Neurol* 1993; *50* : 140-148.

JOHNSON J.-K., HEAD E., KIM R. *et al.* – Clinical and pathological evidence for a frontal variant of Alzheimer disease. *Arch Neurol* 1999; *56* : 1233-1239.

KERTESZ A. DAVIDSON W., FOX H. – Frontotemporal behavioural inventory : diagnostic criteria for frontal lobe dementia. *Can J Neurol Sci* 1997; *24* : 29-36.

KERTESZ A., MUNOZ D.-G. – *Pick's Disease and Pick Complex.* Wiley-Liss, New York, 1998.

KOIVISTO K., REINIKAINEN K.-J., HÄNNINEN T. *et al.* – Prevalence of age-·associated memory impairment in a randomly selected population from eastern Finland. *Neurology* 1995; *45* : 741-747.

LAURENT B., THOMAS-ANTERION C., ALLEGRI R.-F. – Mémoires et démences. *Rev Neurol* 1998; 154(2S) : 33-49.

LE BARS P.-L., KATZ M.-M., BERMAN N. *et al.* – A placebo-controlled, double-blind, randomized trial of an extract of Ginkgo biloba for dementia. North American EGb Study Group. *JAMA (United States)* 1997; *278* : 1327-1332.

LEBER F., PASQUIER F., SOULIEZ L., PETIT H. – Frontotemporal behavioral scale. *Alz Dis Assoc Disord* 1998; *12* : 335-339.

LÉGER J.-M., LEVASSEUR M., BENOIT N. *et al.* – Apraxie d'aggravation lentement progressive : étude par IRM et tomographie à positons dans 4 cas. *Rev Neurol* 1991; *147* : 183-191.

MARUF P., CURRIE J., MALONE V. *et al.* – Neuropsychological characterization of the AIDS dementia complex and rationalization of a test battery. *Arch Neurol* 1994; *51*(7) : 689-695.

MATTILA P.-M., RINNE J.-O., HELENIUS H. *et al.* – Alpha-synuclein-immunoreactive cortical Lewy bodies are associated with cognitive impairment in Parkinson's disease. *Acta Neuropathol (Berl)* 2000; *100* : 285-290.

MENDEZ M. – The neuropsychiatric aspects of boxing. *Int J Psychiatry Med* 1995; *25* : 249-262.

MESULAM M., GROSSMAN M., HILLIS A. *et al.* – The core and halo of primary progressive aphasia and seman tic dementia. *Ann Neurol* 2003; *54* : S11-S14.

MIMURA M., ODA T., TSUCHIYA K. *et al.* – Corticobasal degeneration presenting with nonfluent primary progressive aphasia : a clinicopathological study. *J Neurol Sc* 2001; *183* : 19-26.

MOCHIZUKI A., UEDA Y., KOMATSUZAKI Y. *et al.* – Progressive supranuclear palsy presenting with primary progressive aphasia-clinicopathological report of an autopsy case. *Eur Neurol* 2003; *49 :* 72-78.

NACCACHE L., SLASCHEVSKY A., DEWEER B. *et al.* – « Démence pugilistique » sans signes moteurs. *La Presse médicale* 1999; *25* : 1352-1354.

OIDE T., OHARA S., YAZAWA M. *et al.* – Progressive supranuclear palsy with asymmetric pathology presenting with unilateral limb dystonia. *Brain* 2002; *125* : 789-800.

PAPPS B., ABRAHAMS S., WICKS P. *et al.* – Changes in memory for emotional material in amyotrophic lateral sclerosis. *Neuropsychologia* 2005; *43* : 1107-1114.

PASQUIER F., LEBERT F. – *Les Démences fronto-temporales.* Masson, Paris, 1995.

PETIT H., LEBERT F., JACOB B., PASQUIER F. – Démence avec corps de Lewy. *Rev Neurol* 1998; *154*(2S) : 99-105.

PILLON B., ERTLE S., DEWEER B. *et al.* – Memory for spatial location in "de novo" parkinsonian patients. *Neuropsychologia* 1997; *35* : 221-228.

POMPEU F., GROWDON J.-H. – Diagnosing dementia with Lewy bodies. *Arch Neurol* 2005; *59 :* 29-30.

POORKAJ P., TSUANG T.-D., WIJSMAN E. *et al.* – Tau Is a candidate gene for amyotrophic lateral sclerosis-parkinsonism-dementia complex of Guam. *Arch Neurol* 2001; *58* : 1871-1879.

QUERALT R., EZQUERRA M. – A novel mutation (V89L) in teh presenilin 1 gene in a family with early onset Alszheimer's disease and marked behavioural disturbances. *J Neurol Neurosurg Psychiatry* 2002; *72* : 266-269.

RAHMAN S., SAHAKIAN B.-J., HODGES J.-R. *et al.* – Specific cognitive deficits in mild frontal variant frontotemporal dementia. *Brain* 1999; *122 :* 1469-1493.

REED L.-A., WSZOLEK Z.-K., SIMA A.-A. *et al.* – Phenotypic correlations in FTDP-17. *Neurobiol Aging* 2001; *22 :* 89-107.

RITCHIE K., TOUCHON J. – Mild cognitive impairment : conceptual basis and current nosological status. *Lancet* 2000; *355 :* 225-228.

RIVAUD-PECHOUX S., VIDAILHET M., GALLOUEDEC G *et al.* – Longitudinal ocular motor study in corticobasal degeneration and progressive supranuclear palsy. *Neurology* 2000; *54 :* 1029-1032.

ROBERT P.-H., MEDECIN I., VINCENT S. *et al.* – Inventaire neuropsychiatriquc : validation de la version française d'un instrument destiné à évaluer les troubles du comportement chez les sujets déments. *In : Maladie d'Alzheimer.* Serdi Publisher (Paris), 1998; *5 :* 63-86.

ROCCA W.-A., HOFMAN A., BRAYNE C. *et al.* – The prevalence of vascular dementia in Europe : facts and fragments from 1980-1990 studies. EURODEM-Prevalence Research Group. *Ann Neurol* 1991; *30 :* 817-824.

ROSEN H.-J., GORNO-TEMPINI M.-L., GOLDMAN W.-P. *et al.* – Common and differing pattern of brain atrophy in frontetemporal dementia et demantic demantia. *Neurology* 2002; *58* : 198-208.

ROSEN H.-J., PERRY R.-J., MURPHY J. Emotion comprehension in the temporal variant of frontotemporal dementia. *Brain* 2002; *125* : 2286-2295.

ROSLER M., ANAND R., CICIN-SAIN A. *et al.* – Efficacy and safety of rivastigmine in patients with Alzheimer's disease : international randomized controlled trial. *BMJ* 1999; *318 :* 633-638.

ROSSOR M., REVESZ T., LANTOS P *et al.* – Semantic dementia with ubiquitine-positive tau-negative inclusions. *Brain* 2000; *123* : 267-276.

SANO M., ERNESTO C., THOMAS R.G. – A controlled trial of selegiline, alphatocopherol, or both, as treatment for Alzheimer's disease. *New England Journal of Medicine* 1997; *136* : 1216-1222.

SHEA C., MCKNIGHT C., ROCKWOOD K. – Donepezil for treatment of dementia with Lewy bodies : a case series of nine patients. *Int Psychogeriatr (USA)* 1998; *10 :* 229-238.

SHIMOMURA T., MORI E., YAMASHITA H. *et al.* – Cognitive loss in dementia with Lewy bodies and Alzheimer disease. *Arch Neurol* 1998; *55 :* 1547-1552.

SOLIVERI P., PIACENTINI S., GIROTTI F. – Limb apraxia in corticobasal degeneration and progressive supranuclear palsy. *Neurology* 2005; *64 :* 448-453.

TANG-WAI D.-F., JOSEPHS K.-A., BOEVE B.-F. – Pathologically confirmed corticobasal degeneration presenting with visuospatial dysfunction. *Neurology* 2003; *61 :* 1134-1135.

VAN DER LINDEN M., JUILLERAT A.-C. – Prise en charge des déficits cognitifs chez les patients atteints de maladie d'Alzheimer. *Rev Neurol* 1998; *154*(2S) : 137-143.

VERCELLETTO M., BELLIARD S., DUYCKAERTS C. – Démences fronto-temporales et atteinte du motoneurone. In: *Dysfonctionnement frontal dans les démences*, B.F. MICHEL, C. DEROUESNÉ, R. ARNAUD-CASTIGLIONI (éd.). Solal, Marseille, 2003.

VERNY M., DUYCKAERTS CCC., HAUW J.-J. – Les lésions corticales de la paralysie supranucléaire progressive (maladie de Steele-Richardson-Olszewski). *Rev Neurol (Paris)* 1999; *155 :* 15-26.

VILLA G., SOLIDA A., MORO E. *et al.* – Cognitive impairment in asymptomatic stages of HIV infection. *Eur Neurol* 1996; *36* : 125-133.

WEST M.-J., COLEMAN P.-D., FLOOD D.-G., TRONCOSO J.-C. – Differences in the pattern of hippocampal neuronal loss in normal ageing and Alzheimer's disease. *Lancet* 1994; *344 :* 769-772.

ZADIKOFF C., LANG A.-E. Apraxia in movement disorders. *Brain* 2005; *128 :* 1480-1497.

ZHENG J., GENDELMA H.-E. – The HIV-1 associated dementia complex : a metabolic encephalopathy fueled by viral replication in mononuclear phagocytes. *Curr Opin Neurol* 1997; *10 :* 319-325.

ZHUKAREVA V., VOGELSBERG-RAGAGLIA V, VAN DERLIN V.-M. *et al.* – Loss of brain tau defines novel sporadic and familial tauopathies with frontetempral dementia. *Ann Neurol* 1999; *56* : 165-175.

17 | NEUROPSICOLOGIA DAS EMOÇÕES

> *Criação significa, antes de tudo, emoção.*
> *É ela que empurra a inteligência para a frente...*
> *É ela, sobretudo, que vivifica... os elementos intelectuais*
> *dos quais ela fará parte [...]*
>
> Bergson

Os pensamentos e as ações do ser humano resultam do uso de funções cognitivas e de processos emocionais cujo desdobramento se interpenetra. O modo de viver e de exprimir nossas emoções, as escolhas existenciais que elas elegem estão na base da personalidade. Etimologicamente, a emoção é um movimento; quando a efervescência emocional percorre o indivíduo, ela desperta sua atenção, colore positiva ou negativamente os sentimentos, induz modificações autonômicas (aceleração do pulso, rubor ou palidez do rosto...), endócrinas, musculares (crispação do rosto, sorriso...) e comportamentais (agitação, evitação e aproximação...). Podemos dizer que as emoções se estruturam em torno de três dimensões essenciais que são: valência (com o paradigma positivo/agradável – negativo/desagradável), alerta (calma, tenso) e controle (possível ou impossível, como numa ocasião de pavor intenso).

Se a emoção é um movimento, o seu desencadear está enraizado na motivação que, de alguma forma, dá o potencial energético para que se estabeleçam os comportamentos. Alguns seres humanos – como os animais – são motivados por pulsões instintivas ligadas às necessidades biológicas fundamentais, isto é, àquelas em que se baseiam a sua própria sobrevivência e a sobrevivência da espécie: é o que ocorre com o alimento, a bebida, a sexualidade e a defesa. Assim, essas pulsões fazem parte de uma dinâmica motivacional, subentendida pela alternância da "falta", que induz o comportamento, e da "satisfação", da "tranquilidade" que, por sua vez, são induzidas pelo comportamento. As funções instintivas têm, portanto, uma ligação com a vida emocional (ver *infra*). Mas, de maneira geral, a resolução de uma tensão, a busca de uma satisfação expressa os laços que unem os componentes motivacional e emocional dos comportamentos. Pois a energia motivacional não se limita a saciar as necessidades biológicas fundamentais: ela também estimula comportamentos mais elaborados. Logo, a cognição está ligada ao sistema motivacional-emocional (Buck, *in* Borod, 2000). Além disso, antecipações (conscientes) e avaliações emocionais (conscientes e inconscientes) intervêm tanto nos acontecimentos que se impõem ao ser humano como nas tomadas de decisão: é isso o que ilustra a síndrome de sociopatia adquirida descrita por Damasio (consultar capítulo 13, p. 160), que mostra de que modo a emoção (por ativação dos "marcadores somáticos") funciona como alavanca de decisão e, pela mesma razão, está diretamente implicada nos processos cognitivos.

AS EMOÇÕES: BASES NEUROBIOLÓGICAS

O sistema límbico (Fig. 17.1 e consultar capítulo 1, Quadro 1.1, Figs. 1.2 e 1.3) é o suporte das reações emocionais ligado à substância reticulada (que modula o alerta) e às estruturas corticais, que permitem as representações (visuais, auditivas...) e as avaliações (lobo frontal), adaptando o comportamento emocional em virtude da história e do ambiente próprio a cada indivíduo. O comportamento emocional também se inscreve na comunicação inter-humana: há uma vertente receptiva (identificar as emoções do outro) e outra expressiva, que são os polos habituais de todo sistema de comunicação.

A *amígdala* é considerada um elemento central do quebra-cabeça das estruturas envolvidas na gestão emocional. É preciso dizer que, anatomicamente, a amígdala, profundamente situada na parte anterior do lobo temporal, é o pivô de inúmeras conexões. Ela recebe aferências corticais somestésicas e sensoriais, está conectada, diretamente, ou pelo tálamo ao córtex orbitofrontal (ventral) mediano (cujo papel nas tomadas de decisão já vimos, consultar p. 297) e também ao hipocampo (relé essencial nos circuitos da memória), ao núcleo cinzento central e aos núcleos septais. Suas eferências hipotalâmicas, bem como em outras estruturas do tronco cerebral (ver *infra*), comprovam o seu papel no desencadear das manifes-

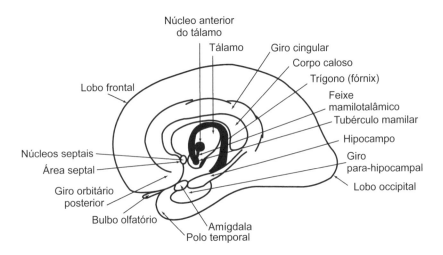

Fig. 17.1. *Esquema das principais estruturas límbicas e paralímbicas.* Ver também figuras. 1.2 e 1.3.

tações neurovegetativas e neuroendócrinas das emoções. Assim, por suas conexões, a amígdala seria o local de integração do componente emocional das informações veiculadas pelas vias sensitivas e sensoriais, das quais, em união com a memória, permite liberar o significado e modular as respostas biológicas e comportamentais. As experiências com animais e as observações de doentes com lesões amigdalianas permitiram definir melhor as funções emocionais da amígdala.

A ilustração mais espetacular das funções emocionais da amígdala está na *síndrome de Kluver-Bucy*. Na sua forma completa, descrita num macaco que havia sofrido uma dupla lobotomia temporal (que afeta as regiões temporopolar: amígdala, hipocampo anterior e córtex), essa síndrome se manifesta pelo que os seus autores chamaram de "cegueira psíquica". Trata-se inicialmente de uma perda da significação emocional das informações sensoriais e, particularmente, visuais. Os animais tentam comer substâncias não comestíveis, tentam copular com qualquer um dos seus congêneres independente do sexo e também com animais de outras espécies, perdem todo o medo diante dos seres humanos e das cobras. O termo cegueira psíquica também indica uma agnosia visual que implica um *deficit* perceptivo ligado à lesão do neocórtex temporal lateral e que se associa a distúrbios da memória incapacitando a aprendizagem e ligada à lesão hipocampo-para-hipocâmpica. O comportamento se caracteriza por uma docilidade, placidez por hipoemotividade e hiperoralidade; os objetos são levados à boca qualquer que seja a natureza deles. Essa hiperoralidade é tal que chegou a ser descrita como um "*grasping* oral"; a lesão temporal induz *mutatis mutandis*, o que a lesão frontal cria para a atividade manual. Ocorre também uma hipersexualidade, uma hipermetamorfose, o que quer dizer uma atenção dirigida a qualquer estímulo visual com necessidade irresistível, "compulsiva", de tocá-lo. Essa síndrome pode scr interpretada como estando ligada a lesões límbicas (e, portanto, amigdalianas) ou como uma desconexão entre o sistema límbico e outras áreas corticais, especialmente visuais. Foram descritos alguns casos de síndrome de Kluver-Bucy no homem; os elementos da síndrome estavam presentes ora de maneira completa, ora, e no mais das vezes, de maneira incompleta, em regra acompanhadas de distúrbios da memória e da linguagem. A lista etiológica é longa e ainda está aberta: traumatismos cranianos com lesões bitemporais, cistos aracnoidianos bilaterais, glioma multicêntrico, encefalite herpética, determinações encefálicas da shigelose, pós-hérnia transtentorial, lúpus eritematoso agudo disseminado, leucoencefalopatia pós-intervalar da intoxicação oxicarbonada, ceróide lipofuscinose, demência semântica, demências frontotemporais, demência de Alzheimer (Rossitch *et al.*, 1989; Gocinski *et al.*, 1997). A síndrome pode ser observada depois de ressecção temporal anterior bilateral e, muito excepcionalmente, depois de ressecção unilateral (Ghika Schmid *et al.*, 1995).

O papel da amígdala na reatividade emocional foi confirmado por experiências de lesões seletivas dos núcleos amigdalianos que provocaram distúrbios comportamentais (placidez, submissão, hiperoralidade) menos sérios do que as lesões provocadas por aspirações que também lesaram as fibras que unem as amígdalas ao córtex temporal, o que é o caso da síndrome de Kluver-Bucy.

300 Neuropsicologia

O papel da amígdala no condicionamento ao medo foi particularmente estudado: no animal, a amígdala é necessária para a aquisição de comportamentos condicionados a estimulações aversivas (Le Doux, 1996). Portanto, os ratos normais puderam aprender a associar um som (estímulo condicionante) a um choque elétrico no fundo da gaiola de tal modo que, uma vez condicionados, o som bastava para desencadear modificações neurovegetativas e agitação. Essa aprendizagem condicionante é impossível em ratos amigdalatomizados. Constatações análogas foram feitas com seres humanos ao se testar a resposta galvânica cutânea a um estímulo condicionado (por exemplo, um diapositivo azul) acoplado a um outro estímulo aversivo (um ruído intenso que desencadeia uma emoção atestada pelo reflexo cutâneo simpático). Esse tipo de condicionamento que se consegue com um sujeito normal não pode ser obtido em caso de lesões amigdalianas bilaterias ou unilaterais (Labar *et al.*, 1995; Adolphs e Damasio. 2000, *in* Borod). Os registros eletrofisiológicos efetuados no macaco sugerem que os neurônios amigdalianos intervêm no processo de identidade dos rostos, das expressões faciais, dos movimentos corporais e do olhar, visto que todas essas informações são sinais potenciais para o desencadear de respostas emocionais e sociais diante de outros indivíduos. (Consultar Aggleton 2000, para revisão). No ser humano, quando as lesões amigdalianas ocorrem cedo (como no caso da doente S.M., estudada pela equipe de Damasio com calcificação bilateral da amígdala – síndrome de Urbach-Weith) provocam um *deficit* de reconhecimento das expressões faciais de medo e, também, em menor grau, das expressões emocionais parecidas, como a raiva, a surpresa e o asco. O *deficit* também afeta os conhecimentos conceituais sobre as emoções e sobretudo sobre o medo (por exemplo, com palavras ou histórias) e isso quanto mais precocemente aparecerem as lesões amigdalianas. Mesmo que as lesões amigdalianas nem sempre provoquem a placidez normalmente observada no animal, foi constatado que sujeitos com lesões amigdalianas não tinham nenhuma desconfiança em relação a rostos não familiares considerados não frequentáveis e indignos de confiança pelos sujeitos de controle (Adolphs *et al.*, 1998, *in* Borod). Além do mais, a amígdala favorece a memorização declarativa de informações de conteúdo emocional: portanto, pôde ser demonstrado que os sujeitos normais aprendem melhor as informações de conteúdo emocional do que as informações neutras, e os sujeitos com lesões amigdalianas têm desempenhos similares para o material de conteúdo emocional e material neutro (Adolphs *et al.*, 1997). A amígdala favoreceria a codificação como a rememoração da memória episódica de conteúdo emocional. Podemos deduzir dessas constatações que a função da amígdala é ligar as informações sensoriais aos sistemas que permitem a aquisição de conhecimentos emocionais e as respostas a serem praticadas. Sua intervenção nas situações que geram um estado emocional intenso como o medo sugere o papel que ela desempenha na percepção do perigo e, portanto, na preservação da vida. Os estímulos provocam, sobretudo, medo e agressividade, alucinações complexas e sentimento de *déjà-vu*.

A área septal (consultar Quadro 1.I. p. 6), ao contrário da amígdala, estaria implicada no reforço positivo das emoções e estimulá-la provocaria sensações agradáveis de componente sexual, visto que as lesões dessa

Neuropsicologia das emoções **301**

região podem provocar irritabilidade, agressão e até um comportamento de raiva.

O hipotálamo desempenha um papel importante nas funções instintivas e contribui para gerar manifestações neurovegetativas e neuroendócrinas das emoções. O hipotálamo recebe aferências de inúmeras estruturas límbicas e paralímbicas, particularmente da amígdala; esta também se projeta diretamente sobre o núcleo dorsal do vago, portanto, sobre o sistema parassimpático e, também, sobre o núcleo basal de Meynert (pedra angular do sistema colinérgico no "cérebro anterior basal" ou *basal forebrain*), sobre o *locus ceruleus* (noradrenérgico), sobre a substância cinzenta periaqueductal (núcleos serotoninérgicos da rafe) e sobre os núcleos dopaminérgicos do mesencéfalo.

Mesmo que a amígdala seja a estrutura privilegiada de controle das manifestações vegetativas e viscerais das emoções (Fig. 17.2), o estímulo de outras estruturas como o córtex fronto-orbitário e a ínsula também podem provocar modificações vegetativas e essas estruturas, como a amígdala, recebem aferências do neocórtex.

Porém, as modificações "somáticas" que acompanham as emoções voltam numa "*retroação*" essencialmente pelo vago que chega ao núcleo do feixe solitário no bulbo para se projetar na amígdala e na ínsula e, partindo delas, nos lobos frontal, temporal e parietal, sem dúvida com uma prevalência no hemisfério cerebral direito que, assim, seria especialmente sensível às modificações viscerais (Luria e Simernitskaya). A esse respeito, é preciso lembrar que o caráter às vezes intenso das manifestações "periféricas" das emoções (tremores, suores, taquicardia etc.) levara certos autores, em particular William James, a postular que eram as modificações viscerais provocadas por um estímulo (a visão de um animal selvagem, por exemplo) que induziam à vivência emocional: na ausência delas, seria possível fugir sem sentir medo. William James estava certo ao mostrar a importância das modificações somáticas na vivência emocional, mas não havia pensado no papel desempenhado pelo cérebro na percepção das modificações neurovegetativas "periféricas". Certamente podemos admitir, como destacou Damasio, que existem emoções "primárias" ou "primitivas", geneticamente programadas, que pertencem ao registro das funções instintivas, essencialmente ligadas à sobrevivência da espécie, como quando existe a presença "visual" de um animal selvagem, e, na infância (e também no animal), induzem automaticamente, depois da ativação das aferências sensoriais das amigdalas, a reações neurovegetativas que, por sua vez, induzirão à conscientização da vivência emocional e, sobretudo, a comportamentos de fuga ou de defesa. Mas, aos poucos, essas emoções primárias serão objeto, pelo cérebro, de avaliações que modicarão a experiência vivida e o comportamento emocional, o que fará, por exemplo, que a visão inopinada de um animal selvagem em plena natureza ou numa arena de circo não provoque, qualitativamente nem quantitativamente, as mesmas emoções. Existem, além disso, emoções "secundárias" que poderíamos chamar de emoções "aprendidas" e não inatas. Assim, as emoções que sentimos quando sabemos da cura ou *ao contrário* da morte de uma pessoa que nos é cara provêm da

302   *Neuropsicologia*

ativação de representações mentais próprias da identidade de cada um e que convergem para o córtex frontal, em particular o córtex frontomedial, que, por intermédio da amígdala, desencadeia as modificações neurovegetativas e endócrinas das emoções. Estas últimas são, por sua vez, percebidas pelo cérebro e moduladas numa onda de retroação. Compreendemos assim que as modificações viscerais aumentam a intensidade da vivência emocional. Mas a importância desse retrocontrole é secundária: a injeção de epinefrina, que reproduz um certo número de modificações vegetativas das emoções, não cria uma vivência emocional, mas reforça essa vivência quando é associada a um estímulo comovente.

O *striatum* ventral (essencialmente representado pelo núcleo *accumbens* que une a parte anterior e ventral do núcleo caudado e do putâmen) seria a "interface entre a motivação e a ação" (Mongenson) ao converter "os processos motivacionais em *output* comportamental" (Apicella). Essa estrutura "dopaminérgica" é o local de conexão com a amígdala (que avalia a carga emocional), com o hipocampo (e suas referências mnésicas) e com os núcleos cinzentos centrais (que administram a iniciação e a fluidez dos movimentos). Ela está incluída num "circuito límbico" estriado-pálido-talâmico-cortical que pode ser concebido como o "sistema da motivação" (Habib e Bakchine) e cujas lesões em qualquer ponto do seu trajeto provocariam a síndrome de perda da autoativação psíquica de Laplane ou síndrome atimórmica de Habib e Poncet, qua reúne apragmatismo (em regra reversível com estímulo externo), apatia e vazio mental (consultar caps. 13 e 20).

O papel das áreas corticais paralímbicas e, sobretudo, do giro cingular (área 24) e do *córtex orbitofrontal* caudal foi tratado no capítulo 13 (p. 160). Lembramos aqui o papel do giro cingular na motivação e na ação, o papel do córtex orbitofrontal nas tomadas de decisão e nas condutas sociais. As funções emocionais da ínsula ainda são mal conhecidas, mas sabemos que essa estrutura mantém múltiplas conexões com a amígdala, o córtex orbitofrontal, o giro cingular, com as regiões corticais vizinhas e em particular com as implicadas na comunicação verbal (parte opercular do córtex sensório-motor e áreas auditivas do córtex temporal superior; Habib e Bakchine).

Restam os debates suscitados pelos trabalhos que tendem a circunscrever o papel de *cada hemisfério cerebral* na regulação emocional. Já conhecemos a oposição histórica entre a indiferença dos hemiplégicos esquerdos (anosodiaforia) em relação ao seu *deficit* motor (que também pode ser negado: anosognosia; Babinski, 1914) e as reações de catástrofes descritas por Goldstein (1939) nas afasias. Em 1932, nos seus trabalhos sobre a dissociação automático-voluntária, Jackson notou que os afásicos não fluentes podiam expressar suas emoções através de queixas emitidas com uma entonação (prosódia emocional) adaptada. Se acrescentarmos um certo número de trabalhos que descrevem uma maior frequência da depressão quando ocorrem lesões esquerdas, compreendemos que tenha sido levantada a hipótese de uma prevalência (e até mesmo de uma especialização) do hemisfério cerebral esquerdo nas emoções "positivas" e de uma prevalên-

Neuropsicologia das emoções **303**

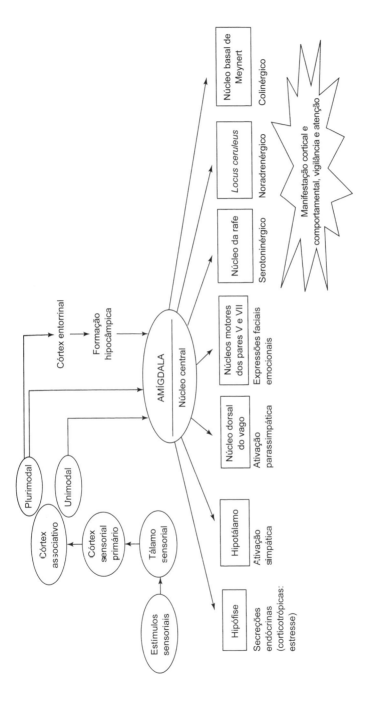

Fig. 17.2. Conexões amigdalianas que servem de base às respostas comportamentais, vegetativas e endocrinianas associadas a emoções (e, em particular, ao medo).

304   Neuropsicologia

cia do hemisfério direito nas emoções "negativas". Essa hipótese também poderia ser reforçada por outros trabalhos que confrontavam os efeitos da injeção de amital sódico na carótida, o que provocava uma reação de catástrofes à esquerda e, à direita, uma euforia. Também podemos citar a constatação numa série de pacientes com lesão cerebral, reunidos de acordo com a idade, do *deficit* cognitivo e motor de uma ascensão no MMPI da escala de depressão unicamente na população com lesões no hemisfério esquerdo (Gasparrini). As emoções "negativas", preferencialmente representadas no nível do hemisfério direito, corresponderiam às emoções mais primitivas, enquanto as emoções representadas no nível do hemisfério esquerdo corresponderiam às formas filogeneticamente mais evoluídas (Ross, 1994). Também foi possível sugerir que o papel do hemisfério direito só tem a ver com a comunicação não verbal emocional. Se não é o caso de negar a importância do hemisfério direito na expressão e na compreensão dos comportamentos emocionais (ver *infra*), é mais difícil dizer que essa função se exerça sem modificação da própria vivência emocional. De fato, a avaliação da manifestação da atenção (*arousal*) pelo reflexo cutâneo simpático ou pelas modificações do ritmo cardíaco provocadas por estímulos de conteúdo emocional mostra respostas alteradas por ocasião das lesões direitas (Gainotti), o que sugere uma modificação da vivência emocional. A hipótese menos restritiva é, sem dúvida, a de uma dominância do hemisfério cerebral direito na regulação das emoções qualquer que seja a sua valência. Ao separar as tempestades emocionais de catástrofes dos estados depressivos duráveis, Gainotti não encontrou para estes últimos uma maior frequência das lesões hemisféricas esquerdas: isso permite levantar a hipótese de que as reações de catástrofes são reações apropriadas a uma situação dramática à qual o sujeito não encontra legitimamente uma saída e se tornam assim reações emocionais adaptadas às circunstâncias graças ao hemisfério direito. Ao contrário, os comportamentos eufóricos das lesões direitas são comportamentos inadaptados pela desorganização das funções emocionais do hemisfério direito. Caberia, assim, ao hemisfério direito estar mais envolvido na comunicação emocional, nas reações vegetativas da emoção (ver *supra*) e na vivência emocional. De maneira ainda mais nuançada, pôde ser sugerido um papel complementar de cada hemisfério cerebral no controle emocional, estando o hemisfério direito ainda mais implicado nos componentes automáticos (expressivos e vegetativos) das emoções, e o hemisfério esquerdo estaria implicado nos processos hierarquicamente mais elevados, a saber, a conceitualização e o controle emocional (Gainotti, *in* Borod). Porém, sem dúvida, a realidade é mais intrincada: assim as lesões em espelho da área de Wernicke no nível do hemisfério direito podem provocar uma aprosodia (ver *supra*) mas também distúrbios comportamentais que podem produzir ou uma confusão agitada com choros e gemidos, ou um estado de indiferença e euforia.

Numa óptica clínica, a neuropsicologia das emoções visa ao seguinte:

– determinar as desordens de identificação e de expressão dos aspectos motores e prosódicos dos comportamentos emocionais em relação às lesões cerebrais;

Neuropsicologia das emoções **305**

– identificar as desordens do comportamento e da vivência emocional relacionadas às lesões cerebrais;

– conhecer melhor as regiões do cérebro implicadas na regulação das emoções.

SEMIOLOGIA DAS FUNÇÕES INSTINTIVAS (EMOÇÕES "PRIMITIVAS") ━━━━━━━━━━━

Definições

O conceito de instinto é heterogêneo. O instinto diz respeito aos animais e ao seres humanos; ele designa uma pulsão, uma tendência inata comum a todos os seres vivos (como o instinto alimentar e sexual) ou restrito a uma espécie (como o instinto migratório). O instinto induz a um comportamento (comer, beber etc.), às vezes organizado no animal num *savoir-faire* que, só nele, constitui uma segunda acepção da palavra instinto. É isso o que ocorre com a andorinha na confecção do ninho, o que mostra que o instinto se distingue do que é aprendido e é uma conduta estereotipada, mesmo que mostre uma série de ações complexas. O instinto é oposto à característica adaptada, flexível e aprendida dos comportamentos suscitados pela inteligência, ainda que, mesmo entendida no sentido de *savoir-faire*, a atividade instintiva não seja desprovida de uma capacidade adaptativa.

Os comportamentos instintivos conduzem o ser humano a agir no ambiente que o cerca, quer se trate do ambiente "natural" quer do social, e a interagir com esse ambiente. Esses comportamentos, mesmo que tenham características comuns a todos os seres humanos, não são estereotipados: eles podem variar de um grupo cultural humano para um outro grupo cultural e, também, de um indivíduo para o outro. Além disso, esses comportamentos não são irrefreáveis, o que permite de serem administrados e, portanto, adaptáveis. A maneira de comer varia de um grupo cultural para o outro; o ato de comer não pode ser satisfeito assim que o indivíduo tem a sensação de fome. Daí se deduz que os comportamentos instintivos podem ser controlados.

Finalmente, os comportamentos instintivos não podem ser considerados como a satisfação "linear" de uma necessidade biológica fundamental e é como se o ser humano tivesse a capacidade de usar a satisfação de uma necessidade biológica fundamental para a sobrevivência da espécie ou ainda de encontrar sua autonomia em relação a uma necessidade biológica fundamental para aumentar ou refinar os frêmitos emocionais ligados às funções ditas instintivas. A memória e a personalidade intervêm no tecer desses comportamentos em cada ser humano. A necessidade de alimento pode, assim, culminar na gastronomia, tal como se a aprendizagem dos sabores e dos odores levassem a "apreciar" (tirar satisfação de) este ou aquele prato culinário, este ou aquele vinho. A sexualidade oferece o exemplo mais típico da autonomização do prazer em relação à realização

306 *Neuropsicologia*

do seu objetivo "fundador" que é a perenização da espécie. Mas a autonomização é um fenômeno complexo que ilustra bem a sobreposição da cognição e da emoção. O ser humano é capaz de incluir o comportamento instintivo numa rede de significados e de símbolos que podem transfigurá-lo: podemos citar os atributos simbólicos ligados ao pão, assim como os que são ligados à bebidas (por exemplo, "um drinque"), assim como a criação artística que há milênios se inspira, entre outros temas, na sexualidade e no amor humano.

A regulação das funções instintivas é assegurada pelo sistema límbico, cujas principais estruturas estão intimamente interconectadas e que está, esse mesmo sistema, intimamente ligado ao córtex associativo heteromodal (Mesulam, 1985). Assim se explicam as ligações entre a regulação do meio interno (equilíbrio hidroeletrolítico, glicemia, secreções endócrinas), a funções ditas vegetativas ou autônomas (coração, respiração, sudação etc), a efervescência emocional e motivacional e a memória, portanto, a identidade, de cada ser humano.

Neuropsicologia da fome

Duas estruturas estão particularmente implicadas na regulação do comportamento alimentar: o hipotálamo e a amígdala.

O centro da fome está situado no hipotálamo dorsolateral e o estímulo elétrico desencadeia um comportamento de busca de alimento (sua destruição induz a uma afagia), visto que o centro da saciedade está situado no hipotálamo ventromediano que, ao ser estimulado, interrompe a alimentação e sua destruição provoca polifagia e obesidade. O papel da amígdala, também integrada ao aparelho olfativo, tem a ver com suas estreitas conexões com o hipotálamo: assim, as lesões bilaterais da amígdala estimulam a comer; o estímulo, ao contrário, tem um efeito inibidor que desaparece se o hipotálamo for previamente destruído. As ressecções temporais anteriores provocaram no macaco uma hiperoralidade e o animal levava indistintamente qualquer estímulo à boca: esse distúrbio está associado aos outros elementos da síndrome de Kluver-Bucy (ver *supra*). O controle comportamental reservado em geral ao córtex orbitofrontal também afeta o comportamento alimentar. Assim, a destruição do polo orbitofrontal do gato, como do macaco, estimularam a alimentação, e uma destruição frontal mais extensa a reduziu.

A regulação da absorção alimentar se organiza a curto e a longo prazos por intermédio de parâmetros que se manifestam no hipotálamo. A glicemia e, mais precisamente, a diferença arteriovenosa da glicemia estimulam a sensação de fome. A taxa sanguínea de aminoácidos, a temperatura central, a repleção gastrointestinal, a concorrência de fenômenos motores (mastigação, deglutição) e também a atividade sensorial gustativa e a salivação desencadeiam, conforme o caso, saciedade ou comportamento de se alimentar, enquanto a concentração de ácidos graxos livres (que explicam as reservas nutritivas lipídicas) influi, a longo prazo, na regulação do comportamento de se alimentar.

Neuropsicologia das emoções **307**

No plano neuroquímico, as influências colinérgicas originadas na amígdala estimulam o núcleo ventromediano do hipotálamo, inibindo a alimentação, e os neurônios colinérgicos amigdalianos estão sujeitos às influências inibidoras de neurônios adrenérgicos que deprimem o estímulo exercido normalmente no hipotálamo ventromediano, o que estimula a alimentação. No entanto, as influências neuroquímicas exercidas sobre o hipotálamo são muitas e se a isso acrescentarmos a multiplicidade de receptores, compreendemos que o papel dos neuromediadores às vezes parecem contraditórios. A noradrenalina pode ser orexígena por estimulação dos α-receptores do núcleo paraventricular do hipotálamo mediano e anorexígena por intermédio dos β-receptores do hipotálamo lateral; e conhecemos o papel anorexígeno das anfetaminas que se fixam nos receptores hipotalâmicos. A dopamina é considerada orexígena e essa ação estimulante pode ser integrada na estimulação motivacional e até hedônica atribuída a esse neurotransmissor. A afagia observada depois da lesão do hipotálamo lateral poderia, ao menos em parte, estar ligada à destruição das fibras dopaminérgicas que ele contém. Os ratos incapazes de sintetizar a dopamina por inativação do gene da tirosina hidroxilase tornam-se hipoativos, afágicos e adípsicos algumas semanas depois do nascimento (Zhou e Palmier, 1995), e as lesões induzidas pela 6-hidroxidopamina no nível do sistema dopaminérgico nigroestriado induzem à acinesia, à afasia e à adipsia. Mas os agonistas dopaminérgicos inibem a alimentação, visto que os neurolépticos provocam aumento de peso e até mesmo obesidade. Os peptídeos opióides endógenos estimulam o apetite (ao estimular o hipotálamo lateral). A serotonina, que excita o núcleo paraventricular favorece a saciedade. As citocinas seriam responsáveis pelas caquexias e anoroxenias cancerosas, mas é difícil explicar os efeitos centrais (anorexígenos) e periféricos (por ativação do catabolismo).

Processos lesionais múltiplos (tumorais, inflamatórios, infecciosos, vasculares etc.) do hipotálamo podem provocar obesidade (e hiperfagia) ou emagrecimento (e hipofagia, e até afagia) como a síndrome adiposo-genital de Babinski-Frölich, observada com o aparecimento de tumores na região selar, ou ainda obesidade induzida por uma localização sarcoidósica hipotalâmica. A síndrome de Prader-Willi é uma síndrome hipotalâmica ligada a uma banda do cromossoma 15 que se manifesta por uma hiperfagia com manifestações auto e heteroagressivas compulsivas (crises de fúria, automutilação). O aumento de peso é observado com certos medicamentos, como os neurolépticos ou o valproate, às vezes associados (neurolépticos em geral) a um nítido efeito orexígeno como no caso do pizotifeno. Também conhecemos formas caquetizantes de tumores hipotalâmicos, sobretudo em crianças pequenas, e formas vomitivas com caquexia de tumores da fossa posterior localizados na linha mediana (verme e IV ventrículo). Mas tais patologias são mais do campo da medicina interna e da neurologia do que da neuropsicologia. A neurologia comportamental nos dá exemplos de distúrbios de condutas alimentares integrados a outros distúrbios comportamentais. Comportamentos de voracidade (com eventuais aumento de peso) são mais comumente próprios das demências frontotemporais do que da demência de Alzheimer; a hiperoralidade que designa a tendência de levar tudo à boca, quer se trate quer não de alimentos, está presente no quadro de uma Kluver-Bucy e é observada nos dois tipos de demências. O apetite por alimentos doces e o beliscar entre as refeições é mais particularmente da doença de Alzheimer. Comportamentos de voracidade também são observados nas síndromes fronto-orbitárias qualquer que seja a etiologia e fazem parte do quadro da desinibição comportamental geral. Rituais alimentares podem ser observados nas síndromes frontais em geral e nas demências frontotemporais, em particular. Apesar dos inúmeros dados experimentais, o comportamento alimentar dos parkinsonianos ainda não foi muito estudado, mesmo que tenhamos conhecimento do emagrecimento às vezes observado na doença: a amantadina (e particularmente o sulfato aplicável por via intravenosa) melhoraria a afagia que pode acompanhar as acinesias parkinsonianas intensas.

Quanto ao conceito de palatabilidade que determina a taxa de ingestão dos alimentos em virtude do gosto, do prazer conseguido e do estado pontual do meio interno, ele foi objeto de muitos estudos experimentais, cujas aplicações clínicas são apenas empíricas e balbuciantes.

Neuropsicologia da sede

A sede e a fome são duas sensações distintas, mesmo que alguns produtos aptos a estancar a sede também tenham um valor nutritivo.

A sensação de sede é provocada pela elevação da osmolaridade plasmática (gerando uma desidratação intracelular) que estimula os osmorreceptores hipotalâmicos, o que induz a uma secreção do hormônio antidiurético e à resposta comportamental de tomar a bebida. É importante constatar que o sujeito para de beber antes da correção da osmolaridade, que é de alguma forma antecipada tanto no plano comportamental quanto no plano endócrino, pois a secreção de ADH também é suspensa assim que se absorve o líquido. Essa retroação nasce da estimulação de aferências bucofaríngeas e gástricas. Outros fatores, e em particular a hipovolemia, também desencadeiam a sede.

O papel central do hipotálamo foi demonstrado em várias experiências, com animais, de destruição, estímulo ou ainda de microinjeções (modificando *in situ* a osmolaridade) que desencadeavam, conforme o caso, a polidipsia ou adipsia acompanhadas ou não de modificações paralelas de absorção alimentar. Várias estruturas do sistema límbico e, em especial, a amígdala também intervêm no comportamento adípsico.

Síndromes poliúrico-polidipsivas podem ser observadas na diabete insípida, na diabete do açúcar, na insuficiência renal crônica, na hipocaliemia e devem ser distinguidas das potomanias. As adipsias com hipernatremias neurogênicas, que são muito particulares por sua tolerância clínica, podem ser observadas nos sofrimentos hipotalâmicos provocados por processos tumorais (gliomas hipotalâmicos, adenoma hipofisário, pinealoma ectópico, cisto aracnoidiano do terceiro ventrículo), infecciosos, hemorrágicos, isquêmicos (por exemplo, após clampagem de um aneurisma da comuni-

Neuropsicologia das emoções **309**

cante anterior), nas doenças de Hand-Schuller-Christian e no decorrer de traumatismos cranianos. No entanto, a adipsia não é um fato constante em hipernatremias neurogênicas. O comportamento é qualificado de hipodipsivo quando a sede não é proporcional à intensidade da hipernatremia e, portanto, não é possível considerar que a hipernatremia seja uma simples consequência da baixa de aportes hídricos (Gil *et al.*, 1973). A adipsia com hipernatremia também pode ser acompanhada de uma diabete insípida. Na criança existem disfunções hipotalâmicas idiopáticas com adipsia, obesidade, alteração da capacidade de termorregulação, perturbações das funções hipofisárias e até midríase arreflexiva. Também foram observados casos raros de hipernatremia adipsiva familiar.

Neuropsicologia do instinto de defesa e de agressividade

É possível pensar que a percepção de um perigo, conforme o caso, desencadeie a fuga ou o ataque, assim como a predação é condição de sobrevivência de certas espécies animais. E dizer que o homem pré-histórico era predador significa que ele vivia graças à caça e à pesca (Larousse, 1985). Assim, compreendemos a ligação que une a agressividade (etimologicamente "ataque") ao instinto de defesa em particular e ao instinto de sobrevivência (de si mesmo, logo, da espécie). Mas a agressividade seria apenas um comportamento "defensivo"? A simples observação dos comportamentos humanos mostrou que também existe uma agressividade "ofensiva" que não parece resultar de uma necessidade de sobrevivência e que levou a considerar a agressividade como uma "pulsão espontânea... uma energia endógena que deve ser descarregada" (Lorenz, citado por Karli, 1996), portanto, a reputá-la como um instinto "autônomo", às vezes a serviço do instinto de sobrevivência. Para Freud, dois instintos do ego coabitam: o instinto sexual ou de vida do ego libidinal e o instinto de morte do ego. A esses dois instintos respondem dois grupos de instintos "objetais": um instinto sexual objetal (instinto de vida) e um instinto de morte objetal que se expressa pela agressão. Freud diz que "a agressão deriva da projeção para fora de si mesmo dos instintos originais de morte que habitam o indivíduo, sob a pressão dos instintos de conservação" (Marie Bonaparte, 1951). Essas pulsões devem ser socialmente administradas. Assim, a consciência moral nasceria, segundo Freud, da renúncia à satisfação dos instintos. Além disso, o recalque ou a sublimação podem ser o destino das pulsões, o que quer dizer que "o instinto é usado num outro campo em que as realizações de valor social são possíveis" (Marie Bonaparte, 1951). A sede de conhecimento poderia, assim, ser uma sublimação do instinto de agressão.

Neurobiologia da agressão

A agressão ou a fuga são provocadas pela emoção desencadeada por uma situação que o indivíduo sente como uma ameaça à sua integridade. Portanto, podemos compreender o vínculo existente entre a dor e as reações agressivas. No entanto, as experiências com animais mostraram que a efervescência emocional que precede e acompanha a agressão pode ter uma intensidade muito

310 *Neuropsicologia*

variável; a estimulação do hipotálamo lateral desencadeia no gato um ataque "frio" ao rato colocado diante dele, e as estimulações medianas provocam um comportamento agressivo acompanhado de uma tempestade emocional intensa. O comportamento agressivo não é estereotipado numa dada espécie e por um dado estímulo: ele depende de múltiplos fatores e, sobretudo, de experiências anteriores, às vezes dotadas de um reforço motivacional de natureza apetitiva e de uma redução da expressão emocional (ver especialmente as experiências com ratos muricidas: Karli). O ambiente, a posição de dominante ou de subordinado e o estado endócrino também intervêm no desencadear do comportamento de agressão. Certas experiências militam por um substrato diferente nas agressões ofensivas e nas agressões defensivas (as primeiras, mas não as segundas, são reduzidas com lesões hipotalâmicas laterais do rato).

O "sistema neuronal de aversão" (Karli) compreende a substância cinzenta periaqueductal e o hipotálamo mediano, que ao receberem estimulações elétricas ou neuroquímicas induzem a comportamentos de fuga ou de defesa e mesmo a comportamentos que visam interromper as estimulações elétricas feitas nessas regiões. Os comportamentos de "pseudorraiva" (*sham rage*) de caráter defensivo com intensas manifestações vegetativas (pupilares, cardíacas, respiratórias, piloereção) e motoras (costas arqueadas, beiços arregaçados) designam manifestações estereotipadas obtidas no animal descorticado por estimulação do hipotálamo mediano. Foi demonstrado que a amígdala facilita a pseudorraiva desencadeada pelo estímulo hipotalâmico e que essa facilitação é transmitida por um circuito no qual os aminoácidos excitadores agem nos receptores NMDA da substância cinzenta periaqueductal: o bloqueio desses receptores pela AP7 inibe essas influências facilitadoras. As lesões do septo e dos núcleos da rafe também facilitam os comportamentos agressivos.

Vimos que a amígdala desempenha um papel central na regulação emocional. As lesões amigdalianas bilaterais provocam no macaco uma placidez emocional característica da síndrome Kluver-Bucy (ver *supra*); a atividade amigdaliana registrada por radiotelemetria nos macacos que se deslocam livremente é exacerbada por ocasião dos encontros sexuais e das agressões; a destruição do septo produz nos ratos uma hiperatividade que exacerba a probabilidade de agressão. Essa facilitação da agressão é nítida quando o rato é posto pela primeira vez na sua gaiola diante de um camundongo, mas não ocorre mais quando o rato é previamente acostumado com a presença de um camundongo. É impressionante constatar que esse efeito preventivo da familiarização desaparece quando essa familiarização é feita com um rato portador de lesões bilaterais da porção corticomediana das amígdalas. A "gelificação" comportamental do rato vencido em relação ao rato vencedor é interrompida depois da lesão das amígdalas. Essas poucas interpretações experimentais confirmam o papel desempenhado pela amígdala na interpretação afetiva das informações sensoriais, graças, sobretudo, às ligações que ela permite tecer entre a emoção "atual" e suas dimensões cognitivas, inseparáveis da história de cada indivíduo. Por fim, e de maneira esquematizada, a amígdala é submetida ao papel regulador e mais precisamente inibidor do córtex pré-frontal.

Neuropsicologia das emoções **311**

No plano neuroquímico, o GABA e a serotonina são inibidores da agressividade assim como as endorfinas. A facilitação agressiva provocada pelas lesões da rafe são acompanhadas da destruição de neurônios serotoninérgicos que se projetam no sistema límbico e no sistema nigroestriado. As drogas antipsicóticas inibidoras dos receptores 5-HT2 da serotonina têm propriedades agressivolíticas. Quando feitas no nível da substância cinzenta periaqueductal do animal, as microinjeções de bicuculina, que bloqueia as transmissões gabaérgicas, provocam um comportamento agressivo de defesa. As catecolaminas se comportam como estimulantes da agressividade: trata-se da noradrenalina e sobretudo da dopamina, neuromediador da via nigroestriada (cujo papel na motricidade já conhecemos) e também das vias mesolímbicas (que agem na regulação do humor) e mesocortical (que age na capacidade de atenção e de planejamento). Os neurolépticos que bloqueiam os receptores dopaminérgicos são substâncias agressivolíticas.

Em inúmeras patologias psiquiátricas e neurológicas são observadas manifestações agressivas.

Agressividade e psiquiatria

A frequência da agressividade observada na patologia psiquiátrica (entendida no senso comum da patologia que não é uma resposta a sofrimentos lesionais do cerébro) explica o desenvolvimento da escala destinada a melhor qualificar e melhor quantificar os comportamentos agressivos. Podemos citar a escala de agressividade e de disfunção social e a escala de agressividade manifesta de Yudofsky (*Over Agression Scale*). A primeira, que deve ser preenchida ao fim de uma entrevista não estruturada, distingue a agressividade voltada contra si mesmo (humor depressivo, impulsos suicidas, aversão a si mesmo etc) e a agressividade voltada para fora (em particular a irritabilidade, os atos provocadores que perturbam as condutas sociais, a agressividade verbal, as violências físicas em relação a objetos e pessoas). A segunda, que pode ser preenchida pela equipe de enfermagem, tem como objetivo melhorar a qualidade da observação dos doentes agressivos hospitalizados e que só tem cinco itens: agressividade verbal, agressão física dirigida aos objetos, dirigida a si mesmo, ao outro e um item intitulado intervenção que reúne a terapêutica aplicada e as consequências físicas da agressividade (Guelfi, 1996). Condutas agressivas podem ser observadas nas síndromes psicóticas, nos estados de retardo mental, nos estados de adicção, quer se trate de um efeito secundário de uma substância psicoativa, de uma síndrome de abstinência, quer de atos gerados pelo desejo de conseguir a droga. A absorção exagerada de álcool, a abstinência ou os distúrbios de caráter que acompanham o alcoolismo também podem explicar as manifestações agressivas; e essa lista está longe de ser exaustiva. O DSM isola os "distúrbios de adaptação" (reacionais a fatores de estresse) acompanhados de "perturbações de condutas" que incluem uma violação das normas sociais (atos de delinquência, rixas, vandalismo, direção imprudente etc.). O DSM, como a classificação internacional de distúrbios mentais e do comportamento (CIM-10), também isola uma "personalidade antissocial" (igualmente denominada amoral ou psicopatia) caracterizada, sobretudo, pela instabilidade nas relações e na profissão, pela intolerância à frustração com "redução do limiar de descarga da agressividade", o que explica as brigas, os atos delituosos, as violências dirigidas aos cônjuges ou às crianças. Esse diagnóstico é reservado aos adultos (depois dos 18 anos) e caso um distúrbio de conduta apareça antes dos 15 anos. O DSM isola, no quadro dos "distúrbios do controle dos impulsos", um "distúrbio explosivo intermitente" (*dyscontrol syndrome*) que, normalmente, se inicia entre 20 e 40 anos, caracterizado por episódios isolados e repetitivos de perda de controle dos impulsos agressivos que terminam "em vias de fato graves ou em destruição de bens", visto que entre os episódios não existe nenhuma manifestação de impulsividade nem agressividade. Esse distúrbio deve ser diferenciado da personalidade emocional lábil tipo impulsiva com acesso de violência, de fúria e de intolerância a menor crítica (CIM-10). Na criança, podem ser observados distúrbios de conduta (às vezes associados à hiperatividade com *deficit* de atenção) caracterizados (DSM e CIM-10) por manifestações agressivas sérias (roubos, incêndios, crueldades com animais etc.) que habitualmente se iniciam no período peripuberal, visto que um início precoce aumenta o risco de evolução para uma personalidade antissocial; instabilidade das figuras parentais, ausência do pai ou alcoolismo do pai podem ser outros fatores favoráveis. Esse distúrbio deve ser diferenciado do distúrbio de oposição com provocação: o comportamento, que não tem a gravidade do distúrbio de conduta, caracteriza-se por uma contestação regular das palavras e dos atos dos adultos, com uma impulsividade que libera raivas, palavras obscenas, oposição aos pedidos formulados pelos adultos (DSM- e CIM-10).

Certas condutas agressivas (roubo, homicídio etc.) podem não ser atribuídas a uma personalidade antissocial nem a nenhum distúrbio mental: o DSM as qualifica como "comportamento antissocial do adulto". Sobre esse assunto podemos assinalar que estudos em romgrafia por emissão de pósitrons mostraram um hipometabolismo temporal em sujeitos com comportamentos particularmente violentos (Seidenwurm *et al.*, 1997).

Agressividade e neurologia

☐ Generalidades

A multiplicidade de alvos lesionais sugeridos pelas experiências com animais, a arquitetura das condutas agressivas centrada pelo sistema límbico e regulada pelo neocórtex, particularmente frontal, explicam a frequência das manifestações agressivas observadas nas lesões orgânicas do cérebro.

Esses estados de agitação não facilitam o exame clínico, o diagnóstico etiológico que, no entanto, não deve ser ocultado em benefício de um procedimento sintomático que vise, pela administração de neurolépticos, abolir a agitação, esquecendo de pesquisar os argumentos anamnésicos e clínicos em favor de uma hipoglicemia, de uma hemorragia meníngea e de uma meningoencefalite. O *delirium tremens* é uma causa clássica de confusão agitada que pode ocultar uma patologia associada (ver *infra*).

Neuropsicologia das emoções **313**

A agressividade observada nas outras lesões do cérebro tem várias apresentações clínicas e, nos estudos, só excepcionalmente é considerada de maneira autônoma. Na verdade, é preciso distinguir:

– as descargas agressivas que entram no quadro de uma labilidade emocional: é quando se pode observar, por uma "contrariedade" mínima, uma reação de catástrofe com choros e gritos ou uma reação de fúria com injúrias ou agressividade gestual;
– as manifestações agressivas que acompanham as condutas de oposição às solicitações das pessoas em volta;
– os estados de agitação mesclados de manifestações agressivas: elas podem exprimir uma estado psicótico com delírio ou alucinações "legitimando" a agitação acompanhada ou não de ansiedade; podem também atestar uma hiperatividade psicomotora com deambulação, errância, até mesmo fugas, assim como uma acatisia séria, fonte de ansiedade e de irritabilidade acrescidas de uma não resposta à imobilidade solicitada pelas pessoas em volta. É preciso, também, reservar um lugar à parte para as agitações que são acompanhadas de confusão mental e que podem derivar de um obscurecimento da consciência e expressar a reação do paciente a um ambiente que ele vê como ameaçador, ou resultar da temática do delírio onírico;
– as condutas de desinibição (do tipo frontal) nas quais palavras grosseiras sobre temas eróticos ou gestos inapropriados podem ser interpretados como manifestações de agressão;
– o qualificativo de acessos de raiva às vezes é dado a manifestações agressivas, desencadeadas por estímulos não específicos, de grande violência, sem nenhum objetivo preciso e que não podem ser controladas pela vontade. Esses acessos de raiva resultam de lesões (por exemplo, tumorais) temporais (amigdalianas), pré-frontais orbitárias, hipotalâmicas, da região septal, do tálamo anterior e também podem ser observadas depois de estimulação cerebral profunda pela doença de Parkinson, regredindo com a interrupção do estímulo. Pela violência, pelo caráter estereotipado e por comportamentos motores (gritos, mordidas etc.) elas podem lembrar a pseudorraiva experimental (ver *supra*). A qualificação de acesso de raiva às vezes é dada às manifestações do *distúrbio explosivo intermitente*, quando elas são particularmente violentas, mas se integram nos critérios do DSM: foi o que ocorreu em dois casos de craniofaringioma relatados por Tokonogy e Geller (1992), quando esses distúrbios foram imputados a uma invasão hipotalâmica.

Melhoras comportamentais foram observadas depois de tratamento com betabloqueadores (ver *infra*)

A agressividade também pode se expressar como um distúrbio de personalidade semelhante à "personalidade antissocial" do DSM (ver *supra* "Agressividade e psiquiatria"), em particular em lesões fronto-orbitárias (Meyers).

A multiplicidade das situações clínicas que podem incluir a agressividade é ilustrada pelos itens do inventário neuropsiquiátrico de Cummings *et al.* (1994), nos quais dos dez itens propostos, a agressividade é explicitamente pesquisada em dois deles (agitação/agressão e irritabilidade), mas também

314 Neuropsicologia

pode ser uma consequência das manifestações pesquisadas em quatro outros itens (delírio, alucinações, desinibição, comportamento motor aberrante).

☐ Algumas etiologias

A confusão é uma grande fornecedora de agitações agressivas cujo mecanismo não é unívoco (ver *supra*). O problema é que o confuso agitado dificilmente se deixa examinar e o procedimento diagnóstico é abandonado em benefício do tratamento sintomático da agitação. No entanto, é preciso procurar antecedentes similares, saber de alcoolismo, febre, diabetes, traumatismo craniano, epilepsia, múltiplas intervenções cirúrgicas que guiarão o diagnóstico etiológico. É preciso, também, desconfiar de um diagnóstico rápido demais de *delirium tremens* que pode desprezar uma outra patologia como uma hemorragia meníngea.

A síndrome psico-orgânica é uma denominação que qualifica manifestações "psíquicas" de sofrimentos cerebrais lesionais ou metabólicos e que, na sua acepção inicial, designava não apenas distúrbios da personalidade mas também manifestações cognitivas centradas numa lentidão de ideação, em distúrbios de atenção, de julgamento, de raciocínio e da memória. O DSM, como o CIM-10, individualiza as manifestações afetivas das lesões cerebrais orgânicas com o nome de psicossíndrome orgânica no primeiro e de distúrbio orgânico da personalidade no segundo. Entre as características dessa síndrome, a ênfase é posta nas desordens emocionais com labilidade, pois o sujeito passa rapidamente da euforia para a jovialidade, da apatia para a fúria agressiva, mas também deve-se enfatizar os comportamentos antissociais (roubos ou avanços sexuais, especifica o CIM-10). O DSM considera o "tipo explosivo" como uma apresentação particular da psicossíndrome orgânica quando sua característica dominante são acessos de "agressividade ou de raiva". A lista etiológica é inesgotável. Ela inclui lesões focais frontais (revelação ou sinais de sequelas de tumor) responsáveis por desinibição com impulsividade, lesões temporais e, sobretudo, lesões da parte anterior e inferior do lobo temporal com destruição da amígdala ou das estruturas que a cercam e cuja semiologia pode imitar um *distúrbio explosivo intermitente*, lesões difusas ou multifocais como ocorrem na esclerose em placas, o lúpus, as sequelas de traumatismo cranianos ou acidentes vasculares cerebrais, as encefalopatias metabólicas em geral e as encefalopatias anóxicas em particular. A agressividade observada na doença de Huntington também pode se integrar num *distúrbio explosivo intermitente* (consultar capítulo 16).

A agressividade é frequente nas *síndromes demenciais*. Na demência de Alzheimer, a série de Reisberg *et al.* (1987) mencionou 48% de sujeitos agitados, 30% de sujeitos violentos e 24% de sujeitos que apresentavam ações de agressividade verbal; e Mendez *et al.*, (1990) relataram uma proporção de 24,9% de sujeitos que apresentavam atos agressivos. A agressividade pode ser consequência de ideias delirantes e de alucinações e seriam acompanhadas de uma evolução mais intensa da doença e de um *deficit* de compreensão da linguagem. Gestos agressivos podem rechear os

Neuropsicologia das emoções **315**

estados de agitação (às vezes com predominância vesperal) que resultam de desordens psicóticas e, também, de uma hiperatividade motora com deambulação e até errância. A agitação é constantemente um motivo de internação por esgotamento do cônjuge ou do cuidador. A acatisia pode ser consequência de um tratamento neuroléptico. Os comportamentos de deambulação provocam grandes problemas tanto em casa quanto nos locais de internação. Perturbações do sono são acompanhadas de deambulação noturna quando a agressividade pode se integrar nos comportamentos confusionais.

As agressões sexuais são raras. A agressividade gestual ou verbal na doença de Alzheimer também pode se integrar numa labilidade emocional com acessos de raiva ou de violências gestuais. É difícil fazer correlações precisas entre a agressividade, *a fortiori* suas diversas formas clínicas, e os locais lesionais da doença de Alzheimer. No entanto sabemos que é afetado o sistema límbico, em particular a amígdala, e que o neocórtex e o córtex frontal não são poupados nos estágios avançados da doença. No plano neuroquímico, sabemos que os *deficits* não concernem apenas os sistemas colinérgicos e que as taxas de serotonina, de GABA e de norepinefrina também diminuem. Mas a ligação com as condutas agressivas ainda precisam ser especificadas. Um aumento dos receptores adrenérgicos e, em particular, dos receptores $\alpha 2$ foi evidenciado no córtex cerebelar de um grupo de pacientes atingidos pela doença de Alzheimer e agressivos, comparado com um grupo que tinha o mesmo grau de *deficit* cognitivo e não era agressivo (Russo-Neustadt e Cotman, 1997). As condutas agressivas tendem a ser mais frequentes quando a deterioração cognitiva progride, no entanto não se trata de uma lei geral; certamente as desordens psicóticas podem provocar uma internação mais precoce independentemente do grau de deterioração cognitiva; elas seriam procedentes de localizações lesionais eletivas, especialmente na área temporoprosubicular mediana e no córtex frontal médio, e acompanhadas de taxas mais elevadas de norepinefrina na substância negra e de taxas mais baixas de serotonina no prosubiculum.

Nas *demências frontotemporais*, a desinibição pode provocar impulsividade e atos de violência; as propostas são mais constantemente grosseiras do que agressivas e as condutas sexuais não apropriadas, em geral, não são acompanhadas de agressão. Quando existem atividades rituais, elas podem ser acompanhadas de agressividade quando contrariadas pelas pessoas em volta (Pasquier e Leber, 1995). A agressividade pode, às vezes, se integrar às desordens psicóticas.

As demências vasculares podem vir acompanhadas de apatia ou de irritabilidade e as desordens psicóticas também podem justificar manifestações agressivas. A agressividade verbal ou gestual pode ser uma das manifestações de *acidentes vasculares cerebrais*: as condutas de irritabilidade e de violência seriam favorecidas pela sua proximidade do polo frontal e pela intensidade do *deficit* cognitivo (Paradiso *et al.*, 1996).

A doença de tiques de Gilles de la Tourette pode ser acompanhada de labilidade emocional, de crises de raiva e de agressividade.

316 *Neuropsicologia*

A doença de Huntington muitas vezes envolve manifestações agressivas (ver *supra*) que poderiam ser mais frequentes do que na doença de Alzheimer (Burn *et al.*, 1990), e a apatia e a irritabilidade aparecem de maneira semelhante nos dois grupos das doenças estudadas.

Na doença de Parkinson a agressividade pode acompanhar a temática delirante ou alucinatória da psicose parkinsoniana, cuja eclosão pode ser favorecida pela terapêutica da doença. Os modelos animais (Parkinson com MPTP) sugerem que a coativação dos receptores D1 e D2 é necessária para induzir a hiperatividade e a agressividade e, por essa razão, uma estimulação desequilibrada desses receptotres, por exemplo ação agonista parcial D2 e total D1, poderia melhorar os efeitos secundários comportamentais dos agonistas dopaminérgicos. Muito particular é o quadro das "desordens comportamentais do sono rápido" caracterizadas por acessos de agressividade gestual noturna em relação ao cônjuge considerado um inimigo num sonho agitado cuja poligrafia poderá demonstrar que é contemporâneo do sono paradoxal.

Os traumatismos craniocerebrais podem se complicar desde o tratamento inicial e de maneira prolongada por estados de agitação e manifestação agressivas que, com a desinibição e o isolamento social, constituem as modificações pós-traumáticas da personalidade mais comumente observadas. Pode tratar-se de agressões físicas, de crises de raiva, de agressões verbais, de impulsividade, de uma hiperatividade motora, às vezes mescladas a um contexto confusional (Fugate *et al.*, 1997). Um distúrbio explosivo intermitente foi observado em contusões temporais anteriores; estudos feitos com ex-combatentes da guerra do Vietnã portadores de traumatismos cranianos mostraram que a violência e a agressividade não estavam ligadas à extensão das lesões cerebrais, e sim à localização no nível da porção ventromediana do lobo frontal. Estudos feitos em tomografia por emissão de fóton único mostraram um vínculo entre as condutas de desinibição e as anomalias do débito frontal por um lado, a agressividade e as anomalias do débito do hemisfério direto por outro.

As ligações entre *epilepsia, agressividade e violência* foram objeto de muitos debates.

Os trabalhos de F. Minkowska destacaram, em 1923, a noção de uma caracterologia epiléptica ou "gliscroidia" que comportava dois polos, um polo adesivo (bradipsiquia, viscosidade) e um polo explosivo com descargas agressivas súbitas e violentas. Esses trabalhos foram criticados posteriormente (Marchand e Ajuriaguerra, 1948), pois era muito difícil saber o que, nos distúrbios de personalidade observados nas epilepsias, poderia remeter a eventuais lesões cerebrais, a uma psicopatologia anterior, à repercussão psicológica de uma epilepsia e suas consequências sociais, aos tratamentos adotados, sobretudo quando as crises haviam começado na infância e eram mal controladas. No entanto, as modificações da personalidade nas epilepsias temporais foram atribuídas a um estado de estimulação, de uma excitação das estruturas límbicas pelas descargas do foco epiléptico. Uma hiperconexão é criada entre o neocórtex temporal e as estruturas límbicas, explicando, assim, a exacerbação emocional exibida em traços, como a tendência obsessiva, a hiper-religiosidade ou as preocupações filosóficas, a hipergrafia, a tendência

Neuropsicologia das emoções **317**

depressiva, a hipossexualidade, a irritabilidade e a impulsividade, estas duas últimas mais ligadas à excitação do hemisfério direito: ocorreria uma espécie de "negativo da síndrome Kluver-Bucy" (Favel). Mesmo que essas constatações tenham relançado os debates sobre a periculosidade "epiléptica", os estudos epidemiológicos não trouxeram nenhuma firme convicção de que os episódios de violência fossem mais frequentes nos pacientes atingidos pela epilepsia temporal do que na população normal ou nos grupos de sujeitos que tivessem problemas de inserção social. Alguns estudos não conseguiram provar um vínculo entre os diferentes parâmetros da história da epilepsia (especialmente o tipo clínico de crises) e os atos de violência. O inventário de hostilidade de Buss-Durkee mostrou que as epilepsias temporais esquerdas eram mais frequentemente acompanhadas de sentimentos hostis, as epilepsias temporais bilaterais pareciam as mais agressivas, e não havia diferença significativa entre as epilepsias de ausência e os sujeitos de controle (Devinsky *et al.*, 1994). Como vemos, a diversidade das populações estudadas, a diversidade dos métodos aptos a "medir" os comportamentos agressivos fazem com que seja bem difícil concluir sobre a realidade de uma agressividade interictal especificamente ligada à epilepsia temporal.

Também parece necessário analisar em que condições as manifestações de agressividade e de violência poderiam ser justificadas pela epilepsia:

– a agressividade "crítica" pode ter relação com crises parciais complexas (com descargas que afetam as estruturas límbicas, em especial o hipocampo e a amígdala) e, mesmo assim, não remete a uma explicação unívoca: reação do sujeito a um ambiente que ele considere ameaçador, reação às tentativas de contenção, reação do sujeito a um sentimento de medo ou de raiva, automatismos psicomotores que criam descargas verbais ou posturas corporais agressivas. Essas "violências" críticas são, em todo o caso, repentinas, não planificadas, não organizadas e a frequência delas é fraca: 33 comportamentos violentos puderam ser repertoriados em 19 pacientes numa série de 5 400 sujeitos (ou seja, 0,4%, Delgado *et al.*, 1981);
– a agressividade pode ser uma das manifestações de psicoses pós-ictais e interictais (consultar p. 340);
– as agressividades medicamentosas, como as que foram observadas em crianças tratadas com clobazam para epilepsia refratária. As manifestações agressivas são acompanhadas de insônia, de uma atividade motora incessante e cedem em algumas semanas com a interrupção do medicamento; essas complicações devem ser especialmente temidas em crianças com distúrbios no desenvolvimento (autismo, retardo mental etc.).

A síndrome de Lesch-Nyhan é uma afecção ligada ao cromossoma X, caracterizada pelo aparecimento na primeira infância de distúrbios que associam um comportamento compulsivo de autoagressividade (em particular com automutilação dos lábios) com heteroagressividade, movimentos coreoatetósicos, distonia, espasticidade e hiperucemia. Essa doença vem acompanhada de um *deficit* em hipoxantina-guanina fosforribosil-transferase e de um *deficit* dopaminérgico pré-sináptico que afeta todos os circuitos que dependem da dopamina (Ernst *et al.*, 1996). A questão é saber se o *deficit* dopaminérgico pode explicar os comportamentos auto e heteroagressivo,

318 Neuropsicologia

o que parece paradoxal, mas poderia ser devido ao aparecimento do *deficit* dopaminérgico no período embrionário e à repercussão desse *deficit* em outros sistemas neuromediadores (por exemplo, um aumento da taxa de metencefalina e uma depleção da taxa de substância P do estriado mostrado nos modelos experimentais com animais de destruição dopaminérgica – Sivam, 1989; Pickel *et al.*, 1994). Comportamentos de automutilação com crises de raiva também podem ser observados nas síndromes de Prader-Willi.

Agressividade e sono

Os atos de violência perpetrados durante o sono podem preocupar as pessoas em volta e, em caso de assassinato, gerar difíceis problemas médico--legais.

Certas violências podem aparecer num período confusional que acompanhe o despertar (Bonkalo, 1974) e poderiam ser favorecidas pelo alcoolismo ou por uma síndrome de apneia do sono: elas se incorporam ao problema mais geral de embriaguez confusional. Também pode se tratar de violências "epilépticas" críticas que ocorrem durante o sono (ver *supra*).

O sonambulismo ou, mais raramente, os terrores noturnos do adulto (que são parassonias do sono lento) podem ser acompanhados de manifestações agressivas.

As desordens comportamentais do sono rápido são atos de violência dirigidos contra os parceiros quando ocorrem sonhos assustadores e a "ação" é possibilitada pela ausência da atonia muscular normalmente observada no sono paradoxal. Esse distúrbio afeta um em cada dois sujeitos (Tan *et al.*, 1996) que apresentam uma patologia associada: doença de Parkinson, demência, atrofia multiassistematizada, doença do corpo de Lewy difuso, acidente vascular cerebral e narcolepsia.

Perspectivas terapêuticas

O tratamento das crises agressivas agudas praticamente não difere dos adotados nos estados de agitação, e as duas grandes classes terapêuticas usadas são as benzodiazepinas e os neurolépticos. Isso não exclui a tentativa de instauração de um diálogo com o indivíduo agitado nem, sobretudo, a busca de uma causa que implique um tratamento específico.

Vários medicamentos foram propostos no tratamento das agressividades crônicas ou recidivantes. Assim é com o lítio (especialmente nas agressividades pós-traumáticas e nos retardos mentais), com os β-bloqueadores (especialmente nas lesões orgânicas cerebrais e nos retardos mentais), com o ácido valpróico e a carbamazepina (especialmente nas agressividades das epilepsias e também nas agressividades pós-traumáticas. A carbamazepina é usada na agressividade dos pacientes idosos). Sem dúvida, a indicação das benzodiazepinas e dos neurolépticos é mantida. Cuidar da doença causal

Neuropsicologia das emoções **319**

deve melhorar a agitação (psicose, síndrome de hiperatividade com *deficit* de atenção). As agressões sexuais podem resultar da depomedroxiprogesterona (Shear, 1988). Esses avanços medicamentosos não anulam o papel do diálogo e da psicoterapia.

Lembramos que tanto o sonambulismo quanto as desordens comportamentais do sono podem melhorar com o clonazepan.

Falta acrescentar que apesar dos problemas éticos ocasionados pelas lesões cerebrais provocadas, algumas publicações mencionam os resultados da psicocirurgia: amigdalatomias bilaterais, hipotalamotomias póstero-medianas (Ramamurthi, 1988).

AS MÍMICAS EMOCIONAIS

A *identificação das mímicas emocionais* apresentadas em fotografias ou em desenhos é independente (porque estão dissociadas) do reconhecimento das fisionomias. No indivíduo normal, em geral, é admitida a superioridade do hemicampo visual esquerdo na identificação das mímicas emocionais. Entre os sujeitos com lesão cerebral, na maioria dos casos há fracos desempenhos daqueles atingidos por lesões do hemisfério direito para reconhecer, selecionar numa prova de múltipla escolha e emparelhar expressões emocionais (triste, alegre, surpreso, preocupado, encolerizado, indiferente), mesmo em rostos diferentes e, nesses mesmos sujeitos, os desempenhos são ainda mais medíocres nas provas de emparelhar rostos neutros, que exploram o reconhecimento das fisionomias. Entretanto, nos dois tipos de provas (reconhecimento da emoção e reconhecimento da identidade), os desempenhos não estão ligados (Benton *et al.*, 1968), o que tende a mostrar que o *deficit* dos sujeitos com lesões direitas na discriminação das mímicas emocionais é independente do *deficit* visuoperceptivo, mesmo que esses dois *deficits* possam coexistir. Atualmente, ainda não é possível afirmar, mesmo com os estudos de sujeitos normais, que existe uma superioridade do hemisfério direito na identificação das emoções negativas, se bem que um *deficit* eletivo no reconhecimento dessa categoria de emoções tenha sido observado em sujeitos com lesão no hemisfério direito. A identificação emocional ainda continua a pertencer mais ao domínio da pesquisa do que da prática clínica. No entanto, perturbações eletivas de reconhecimento das emoções que mantinham a capacidade de reconhecimento de identidades foram observadas em sujeitos com lesões no hemisfério direito, especialmente da região temporoparietal, cuja importância na forma de lidar com as mímicas emocionais é confirmada na imagem dinâmica. Os trabalhos de Adolphs e Damasio (*in* Borod) mostraram que os sujeitos com deficiência de reconhecimento das mímicas emocionais tinham lesões que envolviam o córtex primário somatossensitivo, talvez SII, a ínsula, a parte anterior do giro supramarginal e, também, a substância branca subjacente que assegura a conexão entre o córtex somatossensitivo e o córtex visual. Esses resultados foram um argumento importante para considerar o hemisfério direito como "dominante" na representação do corpo (como comprova a anosognosia dos hemiplégicos esquerdos), como o hemisfério especializado em lidar com as informações corporais de ordem emocional. Porém, um *deficit* do reconheci-

320 Neuropsicologia

mento das expressões faciais e da prosódia emocional pode ser encontrado nas lesões frontais, especialmente ventrais (Hornak). Vimos anteriormente que as lesões amigdalianas também podiam provocar um *deficit* do reconhecimento das expressões emocionais de medo ou de expressões parecidas (raiva, surpresa). A doença de Parkinson pode ser acompanhada de um *deficit* no reconhecimento das expressões faciais emocionais (Borod) e poderíamos pensar numa ligação com a lesão dos circuitos frontoestriatais ou com a existência de lesões da amígdala (corpo de Lewy, consultar capítulo 16, "As demências das doenças do sistema extrapiramidal", p. 248). A primeira hipótese pode ser privilegiada quando esse distúrbios aparecem depois de intervenção para estimulação do núcleo subtalâmico (Dujardin).

Os *deficits* no reconhecimento das emoções expressas nos rostos contribuem para alterar a capacidade de interagir de maneira adaptada com o outro, ou seja, a cognição social e, em particular, a empatia (consultar capítulo 18).

A *anomia categorial específica* à expressão facial pode ser observada em caso de lesão calosa: o sujeito não consegue nomear nem designar, sob uma ordem verbal, as mímicas emocionais, visto que as diferentes expressões faciais são reconhecidas e classificadas. Isso poderia significar uma desconexão entre o hemisfério direito, onde estariam estocadas as "representações" emocionais faciais, e as áreas da linguagem.

Os *deficits da expressão das mímicas emocionais* foram objeto de opiniões divergentes. Devem-se distinguir as expressões faciais voluntárias, com ordem do examinador, das expressões faciais espontâneas em resposta a cenas agradáveis ou desagradáveis. As lesões frontais, qualquer que seja o hemisfério lesado, provocam um *deficit* da expressividade emocional espontânea e voluntária, ainda que certos trabalhos indiquem uma expressividade facial mais deficitária nas lesões frontais direitas. Observações feitas ao se comparar a expressividade facial espontânea e voluntária em sujeitos com lesões hemisféricas direita e esquerda mostraram um *deficit* dos sujeitos lesados à direita, embora, às vezes, não houvesse diferença, independentemente do hemisfério lesado.

Paresia facial emocional. Já era clássico considerar que as paresias faciais centrais ligadas a uma lesão do feixe piramidal que sabemos que afetam, preferencialmente, o território facial inferior, apareciam eletivamente na mímica voluntária (ao pedirmos ao doente para mostrar a língua, soprar e assobiar) e que eram atenuadas na mímica espontânea (dissociação automático-voluntária). Contudo, em alguns casos de paralisia facial central, foi observada uma dissociação automático-voluntária inversa, ou seja, a paralisia facial surgia eletivamente na mímica automática e, particularmente, na emocional. As paresias faciais emocionais resultam de lesões corticais ou subcorticais do lobo frontal, especialmente da área motora suplementar, de lesões talâmicas anteriores (infarto do território da artéria tuberotalâmica) e também posteriores, do lobo temporal (porção mesial), do território lenticuloestriado, da região subtalâmica e do mesencéfalo dorsal, e as paresias faciais voluntárias, que poupam a mímica emocional, indicam uma lesão hemisférica que não atinge os lobos frontal nem temporal, nem os núcleos cinzentos centrais, e afetam o córtex motor ou o feixe piramidal até à capsula interna.

REAÇÕES EMOCIONAIS AUTONÔMICAS _____

O estado de alerta provocado pela emoção e ligado à atuação de uma rede corticolimborreticular, manifesta-se, na periferia, por uma ativação do sistema nervoso simpático. A exploração dessa ativação pela resposta galvânica da pele (reflexo cutâneo simpático), ou pela aceleração do ritmo cardíaco, mostra uma redução dessas respostas em sujeitos atingidos por lesões no hemisfério direito, e nas lesões do hemisfério esquerdo essas mesmas respostas podem ser exageradas. Parece, então, que, normalmente, o hemisfério direito exerce uma influência ativadora na substância reticulada, visto que a influência do hemisfério esquerdo seria do tipo inibidora.

PROSÓDIA EMOCIONAL
E SUAS PERTURBAÇÕES _____

O conteúdo linguístico da linguagem falada está acoplado a uma "entonação" que pode ser neutra ou pode contribuir para colorir afetivamente o conteúdo linguístico. Assim definida, a prosódia emocional, subentendida pelas características melódicas da expressão verbal, depende do desejo do locutor (um acontecimento triste ou alegre pode ser anunciado com uma voz "neutra") e do conteúdo linguístico com o qual a entonação (alegre, triste, de raiva) harmoniza. A entonação também pode vir acompanhada de uma expressão gestual do rosto e dos membros, coerente com o significado afetivo das mensagens verbais. Logo, o exame da prosódia emocional inclui:
– observação da maneira de o sujeito falar e responder às perguntas que lhe são feitas;
– estudo da compreensão emocional: uma frase semanticamente neutra ("Pedro brinca com as bolas de gude") é pronunciada de maneira neutra, triste, alegre, surpresa, com raiva, pedindo-se ao sujeito que reconheça a entonação emocional, eventualmente numa múltipla escolha, e colocando-se atrás dele, para que o reconhecimento auditivo não derive da mímica do examinador;
– estudo da repetição, com a mesma entonação do examinador, de uma frase neutra dita de maneira neutra, triste, alegre, surpresa e com raiva.

Assim, poderemos reconhecer os *deficits* da prosódia emocional espontânea e repetida, bem como a compreensão da melodia afetiva da linguagem, gerados pelo hemisfério cerebral direito. Um estudo comparado da compreensão das prosódias emocionais (feliz, triste, com raiva) e não emocionais (perguntas, ordens...), em sujeitos com lesões hemisféricas direitas e esquerdas, mostrou que, comparados a sujeitos normais, os dois grupos doentes têm desempenhos piores nos dois tipos de testes. No entanto, no teste de compreensão emocional, o desempenho de sujeitos com lesão direita era pior do que o de sujeitos com lesão esquerda. A *classificação de Ross et al.*, (1981) e de *Mesulam* (1985) tentou fazer um paralelo entre as afasias e as aprosodias (Tabela 17. I). A *aprosodia motora* caracteriza-se por uma preservação da compreensão emocional prosódica e gestual, visto que a expressão prosódica espontânea e repetida é muito deficitária: os doentes falam de maneira afetivamente monótona, sejam ou não depressivos; as lesões afetam os opérculos frontal e parietal anterior direitos (em espelho com as lesões que,

322 *Neuropsicologia*

à esquerda, causam a afasia de Broca) e, também, os núcleos cinzentos centrais e a cápsula interna do lado direito, existindo uma hemiplegia esquerda acompanhada ou não de distúrbios sensitivos. A *aprosodia sensorial* é uma "surdez" e até uma "cegueira" emocional (os pacientes não compreendem a prosódia emocional, nem os gestos que a acompanham), associada a um *deficit* da repetição prosódica, visto que a expressão prosódica espontânea é normal. Os sinais neurológicos incluem uma hemianopsia lateral homônima esquerda e, às vezes, uma síndrome de Verger-Déjerine do hemicorpo esquerdo; as lesões afetam o hemisfério direito, em espelho com as lesões causadoras da afasia de Wernicke. A *aprosodia global,* associada a uma profunda hemiplegia sensitivo-motora esquerda com hemianopsia, afeta todos os aspectos receptivos e expressivos da prosódia e é causada por vastas lesões perissilvianas ou subcorticais direitas, análogas às que causam, à esquerda, uma afasia global. As outras aprosodias são mais excepcionais e as correlações anatomoclínicas, incertas. A *aprosodia transcortical motora* afeta a prosódia espontânea, enquanto a compreensão e a repetição são preservadas. A *aprosodia transcortical sensorial* afeta a compreensão prosódica, sendo a expressão prosódica normal. A *aprosodia transcortical mista* afeta a prosódia espontânea e a compreensão prosódica, enquanto a repetição prosódica continua normal.

A doença de Parkinson pode ser acompanhada de distúrbios de expressão verbal das emoções, distintos da disartria parkinsoniana que certamente causa uma hipofonia com uma voz lenta e "monótona". Os parkinsonianos com disfunção cognitiva (Benke) possuem distúrbios da compreensão emocional, mas os estudos consagrados às aprosodias parkinsonianas e seus eventuais mecanismos ainda são raros.

Tabela 17. I. *Classificação das aprosodias* (segundo Ross e Mesulam)

	Prosódia espontânea	Repetição prosódica	Compreensão prosódica	Compreensão das expressões gestuais emocionais
Aprosodia motora	–	–	+	+
Aprosodia sensorial	+	–	–	–
Aprosodia global	–	–	–	–
Aprosodia transcortical motora	–	+	+	+
Aprosodia transcortical sensorial	+	+	–	–
Aprosodia transcortical mista	–	+	–	–

Os afásicos, mesmo os piores, podem exprimir entonações emocionais diversas, variando a entonação estereotipada em virtude daquilo que o paciente deseja comunicar, assim como a emoção permite, ocasionalmente, a emissão de um segmento de frase, e ela pode ser um dos elementos desencadeantes da dissociação automático-voluntária da linguagem. Além disso, a capacidade de compreensão da linguagem do indivíduo afásico pode melhorar graças à prosódia emocional.

Sobre esse aspecto, podemos lembrar que além da entonação, as palavras ou as frases ricas em conteúdo emocional tendem, igualmente, a melhorar a compreensão dos afásicos.

DESORDENS EMOCIONAIS E SOFRIMENTOS LESIONAIS DO CÉREBRO

A depressão

Hoje em dia não é mais possível ignorar a frequencia com que as manifestações depressivas acompanham as lesões do cérebro. A depressão suscitou uma abundante literatura que formulou hipóteses sobre a influência da localização lesional, e em primeiro lugar está a lateralização hemisférica sobre a administração emocional em geral e a regulação do humor em particular (ver *supra*). Mas a atenção dada à existência de uma depressão nos sujeitos com lesão cerebral não se justifica apenas pelo interesse heurístico. A depressão é sinônimo de sofrimento e, por causa disso, não pode ser ignorada num procedimento diagnóstico que só encontra sentido porque ela é o prelúdio de tratamento; a depressão repercute nos desempenhos cognitivos, na qualidade de vida e no prognóstico de deficiência, como foi mostrado nas depressões que se seguem aos acidentes vasculares cerebrais (Parikh *et al.*) A depressão pode ser beneficiada com um tratamento medicamentoso e uma escuta psicoterápica.

Detectar, diagnosticar e avaliar a depressão

A depressão é um distúrbio do humor, que passa a ser triste de forma durável e invasora. A depressão não é um sentimento pontual, mas um estado de tristeza durável que pode chegar ao "desgosto pela vida" (*taedium vitae*). Ela é acompanhada de dois outros sintomas: uma dor moral e uma baixa da energia vital. A baixa da energia vital (ou inibição) se expressa pela apatia, com anedonia, ou seja, incapacidade de sentir prazer, de ter gosto nas atividades familiares e sociais e em tudo o que constituía o centro de interesse habitual, profissional ou de lazer. Essa incapacidade de sentir não é vivida com indiferença, mas com intensa dor moral: o deprimido sofre com a sua "anestesia afetiva" que não é uma placidez, mas uma hipertimia dolorosa. Ele tem sentimentos de incapacidade, de indignidade, de baixa autoestima, com sensação de culpa, de fracasso e uma visão pessimista do futuro; ele é um fardo para si mesmo e para aqueles que o cercam e pode ser invadido por uma "ruminação depressiva". Os sentimentos depressivos predominam em geral pela manhã: ao levantar, o dia que se anuncia parece interminável. Assim se explica o relativo bem-estar vesperal que às vezes é observado e o fato de querer prolongar o dia. Em volta desse núcleo

324 *Neuropsicologia*

depressivo gravitam os distúrbios do sono, tipicamente de meio da noite com grandes dificuldades para voltar a dormir, e manifestações somáticas (distúrbios do apetite, cansaço que em geral aparece desde a manhã e que está integrado ao desconforto matinal e emagrecimento). O que não falta são dificuldades diagnósticas: manifestações ansiosas que "escondem" a depressão, queixas hipocondríacas que são, ao mesmo tempo, segundo a expressão de Henry Ey, "medo e desejo da doença" e que se deve saber ligar a um estado depressivo, reações de hostilidade com queixas e recriminações aliadas a ataques de energia, ainda mais perigosas porque podem disfarçar a depressão e condenar o indivíduo deprimido a uma solidão que o confortará no seu sentimento de indignidade. A dor moral às vezes é tanta que o depressivo pensa de maneira pungente em dar um fim na vida e arquiteta um verdadeiro plano suicida. Ele também pode ser repentinamente invadido por uma pulsão suicida com passagem imediata ao ato: é o êxtase. Já foi sugerido que os estados depressivos do tipo reacional produziam um desconforto e queixas mais vesperais do que matinais, às vezes com uma representação hostil, um menor grau de inibição e maior propensão a ameaçar as pessoas em volta com o suicídio. Uma "personalidade neurótica" poderia, assim, preparar uma depressão reacional.

Reconhecer a depressão não pode se resumir na aplicação de uma ou outra das inúmeras escalas propostas como ajuda no diagnóstico e na avaliação. Além disso é preciso, sem dúvida, ir além dos debates para decidir se seria uma depressão "reacional" ou de causa orgânica. Certamente, é mais eficaz considerar que a parte que do que deriva de um distúrbio de adaptação na doença e a parte do que deriva de consequências orgânicas na doença são em geral intrincadas e que a única questão fundamental é reconhecer a depressão e avaliar a gravidade para poder organizar o tratamento. Pois, mais do que falar de uma etiologia reacional ou biológica da depressão, é preciso considerar os fatores de risco da depressão nas lesões cerebrais. Algumas não têm nenhuma especificidade: trata-se, por exemplo, da maneira pela qual a equipe médica e o paciente administram o anúncio do diagnóstico e as conotações prognósticas que lhe são associadas; trata-se também da maneira como o doente vai poder enfrentar (*"to cope"*) a angústia gerada pelas representações mentais da sua doença, como vai enfrentar as consequências da doença na sua vida familiar e social: ele usará estratégias de adaptação psicológica e comportamental ("coping") que dependerão da sua própria personalidade, de eventuais antecedentes depressivos, assim como do ambiente familiar e social. Sabemos o quanto algumas manifestações mórbidas (afasia, hemiplegia, paraplegia etc) podem desorganizar a célula familiar, desestruturar a inserção social, abalar as relações de um casal, da família e dos amigos. Portanto, é importante avaliar bem a experiência vivida pelo paciente na fase aguda das afecções de início brutal (como os acidentes vasculares cerebrais) e, também, ao longo da evolução, quer se trate de uma afecção inicialmente aguda quer de evolução progressiva, como a doença de Parkinson ou a esclerose em placas. Também é preciso saber que a esperança inicial pode dar ao paciente um dinamismo que desaparecerá quando, por exemplo, depois de um icto que precise de internação num setor hospitalar de neurologia, depois num de fisioterapia e readaptação, o doente perceber com o tempo que deverá dizer adeus a

Neuropsicologia das emoções **325**

uma mobilidade "normal" e que deverá conviver o resto da vida com uma deficiência. Mas, se admitirmos que para deficiências equivalentes (ainda que não seja fácil fazer comparação entre as deficiências de etiologia neurológica, não neurológica e de causa reumatológica) as depressões sejam mais frequentes nos doentes portadores de lesão cerebral (icto, esclerose em placas), devemos considerar a ou as lesões cerebrais como fatores de risco para a depressão. Essa opinião é reforçada por outras constatações: na esclerose em placas, por exemplo, a frequência da depressão é maior do que nas afecções igualmente invalidantes do sistema nervoso periférico. Já vimos as ligações entre depressão e demência (consultar capítulo 16) e entre depressão e certas localizações lesionais, ainda que os dados recolhidos na literatura ultrapassem a simples oposição entre as lesões depressogênicas do hemisfério esquerdo e as lesões euforizantes do hemisfério direito. Em todo o caso, esses fatores de risco de causa lesional remetem a perturbações bioquímicas que ainda não foram completamente compreendidas, mesmo que se tenha proposto distorções dopaminérgicas (por exemplo, a doença de Parkinson), noradrenérgicas (por exemplo, as lesões próximas do polo frontal), serotoninérgicas (por exemplo, as lesões do hemisfério esquerdo). A atividade de diferentes classes terapêuticas de antidepressivos (por exemplo, os serotoninérgicos nas depressões parkinsonianas ou depois de acidentes vasculares cerebrais) mostra que se deve evitar explicações muito esquemáticas.

Os distúrbios depressivos observados em sujeitos com lesão cerebral são muitas vezes classificados como distúrbios depressivos maiores e como depressão menor (distimia), em virtude dos critérios propostos pelo DSM (III-R e IV) (Tabela 17.II). A criação no DSM de uma rubrica intitulada "distúrbio de humor ligado a uma afecção médica" enfatiza o vínculo entre o distúrbio de humor e a doença orgânica, mas não modifica o diagnóstico do estado depressivo. Lembramos que o diagnóstico de distúrbio depressivo precisa obrigatoriamente ou da presença de humor depressivo (o doente diz que está triste, sem coragem, "no fundo do poço") ou de uma perda de interesse e de prazer (o doente não gosta de mais nada, não sente prazer nas atividades habituais, o que as pessoas que o cercam podem descrever como uma apatia). O diagnóstico pode ser ajudado por questionário (ver Fig. 17.2) que retome os critérios diagnósticos do DSM. O diagnóstico de distúrbio depressivo maior necessita de um critério de duração de, no mínimo, duas semanas; mesmo que o diagnóstico de distimia do DSM implique "um humor depressivo presente na maior parte do tempo por pelo menos dois anos", nos doentes atingidos por afecções orgânicas é comum ignorar esse fator de duração do humor depressivo e fazer o diagnóstico de depressão menor só com os critérios sintomáticos. É sempre necessário avaliar paralelamente as manifestações de ansiedade associadas à depressão e às vezes até antes.

As escalas de depressão quantificam a gravidade da depressão e também permitem detectar a existência de um estado depressivo em virtude do escore obtido, pelas respostas às perguntas feitas ao doente. A escala de Goldberg (consultar capítulo 1 e Fig. 17.2) é destinada à detecção da ansiedade e da depressão nos pacientes atingidos por doenças orgânicas. Mas existem outras ferramentas: a escala de Beck (*Beck Depression Inventory*) é uma escala de

Neuropsicologia

Tabela 17.II *Questionário de diagnóstico de estado depressivo (DED)*

A1	Você se sente triste, sem coragem, no fundo do poço?
A2	Não tem esperança no futuro?
B3	Sente menos prazer em fazer o que antes lhe interessava?
B4	As pessoas a sua volta dizem que você se tornou apático?
C5	Tem menos apetite do que antes?
C6	Perdeu peso?
D7	Dorme muito?
D8	Tem dificuldade para dormir?
D9	Acorda muitas vezes durante a noite e tem dificuldade para dormir de novo?
D10	Acorda muito cedo?
E11	Acontece de se sentir agitado(a) e não poder ficar parado(a)?
E12	As pessoas lhe dizem que seus gestos e sua fala estão mais lentos?
F13	Sente-se anormalmente cansado(a)?
F14	Sente-se com menos energia?
F15	Sente-se cansado(a) já pela manhã?
G16	Tem a impressão de ser incapaz, de não fazer nada certo?
G17	Perdeu a confiança em si mesmo(a)?
H18	Tem dificuldade em se concentrar?
H19	Tem dificuldades com a sua memória?
I20	Tem a impressão de que a vida não vale a pena de ser vivida?
J21	Sente-se pior de manhã do que à noite?

Os critérios diagnósticos de um estado depressivo maior segundo o DSM-III R necessitam da presença de 5 dos 20 primeiros sintomas, incluindo, pelo menos, um dos sintomas A1 ou A2 (humor depressivo) ou um dos sintomas B3 ou B4 (perda do interesse ou do prazer). Esses sintomas devem se apresentar por, no mínimo, duas semanas.
Os critérios diagnósticos de uma distimia (ou estado depressivo menor) associam o humor depressivo (sintomas A1 ou A2) e ao menos dois dos sintomas de cada grupo C, D, F, G, H, I. O sintoma I20 pode ser substituído pelo sintoma A2 se A1 estiver presente. Para o diagnóstico de estado depressivo menor em afecções orgânicas, em geral, é aplicado o mesmo critério de duração do estado depressivo maior (no mínimo duas semanas).
O escore na escala de depressão de Goldberg (consultar capítulo 1, página 39) pode ser obtido ao se contar um ponto para cada um dos sintomas presentes em F14, B3, G17, A2. Se dois ou mais desses sintomas estiverem presentes, um ponto a mais é contado para cada um dos sintomas H18, C5, D10, E12, J 21.

autoavaliação, a escala de Zerssen, que propõe ao paciente escolhas binárias de adjetivos, e os questionários de Pichot. Entre as escalas de hetero-avaliação, podemos citar as escalas de depressão e ansiedade de Hamilton, a escala de avaliação de Montgomery e Asberg (MADRS), o diagrama HARD de Rufin e Ferreri e a escala HAD de Zigmond e Snaith (*Hospital Anxiety and Depression scale*). A escala de Cornell fundamentada apenas na observação do comportamento dos doentes foi aconselhada para os sujeitos dementes. A

Neuropsicologia das emoções **327**

escala NPI de Cummings (inventário neuropsiquiátrico) avalia os distúrbios comportamentais dos sujeitos dementes, partindo de um interrogatório das pessoas próximas e comporta dez ou doze aspectos comportamentais, entre eles a depressão, a ansiedade, a apatia, os distúrbios do sono etc.

A extrema diversidade das escalas, as dificuldades em garantir a validade de certas respostas nos indivíduos com distúrbios de linguagem e outros *deficits* cognitivos sem dúvida explicam as variações observadas na estimativa da frequência das depressões nas afecções cerebrais. É preciso acrescentar que mesmo analizando os critérios depressivos do DSM, alguns deles podem se prestar à confusão com manifestações da doença causal como os distúrbios do sono e a lentidão na doença de Parkinson. Além disso, um cansaço "anormal" nem sempre resulta de um estado depressivo.

Depressão e acidentes vasculares cerebrais

A depressão é o distúrbio emocional mais comumente associado aos ictos, mesmo que a avaliação da sua frequência varie num leque que vai de 20% a uns 50%. Dos importantes trabalhos executados pela equipe de Robinson (consultar revisão geral *in* Bogousslavsky e Cummings) podemos deduzir que próximo a um icto, uma depressão maior é significativamente associada aos acidentes vasculares do hemisfério esquerdo, especialmente no nível do lobo frontal (a intensidade da depressão é correlata a distância que separa a lesão do polo frontal especialmente nos seis primeiros meses) e nos gânglios da base. Os sujeitos atingidos por lesões no hemisfério direito têm mais frequentemente antecedentes depressivos familiares (o que poderia sugerir um mecanismo diferente do das depressões observadas nas lesões esquerdas). Os escores depressivos mais elevados são observados nos acidentes vasculares cerebrais do hemisfério direito, em pacientes com lesões mais anteriores e mais posteriores. Além disso, as depressões maiores e menores são numericamente menos frequentes nos pacientes com lesões parietais (particularmente as que afetam a substância branca parietal) temporais e lesões do córtex frontal dorsolateral.

As depressões observadas depois dos acidentes vasculares do território vertebrobasilar são menos frequentes e, sobretudo, menos duráveis do que as depressões observadas depois de infartos sylvianos, talvez porque esses acidentes isquêmicos vertebrobasilares provoquem menos lesões dos circuitos noradrenérgicos e serotoninérgicos.

No plano evolutivo, as depressões pós-icto não são episódios transitórios e sim estados duráveis: os distúrbios depressivos maiores duram, em média, um ano e, às vezes, mais tempo; as depressões menores têm duração mais curtas (um estudo cita 12 semanas contra 40 semanas para os distúrbios depressivos maiores), mas elas podem evoluir para distúrbios depressivos maiores e podem durar vários anos.

Porém, todos os estudos estão longe de encontrar a influência da lateralização hemisférica e da localização lesional na frequência e na gravidade das depressões (Carson). A maior frequência dos estados depressivos por

328 Neuropsicologia

ocasião das lesões do hemisfério esquerdo não estaria ligada ao desespero particularmente intenso provocado pelas afasias? Alguns trabalhos anunciam até 70% de depressões no terceiro mês e 62% 12 meses depois do icto (Kauhanen); em compensação, para a equipe de Robinson, a frequência das depressões não é mais elevada em caso de afasia; as afasias com linguagem reduzida seriam acompanhadas mais comumente de uma depressão do que as afasias com linguagem fluente. No entanto, outros autores constataram que o risco depressivo está ligado à gravidade da afasia, seja ela de linguagem reduzida seja de linguagem fluida. Assim, foi possível dizer que a influência da lateralização hemisférica esquerda e da proximidade do polo frontal esquerdo é exercida no período agudo do icto, que entre três e seis meses a intensidade da depressão está ligada à proximidade do polo frontal seja ele direito seja esquerdo, enquanto depois do décimo segundo mês aparece um vínculo entre a depressão, a localização hemisférica direita com a influênia da localização posterior e do volume lesional.

E temos ainda o vínculo com a deficiência motora. Como na afasia, certos estudos encontram, e outros não, uma ligação entre a frequência e a intensidade da depressão de um lado e a gravidade da deficiência funcional do outro; para alguns autores a depressão maior independe da deficiência física e a depressão menor está ligada à gravidade da deficiência física, que consequentemente, é considerada uma depressão reacional ou um distúrbio de adaptação. Em todo o caso, a existência de uma depressão é acompanhada de uma evolução pior da deficiência funcional e mesmo de um aumento da mortalidade, particularmente em caso de isolamento social. As depressões maiores, que complicam as lesões do hemisfério esquerdo, têm perturbações cognitivas mais marcadas do que os doentes não deprimidos que têm lesões comparáveis em tamanho e em localização, e os pacientes com lesões no hemisfério direito que têm distúrbios depressivos maiores não têm *deficit* cognitivo mais marcados do que os doentes com lesões comparáveis, mas não deprimidos.

O tratamento das depressões pós-icto não tem nenhuma especificidade: os tricíclicos são ativos, porém com mais efeitos colaterais do que os inibidores da recaptura de serotonina. A estimulação magnética trasncraniana do córtex pré-frontal dorsolateral esquerdo poderia ser uma técnica promissora. O acompanhamento psicoterápico do doente e da família deve fazer parte do tratamento habitual dos acidentes vasculares cerebrais.

Depressão e traumatismos cranioencefálicos

As manifestações depressivas afetam mais de um quarto dos indivíduos com traumatismos cranioencefálicos: algumas são transitórias, outras prolongadas por vários meses. Se as primeiras são de causa biológica, as segundas têm mecanismos mais heterogêneos nos quais intervêm consequências cognitivas e físicas do traumatismo e do ambiente médico-legal e social. Os sujeitos com depressão maior têm mais distúrbios psiquiátricos nos seus antecedentes do que os não deprimidos; e os deprimidos têm mais perturbações do funcionamento social tanto antes quanto depois do traumatismo.

Neuropsicologia das emoções **329**

As localizações lesionais da parte anterior do hemisfério esquerdo e dos gânglios da base do lado esquerdo são as que têm mais associações com as depressões maiores (Robinson, *in* Borod).

Depressão e outras lesões focais do cérebro

Mesmo que não tenham sido objeto de muitos trabalhos, como a patologia vascular cerebral, outras lesões do cérebro podem ser acompanhadas de depressão. É isso o que ocorre com os tumores intracranianos, visto que alguns deles têm o acréscimo de toda a problemática própria da patologia oncológica.

Depressão e afecções dos núcleos cinzentos centrais

Na doença de Parkinson, a depressão é frequente e raramente tratada. O diagnóstico é, em geral, difícil, pois muitos sintomas e sinais são comuns tanto na doença de Parkinson quanto na depressão (Anguenot). Assim é com a lentidão motora, os distúrbios do sono, os distúrbios do apetite e o cansaço. Além disso, vivências depressivas intensas, mas reversíveis, podem acompanhar as flutuações motoras da doença e melhoram com a recuperação do estado motor, criando ao longo do dia penosas flutuações tímicas às quais devemos acrescentar a ansiedade e até ataques de pânico que podem surgir com o reaparecimento dos sinais extrapiramidais. Essas dificuldades diagnósticas, assim como a diversidade das ferramentas usadas, sem dúvida explicam as variações da estimativa da frequência da depressão que é, em média, de 40% a 50% dos casos. Alguns estudos encontraram um vínculo entre a existência de uma depressão e um *déficit* cognitivos, mas essa constatação não é permanente. A depressão pode preceder sinais físicos da doença. Nem todos os estudos encontraram um vínculo significativo entre a intensidade da depressão e a gravidade das manifestações motoras da doença. Parece que a depressão é mais frequente nas formas acinéticas bilaterais, nas formas flutuantes, nas formas mal controladas pelos tratamentos. Certos estudos encontraram uma ligação entre a depressão, os sinais de disfunção frontal e os sinais "axiais" da doença (rigidez axial, distúrbios do equilíbrio). Portanto, a depressão não pode resultar apenas das lesões dopaminérgicas. A respectiva frequência das depressões maiores e depressões menores foi objeto de muitas opiniões contraditórias. A depressão parkinsoniana pode revestir-se de várias formas clínicas: forma rica em manifestações somáticas (distúrbios do sono, cansaço etc.), formas dominadas pela apatia, formas dominadas pela fadiga. Na lista dos sintomas do DSM, as seguintes queixas devem dar o alerta: impressão de que a vida não vale a pena de ser vivida, perda de esperança no futuro, cansaço que aparece desde a manhã, impressão de ser incapaz e de não fazer nada certo, baixa da energia, sentimento de tristeza com predominância matinal. O tratamento farmacológico não tem nada de específico. O tratamento da doença de Parkinson pode melhorar a depressão, quer consideremos essa depressão "reacional", quer uma depressão de causa bioquímica dopaminérgica. Em regra, é preciso recorrer a um antidepressivo, entre os quais os tricíclicos não podem ser privilegiados em razão de seus efeitos colaterais anticolinérgicos.

330 Neuropsicologia

A ansiedade pode acompanhar a depressão ou aparecer isoladamente. Ela pode tomar o aspecto de uma ansiedade generalizada, de uma fobia social, de ataques de pânico que podem ser ou não contemporâneos das flutuações motoras.

As atrofias multissistematizadas também podem vir acompanhadas de um estado depressivo. A doença de Wilson e, sobretudo, a coréia de Huntington podem se complicar com estados depressivos que, nessa última afecção, podem ser particularmente intensos com alto risco de suicídio.

Depressão e esclerose em placas

A frequência da depressão na esclerose em placas é um fato já estabelecido e, apesar das divergências habituais dos estudos das manifestações depressivas nas doenças do sistema central, a prevalência dela é encontrada em um de cada dois pacientes, e a taxa de suicídio é mais elevada (7,5 vezes mais, Sadovnick) do que a da população em geral. O diagnóstico de depressão nem sempre é fácil em razão da frequência da labilidade emocional (ver *infra*), de outros sintomas que causam confusão, como a fadiga, das perturbações cognitivas que podem acompanhar a doença e, talvez, também, da dificuldade que alguns doentes têm em verbalizar suas emoções (alexitimia, consultar p. 336). A análise dos estudos é dificultada devido à variedade de escalas usadas. Uma ligação com a gravidade da deficiência física pode existir, mas nem sempre; porém, o caráter reacional dos distúrbios depressivos pode ser mostrado pelo fato de que apenas 10% deles aparecem antes do anúncio do diagnóstico. No entanto, outros estudos permitem deduzir que as lesões cerebrais contribuem para o surgimento da depressão: ela não é mais frequente na esclerose em placas do que nos doentes com lesões medulares traumáticas, mas, nesse caso, seria mais intensa (Rabin, *in* Habib e Bakchine). Uma ligação entre depressão e distúrbios cognitivos já foi encontrada. Contudo, devemos considerar a depressão um distúrbio associado, ou um distúrbio reacional ao *deficit* cognitivo? Uma confrontação com os dados do IRM permitiu ver que ela é favorecida por lesões do feixe arqueado esquerdo ou do lobo temporal direito, visto que outros estudos sugerem uma desconexão entre o sistema límbico e o córtex (Sabatini). O papel dos fatores genéticos só deve ser considerado em caso de distúrbio bipolar.

De qualquer forma, essa doença precisa de um acompanhamento psiquiátrico regular, pois os fatores de risco de uma depressão são inúmeros: desestabilização emocional provocada pelo anúncio do diagnóstico, conotações angustiantes do nome da doença, ansiedade que antecipa a progressão, medo de uma deficiência que alguns pacientes vivenciam como sendo maior e inevitável, adaptação da vida familiar e social com distúrbios sexuais, distúrbio esfincterianos, deficiência motora, dores, risco de abalo na vida dos casais que pode chegar à separação. E devemos acrescentar os riscos das altas doses de corticóides e, sobretudo, do interferon β. Portanto, é preciso analisar cuidadosamente o modo como o doente enfrenta (coping) a doença e detectar as manifestações depressivas para aplicar, assim que a depressão se tornar evidente, um tratamento farmacológico (tricíclicos, inibidores de captura da serotonina).

Depressão e patologia subcortical

A patologia subcortical, quer atinja os gânglios da base ou a substância branca dos hemisférios cerebrais, quer seja de causa vascular, traumática, inflamatória ou degenerativa, é um fator de risco depressivo e sabemos que a depressão está integrada às desordens cognitivas das "demências subcorticais". Portanto, não há nada de surpreendente no fato de vários quadros nosológicos, que têm em comum uma lesão subcortical, serem revelados por distúrbios depressivos ou se complicarem com esses distúrbios. É isso o que acontece, por exemplo, com o CADASIL (*Cerebral Autosomal Dominant Arteriophaty with Subcortical Infarcts and Leucoencephalopathy;* consultar capítulo 16, p. 239).

Depressão, enxaquecas e cefaleias

A depressão é de duas a quatro vezes mais frequente nas pessoas que têm enxaquecas do que nas que não têm, sem que, no plano fisiopatológico, possamos ir além da constatação dessa comorbidade. A depressão seria apenas reacional à patologia da enxaqueca? O estresse e os acontecimentos da vida são fatores de risco comuns à enxaqueca e à depressão? Há fatores genéticos comuns às duas afecções? Uma disfunção serotoninérgica poderia ser o vínculo "biológico" entre essas duas patologias? Na prática, é preciso procurar uma depressão em presença de qualquer patologia de enxaqueca rebelde ou grave, ainda mais porque os pacientes com enxaqueca portadores de dores de cabeça crônicas cotidianas, por abuso de analgésicos, correm um risco oito vezes maior de ter depressão do que a população em geral. A depressão teria, assim, uma influência pejorativa na evolução das enxaquecas. Um tratamento antidepressivo se impõe, às vezes associado a uma psicoterapia. Além disso, a enxaqueca é acompanhada de distúrbios de ansiedade de duas a cinco vezes mais frequentes do que no resto da população, quer se trate de ansiedade generalizada, de ataques de pânico, quer de distúrbios fóbicos.

As cefaleias psicogênicas constituem um diagnóstico diferencial da patologia da enxaqueca, mas também podem ser intrincadas a essa patologia. A semiologia deve ser rigorosamente analisada para que possamos distinguir o seguinte:

– as cefaleias ditas "por tensão" ou síndrome de Atlas, que são posteriores, acompanhadas de uma tensão das massas musculares do occipício e da nuca que doem com a palpação. Sem dúvida elas podem estar ligadas a um distúrbio da refração ocular, mas, na maioria das vezes, são expressão de uma ansiedade somatizada que gera um círculo vicioso que engrena ansiedade, dor, tensão e que podem melhorar com analgésicos associados a ansiolíticos e miorrelaxantes. Elas são beneficiadas com psicoterapia e, em particular, com técnicas de relaxamento;

– as cefaleias hipocondríacas variam de localização. Elas são acompanhadas do medo de uma patologia orgânica, o que explica a avidez dos pacientes em relação a exames complementares. Algumas delas atestam um estado depressivo.

332 Neuropsicologia

As cefaleias depressivas podem fazer parte dos quadros de cefaleias crônicas cotidianas dos indivíduos que têm enxaqueca, visto que elas podem apresentar o aspecto de cefaleias por tensão ou cefaleias hipocondríacas; a melhora se dá com antidepressivos.

As ligações entre cefaleia e depressão mostram o quanto é importante levar em consideração o contexto psicopatológico no diagnóstico e no tratamento das cefaleias (Radat).

Depressão e epilepsia

Algumas crises epilépticas parciais podem provocar manifestações afetivas e emocionais, entre as quais, além da tristeza, podemos encontrar uma extensa gama de afetos: medo, terror, alegria, êxtase e fome. Trata-se de manifestações rápidas de natureza "crítica" e cujo tratamento é o mesmo das crises.

Quanto à depressão, a frequência entre os pacientes com epilepsia é muito maior do que na população em geral, na ordem de 20% a 30% e essa frequência é ainda maior nas epilepsias parciais complexas farmacorresistentes. A depressão pode ter características de uma depressão neurótica, mas também pode se apresentar como uma depressão endógena com traços psicóticos (alucinações, delírio, paranoia) raramente alternando com episódios maníacos. A depressão endógena atípica afeta particularmente a epilepsia temporolímbica com lateralização direita ou esquerda. O risco de suicídio é, portanto, multiplicado por cinco em relação ao resto da população. No entanto, a depressão só é reconhecida uma vez em cada duas e a grande maioria dos doentes não é tratada ou é incorretamente tratada (Kanner). Isso é ainda mais perturbador porque a alguns epilépticos são indicados timo-reguladores (valproate, carbamazepina). É preciso acrescentar que certos pacientes podem descrever uma melhora de humor depois de uma crise convulsiva generalizada. Quanto ao tratamento com antidepressivos, ele não é muito aconselhável devido ao caráter epileptogênico de muitos antidepressivos, mencionado nas contraindicações feitas pelos laboratórios fabricantes de medicamentos, cuja prescrição provoca no doente uma angústia bem legítima.

Prescritos com a devida prudência e com atenta vigilância, os antidepressivos e em particular os serotoninérgicos podem ser indicados para um doente com epilepsia.

A mania

O conceito de "mania secundária" é atualmente aceito em oposição à mania "primitiva", afecção genética integrada num "distúrbio afetivo bipolar", mesmo que os sujeitos só tenham episódios maníacos sem episódios depressivos (CIM-10), o que é muito raro. A CIM como o DSM incluem tanto a mania como a depressão no quadro de distúrbios de humor "ligados a uma afecção

Neuropsicologia das emoções 333

médica" (DSM) ou "orgânica" (CIM). A exemplo da depressão, algumas precauções são necessárias. A primeira é uma investigação rigorosa sobre os antecedentes pessoais e familiares. A segunda está ligada aos critérios de diagnóstico da mania, especialmente quando existe uma desinibição frontal. A terceira tem a ver com o prazo de aparecimento em relação à lesão causal; foram relatados prazos de até dois anos. Temos de levar em consideração de que a frequência da mania é muito mais excepcional do que a da depressão.

Os acidentes vasculares cerebrais e os traumatismos cranioencefálicos permitiram determinar que, preferencialmente, as lesões se situam nas regiões corticais (córtex orbitofrontal, regiões polares e basais do lobo temporal) e subcorticais do hemisfério direito (cabeça do núcleo caudado e tálamo).

No que se refere aos acidentes vasculares cerebrais, os fatores de risco são os antecedentes familiares de patologia psiquiátrica e uma atrofia subcortical.

No que se refere a traumatismos cranioencefálicos, a gravidade do traumatismo e a coexistência de crises epilépticas poderiam ser fatores favoráveis.

Starkstein (1990) sugeriu que indivíduos com transtorno bipolar com episódios maníacos e depressivos tinham lesões subcorticais direitas (cabeça do núcleo caudado, tálamo), visto que os sujeitos que só tinham episódios maníacos sem episódios depressivos tinham lesões corticais, preferencialmente no nível do córtex orbitofrontal e basotemporal. Os episódios maníacos resultariam da interrupção de circuitos inibidores do sistema límbico.

O tratamento das manias secundárias é acrescentado ao das manias "primitivas": neurolépticos, litium e, excepcionalmente, clonidina (Backchine, *in* Habib).

A apatia

O termo apatia às vezes é empregado de maneira intuitiva em detrimento do seu significado real. Dizer que um deprimido é apático significa que ele não expressa nenhum desejo, não faz nada, se confina numa passividade. Mas essa definição só visa à descrição de um comportamento e o termo apatia deve ser considerado nao como uma manifestação da depressão e sim como um diagnóstico diferenciado da depressão quando nos referimos à vivência do doente, quer dizer, à dor moral e ao sofrimento que provoca no deprimido a incapacidade de sentir que o invade. A apatia, ao contrário, designa no vocabulário corrente a ausência de energia, a falta de iniciativa, "a indiferença afetiva... com desaparecimento da iniciativa e da atividade". Portanto, a apatia é uma queda da motivação e da capacidade de iniciar ações com um fundo de indiferença afetiva que vai ao encontro do conceito de perda de autoativação psíquica (privilegiando o "vazio mental"), descrito por Laplane e assimilado por Habib e Poncet a uma síndrome atimórmica (privilegiando a perda da afetividade e do entusiasmo) ligada à lesão de um circuito límbico, chave dos sistemas emocional-motivacionais (consultar capítulo 19).

334 *Neuropsicologia*

O RIR E O CHORAR PATOLÓGICOS ——————

O rir e o chorar patológicos constituem uma patologia complexa de expressão emocional.

Ela pode produzir, e esse é o caso mais frequente, *o rir e o chorar* "espasmódico", surgindo isoladamente ou associados, aparentemente espontâneos ou desencadeados por um estímulo ambiental anódino, irrepreensível e que, tipicamente, não corresponde a uma modificação significativa do estado afetivo subjacente. Embora sejam às vezes designados com o nome de incontinência emocional, deve-se entender que se trata de uma incontinência da expressão emocional que não afeta o "conteúdo", portanto, a vivência emocional, e devem ser diferenciados da labilidade emocional, ainda que certos autores usem indistintamente esse termo (consultar Robinson, *in* Borod).

Eles podem ser observados nas síndromes pseudobulbares e evocam uma interrupção das vias corticobulbares que, assim, não exerceriam mais o controle nos centros subcorticais envolvidos na expressão emocional, quer se trate da protuberância quer se trate do diencéfalo (desconexão limbomotora). Daí resultaria uma descarga de um programa motor emocional da expressão facial que não seria desencadeado por uma "vivência" emocional. As lesões poderiam envolver as vias corticopontocerebelares: assim, as estruturas cerebelares que tivessem por função ajustar a execução do riso ou do choro ao contexto cognitivo e situacional operariam nas bases de informações incompletas, explicando o caráter caótico e inadequado da expressão emocional (Parvisi). Um rir e um chorar espasmódico podem ser observados nas lesões cerebrais bilaterais ou difusas, sejam elas vasculares, inflamatórias (esclerose em placas), degenerativas ou traumáticas, mas não são apanágio das lesões bilaterais. Na esclerose lateral amiotrófica, o rir e o chorar espasmódicos foram ligados às manifestações "(pseudo) bulbares" da doença, e também se revelaram correlatos a sinais neuropsicológicos de disfunção frontal. Um rir espasmódico isolado e sem sinal de síndrome pseudobulbar pode ser observado nas lesões focais capsulolentiformes direitas e do tronco cerebral; o chorar espasmódico isolado pode ser observado nas lesões do hemisfério direito ou da protuberância. Portanto, é difícil atribuir a cada um dos hemisférios a regulação de uma categoria emocional, mesmo que se tenha podido constatar, em caso de lesões bilaterais e de um chorar espasmódico, uma prevalência das lesões esquerdas, e o inverso tendo sido observado no caso do riso espasmódico. Os tricíclicos e os inibidores da captura de serotonina podem melhorar os distúrbios, sugerindo uma lesão dos núcleos serotoninérgicos da rafe ou de suas projeções ascendentes na direção dos hemisférios cerebrais.

Mas dizer que o rir e o chorar espasmódicos não são acompanhados de uma vivência emocional desencadeante não quer dizer que esses distúrbios sejam vividos na indiferença, nem mesmo que não possa haver uma depressão associada. Como é possível, além do mais, imaginar que mesmo sem emoção adequada desencadeante as modificações da motricidade facial, transmitidas de volta para o cérebro e gerando uma conscientização da expressão emocional, nunca tenham consequências psicológicas?

Neuropsicologia das emoções **335**

A labilidade emocional, definida como uma amplificação da vivência e da expressão das emoções, tem como consequência efusões emocionais que podem permanecer do mesmo modo ou se inverter (riso, choros) em eco exagerado, em virtude das modificações do contexto ambiental ou das representações mentais. A labilidade emocional pode ser observada em várias condições patológicas: acidentes vasculares cerebrais, demências, esclerose em placas, esclerose lateral amiotrófica e traumatismos cranioencefálicos. Ela já pôde ser associada à depressão, à deterioração cognitiva, à atrofia subcortical, a uma lesão frontal. No plano semiológico a labilidade emocional designa mudanças rápidas, repetidas e espontâneas do estado afetivo e o termo de incontinência afetiva (ou emocional) é destinado aos casos em que existe uma hiperexpressividade emocional que se manifesta de maneira explosiva e não controlável (Lyon-Caen, *in* Habib).

O rir e o chorar "epilépticos" produzem crises gelásticas e dacrísticas. É claro que existe a possibilidade de virem associados a outros tipos de crises, o que pode constituir um primeiro argumento diagnóstico. As crises gelásticas produzem acessos de riso independentes do contexto ambiental ou mental e duram, em geral, de um a dois minutos, com ou sem modificação afetiva, cuja tonalidade pode ser agradável ou desagradável. A expressão sonora do riso pode ser considerada normal ou caricatural (por exemplo, como um "escárnio") ou, ainda, diferente dos risos habituais do sujeito. As crises podem ser acompanhadas de uma ruptura de contato. A descarga, com ou sem foco lesional visualizável, pode ser frontal, temporal (e, nesse caso, seria acompanhada de modificações afetivas) ou diencefálica (e nesse caso sem modificações afetivas). A associação da puberdade precoce com crises gelásticas evoca um hamartoma hipotalâmico. Ao contrário dos processos lesionais (ver *supra*), as crises gelásticas seriam, em caso de descarga lateralizada, mais frequentes à esquerda. As crises dacrísticas são mais raras e produzem acessos de choro cujos critérios diagnósticos, a exemplo das crises gelásticas, são a recorrência estereotipada, a ausência de fatores desencadeantes, a associação com outros tipos de crises epilépticas e a presença de descargas epilépticas no eletroencefalograma. Elas atestariam no mais das vezes uma descarga hemisférica direita, mas também podem coexistir com uma lesão diencefálica (como um hamartoma hipotalâmico).

O riso nervoso prodrômico de Féré (Couderq) é um riso injustificado, irrefreável, isolado, que dura de alguns minutos a mais de uma hora e precede um episódio neurológico que se instala ao parar o riso depois de um prazo de muitas horas. O episódio neurológico é, quase sempre, um acidente vascular cerebral, mais raramente hemorrágico do que isquêmico: infarto vertebrobasilar (protuberancial ou que afeta o território profundo da artéria cerebral posterior – giro hipocâmpico, tálamo póstero-lateral, parte adjacente da cápsula interna), infarto sylviano (em regra profundo envolvendo os núcleos cinzentos centrais, excepcionalmente sylviano superficial posterior). Os acidentes hemorrágicos podem ser a ruptura de um aneurisma do tronco basilar, hemorragias capsulotalâmicas bilaterais. Raramente a etiologia é tumoral (glioblastoma pré-rolândico direito, astrocitoma bulboprotuberancial). O riso nervoso prodrômico, regra geral, é único e só excepcionalmente se

336 Neuropsicologia

observam recidivas nos dias seguintes. Posteriormente, ele pode dar lugar a um rir e um chorar espasmódico, sugerindo um mecanismo fisiopatológico comum.

O *"riso forçado"* (*forced laughter*) produz episódios recidivantes, irreprimíveis, rápidos, sem outras manifestações associadas e, sobretudo, sem choro nem síndrome pseudobulbar, surgindo de maneira transitória por ocasião de uma fase de recuperação de um infarto cerebral, mais frequentemente subcortical e lateralizado à direita (Ceccaldi).

A ALEXITIMIA

Esse termo designa a incapacidade (*a*) em verbalizar (*lexis*) as emoções (*timia*). Para Sifneos, que forjou esse termo, é preciso distinguir as "emoções viscerais" que correspondem às modificações biológicas (ver *supra*) ou "corporais" das "emoções sentidas" (*feeling emotions*), isto é, os sentimentos que correspondem às representações mentais, à conceituação, portanto, o fato de se pôr em palavras as efervescências emocionais.

No plano comportamental, a alexitimia é quantificável partindo-se de escalas das quais as mais usadas são a *Beth Israel Questionnaire de Sifneos* (Tabela 17.III), a *Schalling-Sifneos Personnality Scale Revised*, a *Toronto Alexithymia Scale*, visto que a MMPI pode exibir uma subescala (mais controvertida) de alexitimia. Sendo reconhecida por intermédio de escores-limites, mas considerando-a como um traço da personalidade mais ou menos intenso, julga-se que na população em geral de 3,5% a 27% de indivíduos podem ser reputados alexitímicos. Esse conceito veio em seguida e ampliou o de "pensamento operatório" da psicanálise "psicossomática" (Marty e M'Uzan): o discurso do paciente é do tipo "factual" ou descritivo, encerrado na concretude, sem referência às representações afetivas e coexiste com distúrbios psicossomáticos. O termo alexitimia acrescenta (Pedinielli) a isso o empobrecimento da vida imaginária e a tendência a recorrer à ação para evitar situações conflituais. Houve referências a uma "afasia emocional" que, portanto, implica um *deficit* de verbalização e, também, da representação simbólica das emoções. Não existe consenso na literatura sobre a preservação ou alteração da expressão e do reconhecimento das emoções, porém, em todo o caso, a reatividade neurovegetativa emocional medida pelo ritmo cardíaco e pelo reflexo cutâneo simpático é exagerada. Lane sugeriu que a alexitimia corresponde ao contraste existente entre a integridade e mesmo o exagero das modificações corporais das emoções e o *deficit* da consciência emocional, isto é, a capacidade de sentir emoção. Portanto, tomando-se como modelo a cegueira cortical (*blindsight*), que preserva os movimentos oculares obedecendo ordens e a motilidade automático-reflexa, trata-se de uma cegueira dos sentimentos (*blindfeel*).

Inicialmente considerou-se a alexitimia muito ligada aos fenômenos de somatização (distúrbios somatoformes), às doenças psicossomáticas e até a certas doenças somáticas. Mas ela não é específica, pois foi associada a

Neuropsicologia das emoções 337

distúrbios ansiosos, a distúrbios obsessivo-compulsivos, a distúrbios fóbicos, a distúrbios de condutas alimentares e a condutas adictivas. A alexitimia podia comprometer a eficácia de psicoterapias fundamentadas na "escuta", visto que a propensão dos alexitímicos em "somatizar" explicaria a descoberta mais precoce de doenças orgânicas.

Assim, no quadro da "psicogênese", a alexitimia pôde ser abordada como um fator "etiológico" dos distúrbios psicossomáticos, pois o *deficit* da "consciência emocional" empurraria o sujeito para a expressão somática na qual estava aprisionada a vida emocional. Em seguida, ela foi considerada um fenômeno secundário: mecanismos de defesa em relação a afetos perturbadores, como um estado depressivo ou situações estressantes. Mas,

Tabela 17.III. *Beth Israel Questionnaire (BIQ)*

Perguntas "discriminantes" do BIQ para estabelecer o escore de alexitimia. Contando um ponto para o "sim" nos itens 1, 7, 8, 12, 13, 16 e um ponto para o "não" nas respostas 2 e 6, consideramos que exista uma alexitimia quando a pontuação se situar entre 5 e 8 (segundo Smith *et al.*, *L'Encéphale*, 1992; *18*: 171-174).

O paciente	Item
Descreve detalhes sem fim, acontecimentos ou sintomas em vez de sentimentos?	1
Emprega palavras apropriadas para descrever os sentimentos?	2
Tem um vida fantasmática (imaginária) rica (pode devanear por muito tempo)?	6
Age em vez de expressar seus sentimentos?	7
Passa ao ato para evitar situações de conflito?	8
Tende a descrever circunstâncias relativas a um acontecimento em vez de sentimentos?	12
Tem dificuldade em se comunicar com o entrevistador?	13
O conteúdo de seus pensamentos é associado a acontecimentos externos e não a fantasias ou sentimentos?	16

imediatamente, ocorreu uma teorização sobre os mecanismos "neurológicos" de ordem "funcional" que poderiam explicar a alexitimia: desconexão, segundo um modelo "vertical", entre o sistema límbico e as regiões neocorticais e, também, *deficit* funcional do hemisfério direito com hiperatividade do hemisfério esquerdo. Esses modelos "neuropsicológicos" despertaram um grande interesse devido à evidenciação de perfis alexítimicos "lesionais" nos casos de patologia do corpo caloso, agenesia calosa e de indivíduos comissurotomisados. A existência de um perfil alexítimico é frequentemente observada na esclerose em placas (Montreuil) e poderia estar ligada a um *deficit* da transferência das informações emocionais do hemisfério direito para o hemisfério esquerdo. De fato, sabemos que existe uma frequência de atrofia calosa nessa doença, bem como outras manifestações associadas a um distúrbio da transferência inter-hemisférica (como a eliminação do ouvido esquerdo no teste de escuta dicótica). Os escores de alexitimia

338 Neuropsicologia

nesses doentes se revelaram correlatos às medidas na IRM da área calosa, particularmente na sua parte posterior (Habib), local de transferência das informações sensoriais sobretudo visuais: o hemisfério esquerdo não usava normalmente as informações sensoriais de conteúdo emocional tratadas pelas regiões corticais associativas do hemisfério direito. Resta, portanto, saber se um *deficit* lesional ou funcional da transferência inter-hemisférica pelo corpo caloso poderia ser uma modalidade explicativa de todas as alexitimias. Mesmo que outras hipóteses tenham sido levantadas, como uma disfunção do córtex cingular anterior, na ausência de processo lesional, nada nos diz se os *deficits* funcionais são consequências de distúrbios psicológicos ou se constituem uma particularidade pré-existente e, portanto, um fator de vulnerabilidade aos distúrbios somáticos e comportamentais associados às alexitimias.

DESORDENS EMOCIONAIS E ESCLEROSE EM PLACAS

Assim como pode gerar desordens cognitivas, a esclerose em placas também pode gerar distúrbios depressivos e de ansiedade, labilidade emocional, incontinência afetiva e um rir e um chorar espasmódicos (ver *supra*). A *euforia* é observada, sobretudo, nas formas evoluídas da doença com grande deficiência, um *deficit* cognitivo, uma dilatação dos ventrículos cerebrais: ela é imputada à desmielinização frontal que isola e não mais modela o sistema límbico. A esclerose em placas não deve ser confundida com um estado hipomaníaco ou maníaco, quer ele esteja ligado à própria doença, quer obrigue a discutir o papel de eventuais antecedentes familiares, quer seja a complicação de uma corticoterapia. A euforia também deve ser diferenciada da *negação* da doença, mecanismo de defesa que permite que a doença continue evitando uma grande desestabilização emocional e que se observa nas formas iniciantes ou recentes sem deficiência neurológica significativa. Em alguns pacientes as queixas parecem "exageradas" e dão à sintomalogia uma amplificação neurótica. O diagnóstico diferencial entre algumas manifestações histéricas e surtos às vezes precisa de uma escuta cuidadosa das queixas, que devem ser confrontadas com um atento exame clínico. Alguns doentes se acomodam num comportamento regressivo de passividade e de dependência. Também conhecemos trabalhos que assinalaram a frequência de fatos da vida que precederam as crises, o que, entre outras coisas, levou a uma discussão sobre os vínculos existentes entre psicologia e imunologia. A alexitimia é significativamente mais frequente nos casos de esclerose em placas do que na população em geral (ver *supra*).

DESORDENS EMOCIONAIS E EPILEPSIAS

Certas *desordens emocionais agudas* fazem parte da semiologia das crises e até as resumem: crises dacrísticas e gelásticas com ou sem modificação da vivência afetiva (ver *supra*), sensações de medo, de alegria, de bem-estar

Neuropsicologia das emoções **339**

e de ansiedade que acompanham, essencialmente, as crises epilépticas do lobo temporal. O medo poderia acompanhar uma descarga da amígdala ou uma descarga do giro cingular, sem que se possa inferir uma lateralização precisa. Um acesso de violência pode, excepcionalmente, acompanhar ou vir em seguida a uma crise parcial complexa. Mas devemos ver nisso uma disfunção límbica ou uma manifestação confusional?

As *desordens emocionais duráveis são multifatoriais* e foram objeto de explicações organicistas ou psicodinâmicas podendo, então, privilegiar as reações psicológicas às consequências familiares e sociais das crises, o caráter desestruturante das tempestades motoras, sensoriais, somatognósicas e afetivas das crises parciais, os sintomas vinculados à lesão cerebral nas epilepsias lesionais ou, ainda, os efeitos secundários de terapêuticas, às vezes, pesadas. Por essa razão pôde ser descrito um conjunto de distúrbios, como adesividade, viscosidade e irritabilidade, às vezes explosiva, bem como outras manifestações especialmente assinaladas na epilepsia do lobo temporal: hiperemotividade, instabilidade, meticulosidade, tendência obsessiva, hipergrafia, gosto pronunciado por questões metafísicas. Uma hiperconexão sensório-límbica foi lembrada, pois as estruturas límbicas contagiadas pelas descargas epilépticas investem os estímulos ambientais de um intenso componente emocional.

A epilepsia é um fato de risco de depressão (ver *supra*).

As psicoses "epilépticas", ou melhor, as síndromes psicóticas que surgem em sujeitos com epilepsia deram margem a uma vasta literatura. A classificação seguinte pode ser proposta (de Toffol):

– As psicoses ictais e peri-ictais correspondem a uma desorganização crítica do funcionamento cortical (psicoses ictais) ou ao entrelaçamento de manifestações críticas e pós-críticas (psicose peri-ictais) em estados de doença epiléptica. Elas coexistem com anomalias eletroencefalográficas epilépticas críticas e, eventualmente, pós-críticas. Os estados de mal ausente coexistem com uma atividade epiléptica generalizada contínua e se caracterizam por uma confusão flutuante sem um autêntico fenômeno psicótico. *Os estados de mal parciais complexos do tipo temporal* envolvem uma confusão flutuante sobrecarregada de distúrbios alucinatórios ou delirantes, inclusive distúrbios de humor e, conforme o caso, de ataques mioclônicos focais, de automatismos psicomotores e de excentricidades comportamentais. Eles devem ser diferenciados dos ictos amnésicos e dos estados de estupor histérico. Eles deixam uma amnésia pós-crítica. Na falta de diagnóstico e de tratamento, eles podem durar vários meses e é nesse quadro que foram descritas as "fugas epilépticas". *Os estados de mal frontais* podem se apresentar como uma confusão flutuante com distúrbios comportamentais sob a forma de estupor ou agressividade. Podem existir automatismos gestuais e o estado de mal é seguido de uma amnésia. Eles também podem se apresentar como um distúrbio de humor e do comportamento, sem nota confusional: desinibição do tipo hipomaníaco e prostração. Suspeita-se de que uma medicação antiepiléptica possa ter um papel nefasto;

340　Neuropsicologia

– as psicoses pós-ictais surgem depois de uma ou de várias crises em sujeitos que tenham epilepsia parcial refratária, quer seja quer não lesional.

O eletroencefalograma é o traçado habitual "intercrítico" do sujeito: nem normal nem sede de uma atividade crítica; muitas vezes ele mostra anomalias bitemporais. O quadro clínico associa distúrbios de humor, alucinações, um delírio pouco sistematizado, às vezes do tipo persecutório e que dura alguns dias podendo melhorar com o reforço do tratamento antiepiléptico. A existência na IRM de uma esclerose hipocâmpica é considerada um fator de risco;

– as psicoses interictais não têm nenhuma relação cronológica com as crises:

• *as psicoses periódicas* podem sobrevir sem constância na ocasião de uma melhora e até de uma normalização do eletroencefalograma em episódios psicóticos (normalização forçada); paralelamente pode ser observada uma alternância entre os períodos psicóticos e os períodos de crises como se houvesse um antagonismo entre eles: estamos falando de psicose alternativa. Esses períodos duram de alguns dias a algumas semanas. Eles podem complicar as epilepsias parciais (naturalmente temporais) refratárias e, habitualmente, introduzem elementos alucinatórios e delirantes. Também podem complicar as epilepsias generalizadas depois da cessação das crises e normalização do eletroencefalograma. Esses períodos são precedidos de insônia com ansiedade e poderiam ser prevenidos com as bensodiazepinas, acompanhadas de uma redução do tratamento antiepiléptico; o quadro clínico é dominado por um delírio de perseguição. Certas psicoses interictais são imputadas aos medicamentos.

• as psicoses interictais crônicas esquizofreniformes correspondem a síndromes esquizofrênicas e coexistem com uma epilepsia temporal. Em todos os estudos, a lateralização esquerda não é considerada um fator de risco.

– as psicoses pós-lobotomia temporal produzem estados delirantes e alucinatórios crônicos.

A conduta terapêutica está resumida no tabela 17.IV.

DESORDENS EMOCIONAIS E DOENÇAS DOS NÚCLEOS CINZENTOS CENTRAIS

Além dos distúrbios depressivos já abordados nas afecções dos gânglios da base (ver *supra*), a doença de Parkinson pode se associar a manifestações de ansiedade às vezes intensas e até a ataques de pânico que surgem nos períodos "off". A doença de *Wilson* pode ser acompanhada de distúrbios do caráter, com impulsividade, labilidade emocional e até mesmo depressão ou ideias delirantes. A síndrome atimórmica será discutida no capítulo seguinte.

Neuropsicologia das emoções   341

Tabela 17.IV. *Resumo da conduta terapêutica das síndromes psicóticas observadas nas epilepsias* (segundo Toffol, *Síndromes epilépticas e distúrbios psicóticos*, John Libbey Eurotext, Paris, 2001)

Psicoses ictais e perictais	Estados de mal ausente: benzodiazepina IV (diazepam ou clonazepam) Estados de mal parciais complexos: benzodiazepina e fenitoína IV
Psicoses pós-ictais	Aumento dos antiepilépticos + benzodiazepinas do tipo diazepam ou clonazepam IV Uma prescrição conjunta de neurolépticos é ocasionalmente necessária
Psicoses interictais episódicas	Complicando uma epilepsia parcial refratária: neuroléptico Complicando uma epilepsia generalizada idiopática: benzodiazepina na fase de insônia prodrômica com diminuição do tratamento antiepiléptico (conceito de normalização forçada)
Psicoses interictais crônicas	Os antidepressivos tricíclicos (que se opõem ao estado de hiperinibição que possibilitaria a psicose) podem ser mais eficazes do que os neurolépticos No entanto é possível recomendar sua associação a um neuroléptico atípico Eles não aumentam a frequência das crises, apesar da ação pró-convulsivante A carbamazepina tem ação sinérgica
Psicoses medicamentosas	Elas podem ter a cronologia de todas as psicoses epilépticas, salvo as psicoses interictais crônicas Necessitam de uma cuidadosa diminuição com acompanhamento hospitalar do tratamento aplicado
Psicose pós-lobotomia	A atividade dos neurolépticos é muito variável

Referências

ADOLPHS R., CAHILL L., SCHUL R., BABINSKY R. – Impaired declarative memory for emotional material following bilateral amygdala damage in humans. *Learning and Memory* 1997; *4* : 291-300.

AGGLETON J.-P. – *The Amygdala : a Functional Analysis*, Oxford University Press, 2000.

PARVIZI J., ANDERSON S.W., MARTIN C.O., DAMASIO H., DAMASIO A.R. – Pathological laughter and crying : a link to the cerebellum. *Brain* 2001; *124 :* 1708-1719.

ANGUENOT A., LOLL P.Y., NEAU J.-P., INGRAND P., GIL R. – Dépression et maladie de Parkinson : étude d'une série de 135 parkinsoniens. *Can J Neurol Sci* 2002; *29 :* 139-146.

APICELLA P., LUNDBERG T., SCARNATI E., SCHULTZ W. – Responses to reward in monkey dorsal and ventral striatum. *Exp Brain Res* 1991; *85* : 491-500.

BAUER R.M. – Visual-hypoemotionality as a symptom of visual-limbic disconnection in man. *Arch Neurol* 1982; *39* : 702-708.

BEAR D.M. – Temporal lobe epilepsy : a syndrome of sensory-limbic hyper-connection. *Cortex* 1979; *15* : 357-384.

BENKE T., BÖSCH S., ANDREE B. A study of emotional processing in Parkinson's disease. *Brain Cogn* 1998; *38* : 36-52.

BENTON A.L., VAN ALLEN M.W. – Impairment of facial recognition in patients with cerebral disease. *Cortex* 1968; *4* : 344-358.

BOGOUSSLAVSKY J., REGLI F., ASSAL G. – The syndrome of unilateral tubero-thalamic artery territory infarction. *Stroke* 1986; *17* : 434-441.

BOROD J.C. – *The Neuropsychology of Emotion*, Oxford University Press, 2000.

BOWERS D., BAUER R.M., COSLETT H.B., HEILMAN K.M. – Processing of faces by patients with unilateral hemispheric lesions. *Brain Cognition* 1985; *4* : 258-272.

CAPLAN L.R., KELLY M., KASE C.S. *et al.* – Infarctus of the inferior division of the right middle cerebral artery : mirror image of Wernicke's aphasia. *Neurology* 1986; *36* : 1015-1020.

CARSON A.J., MACHALE S., ALLEN K., DENNIS M., HOUSE A., SHARPE M. – Depression after stroke and lesion location : a systematic review. *Lancet* 2000; *356* (2226) : 122-126.

CATAPANO F., GALDERISI S. – Depression and cerebral stroke. *J Clin Psychiatry* 1990; *51* (9) : 9-12.

CECCALDI M., PONCET M., MILANDRE L., ROUYER C. – Temporary forced laughter after unilateral strokes. *European Neurology* 1994; *34* : 36-39.

COUDERQ C., DROUINEAU J., ROSIER M.-P., ALVAREZ A., GIL R., NEAU J.-P. – Fou rire prodromique d'une occlusion du tronc basilaire. *Rev Neurol (Paris)* 2000; *156* (3) : 281-284.

DAMASIO A.-R. – *L'Erreur de Descartes. La raison des émotions*. Odile Jacob, Paris, 1995.

Neuropsicologia das emoções **343**

DELGADO-ESCUET, MATTSON R.H., KING L., GOLDENSON E.S., SPIEGEL H., MADSEN J. *et al.* – The nature of aggression during epileptic seizures. *N Engl J Med* 1981; 305 : 711-716.

DUJARDIN K., BLAIRY S., DEFERBVRE L. Subthalamic nucleus stimulation induces deficits en decoding emotional facial expressions in Parkinson's disease. *J Neurol Neurosurg Psychiatry* 2004; *75 :* 202-208.

FAVEL P. – Les troubles de la personnalité dans les épilepsies sévères de l'adulte. *Epilepsies* 1991; *213 :* 129-141.

GAINOTTI G. – Bases neurobiologiques et contrôle des émotions. *In : Neuropsychologie humaine*, X. SERON et M. JEANNEROD. Mardaga, Liège, 1994 : 471-486.

GUELFI J.-D. – *L'Évaluation clinique sandardisée en psychiatrie.* Éditions médicales Pierre Fabre, Boulogne, 1996.

HABIB M., BAKCHINE S. – *Neurologie des émotions et de la motivation*, Congrès de psychiatrie et de neurologie de langue française, MEDIAS flashs, Paris, 1998.

HEILMAN K.M. – Emotion and the brain. *In : Neuropsychology.* D.W. Zaidel, Academic Press, San Diego, 1994 : 139-158.

HOPF H.C., MÜLLER-FORELL W., HOPF N.J. – Localization of emotional and volitional facial paresis. *Neurology* 1992; *42 :* 1918-1923.

HORNAK J., ROLLS E.T., WADE D. – Face and voice expression in patients with emotional and behavioral changes following ventral frontal lobe damage. *Neurpsychologia* 1996; *34 :* 247-261.

HOUSE A., DENNIS M., WARLOW C. *et al.* – Mood disorders after stroke and their relation to lesion location. *Brain* 1990; *113 :* 1113-1129.

JOHNSON S.C., BAXTER L.C., WILDER L.S., PIPE J.G., HEISERMAN J.E., PRIGATANO G.P. – Neural correlates of self-reflection. *Brain* 2002; *125 :* 1808-1814.

KARLI P. – *L'Homme agressif.* Odile Jacob, Paris, 1996.

KAUHANEN M.L., KORPELAINEN J.T., HILTUNEN P., MAATTA R., MONONEN H., BRUSIN E., SOTANIEMI K.A., MYLLYLA V.V. – Aphasia, depression and non verbal cognitive impairment in ischemic stroke. *Cerebrovasc Di* 2000; *10 (6) :* 455-461.

KENT J., BOROD J.C., KOFF E. *et al.* – Posed facial emotional expression in brain-damaged patients. *International J Neuroscience* 1988; *43 :* 81-87.

LABAR K.S., LE DOUX J.E., SPENCER D.D., PHELPS E.A. – Impaired fear conditioning following unilateral temporal lobectomy in humans. *J Neurosci* 1995; *15 :* 6846-6855.

LANE R., Ahern G.L., Schwartz G.E. – Is alexithymia the emotional equivalent of blindsight? *Biol Psychiatry* 1997; *42 :* 834-844.

LAPLANE D., ORGOGOZO J.-M., MEININGER V., DEGOS J.-D. – Paralysie faciale avec dissociation automatico-volontaire inverse par lésion frontale. *Rev Neurol* 1976; *132* (10) : 725-734.

LE DOUX J. – *The Emotional Brain.* Simon et Schuster, New York, 1996.

LURIA A.R., SIMERNITSKAYA E.G. – Interhemispheric relations and the functions of the minor hemisphere. *Neuropsychologia* 1977; *15 :* 175-178.

344 *Neuropsicologia*

MAHLER M.E. – Behavioral manifestations associated with multiple sclerosis. *Psychiatric Clinics of North America* 1992; *15* (2) : 427-439.

MAMMUCARI A., CALTAGIRONE C., EKMAN P. *et al.* – Spontaneous facial expression of emotions in brain-damaged patients. *Cortex* 1988; *24* : 521-533.

MANDEL M., TANDON S., ASTHANA H. – Right brain damage impairs recognition of negative emotions. *Cortex* 1991; *27* : 247-253.

MARTY P., M'UZAN M. de – La pensée opératoire. *Rev Fr Psychanalyse* 1963; *27* : 347-356.

MESULAM M.M. – *Principles of Behavioral Neurology.* FA Davis Company, Philadelphie, 1985.

MEYERS C.-A., BERMAN S.-A., SCHEIBEL R.-S. Case report : acquired antisocial personality disorder associated with unilateral left orbital frontal lobe damage. *J Psychiatry Neurosci* 1993; *17* : 121-125.

MOGENSON G.J., JONES D.L., YIM C.J. – From motivation to action : functional interface between the limbic system and the motor system. *Progress in Neurobiology* 1980; *14* : 69-97.

MINDEN S.-L., SCHIFFER R.-B. – Affective disorders in multiple sclerosis. *Arch Neurol* 1990; *47* : 98-103.

MONTREUIL M., LYON-CAEN O. – Troubles thymiques et relations entre alexithymie et troubles du transfert dans la sclérose en plaques. *Revue de neuropsychologie* 1993; *3* : 287-304.

PARADISO S, ROBINSON RG, ARNDT S. – Sef-reported aggressive behavior in patients with stroke. *J Nerv Ment Dis* 1996; *184* : 12, 746-753.

PARIKH R.M., ROBINSON R.G., LIPSEY J.-R., STARKSTEIN S.E., FEDOROFF J.P., PRICE TR. – The impact of post-stroke depression on recovery in activities of daily living over two-year follow-up. *Archives of Neurology.* 1990; *47* : 787-789.

PEDINIELLI J.L. – *Psychosomatique et alexithymie.* Nodules, PUF, Paris, 1992.

POECK K. – Pathophysiology of emotional disorders associated with brain damage. *In : Handbook of Clinical Neurology,* P.J. VINKEN et G.W. BRUYN, North Holland Publishing Company, Amsterdam, 1997.

RADAT F. – Migraine et dépression. *L'Encéphale,* 2000; hors série *3* : 7-11.

RAPSCAK S., KASNIAK A., RUBINS A. – Anomia for facial expression : evidence for a category specific visual verbal disconnection. *Neuropsychologia* 1989; *27* : 1031-1041.

REUTERSKIOLD C. – The effects of emotionality on auditory comprehension in aphasia. *Cortex* 1991; *27* : 595-604.

ROBINSON R.G., KUBOS K.L., STARR L.B. *et al.* – Mood disorders in stroke patients. Importance of location of lesion. *Brain* 1984; *107* : 81-93.

ROSS E.D. – The aprosodias : functional-anatomic organization of the affective components of language in the right hemisphere. *Ann Neurol* 1981; *38* : 561-589.

ROSS E.D., HOMAN R.W., BUCK R. – Differential hemispheric latéralisation of primary and social emotion. *Neuropsychiatry, Neuropsychology and Behavioral Neurology* 1994; *7* : 1-19.

SABATINI U., POZZILLI C., PANTANO P. – Involvement of the limbic system in MS patients with depression disorders. *Biol Psychiatry* 1996; *39 :* 970-975.

SADOPVNICK A.D., EISEN K., PATY D.W., EBERTS G.C. – Cause of death in patients attending MS cliniques. *Neurology* 1991; *41 :* 1193-1196.

SIFNEOS P.E. – Alexithymia : past and present. *AM J Psychiatry* 1996; *153 (7):* 137-142.

STARKSTEIN S.E., FEDOROFF P., BERTHIER M.L., ROBINSON R.G. – Manic-depressive and pure manic states after brain lesions. *Biol Psychiatry* 1990; *29 :* 149-158.

WEDDEL R.A., TREVARTHEN C., MILLER J.D. – Voluntary emotional facial expression in patients with focal cerebral lesions to success or failure. *Neuropsychologia* 1990; *28 :* 49-60.

ZHOU Q.Y., PALMITER R.D. – Dopamine deficit mice are severely hypoactive, adipsic and aphagic. *Cell* 1995; *83 (7) :* 1197-1209.

18 | NEUROPSICOLOGIA DA COGNIÇÃO SOCIAL

A cognição social é o conjunto de competências, de experiências cognitivas e emocionais que regem as relações e legitimam o comportamento do ser humano com as pessoas do seu meio familiar e social.

A CONSTRUÇÃO IDENTITÁRIA E A CONSCIÊNCIA DE SI MESMO

A cognição social se fundamenta na história de cada ser humano, portanto, na sua memória, que permite a construção da identidade de cada um e contribui para a coerência de si próprio (self), que se expressa pelo que William James chamou de Ego material, Ego social e Ego espiritual. Para aqueles que o cercam e o conhecem, o comportamento de um ser humano é uma manifestação identitária cuja alteração provoca surpresa ou tristeza no seu meio. É por isso que depois da destruição do lobo frontal de Cage por um pé-de-cabra, seus companheiros de trabalho disseram: "Cage não é mais o Cage", o que também remete à consternação das pessoas que cercam os doentes atingidos pela demência frontotemporal: "Não o reconheço mais." A memória é, portanto, uma condição necessária, mas não suficiente para a coerência identitária. Também é preciso ter consciência das próprias ações, dos pensamentos, das emoções e em seguida exercer seu julgamento e tomar, em interação com as pessoas do seu meio, as decisões adaptadas. O julgamento dos indivíduos sobre certos aspectos de sua própria personalidade (consciência reflexiva ou consciência de si próprio) ativa, na imagem funcional, o córtex pré-frontal interno e cingular posterior (Johnson).

AS TOMADAS DE DECISÃO

Quanto à capacidade de tomar decisões adaptadas, ela supõe, além da necessidade "cognitiva" da memória de trabalho (cuja eficácia está ligada ao córtex pré-frontal dorsolateral), uma análise de cada situação referente às representações cognitivas e emocionais próprias de cada sujeito. A sociopatia adquirida, descrita por Damasio, é o exemplo de disfunção das "atitudes

Neuropsicologia da cognição social **347**

decisórias" (*judgment and decision making*: Bechara) que poderia estar ligada ao defeito de ativação dos "marcadores somáticos" (consultar capítulo 13). A anarquia decisória, que só tem como alavanca o acaso, gera uma instabilidade social, familiar e afetiva, lembrando a sociopatia, denominada classicamente em psiquiatria de "desequilíbrio mental", mas é verdade que, nesses casos puros, não existe conduta delituosa. O fato de pormos o sujeito numa situação de decisão no Teste do jogo (*Gambling Test* de Bechara) mostra a incapacidade do indivíduo em discernir e em obter as escolhas mais frutíferas, isto é, as que permitem conseguir ganhos moderados mas regulares. As lesões responsáveis estão situadas na região ventromedial do córtex pré-frontal: áreas de Brodman 25, parte baixa da área 24, 32 e porções internas das áreas 10, 11, 12. Essa região pode, assim, ser concebida como o centro de convergência dos sistemas neuronais implicados na memória e na representação das emoções (ínsula, córtex parietal adjacente e giro cingular). Entretanto, apesar da desadaptação social, esses sujeitos são capazes de julgamentos adaptados quando os questionamos de maneira teórica sobre as normas da vida em sociedade, o que levou Damasio a mostrar a importância das "alavancas emocionais" nas tomadas de decisão.

O SABER SOCIAL, OS JULGAMENTOS MORAIS, OS COMPORTAMENTOS ANTISSOCIAIS

Os sujeitos atingidos de lesão nessas mesmas regiões pré-frontais na primeira infância (antes de 16 meses, nos dois casos de Anderson) parecem incapazes de adquirir um saber social e, às vezes, manifestam, desde pequenos, uma não resposta às reprimendas, uma propensão aos conflitos, à agressividade e aos delitos. Eles apresentam, além disso, uma falta de interesse pelo próximo e, quando chegam à idade adulta, falta de interesse pelos filhos. Em suma, um comportamento imoral. Eles não têm *deficit* cognitivo. Na construção do senso moral, tal como o concebe Colby e Kohlberg, esses sujeitos ficam no primeiro estágio do nível "pré-convencional", caracterizado pelo confinamento numa perspectiva egocêntrica e suas decisões são fundamentadas na evitação das punições. Eles não têm capacidade de perceber que para satisfazer os próprios desejos precisam reconhecer que os outros também têm direitos, uma coisa que as crianças percebem aos 9 anos de idade.

Muitos trabalhos feitos com sujeitos sãos, e que usaram a imagem dinâmica, tentaram cercar as áreas cerebrais implicadas nos julgamentos morais (Fig. 18.1 e Tabela 18.1). Como exemplo, temos as respostas de indivíduos a dilemas morais pessoais que ativam as áreas associadas aos tratamentos "socioemocionais", a saber, o giro frontal interno, o giro cingular posterior e o giro angular. Ao contrário, as respostas dos sujeitos aos dilemas morais não pessoais e a dilemas não morais ativam as áreas associadas à memória de trabalho no córtex frontal dorsolateral e no córtex parietal. Mas devemos limitar a cognição social ao conhecimento das normas sociais e o comportamento ao respeito ou à transgressão dessas normas? Ou devemos, de maneira mais ampla, considerar que o campo da cognição social diz respeito a todos os comportamentos humanos que interagem com o outro? É verdade que, nesses casos, toda a circuitação neuronal que fundamenta o julgamento e as tomadas de decisão está envolvida: tratamento das entradas sensoriais,

348 Neuropsicologia

avaliação, depois planejamento das respostas "motoras" em virtude da recompensa esperada ou da punição temida e, especialmente, conhecemos o papel das estruturas dopaminérgicas nas redes neuronais implicadas. Assim também está envolvido o sistema límbico rostral que intervém na avaliação emocional e motivacional e que permite (ver Quadro 16.III), em respostas a estímulos, a adaptação dos comportamentos. De maneira mais ampla, estão envolvidos a organização e a regulação da vida emocional e, sobretudo, o reconhecimento das emoções do outro, mas também o reconhecimento do perigo (com o papel central da amígdala: consultar capítulo 17). Por fim, os comportamentos sociais se constroem também de informações veiculadas por outros sistemas e sobretudo pela memória. Nessas condições será que a transgressão das normas sociais resulta dos tratamentos neuronais especializados na informação social ou será que estes apenas dependem dos mecanismos conhecidos da memória, da emoção, das tomadas de decisão (Bechara)? Nos estudos das imagens, como distinguir o que remete aos julgamentos especializados e o que remete à ativação das zonas não específicas: funções executivas com controle inibidor, memória etc?

Em todo o caso, de par com a sociopatia adquirida do adulto (Damasio) e a sociopatia com *deficit* da construção do saber social secundária a uma lesão pré-frontal da infância (Anderson), as lesões cerebrais do adulto podem gerar comportamentos antissociais idênticos ou parecidos com aqueles descritos na nosologia psiquiátrica. Assim é com os distúrbios do controle dos impulsos agressivos análogos ao distúrbio explosivo intermitente do DSM e com as manifestações do tipo "personalidade antissocial" do DSM (consultar capítulo 17, p. 311).

A FUNÇÃO PRAGMÁTICA DA LINGUAGEM

A cognição social também se expressa, de maneira geral, na coerência do discurso feito ao outro. Além dos aspectos léxico-semânticos e morfossintáticos da linguagem e fundamentado-se neles, é saber produzir atos de linguagem adaptados às circunstâncias: essa é a função pragmática da linguagem, desorganizada nas lesões frontais (consultar capítulo 13, p. 167) e também nas lesões do hemisfério direito. As lesões do hemisfério direito alteram a compreensão do humor e da ironia. A compreensão do sarcasmo, uma forma particular de ironia (Shamay-Tsoory), é alterada por lesões do lobo pré-frontal e, em particular, da sua porção ventromedial direita e não pelas lesões posteriores. Os *deficits* da compreensão do sarcasmo se associam a um *deficit* da teoria do espírito, pois se trata de interpretar a intenção do outro. Eles se associam à dificuldade de reconhecimento emocional (mímicas, prosódia).

A TEORIA DO ESPÍRITO E A EMPATIA

O comportamento diante do outro, seja ele gestual ou verbal, tenha relação a "valores morais" ou, de maneira geral, à adaptação da relação ao contexto cognitivo e afetivo, não pode ocorrer sem se apoiar na capacidade de atribuir aos outros conteúdos mentais (pensamentos, sentimentos) plausíveis: trata-se

Neuropsicologia da cognição social **349**

da *teoria do espírito*. A teoria do espírito é uma *capacidade de mentalização, de conceituação, de representação dos conteúdos mentais do outro* quer se trate de intenções, de crenças, quer de conhecimentos. Ela pode ser testada, por exemplo, com dois personagens, A e B, que entram numa mesma sala. A põe o seu livro numa gaveta e depois sai da sala. Na ausência dele, B pega o livro e põe embaixo do tapete. À pergunta feita para saber onde A irá procurar o seu livro ao entrar novamente na sala, a teoria do espírito permite ao observador dizer que A ("falsa crença") irá procurá-lo na gaveta. O observador pode, assim, abstrair o que ele sabe para se pôr no lugar do personagem que não sabe de nada. Essa capacidade de deduzir o conteúdo mental do outro aparece por volta dos 4 anos e continua a se desenvolver até os 11 anos. A incapacidade em perceber os conteúdos mentais dos personagens A e B fará com que o observador diga o contrário, que A irá procurar o livro embaixo do tapete. Além dos lóbulos frontais com prevalência do córtex frontal mediano e, sobretudo, do córtex frontal paracingular (que corresponde mais ou menos às áreas de Brodmann 9/32, particularmente direitas), as outras regiões implicadas são o sulco temporal superior e o polo temporal (especialmente a amígdala) (quadro 18.I).

O sulco temporal superior direito é ativado com a compreensão do sentido de histórias e de desenhos que ponham personagens em cena, mas também pelo movimento das mãos, do corpo, da boca, do olhar e das mímicas emocionais. O seu papel é detectar e explicar os comportamentos do outro atribuindo-lhe ou uma causa física ou uma "intenção" em relação a si próprio. *Os polos temporais* são ativados nas situações de rememoração da memória episódica, visual ou auditiva, da memória emocional e autobiográfica: a capacidade de deduzir os conteúdos mentais do outro pode ter de se apoiar na experiência do sujeito, na sua memória pessoal, episódica e semântica. Embora essas duas regiões contribuam para a teoria do espírito, argumentos sólidos indicam que a região essencial para a "mentalização" das intenções do outro é o *córtex paracingular*: Assim essa região é ativada quando um indivíduo joga um jogo com uma pessoa de quem ele poderá obter ganhos, mas não é ativada se se trata de um jogo contra o computador. A "mentalização" faz um recrutamento nas regiões do cérebro implicadas nas representações gerais dos comportamentos, contribuindo, assim, para as redes neuronais implicadas na cognição social e, em particular, a amígdala e o córtex órbito-frontal (Gallagher e Frith).

Perturbações da teoria do espírito são observadas no autismo, na síndrome de Asperger, nas esquizofrenias de forma paranóide. Um *deficit* das funções executivas é, em geral mas não constantemente, associado a uma alteração da teoria do espírito. Assim, também, a alteração da teoria do espírito poderia estar no centro das perturbações da cognição social observada nas demências frontotemporais; a comparação (Gregory) de doentes com demência frontotemporal "variante frontal" com doentes de Alzheimer mostrou que os pacientes frontais tinham alterações em todos os aspectos explorados da teoria do espírito, e os doentes de Alzheimer só fracassavam em falsas crenças de segunda ordem no teste da gafe, devido à falha de memória de trabalho e capacidade de aprendizagem. Além disso, o dano da teoria do espírito está ligado ao grau de atrofia frontal ventromedial e às perturbações comportamentais avaliadas pelo inventário neuropsiquiátrico de Cummings (NPI). *Empatia* designa, em primeiro lugar, a capacidade de partilhar as emoções do

350 Neuropsicologia

Tabela 18.I. Principais áreas cerebrais implicadas na cognição social (segundo Greene, Gallagher, Bechara)

As letras da coluna da esquerda remetem à figura 18.I. AB = Área de Brodmann. Algumas dessas áreas são ativadas nos julgamentos morais com entradas verbais, outras com entradas visuais.

A	AB 9/10: giro frontal interno	Integração da emoção nas tomadas de decisão e no planejamento de ações
	AB 9/32: córtex frontal paracingular	Teoria do espírito: interpretação das intenções do outro
B	AB 25/ parte baixa da 24/32 e porções internas das AB 10/11/12: córtex fronto-orbitário/córtex ventromedial	Julgamentos morais Representação da recompensa e punição Empatia emocional e cognitiva Controle do caráter apropriado ou não vantajoso dos comportamentos (sociopatia adquirida, condutas associais se houver lesões da infância) Centro de convergência da circuitação neuronal que permite a cognição social
C	AB 39: sulco temporal superior e giro angular	Compreensão dos movimentos, das mímicas, do olhar e das histórias que envolvem pessoas. Participação da teoria do espírito
D	AB 31/7: córtex cingular posterior, pré-cuneus e córtex retrosplenial	Integração da imagem emocional (pré-cuneus) e da memória nas interações com o outro
E	Polos temporais (AB 38) e amígdala	Avaliação rápida da alternativa recompensa/punição, especialmente para as informações visuais vetando emoções negativas Rememoração da memória episódica, autobiográfica e emocional Reconhecimento das emoções visuais
F	AB9/10/46: córtex frontal dorsolateral	Ajuda a cognição social pela memória de trabalho e a flexibilidade Empatia cognitiva

outro. Mas à empatia emocional é acrescentada uma empatia cognitiva que confirma a teoria do espírito e que é a capacidade de compreender o que sente e pensa o outro, como se pudéssemos nos pôr no lugar dele, continuando a ser nós mesmos, e responder de maneira apropriada. A empatia emocional pode ser avaliada pelo questionário de Mehrabiamn e Epsteins, visto que os aspectos cognitivos da empatia fundamentada na capacidade de se pôr no lugar do outro podem ser medidos pela escala de empatia de Hogan. Parece,

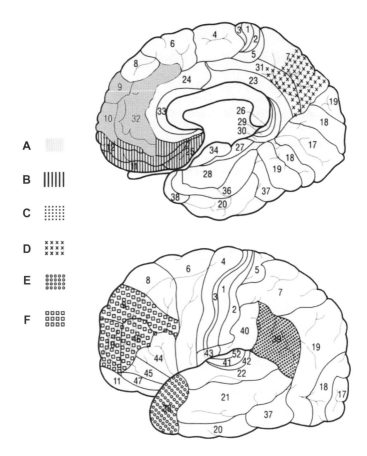

Fig. 18.1. As principais zonas cerebrais implicadas na inteligência social. A zona "nodal" seria representada pelo córtex pré-frontal ventromedial e fronto-orbitário. As letras remetem à primeira coluna do quadro 18.I.

assim, que as lesões pré-frontais dorsolaterais comprometem os aspectos cognitivos da empatia, sendo seus aspectos emocionais comprometidos pelas lesões fronto-orbitárias (Eslinger).

A cognição social permite ao indivíduo usar a sua capacidade de "interagir" com o ambiente; essa capacidade adaptativa que pode ser denominada inteligência social é fundamentada nos processos cognitivo-emocionais que permitem amarrar num trançado complexo a consciência de si próprio e a consciência (isto é, o conhecimento) do outro para si próprio continuando a ser você mesmo. Esse campo de estudos e, portanto, a compreensão dos distúrbios comportamentais lançam as bases de uma nova abordagem dos vínculos entre a neurologia e a psiquiatria.

Quadro 18.1

Algumas provas de exploração da teoria do espírito

Teste das falsas crenças de primeira ordem
Um exemplo é dado no teste e pode apelar para histórias em quadrinhos ou, no caso de crianças, para bonecas (chamadas Sally e Anne na prova imaginada por Baron-Cohen).

Teste das falsas crenças de segunda ordem
Nesse roteiro, o personagem B também muda o objeto de lugar quando o A sai da sala, mas B também sai da sala, a exemplo de A. Quando A volta, pergunta-se a ele onde, na sua opinião, B acha que está o objeto. Esse teste precisa de boa eficiência mnésica; pode ser aplicado com sucesso a partir dos 6/7 anos.

Teste da gafe
Esse teste consiste em ler uma história na qual um personagem A ouve opiniões do sujeito B que constituem uma "gafe", um deslize. A pessoa A que acabara de mudar para um novo apartamento compra cortinas novas para o quarto. Assim que A termina a decoração, sua melhor amiga, o personagem B, vai visitá-la. Quando A pergunta se ela gostou do quarto, B responde que as cortinas são horríveis e espera que A possa trocá-las rapidamente. Em seguida, pergunta-se ao paciente quem (a pessoa A ou a B) disse alguma coisa que não deveria ser dita. Nesse tipo de história é preciso que o observador entenda que no momento da gafe, a pessoa B não sabia que não podia fazer esse comentário, que A ficaria irritada ou magoada.

Teste de balinhas Confete
Pergunta-se a uma criança A o que ela acha que tem dentro de uma caixa de balinhas Confete e, é claro, a criança dá a resposta certa. Mas o experimentador abre a caixa e mostra para a criança A que ela contém um lápis. Em seguida, explica-se à criança que o seu amigo vai chegar e pergunta-se a ela: " O que ele vai responder quando perguntarmos o que contém a caixa?"

Ler pensamentos e sentimentos no olhar *(Reading the mind in the eyes, Baron-Cohen et al., J. Child Psychol Psychiatry 2001; 42: 241-251.)* Trata-se de escolher entre dois pensamentos ou sentimentos o que melhor corresponde ao sujeito cujos olhos são fotografados.

Referências

BECHARA A. – The neurology of social cognition. *Brain* 2002; *125* : 1673-1675.

GALLAGHER H.-L., FRITH C.-D. – Functional imaging of "theory of mind". *Trends in Cognitive Neurosciences*, 2003; *7* : 77-83.

GREGORY C, LOUGH S, STONE V *et al.* – Theory of mind In patients with frontal variant frontotemporal dementia and Alzheimer's disease : theoretical and practical Implications. *Brain* 2002; *125* : 752-764.

ANDERSON S.-W., BECHARA A., DAMASIO H. *et al.* – Impairment of social and moral behavior related to early damage In human prefrontal cortex. *Nat Neurosci* 1999; *2* : 1032-1037.

ESLINGER P.-J. – Neurological and neuropsychological bases of empathy. *Eur Neurol* 1998; *39* : 193-199.

GREENE J., HAIDT J. – How and where does moral judgment work? *Trends In Cognitive Neurosciences* 2002; *6* : 517-523.

HOGAN R. – Development of an empathy scale. *Journal of Consulting and Clinical Psychology* 1969; *33* : 307-316.

SHAMAY-TSOORY S.-G., TOMER R., AHARON-PERETZ J. – The neuroanatomical basis of understanding sarcasm and Its relationship to social cognition. *Neuropsychology* 2005; *19* : 288-300.

19 NEUROPSICOLOGIA DO TÁLAMO E DOS NÚCLEOS CINZENTOS CENTRAIS DO CEREBELO

Os núcleos cinzentos centrais (*basal ganglia,* na terminologia anglo-saxônica) são amontoados celulares constituídos de substância cinzenta, dispostos no fundo dos hemisférios cerebrais e na parte alta do tronco cerebral. As formações mais importantes são o núcleo caudado, o núcleo lentiforme (putâmen e pálido), o núcleo subtalâmico (ou corpo de Luys) e a substância negra (consultar Fig. 1.1). Essas formações não podem ser fisiologicamente separadas do tálamo com o qual elas têm múltiplas conexões que também as unem à substância reticulada, ao cerebelo (por intermédio do núcleo rubro), aos núcleos vestibulares (por intermédio do cerebelo) e ao córtex pré-frontal.

O TÁLAMO

As lesões talâmicas podem provocar:

– distúrbios da memória (consultar capítulo 14);

– distúrbios da linguagem (consultar capítulo 2);

– negligência unilateral esquerda (consultar capítulo 9), quando há lesões que afetam o tálamo direito (em particular nos infartos do território tuberotalâmico, nos infartos do território paramedial e na síndrome da hemorragia talâmica posterior que, além do mais, comporta uma miose com leve ptose ipsilateral e uma hemiparesia sensitivo-motora). Essa negligência pode ser espacial, motora ou multimodal e, também, pode comportar uma extinção sensorial, sensitiva, visual e auditiva. A negligência pode vir acompanhada de outros sinais habitualmente observados nas lesões do hemisfério direito e, em particular, de perturbações assomatognósicas e visuoconstrutivas, bem como de perturbações do reconhecimento dos rostos;

– síndromes frontais (consultar capítulo 13) com perda da espontaneidade ou, ao contrário, desinibição com distúrbios do controle executivo (especialmente nos infartos unilaterais paramediais). As lesões bilaterais, como as efetuadas pelos infartos paramediais bilaterais, provocam grandes alterações comportamentais, realizando um quadro de demência talâmica e associando, aos distúrbios da memória, uma grande apatia com euforia ou indiferença, perseverações, confusão e perturbações da vigília.

OS NÚCLEOS CINZENTOS CENTRAIS

Os núcleos cinzentos centrais são unidos ao córtex por circuitos frontossubcorticofrontais (Figs.19.1 e 19.2) organizados, de maneira paralela, em cinco circuitos: um deles é motor e nasce na área motora suplementar, o segundo é oculomotor e nasce nas áreas oculomotoras frontais implicadas na oculogiração (área 8) e na oculocefalogiração e nasce, também, no córtex parietal posterior. Os três outros estão envolvidos no controle cognitivo e emocional; são eles o circuito pré-frontal dorsolateral (a partir das áreas 9 e 10),

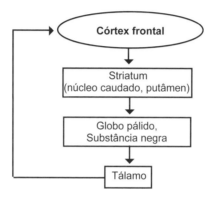

Fig. 19.1. *Esquema geral dos circuitos frontossubcorticofrontal* (segundo Cummings, 1993).

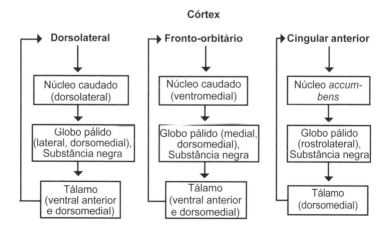

Fig. 19.2. *Os três circuitos frontossubcorticais implicados nas funções cognitivas e na regulação emocional* (segundo Alexander, 1986 e Cummings, 1993).

356 Neuropsicologia

o circuito fronto-orbitário (a partir da área 10), e o circuito cingular anterior (a partir da área 24). Sabe-se que as lesões de cada uma dessas subdivisões do lobo frontal podem estar vinculadas a manifestações cognitivas e afetivas particulares (consultar quadro 13.1).

As lesões dos núcleos cinzentos centrais provocam perturbações da motricidade que podem vir acompanhadas de disfunção cognitiva e emocional, vinculada a uma desconexão frontal: assim foi construído o conceito de *demência subcortical* que pode ser observada na doença de Parkinson, na paralisia supranuclear progressiva de Steel-Richardson-Oslewski, na coréia de Huntington, na doença de Wilson, na síndrome de Fahr e na neuroacantocitose. Sabemos que distúrbios da *memória* (em particular da memória procedural) podem ser observados em certas afecções dos núcleos cinzentos centrais. As *afasias subcorticais* putâmino-caudadas e as *síndromes alucinósicas* ou *psicóticas* já foram abordadas (consultar capítulos 16 e 22). Finalmente, uma *heminegligência esquerda* pode ser observada nas extensas lesões cápsulo--estriadas, sobretudo nos infartos das artérias lenticuloestriadas e, também, nos infartos limitados ao núcleo caudado e nas hemorragias do putâmen. As lesões que respeitam o tálamo não causam anosognosia.

As outras perturbações neuropsicológicas observadas nas lesões dos núcleos cinzentos centrais podem, de maneira esquemática (e sem ignorar as formas intrincadas), estar ligadas ao sofrimento de cada um dos três grandes circuitos. Elas podem incluir distúrbios do controle executivo e da programação dos atos motores, um estado de irritabilidade-agitação-desinibição e, ainda, um estado de apatia-abulia.

A *síndrome abúlica* é encontrada, principalmente, nas lesões do núcleo caudado e vem associada a uma perda da espontaneidade motora e verbal, à inércia, à apatia, à lentidão ideatória e motora e a um *deficit* de atenção. Ela estaria mais ligada às lesões da porção dorsolateral do núcleo caudado, em ligação com a convexidade frontal dorsolateral. A *síndrome de hiperatividade* das lesões do núcleo caudado é traduzida por uma agitação motora e verbal, às vezes por uma agressividade e uma confusão mental; ela estaria mais ligada à lesões da região ventromedial do núcleo caudado, em ligação com o córtex fronto-orbitário. A hiperatividade pode alternar com uma abulia. Estados depressivos ou bipolares, paroxismos ansiosos podem, igualmente, ser observados, bem como alucinações e delírios: trata-se de lesões dorsolaterais ou de lesões extensas do núcleo caudado. As perturbações cognitivas afetam as funções do controle executivo, quaisquer que sejam as localizações lesionais no interior do núcleo caudado.

Uma síndrome frontal com apatia-abulia pode estar associada a lesões bilaterais, localizadas no *pallidum.*

A *perda de autoativação psíquica,* descrita inicialmente por Laplane em dois casos de lesões do pálido (por picada de vespa e intoxicação por óxido de carbono), manifesta-se no comportamento como uma apatia e o interrogatório mostra que está subentendido um vazio mental, uma inércia por perda do entusiasmo psíquico e ausência de projetos futuros. Entretanto, a heteroativação provoca reversibilidade do distúrbio e os doentes, com estimulação, podem

Neuropsicologia do tálamo e dos núcleos cinzentos centrais do cerebelo **357**

executar tarefas simples e até complexas, como passar por testes e mostrar desempenhos cognitivos satisfatórios, excluindo-se uma redução da fluência e algumas perturbações das funções do controle executivo. Os doentes parecem indiferentes. Recusando uma desativação não específica de um circuito que subentende a atividade psíquica, Habib e Poncet qualificaram o distúrbio como síndrome atimórmica (até então reservada à perda do entusiasmo vital dos esquizofrênicos deficitários). Esses autores insistiram não apenas na apatia com apragmatismo (que nem sempre seria reversível por heteroativação), na alteração da capacidade de expressar os sentimentos, como também numa perda do entusiasmo que subentendia um *deficit* da ação e da afetividade. Esse comportamento é encontrado não só nas lesões do pálido (especialmente anóxicas) e nas lesões do *striatum* (lacunas dos núcleos caudados e dos putâmens), como também nas lesões talâmicas medianas (incluindo os núcleos dorsomedianos) e nas lesões subcorticais do lobo frontal, que afetam as conexões entre o núcleo caudado, de um lado, o córtex pré-frontal e o giro cingular do outro. A síndrome atimórmica estaria, assim, ligada à lesão de um "circuito límbico" estriado-pálido talamocortical concebido como um elemento chave do sistema motivacional-emocional que dá a carga de energia necessária à atividade cognitiva e à atividade motora.

Algumas síndromes de perda de autoativação psíquica contêm, apesar do vazio mental e da inércia motora, um estado depressivo. Deveríamos considerar que se trata da associação de dois distúrbios relacionados à lesão dos núcleos cinzentos centrais (Laplane)? Ou de uma forma incompleta de perda de autoativação psíquica com apatia, sem componente de indiferença afetiva (Habib)?

Atividades do tipo *compulsivo-obsessiva* podem, mas não obrigatoriamente, associar-se à perda da autoativação: trata-se, quase sempre, de manifestações pseudo-obsessivas que não geram fenômenos de tensão emocional, como os observados na psiconeurose obsessiva. Assim, foram observadas atividades mentais estereotipadas, colecionismo, visto que certos estereótipos motores evocam os tiques. Tais manifestações foram observadas em lesões dos núcleos lentiformes e, também, em lesões dos núcleos caudados. A doença de Parkinson também pode ser acompanhada de manifestações estereotipadas, monomórficas, mas sem a tensão ansiosa que acompanha os distúrbios obsessivos compulsivos. Às vezes denominados de "*punding*", eles se manifestam por atividades incansavelmente repetidas (músicas, limpeza) ou por colecionismo (Evans), às vezes acompanhados de uma adicção às substâncias dopaminérgicas ou, ainda, de comportamentos de jogo patológico. Eles estão ligados à hiperdopaminergia por estimulação excessiva dos receptores dopaminérgicos do *striatum* ventral (núcleo accubens) que provoca um *deficit* do sistema de recompensa. É interessante ligar a constatação dessas manifestações compulsivo-obsessivas à doença de tiques de Gilles de la Tourette, pois admite-se que ela poderia ser causada por uma disfunção dos núcleos cinzentos centrais. Além do mais, na própria neurose obsessiva existe a possibilidade de que haja intervenção de uma disfunção frontocingular e do *striatum*, sendo possível conseguir uma melhora dos sinais compulsivos com o uso de antidepressivos serotoninérgicos, reduzindo a hiperatividade metabólica frontoestriada. Agora conhecemos os efeitos favoráveis que a estimulação cerebral profunda pode produzir nos parkinsonianos que têm ao

358 Neuropsicologia

mesmo tempo uma história de distúrbios obsessivos compulsivos (Mallet). Atualmente, o problema é saber se a estimulação cerebral profunda pode ser o tratamento ao qual se pode recorrer nos distúrbios obsessivos compulsivos invalidantes que tenham resistido aos medicamentos inibidores da recaptura de serotonina e às terapias cognitivo-comportamentais.

Na doença de Huttington (cuja sede lesional é o núcleo caudado), podem ser observadas manifestações que correspondem à implicação dos três circuitos cognitivo-emocionais frontossubcorticais, o que, aliás, é sugerido pelos estudos isotópicos quando objetivam um hipometabolismo pré-frontal e que remetem ao conceito de diásquise (repercussão, depressão distante do foco lesional) criado por von Monakov.

Os circuitos frontossubcorticais também podem ser lesados na *substância branca* dos hemisférios cerebrais, explicando a existência de síndromes do tipo frontal e até de demências subcorticais por danos inflamatórios (como as formas evoluídas da esclerose em placas), genéticos (leucodistrofias), infecciosos (encefalopatia do HIV) e vasculares da mielina (consultar capítulos 13, 16, 20).

Em todo o caso, para Habib e Bakchine, "a apatia, a abulia, a perda da autoativação e a atimormia produzem, muito provavelmente, uma única e mesma síndrome mental". Falta, no entanto, confirmar a apatia como sendo a associação de uma desmotivação com perda da iniciativa e embotamento afetivo, sabendo que ela pode ser objeto de uma avaliação comportamental, seja pelo inventário neuropsicológico de Cummings, seja pela escala de Marin. A apatia é frequente na doença de Alzheimer e pode ser confundida com uma depressão; e é ainda mais frequente quanto mais intenso for o *deficit* cognitivo: ela poderia estar ligada inicialmente à lesão das aferências colinérgicas subcorticofrontais originadas no núcleo basal de Meynert mais tardiamente no próprio córtex pré-frontal e suas aferências vindas das regiões temporais anteriores e internas. A frequência da apatia é ainda maior em caso de associação da demência com sinais extrapiramidais, o que sugere a implicação dos circuitos dopaminérgicos ascendentes com destinação frontal. A apatia repercute intensamente nas atividades da vida cotidiana e é, como a agitação, um fator de desgaste do cuidador. Os tratamentos colinérgicos podem melhorar a apatia. Antidepressivos, substâncias dopaminérgicas foram propostos e até mesmo psicoestimulantes anfetamínicos. Os pacientes devem ser objeto de estimulação familiar e social. As principais causas de apatia estão resumidas na tabela 19.I.

O CEREBELO

As modificações neuropsicológicas provocadas por lesões (degenerativas ou vasculares) do *cerebelo* poderiam, ao menos em parte, resultar da diásquise ligada à ruptura dos circuitos que unem o cerebelo ao córtex pré-frontal, parietal posterior, temporal superior e límbico. As perturbações observadas podem, de fato, afetar os testes que exploram a organização visuoespacial, a capacidade de planificação e programação, a fluência verbal e a memória do trabalho. *Deficit* de linguagem do tipo agramatismo e aprosodia também foram

Neuropsicologia do tálamo e dos núcleos cinzentos centrais do cerebelo **359**

Tabela 19.I. *As principais causas da apatia*

Síndromes frontais (dorsolateral, frontal interna, cingular)
Lesões frontossubcorticais com ou sem síndrome demencial (substância branca, núcleo cinzento central, tálamo, núcleo dorsomediano)
Demências corticais (em particular a doença de Alzheimer)
Síndrome de Kluver-Bucy
Dores crônicas
Isolamento sensorial e social
Esquizofrenia de forma hebefrenocatatônica

descritos. O cerebelo pode interferir diretamente na rapidez do tratamento das informações, o que explicaria o aumento do tempo da reação simples visual e auditiva. Distúrbios de personalidade podem ser observados, com embotamento do afeto ou desinibição. Essa síndrome afetivo-cognitiva cerebelar (Schmahmann) é o que fica mais evidente em caso de lesão do lobo posterior e do vérmis. As lesões do lobo anterior provocam apenas distúrbios discretos das funções executivas e visuoespaciais. Quanto às anomalias cerebelares macroscópicas ou histológicas constatadas na esquizofrenia ou no autismo infantil, elas poderiam, entre outros argumentos, corroborar a hipótese da interferência do cerebelo na vida afetiva e na regulação emocional, embora se deva evitar interpretações prematuras.

Referências

ALEXANDER G., DELONG M., STRICK P. – Parallel organization of functionally segregated circuits linking basal ganglia and cortex. *Annual Review of Neuroscience* 1986; *9* : 357-381.

BHATIA K.P., MARSDEN D. – The behavioural and motor consequences of focal lesions of the basal ganglia in man. *Brain* 1994; *117* : 859-876.

BOTEZ M.I. – The neuropsychology of the cerebellum : an emerging concept. *Arch Neurol* 1992; *49* : 1229-1230.

CAPLAN L.R., SCHMAHMANN J.D., KASE C.S., FELDMANN E. – Caudate infarcts. *Arch Neurol* 1990; *47* : 193-143.

CROISILE B., TOURNIAIRE D., CONFAVREUX C. *et al.* – Bilateral damage to the head of the caudate nuclei. *Ann Neurol* 1989; *25* : 313-314.

CUMMINGS J.L. – Frontal-subcortical circuits and human behavior. *Arch Neurol* 1993; *50* : 873-880.

EVANS A.-H., LEES A.-J. Dopamine dysregulation syndrome in Parkinson's disease. *Neurol Sci* 2004; *25* : 98-101.

HABIB M., PONCET M. – Perte de l'élan vital, de l'intérêt et de l'affectivité (syndrome athymhormique) au cours de lésions lacunaires des corps striés. *Rev Neurol* 1988; *10* : 561-577.

360 *Neuropsicologia*

LAPLANE D., LEVASSEUR M., PILLON B., DUBOIS B. – Obsessive-compulsive and other behavioural changes with bilateral basal ganglia lesions. *Brain* 1989; *112* : 679-725.

MALLET L., MESNAGE V., HOUETO J.-L. – Compulsions, Parkinson's disease and stimulation. *Lancet* 2002; *26* : 1302-1304.

MARIN R., BIEDRZYCKI R., FIRINCIOGULLARTI S. – Reliability and validity of the Apathy Evaluation scale. *Psychiatry Research* 1991; *38(2)* : 143-162.

MENDEZ M.F., ADAMS N.L., LEWANDOWSKI K.S.L. – Neurobehavioural changes associated with caudate lesions. *Neurology* 1989; *39* : 349-354.

SANDSON T.A., DAFFNER K.R., CARVALHO P.A., MESULAM M.M. – Frontal lobe dysfunction following infarction of the left-sided thalamus. *Arch Neurol* 1991; *48* : 1300-1303.

SCHMAHMANN J.D. – An emerging concept. The cerebellar contribution to higher function. *Arch Neurol* 1991; *48* : 1178-1187.

SCHMAHMANN J.D., SHERMAN J.C. – The cerebellear cognitive affective syndrome. *Brain* 1998; *121* : 561-579.

TRILLET M., CROISILE B., TOURNIAIRE B., SCHOTT B. – Perturbations de l'activité motrice volontaire et lésions des noyaux caudés. *Rev Neurol* 1990; *146* : 338-344.

WEINBERGER D.R. – A connectionist approach to the prefrontal cortex. *J Neuropsychiatry Clinical Neurosciences* 1993; *5* : 241-253.

20 | NEUROPSICOLOGIA DAS AFECÇÕES DESMIELINIZANTES

A ESCLEROSE EM PLACAS

Depois de a imagem por ressonância magnética nuclear nos mostrar que a existência de lesões desmielinizantes da substância branca dos hemisférios cerebrais se tornou um dos critérios diagnósticos da esclerose em placas, não há mais razão para se surpreender com a frequência com que essa afecção é acompanhada de disfunções cognitivas. Estas últimas vêm se somar às desordens da esfera afetivo-emocional que são, em parte, de causa lesional e, em parte, reacional às mudanças existenciais provocadas pela doença (consultar capítulo 17, p. 330).

Manifestações psiquiátricas

Depressão, mania, euforia, comportamento neurótico podem acompanhar a evolução da doença. Devemos acrescentar as síndromes psicóticas descritas como síndromes confusionais e alucinatórias, surtos delirantes muitas vezes considerados esquizofrenias paranóides e mais excepcionalmente um estado do tipo hebefrenocatatônico. Essas demonstrações podem preceder as manifestações neurológicas. Existe a possibilidade de se repetirem e, secundariamente, se tornarem crônicas ou evoluir de imediato para um modo crônico. As lesões dessas formas psicóticas da doença são predominantes na substância branca da região temporal (contígua aos cornos temporais) ou temporoparietal, ainda que outras prevalências lesionais possam ter sido assinaladas (lobo frontal, por exemplo).

Disfunções cognitivas

De acordo com os estudos, os distúrbios cognitivos atingem de 40% a 65% dos doentes e podem ser observados precocemente (Lyon-Caen, *in* Taillia). A difusão habitual das lesões, sua localização na substância branca explicam que essas disfunções remetem a uma desconexão "frontossubcortical" e, nas formas mais sérias, podem merecer o qualificativo de demência subcortical. Ainda devemos assinalar que a apreciação da frequência dos *deficits* cognitivos é prejudicada com a diversidade das baterias de testes usados e os critérios escolhidos para definir a fronteira que separa os desempenhos normais dos patológicos. Sabemos que além das qualidades metrológicas dos testes usados, os critérios que definem um *deficit* cognitivo incluem a idade, o nível cultural e fatores que confundem ainda mais, como a repercussão dos *deficits* motores

362   Neuropsicologia

ou sensoriais, a depressão, o cansaço, os tratamentos, quer se trate de psicotrópicos, de miorrelaxantes, seja de corticoides. No entanto, o rastreamento de um *deficit* cognitivo não é de natureza especulativa, pois esses *deficits*, ao repercutirem na qualidade de vida, como as manifestações neurológicas, devem fazer parte de uma avaliação das eventuais respostas terapêuticas. Por fim, o apoio dado aos doentes não pode ser concebido sem um conhecimento das modalidades do funcionamento cognitivo.

Modalidades de exploração

O *Mini Mental State* é uma ferramenta pouco sensível e ensina pouco sobre as facetas do *deficit* cognitivo.

Os distúrbios da memória declarativa poupariam a memória imediata explorada pelo *span* verbal (direto) ou pelo *span* visual (teste dos blocos de Corsi), mas afetariam, sobretudo, a memória de trabalho (explorada, por exemplo, pelo *span* inverso). Os estudos da memória episódica com ajuda do material verbal dão resultados díspares; é verdade que a existência de um *deficit* de rememoração livre é geralmente admitido, bem como o *deficit* da rememoração indicada. Mas o reconhecimento é considerado normal ou patológico (*California Verbal Learning Test, Selective Reminding Test*, teste de Gröber-Buschke, palavras de Rey). Alguns não descartam a parte desempenhada pelo *deficit* de estocagem, o que não simplifica o conceito de demência subcortical, visto que um *deficit* de codificação é, em geral, mais aceito. As aprendizagens visual (figura de Rey) e visuoespacial (*Spatial Recall Test*) também podem ser deficitárias, mas é preciso tomar cuidado para verificar se o sujeito não tem um *deficit* visual que altere a sua capacidade para realizar o teste. O subteste "memória lógica" da WAISR, que é uma aprendizagem de histórias, mostra um *deficit* dos desempenhos da rememoração imediata e rememoração adiada. A memória implícita (memória procedural, acionamento visual e perceptivo) ficaria preservada. A preservação da memória procedural seria, assim, um dos elementos distintivos entre a repercussão cognitiva da patologia da substância branca e da patologia da substância cinzenta. Por isso, alguns autores reservam o nome de demência subcortical para as consequências neuropsicológicas das lesões da substância cinzenta que eles opõem às demências da substância branca (Filley). Foi demonstrado, usando-se um procedimento que dissociava os processos cognitivos numa tarefa do funcionamento verbal, que a utilização inconsciente da memória estava preservada (Seinela). Também foram descritas perturbações da memória autobiográfica e da memória social (teste dos Presidentes) mostrando um dano da memória retrógrada.

Os distúrbios da atenção e, sobretudo, da atenção focalizada podem interferir nos desempenhos da memória: em todo o caso, o *deficit* da atenção é posto em evidência pelo PASAT (*Paced Auditory Serial Attention Test*, adições sucessivas de um número ao número que o sujeito tinha ouvido antes de dar o resultado da soma precedente como o 3... **5**... *resposta*: 8... **6** *resposta*:11... **3**... *resposta* 9; etc.). O teste de Stroop também é muito deficitário, mas é preciso destacar que esses testes são muito sensíveis ao estresse. O *Trail Making* mostra a lentidão ideomotora, mas é rapidamente contaminado por um dano motor, visto que um *deficit* no *Trail Making B* mostra um dano da flexibilidade mental, assim como o Wisconsin.

A fluidez verbal literal e categorial são deficitárias, mas, em regra, a raridade das afasias explica que os estudos seriais normalmente não põem em evidência os distúrbios da denominação nem os distúrbios da compreensão.

Os desempenhos visuoespaciais explorados pelo teste de julgamento de linhas de Benton podem ser deficitários, assim como os testes de discriminação visual e de reconhecimento de rostos.

As escalas compósitas de inteligência como a WAIS dão resultados variáveis. É bem verdade que os subtestes de desempenhos que definem o QIP devem ser interpretados com seriedade, pois eles dependem da capacidade motora. Os subtestes de QIV (escala verbal) podem ser patológicos quando nos referimos não à padronização fornecida com o teste, mas quando fazemos uma comparação com a população de controle.

A comparação da frequência de lesões nos diferentes testes fez com que fossem propostas baterias como a de RAO (teste de memória verbal – *Buschke Verbal Selective reminding Test* – e testes de atenção focalizada – PASAT – ou teste de fluência verbal – COWAT, *Controlled Oral World Association Test*).

Deficits *cognitivos e história natural da doença*

Mesmo que a existência de uma deficiência funcional significativa e precoce seja um fator de risco de deterioração cognitiva, há pouca ou nenhuma correlação entre a intensidade da deficiência e a gravidade do *deficit* cognitivo, o que indica que as formas que não provocam uma grande invalidez física podem ter uma deterioração cognitiva considerável. A duração da evolução da doença não parece influenciar o *deficit* cognitivo. Em compensação, uma vez instalado, o *deficit* cognitivo tende a se agravar com o tempo e isso ocorre quanto mais velhos forem os sujeitos e mais deficientes, evoluindo para uma forma progressiva (Amato). A euforia e a hiperexpressividade emocional também estão ligadas aos *deficits* cognitivos. A existência de uma relação entre volume lesional e disfunção cognitiva é objeto de opiniões díspares, e os elementos mais importantes parecem ser o tamanho das lesões da substância branca frontal ou temporal, das lesões justacorticais objetivadas em sequência FLAIR e das lesões periventriculares. A atrofia subcortical (medida pelo volume dos ventrículos laterais e do terceito ventrículo), a atrofia cortical frontal, a atrofia calosa, ligadas às lesões axonais, estão relacionadas ao *deficit* cognitivo sobretudo nas formas progressivas. A alteração dos potenciais cognitivos (P300, N200) está ligada à intensidade da deterioração cognitiva (Gil).

Manifestações *neuropsicológicas focais pseudocorticais*

Vimos que o perfil, compósito, dos *deficits* cognitivos observados na esclerose em placas, sem dúvida devido à difusão e à variabilidade topográfica das lesões subcorticais, ultrapassa o quadro restrito de uma desconexão subcortico-frontal e os distúrbios de memória são um exemplo disso. Além do mais, a confluência lesional em certas regiões subcorticais provoca desconexões que ocasionam síndromes neuropsicológicas que poderíamos qualificar de "pseudocorticais".

364 *Neuropsicologia*

É isso o que ocorre com os seguintes distúrbios:

– a negligência unilateral é excepcional, mas ela pode ser observada em outras lesões subcorticais (consultar capítulo 9);

– as afasias, mesmo sendo pouco frequentes, são afasias "subcorticais" de semiologia muito variável. Pode-se tratar de crises epilépticas e até mesmo de um estado de mal epiléptico, clinicamente com parafasias, distúrbios da compreensão e, eletricamente, descargas periódicas lateralizadas epilépticas (PLED). Também podem ser afasias de início agudo ou subagudo e podemos considerar que correspondem a surtos, que regridem espontaneamente ou com tratamento. Foram descritas uma anartria pura (com placa da substância branca frontal esquerda), afasias não fluentes do tipo Broca com redução da linguagem e desintegração fonética (com placas da substância branca frontal e do centro semioval esquerdo), afasias de condução com placa sob o giro supramarginal, uma afasia amnésica, uma afasia global ou mesmo uma alexia pura. Associações sintomáticas podem ser observadas com distúrbios de cálculo em particular, desordens apráxicas e certos elementos de uma síndrome de Gerstmann. Distúrbios da linguagem falada e escrita podem ser duráveis como se a permanência deles testemunhasse uma lesão axonal que respondesse, *mutatis mutantis*, às formas remitentes com sequelas, às formas progressivas e às formas secundariamente progressivas da doença (consultar, por exemplo, Primavera, 1996; Jondsdottir, 1998).

A esclerose em placas mostra que a distinção entre as deteriorações cognitivas corticais ("afasoapraxoagnósicas") e as deteriorações subcorticais só cabe na oposição esquemática entre as demências de Alzheimer e as demências ligadas às afecções degenerativas dos núcleos cinzentos centrais que privilegiam a desconexão frontossubcortical. As patologias não degenerativas dos núcleos cinzentos centrais podem produzir síndromes "pseudocorticais" e, em particular, afasias, apraxias e agnosias, como as lesões da substância branca dos hemisférios cerebrais.

AS OUTRAS AFECÇÕES DESMIELINIZANTES ⸻

Além da esclerose em placas, podemos considerar que todas as doenças da substância branca podem provocar perturbações cognitivas, emocionais ou de registro psicótico. Essas doenças têm mecanismos etiológicos múltiplos: vasculares (consultar p. 237), infecciosos – como a leucoencefalopatia multifocal progressiva (LEMP), quer ela evolua quer não durante uma infecção do vírus da imunodeficiência humana (HIV) ou no complexo demencial da AIDS (consultar p. 234 e 235) –, metabólicos, como as leucodistrofias e afecções genéticas responsáveis por uma desmielinogênese.

Estas últimas podem se revelar no adulto por desordens psicóticas que podem preceder as manifestações neurológicas, essencialmente piramidais e cerebelares. Isso é o que ocorre, sobretudo, com a leucodistrofia metacromática (ligada a um *deficit* de arisulfatase que se pode demonstrar nos leucócitos ou nos fibroblastos), com a adrenoleucodistrofia (que associa manifestações neuropsiquiátricas com uma insuficiência renal e, biologicamente, uma ele-

Neuropsicologia das afecções desmielinizantes **365**

vação da concentração plasmática dos ácidos graxos de cadeia longa) e com a ovarioleucodistrofia, que deve ser sistematicamente lembrada em todas as mulheres que apresentem distúrbios neurológicos ou psiquiátricos com menopausa precoce.

Deve-se suspeitar de leucoencefalopatias pós-radioterápicas nos estados de apatia pseudodepressiva que apareça num indivíduo que tenha tido um tumor intracraniano tratado com radioterapia (consultar p. 233).

As carências de vitamina B12, cuja causa mais frequente é a doença de Biermer, podem provocar *deficits* cognitivos com distúrbios da memória e síndrome demencial do tipo subcortical; a apresentação clínica também pode ser um distúrbio de humor com depressão, às vezes hipomania. O substrato seria uma leucoencefalopatia. As carências em folatos (de absorção, aporte, medicamentosas) podem provocar os mesmos tipos de distúrbio. Lembramos que é costume pequisar essa carência na presença de qualquer síndrome demencial.

Assim, os traços principais das síndromes neuropsicológicas relacionadas com as afecções desmielinizantes associam distúrbios psiquiátricos e *deficits* visuoespaciais que poderiam estar ligados à lesão das conexões entre as lesões profundas e as regiões corticais do hemisfério direito, que é mais rico em substância branca do que o hemisfério esquerdo. Os distúrbios da atenção e a dismnésia de evocação comprovam a desconexão frontal. A preservação da memória procedural contrapõe a lesão da substância branca com a dos núcleos cinzentos centrais. Como nas demências subcorticais por lesão da substância cinza, em regra não existe manifestações afasoapraxoagnósicas, salvo se as lesões "estratégicas" (por exemplo, uma volumosa placa de desmielinização) ocasionarem uma síndrome de desconexão intra-hemisférica.

Referências

AMATO M.P., PONZIANI G., SIRACUSA G., SORBI S. – Cognitive impairment in early-onset multiple sclerosis : a reappraisal after 10 years. *Arch Neurol* 2001; *58 :* 1602-1606.

FILLEY C.M. – The behavioral neurology of cerebral white matter. *Neurology* 1998; *50 :* 1535-1540.

GIL R., ZAI L., NEAU J.-P., JONVEAUX T., AGBO C., ROSOLACCI T., BURBAUD P., INGRAND P. – Event-related auditory evoked potentials and multiple sclerosis. *Electroencephalogr Clinical Neurophysiol* 1993; *88 :* 182-187.

JONSDOTTIR M.K., MAGNUSSON T., KJARTANSSON O. – Pure alexia and word-meaning deafness in a patient with multiple sclerosis. *Arch Neurol* 1998; *55* (11) : 1473-1474.

PRIMAVERA A., GIANELLI M.V., BANDINI F. – Aphasic status epilepticus in multiple sclerosis. *Eur Neurol* 1996; *36* (6) : 374-377.

SEINELA A., HAMALAINEN P., KOIVISTO M., RUUTIANEN J. – Consciouss and uninconscious uses of memory in multiple sclerosis. *J Neurol Sci* 2002; *198* : 79-85.

TAILLIA H., CLERVOY P., RENARD J.-L., BEQUET D. – *Troubles psychiques et neuropsychologiques dans la sclérose en plaques.* Medias Flash, Paris, 2000.

21 | NEUROPSICOLOGIA DAS ILUSÕES E DAS ALUCINAÇÕES

Nada há no efeito que não esteja na causa.
Adágio escolástico

Toda consciência é consciência de alguma coisa.
Husserl

Graças às percepções, que representam a interpretação das sensações, o ser humano, por meio do cérebro, elabora e gerencia o necessário conhecimento do mundo. É verdade que o conhecimento procede, em primeiro lugar, da necessidade vital de adaptar-se ao mundo. Mas, além disso, o homem pode optar por, voluntariamente, aumentar seu conhecimento em algum campo do meio que o cerca, conhecimento esse que pode ser concebido como uma atividade ocupacional, e sua motivação pode ser de ordem cultural ou profissional. A atividade perceptiva também pode mobilizar um aspecto particular da vida emocional, que é a emoção estética, com tantos acessos quantos são os órgãos dos sentidos (admirar uma obra pictórica, ouvir uma peça musical ou respirar o perfume de uma rosa).

A percepção não é um espelho da realidade sensorial, e sim uma interpretação dessa realidade, o que explica, particularmente, as ilusões e as ambiguidades perceptivas. No nível das primeiras etapas de tratamento da informação, as ilusões podem estar relacionadas ao contorno, à forma e à luminosidade, o que é ilustrado, por exemplo, pela figura de Kanizsa (Fig. 21.1). Trata-se de codificações sensoriais anteriores e automáticas. Contudo, os conhecimentos perceptivos elaborados podem ser objeto de duas interpretações entre as quais o sujeito vacila, quando as figuras são ambíguas, como o livro de Mach (Fig. 21.2) ou a imagem de Jastrow (Fig. 21.3). Essa ambiguidade põe em ação uma forma especial da flexibilidade mental, e os sujeitos frontais têm maiores dificuldades do que os sujeitos normais ou do que os sujeitos com lesões posteriores do cérebro para passar de uma interpretação à outra.

As agnosias designam a incapacidade de fazer uma identificação por meio de um dos órgãos dos sentidos, mas existem também agnosias polimodais. As ilusões e as alucinações são sintomas produtivos que realizam, para as primeiras, percepções falsas e, para as segundas, percepções sem objeto. Elas podem ser de breve duração, relacionadas a manifestações epilépticas ou à aura de enxaqueca. E podem ser duráveis.

368 Neuropsicologia

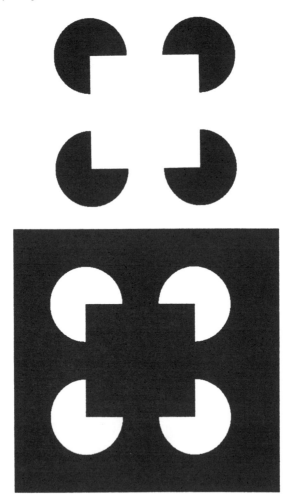

Fig. 21.1. *Figura de Kanizsa.* No desenho de cima, o quadrado central parece mais claro do que o fundo. No desenho de baixo, o quadrado central parece mais escuro do que o fundo.

AS ILUSÕES

Ilusões visuais ou metamorfopsias

As ilusões visuais possuem aspectos múltiplos. As deformações perceptivas dizem respeito ao tamanho dos objetos, provocando macropsia ou micropsia,

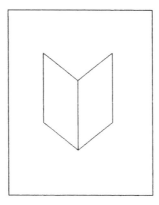

Fig. 21.2. *O livro de Mach.* Este desenho é visto como a representação, em três dimensões, de um livro, que pode ser percebido como um livro aberto ou como um livro visto de costas pelo lado da capa (extraído de C. Bonnet, *Rev. Neurol.* 1995; *151 (8-9)*: 442-450).

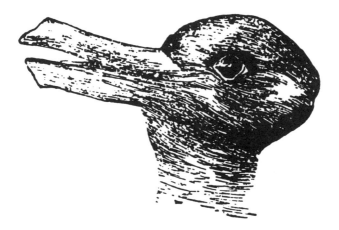

Fig. 21.3. *Figura de Jastrow.* Este desenho pode ser interpretado como a representação de um pato ou de um coelho.

e à cor dos objetos, produzindo uma discromatopsia ou uma acromatopsia (consultar capítulo 7, p. 110). Existem também ilusões de movimento de objetos imóveis ou, ao contrário, a não percepção do movimento (acinetopsia). As modificações da configuração dos objetos em relação ao sujeito podem criar uma teleopsia, quando os objetos são vistos como se estivessem ao longe e de tamanho pequeno, ou uma pelopsia, quando os objetos são vistos como

370 Neuropsicologia

se estivessem próximos e em tamanho grande. A multiplicação de um objeto único pode criar uma diplopia (cuja característica monocular a distingue das diplopias por paralisia oculomotora) ou uma poliopia. As metamorfopsias dos rostos já foram abordadas (consultar p. 116). A aloestesia visual é a percepção de objetos não no hemicampo onde estão, mas no hemicampo oposto. A palinopsia designa um fenômeno de perseveração visual: pode estar relacionada ao tempo (os objetos continuam a ser vistos, mesmo depois de desaparecerem do campo visual), ou ao espaço (os objetos ocupam uma superfície maior do que a real). Outras ilusões provocam uma inversão da visão e uma perda da visão estereoscópica.

Para se atribuir uma causa neurológica à metamorfopsia é preciso eliminar a hipótese de patologia ocular, que pode afetar os meios transparentes do olho ou a retina. Assim delimitadas, as ilusões visuais correspondem, regra geral, a uma lesão occipital ou parieto-occipital, mais comumente no hemisfério direito. A acinetopsia está ligada a lesões que poupam o córtex estriado e que atingem o análogo humano da área V5 do macaco, no nível da parte posterior do giro temporal médio (consultar capítulo 7, p. 112). As metamorfopsias epilépticas podem vir acompanhadas de manifestações de vertigens, traduzindo uma descarga no córtex vestibular parietal. Ilusões unilaterais exprimem um sofrimento lesional do hemisfério oposto.

Outras ilusões

As ilusões auditivas ou paracusias podem ser observadas na epilepsia e manifestam-se por deformações variadas de sons (mais ou menos intensas, mais ou menos distantes) e até por uma paliacusia – que é, no plano auditivo, o equivalente à palinopsia. A ilusão auditiva é uma resposta à descarga do giro temporal superior.

As ilusões gustativas (na maioria das vezes uma intensificação do gosto: hipergeusia) respondem, habitualmente, a uma descarga suprainsular, opercular, rolândica ou parietal. As ilusões olfativas (quase sempre uma intensificação da percepção de odores: hiperosmia) respondem a uma descarga do córtex temporal anterior.

As ilusões somatognósicas breves provocam uma sensação de ausência, de deformação, de deslocamento e de adição de um membro ou de um segmento de membro. A descarga epiléptica afeta a parte posterior do lobo parietal, sobretudo do lado direito. As ilusões somatognósicas podem fazer parte de uma aura de enxaqueca. As ilusões de membros fantasmas podem ser observadas nos amputados e podem vir acompanhadas de dores intensas. As ilusões de deslocamento dos membros inferiores podem ser percebidas nas paraplegias.

A *heautoscopia* ou autoscopia ou alucinação especular é uma alucinação cujo objeto é o próprio sujeito: ele acredita ver a si mesmo como num espelho, com uma cópia dele mesmo. Em outros casos, o sujeito também pode ter a impressão de sair do corpo, que ele pode ver, em geral, de cima (como se estivesse no teto ou num terraço). Os fenômenos heautoscópicos podem ser

Neuropsicologia das ilusões e das alucinações **371**

de natureza epiléptica, estejam eles associados a crises parciais simples ou complexas, ou a crises generalizadas. As descargas epilépticas registradas no eletroencefalograma referem-se, quase sempre, à região temporal direita ou esquerda; as lesões, quando existem, afetam a região temporal, parietal ou occipital. Os fenômenos heautoscópicos também podem ser observados nas enxaquecas. A heautoscopia foi, igualmente, observada em situações diversas, notadamente nos estados confuso-oníricos. A heautoscopia pode estar entre as manifestações das síndromes psicóticas, assim como as alucinações. Ela também pode acompanhar estados ansiosos, surgir em contextos de fadiga extrema e até fazer parte de alucinações hipnagógicas. O tema da heautoscopia foi amplamente empregado na literatura, de Goethe a Dostoïevski, de Maupassant a Musset.

AS ALUCINAÇÕES

Alucinações visuais

Alucinações epilépticas e das enxaquecas

As crises epilépticas visuais podem causar alucinações elementares (fosfenas, manchas, traços, estrelas, ziguezagues) que podem afetar um hemicampo ou a totalidade do campo visual, e revelam uma descarga occipital. A epilepsia também pode causar alucinações elaboradas com personagens, lugares, objetos, algumas vezes agrupados em verdadeiras cenas em movimento. Elas podem vir acompanhadas de um estado de sonho, definido por um sentimento de estranheza (de *jamais vu, jamais entendu*) ou por sentimentos errôneos de rememoração (de *déjà-vu, déjà entendu*) e exprimem uma descarga dos giros temporais superiores. As alucinações visuais elementares (ziguezagues, linhas quebradas) acompanhadas de um *deficit* escotomatoso hemianóptico ou bilateral (escotoma cintilante) constituem as mais frequentes auras de enxaquecas.

Outras alucinações visuais

A *patologia ocular* pode levar a alucinações que acompanham as grandes reduções da acuidade visual (síndrome de Charles Bonnet) ou, ainda, a alucinações monoculares que se projetam na porção do campo visual que ficou cego pelo escotoma central de uma lesão da retina ou do nervo óptico.

O *onirismo,* que acompanha a confusão mental e seus distúrbios da vigília, assinala alucinações próximas do sonho por seu caráter multissensorial, móvel e profuso, encadeadas de forma caótica e vividas intensamente: as alucinações com tema da profissão ou de animais (zoopsias) envolvem o próprio sujeito em cenas aterradoras ou em ações nas quais ele precisa debater-se. O delírio onírico é naturalmente agitado porque é vivido e "agido" como no *delirium tremens* e deixa uma amnésia lacunar. Mas, às vezes, ao guardar na memória alguns fragmentos da experiência onírica, o sujeito ficará convencido de que

372 *Neuropsicologia*

ela foi real: trata-se, nesse caso, de uma síndrome de idéias fixas pós-oníricas de Régis, que poderá comportar-se como um delírio crônico.

As *alucinações hipnagógicas* são experiências alucinatórias visuais, ricas em imagens, que surgem quando se está pegando no sono, em geral rapidamente percebidas como irreais. Elas podem vir acompanhadas de alucinações auditivas ou somestésicas (como o roçar de um animal). Podem ser percebidas sem emoção mas também podem assustar o sujeito. Duram apenas alguns segundos, mas têm um caráter recidivo. São particularmente frequentes na narcolepsia (podendo associar-se a alucinações do despertar, chamadas de hipnopômpicas); além disso, podem ser observadas na síndrome de apnéia do sono e nas hipertemias da criança. As alucinações hipnagógicas também podem ser observadas no sujeito normal; elas são favorecidas por estados de grande fadiga.

O termo alucinose é usado para designar experiências alucinatórias das quais o sujeito percebe o irrealismo. A *alucinose peduncular* de Lhermitte é uma percepção colorida, variável e múltipla de animais, objetos e personagens que surgem no crepúsculo e dos quais o sujeito se torna um espectador crítico. A alucinose pode transformar-se em alucinações não criticadas quando há uma baixa significativa do nível de vigília: entretanto, elas são rememoradas e criticadas ao despertar.

Alucinações auditivas

As crises epilépticas podem manifestar-se na forma de alucinações auditivas elementares (assobios, sussurros, roncos, zumbidos) revelando uma descarga no nível dos giros de Heschl (giros temporais transversos), ou na forma de alucinações complexas (vozes humanas que dizem palavras ou frases, cantos ou árias musicais) revelando uma descarga no nível das áreas associativas auditivas do primeiro giro temporal. A surdez pode provocar alucinações elementares ou elaboradas, as últimas com temas persecutórios.

OUTROS ASPECTOS ETIOLÓGICOS ─────────

A privação sensorial ambiental pode gerar experiências alucinatórias.

Inúmeras síndromes alucinatórias acompanham doenças mentais como a esquizofrenia e as psicoses alucinatórias crônicas. A *alucinose dos alcoólatras de Wernicke* designa alucinações audioverbais, muitas vezes hostis, ameaçadoras, não criticadas, portanto, delirantes (apesar do termo alucinose, que era usado antes que Claude e Ey lhe dessem o nome restritivo de alucinação criticada); essas alucinações surgem na ausência de distúrbios da vigília ou da memória e, geralmente, regridem em alguns dias ou algumas semanas.

As alucinoses descritas nas diversas lesões da calota peduncular também podem ser observadas nas lesões talâmicas ou estriadocapsulares, quer se

Neuropsicologia das ilusões e das alucinações **373**

trate de hemorragia quer de infarto, assim como na esclerose em placas e nas lesões occipitais (alucinose das hemianopsias).

A narcolepsia (ou doença de Gélineau) associa ataques de cataplexia, iniciados pela emoção e que causam uma prostração do sujeito e acessos de narcolepsia, acessos de sono incontroláveis. Essas manifestaões estão ligadas a intrusões do sono paradoxal. As alucinações – hipnopômpicas e, sobretudo, hipnagógicas – (ver *supra*) são visuais, auditivas, e até multissensoriais e muito criticadas. Enquanto as alucinações hipnagógicas do sujeito normal aparecem na fase de transição vigília-sono lento, as dos sujeitos narcolépticos se associam na irrupção do sono paradoxal como pode mostrar o estudo das latências múltiplas do adormecimento ou no eletroencefalograma de longa duração. Se o modafinil não for eficaz, pode-se propor antidepressivos, tricíclicos ou serotoninérgicos, até os IMAO (inibidores da monoamino-oxidase); todas essas substâncias tendem a restringir o sono paradoxal.

Na *doença de Parkinson* podemos observar manifestações alucinatórias variadas. Algumas delas vêm integradas a estados confuso-oníricos desencadeados pela terapêutica. Também podemos observar algumas alucinações criticadas, outras não criticadas, durante alguns minutos ou algumas horas e recidivas, que surgem quase sempre no fim do dia, ou à noite, favorecidas pela terapêutica, associadas ou não a episódios confusionais, a sonhos animados e a idéias delirantes. Trata-se, na maioria das vezes, de alucinações visuais (Fénelon, Bailbé) que surgem em sujeito parkinsoniano em cada quatro ou cinco; também pode se tratar de alucinações de presença ou alucinações de "passagem" que são rápidas descargas alucinatórias na periferia do capo de visão. Alucinações auditivas são mais raras. Às vezes, essas manifestações afetam doentes indenes de deterioração cognitiva e, frequentemente, doentes que apresentam início de deterioração ou demência. O fato de serem desencadeadas pela terapêutica evoca uma hiperestimulação dos receptores dopaminérgicos do sistema mesolímbico ou dos receptores serotoninérgicos, e a precipitação da serotonina é favorecida pela administração de L-dopa. A diminuição da medicação (começando pelos agonistas dopaminérgicos e a amantadina) pode melhorar os distúrbios, mas é difícil optar entre o surgimento de uma deficiência motora maior e a melhora dos distúrbios mentais. Os medicamentos antipsicóticos usuais, que bloqueiam os receptores dopaminérgicos, agravam o Parkinson e, pela sua ação farmacológica, não são muito compatíveis com a atividade terapêutica da L-dopa e dos agonistas dopaminérgicos. A clozapina, neuroléptico atípico, além de uma fraca atividade bloqueadora sobre os receptores dopaminérgicos D2, tem uma forte atividade antagonista 5-HT2 e caracteriza-se pela raridade e discrição de efeitos secundários extrapiramidais: por isso, esse medicamento pode ter uma ação interessante na psicose parkinsoniana, se bem que seu uso seja limitado por efeitos secundários sedativos (mas pequenas doses de 12,5 mg podem ser suficientes) e, sobretudo, por sua toxicidade hematológica. Os antagonistas dos receptores serotoninérgicos 5-HT3, até então utilizados na prevenção de vômitos ligados às quimioterapias anticancerosas, também podem ter uma ação favorável nas psicoses parkinsonianas. Os anticolinesterásicos também poderiam ter um efeito favorável. Certas alucinações visuais poderiam estar ligadas a intrusões do sono paradoxal, o que as aproximaria das alucinações da narcolepsia (Arnulf). Elas poderiam corresponder a lesões do *núcleo subceruleus,* núcleo colinérgico implicado no controle do sono paradoxal. É

374 *Neuropsicologia*

preciso lembrar que as alucinações que surgem precocemente na evolução de uma síndrome parkinsoniana devem evocar uma demência do corpo de Lewy difuso. Das lesões que atingem os núcleos cinzentos centrais, a coréia de Huntington e a síndrome de Fahr (calcificação dos núcleos, às vezes acompanhada de uma hipocalcemia) também podem causar estados psicóticos. As psicoses observadas quando há dano dos núcleos cinzentos centrais evocam uma disfunção do sistema límbico e, em particular, do estriado ventral, da amígdala e da parte interna do lobo temporal, todas elas estruturas que recebem influências dopaminérgicas, provenientes do tegmento mesencefálico.

Não podemos esquecer que as lesões temporais direitas, especialmente os infartos (das ramificações de divisão inferiores) da artéria silviana, podem provocar confusões agitadas, sonhos animados e alucinações. Estas podem limitar-se à visão de pessoas ou de rostos conhecidos, o que remete à importância do hemisfério direito no reconhecimento de rostos.

Embora exista um grande número de alucinações pertencente ao campo da psiquiatria, especialmente as que ocorrem na esquizofrenia, não podemos esquecer que há casos frequentes de alucinações "orgânicas", pelo menos até que um melhor conhecimento da fisiopatologia permita que se faça uma análise mais coerente das alucinações ou que se estabeleça uma nova maneira de conceber sua classificação.

Referências

ARNULF I., BONNET A.-M., DAMIER P., BEJJANI B.P., SEILHAN D., DERENNE J.-P., AGID Y. – Hallucinations, REM sleep, and Parkinson's disease : a medical hypothesis. *Neurology* 2001; *57 :* 1350-1351.

BAILBE M., KAROLEWICZ S., NEAU J.-P., DUMAS P., GIL R. – Hallucinations, idées délirantes, événements nocturnes chez 152 patients atteints de maladie de Parkinson. *Rev Neurol* 2002; *158 (2) :* 203-210.

BONNET C. – Processus cognitifs dans la perception. La connaissance perceptive. *Rev Neurol* 1995; *151* (8-9) *:* 442-450.

BOUDIN G., BARBIZET J., LAURAS A., LORTAT LACOB O. – Ramollissements temporaux droits : manifestations psychiques révélatrices. *Rev Neurol* 1963; *108* (5) *:* 470-475.

CAPLAN R., KELLY M., KASE C.-S. *et al.* – Infarctus of the inferior division of the right middle cerebral artery. *Neurology* 1986; *36* (8) *:* 1015-1020.

COHEN L., VERSTICHEL P., PIERROT-DESEILLIGNY C. – Hallucinatory vision of a familiar face following right temporal hemorrhage. *Neurology* 1992; *42 :* 2052.

CUMMINGS J.L. – Psychosis in basal ganglia disorders. *In : Mental Dysfunction in Parkinson's disease.* E.C. Wolters, icg Printing, Dordrecht, 1993.

DEVINSKY O., FELDMANN E., BURROWES K., BROMFIELD E. – Autoscopic phenomena with seizures. *Arch Neurol* 1989; *46 :* 1080-1088.

FÉNELON G., MAHIEUX F., HUON R., ZIEGLER M. – Hallucinations in Parkinson's disease. *Brain* 2000; *123 :* 733-755.

LOISEAU P., JALLON P. – *Dictionnaire analytique d'épileptologie clinique.* John Libbey Eurotext, Paris, 1990.

NICOLAI A., LAZZARINO L.-G. – Peduncular hallucinosis as the first manifestation of multiple sclerosis. *European Neurology* 1995; *35* : 241-242.

RICCI C., BLUNDO C. – Perception of ambiguous figures after focal brain lesions. *Neuropsychologia* 1990; *28*(11) : 1163-1173.

ZEKI S. – *A Vision of the Brain* (1 vol.). Blackwell Scientific Publications, Oxford, 1993.

ZOLDAN J., FRIEDBERG G., GODBERG-STREN H., MELAMED E. – Ondansetron for hallucinosis in advanced Parkinson's disease. *Lancet* 1993; *341* : 562-563.

22 | DELÍRIOS DE IDENTIDADE

Os delírios de identidade ou de identificação são definidos por uma alteração na identificação de pessoas, de objetos, de lugares, de fatos e de partes do corpo. Eles vêm acompanhados da convicção de um desdobramento, de uma multiplicação e até de uma substituição do objeto da alteração de identidade.

DESCRIÇÃO SEMIOLÓGICA

Paramnésias de reduplicação

Descritas por Pick, em 1903, as paramnésias de reduplicação ambiental designam a alegação de uma dualidade de dois locais com o mesmo nome. Assim, podem existir dois hospitais com o mesmo nome – o falso, onde o doente está e o verdadeiro, situado num outro lugar onde o paciente diz ter estado anteriormente. Podem existir, ainda, duas avenidas que ele designa com o mesmo nome – a falsa, onde ele está, e a verdadeira, aonde ele sempre vai. O sujeito, igualmente, pode alegar a duplicação de uma localização geográfica. Uma, onde ele está, que ele declara ser parecida com a localização geográfica autêntica, que está situada noutra parte. É como se certos detalhes chocassem o sujeito e o impedissem-no de fazer uma identificação completa; trata-se, portanto, de uma hipoidentificação ligada a um *deficit* do sentimento de familiaridade acompanhado de um delírio constituído pela alegação de duplicação. A coexistência de uma amnésia anterógrada é possível. As paramnésias de reduplicação também podem se referir a pessoas, a objetos, a animais domésticos, a partes do corpo (ter mais de uma cabeça, mais de dois braços...). O sujeito pode, igualmente, alegar que está em dois lugares ao mesmo tempo, o que se interpreta ou como uma junção de dois lugares distintos na mesma localização (a casa e o hospital, Roane *et al.*, 1998) ou como um delírio de ubiquidade.

A reduplicação de si próprio é a crença de que há um outro ele, ou de que o verdadeiro si próprio foi substituído ou, ainda, de que outras pessoas se metamorfoseiam para assumir a aparência dele: é o delírio dos duplos subjetivos. A apresentação clínica pode ser diferente quando alguns sujeitos (sobretudo na doença de Alzheimer) não se reconhecem num espelho e, além disso, identificam a própria imagem como a de uma outra pessoa. A heautoscopia é uma alucinação na qual o objeto é o próprio sujeito (consultar p. 371).

Também podemos observar reduplicações de fatos: um sujeito que teve um acidente de carro, com traumatismo craniano, declara que vários acidentes similares ocorreram nos anos precedentes.

Delírio de ilusão de sósias

Chamado de síndrome de Capgras (1924) e descrito num caso de psicose paranóide crônica, esse delírio é uma "não identificação de pessoas familiares, com a afirmação de diferenças imaginárias e a subsequente crença de que a(s) pessoa(s) real(is) foi (foram) substituída(s) por um(s) dublê(s)". Assim, é típico que um parente (muitas vezes o cônjuge ou um filho) seja objeto de um reconhecimento parcial ("ele se parece com..."), insuficiente para chegar a uma identificação real. Trata-se de uma forma particular de reduplicação, na qual o sujeito declara que o parente, não reconhecido como tal, foi substituído por alguém parecido com ele, um sósia: "Não é Georgina", diz o doente apontando a esposa sentada ao lado dele, "porque Georgina tem uma espinha no queixo e usa chapéu", o que, aliás, não é verdade, e ela é "mais encurvada e mais velha". Podem ser acrescentados detalhes morfológicos objetivando validar a substituição de identidade (a cor dos olhos, os dentes separados, o tipo de bigode, o formato do rosto...). Os sósias podem ser muitos.

Síndrome de ilusão de Fregoli

Essa síndrome foi descrita por Courbon e Fail (1927) e se referia a uma doente, de 27 anos, que passava o tempo livre no teatro, onde podia ver atrizes famosas como Robine ou Sarah Bernhardt que, no delírio dela, a perseguiam, encarnando-se (como o transformista italiano Fregoli) nas pessoas que a cercavam ou que ela encontrava, "para se apossarem do pensamento dela, impedindo-a de fazer este ou aquele gesto e forçá-la a executar outros, para dar ordens e exprimir desejos...". A pessoa alvo do delírio, além do mais, impunha a outras pessoas transformações de identidade, designadas com o nome de "fregolificação". No caso *princeps,* a doente tinha convicção de que a atriz Robine "fregolificava" o médico do hospital psiquiátrico, que passa a ser o pai morto da doente, ou um outro médico que cuidou dela na infância. Ao contrário da síndrome de Capgras, em que um sósia assume a aparência física da pessoa não reconhecida, o delírio de "encarnação" da síndrome de Fregoli deixa o Outro com sua própria aparência física: a mulher com quem ela cruza na rua, de quem a paciente sente o "influxo", é Robine, as enfermeiras do hospital, que a impedem de "pensar e de agir" ou que a "impelem a se masturbar", são Robine e Sarah Bernhardt, "embora não tivessem as feições delas, nem o aspecto". Em suma, o(s) perseguidor(es) pede(m) o corpo de outras pessoas emprestado para perseguir o doente. Portanto, na síndrome de Capgras, o Outro é vivido como se fosse substituído por um sósia, por causa de dessemelhanças mínimas e imaginárias; na síndrome de Fregoli, o Outro substitui e se apossa de outras pessoas, a despeito das dessemelhanças físicas reais.

Ilusão de intermetamorfose

Descrita por Courbon e Tusques, a ilusão de intermetamorfose designa a ilusão de uma falsa semelhança física entre dois indivíduos diferentes, que se encarnam de "corpo e alma" no corpo do mesmo indivíduo.

378 *Neuropsicologia*

ETIOLOGIA

Os diferentes delírios de identidades podem aparecer associados na mesma pessoa. Entre os vários exemplos, podemos citar o caso do paciente que tinha, ao mesmo tempo, uma síndrome de Fregoli, uma reduplicação ambiental e a ilusão de que ele próprio e a companheira haviam encarnado no mesmo corpo (hermafrodismo delirante, Mulholland, 1999). A particularidade dos delírios de identidade é que surgem tanto nas patologias psiquiátricas (portanto, à primeira vista, não orgânicas ou não claramente lesionais, no atual estado de nossos conhecimentos) quanto nas patologias neurológicas (portanto, está claramente subentendido um processo lesional do cérebro). Eles são, além disso, suscetíveis de desencadear condutas violentas. Tradicionalmente, considerava-se que as síndromes de Capgras, de Fregoli e de intermetamorfose eram de causa psiquiátrica, enquanto as paramnésias reduplicativas derivavam de causas neurológicas e eram naturalmente associadas a uma síndrome confusional ou amnésica. Inclusive opuseram os delírios de identidade de pessoas, que resultariam de causas psiquiátricas ou lesionais, aos delírios de identidade de lugares, que derivariam eletivamente de um sofrimento lesional cerebral, particularmente do hemisfério direito (Forstl *et al.,* 1991a). Mas a realidade é mais complexa. Na verdade, embora a síndrome de Capgras seja observada nas esquizofrenias de forma paranóide (com despersonalização e perda da realidade, Christodoulou, 1977) e nos estados depressivos, ela também pode ser observada tanto nas lesões cerebrais focais (corticais ou corticossubcorticais e, mais raramente, na doença de Parkinson) quanto nas lesões difusas como a da doença de Alzheimer, nos traumatismos cranioencefálicos e, ainda, nos sofrimentos metabólicos, na encefalopatia hepática, na hipotiroidia ou depois de uma mielografia por metrizamida. As paramnésias de reduplicação podem ser observadas na esquizofrenia, o que não elimina uma patologia orgânica associada; elas podem surgir mesmo na ausência de síndrome amnésica; na maioria das vezes, são secundárias a um amplo leque de patologias orgânicas do neuraxe: traumatismos cranioencefálicos, infarto cerebral, demências, complicação da eletroconvulsivoterapia.

BASES NEUROPATOLÓGICAS

Os delírios de identidade resultam de lesões que implicam mais constantemente o hemisfério direito do que o esquerdo. O denominador comum lesional das paramnésias de reduplicação é representado, para certos autores (Benson *et al.,* 1976; Hakim *et al.,* 1988), pela associação de uma lesão hemisférica direita com uma lesão bifrontal. No entanto, lesões só do hemisfério direito, e de topografia limitada, mas variável, podem provocar um delírio de identidade do tipo "espacial", quer se trate de lesão, parietal quer de temporoparietal, da parte posterior do hemisfério, do tálamo (Kapur *et al.,* 1988; Vighetto e Aimard, 1992). Todas essas localizações lesionais poderiam ter como denominador comum uma redução lesional ou funcional (por diásquise) do lobo frontal direito. Um hematoma subdural frontal direito (Alexander *et al.,* 1979), uma cisticercose localizada no lobo temporal esquerdo já provocaram uma síndrome de Capgras (Ardila e Rosselli, 1994). As formas psiquiátricas da síndrome de Capgras são acompanhadas, visto nas imagens, de uma atrofia frontotemporal (Joseph *et al.,*

Delírios de identidade **379**

1999), visto que nas paramnésias reduplicativas psiquiátricas foi constatada uma atrofia frontal bilateral do tronco cerebral e do vérmis cerebelar (Joseph *et al.*, 1999). Na doença de Alzheimer, os delírios de identidade (síndrome de Capgras ou paramnésia de reduplicação) são acompanhados de uma atrofia mais marcada do lobo frontal direito (Forstl *et al.*, 1991b).

HIPÓTESES EXPLICATIVAS

Inúmeras hipóteses tentaram propor uma interpretação dos delírios de identidade. Algumas delas preconizavam a diversidade dos mecanismos, em virtude das formas clínicas de delírios de identidade, enquanto outras tentavam descobrir uma disfunção comum a todos os delírios de identidade.

A síndrome de Capgras foi, assim, diferenciada da prosopagnosia: ela pôde, então, ser interpretada, no modelo de Bruce e Young, como uma incapacidade de acesso aos "nós de identidade das pessoas", como uma "agnosia de identificação", visto que o reconhecimento dos rostos seria preservado (consultar p. 113 e Fig. 7.6, p. 114). Ellis e Young (1990) propuseram uma hipótese de duplo sistema de tratamento visuolímbico hemisférico direito: um deles, ventral, ligando o córtex visual ao córtex ínfero-temporal, ao hipocampo, à amígdala, depois ao córtex fronto-orbital; o outro, dorsal, ligando o córtex visual ao córtex parietal inferior, ao giro do cíngulo e ao córtex frontal dorsolateral (Fig. 22.1). A via ventral seria responsável pelo reconhecimento consciente e sua alteração explicaria a prosopagnosia. A via dorsal veicularia a emoção ligada aos rostos e estaria alterada na síndrome de Capgras. Assim, a "hipoidentificação" da síndrome de Capgras estaria ligada não a um *deficit* do reconhecimento dos rostos, mas a um *deficit* da valência emocional que está associada a ela. A descoberta das conotações emocionais da identificação explica porque o "parente" que normalmente veicula as conotações emocionais mais intensas é, na falta delas, tomado por um "sósia", por um "impostor". Além do mais, vimos (p. 112) como a prosopagnosia poderia *a contrario* alterar o reconhecimento "explícito" ao preservar as reações emocionais satélites na presença de rostos familiares.

O fenômeno de duplicação de segmentos do corpo (somatoparafrenia), às vezes designado com o nome de "membros fantasmas", é observado em circunstâncias bem diferentes. Além do membro fantasma percebido pelos amputados, um membro fantasma também pode ser percebido por sujeitos que apresentem sérias lesões (traumáticas) do plexo braquial ou das raízes cervicais. Os sujeitos que apresentam lesão da medula espinhal e que são portadores de paraplegia ou de tetraplegia (particularmente de causa traumática) podem perceber dois membros inferiores ou quatro membros supranumerários: os pacientes criticam essa percepção que surge mais como um fenômeno do tipo alucinósico do que como um delírio. Nas perturbações unilaterais da somatognosia que acompanha uma lesão hemisférica menor, o paciente pode considerar um membro, especialmente a mão esquerda, como estranho, portanto, supranumerário, atribuindo-o a outra pessoa (consultar capítulo 10, p. 140-141). Porém, é possível observar a alegação delirante da percepção de um ou de vários membros fantasmas supranumerários, não só

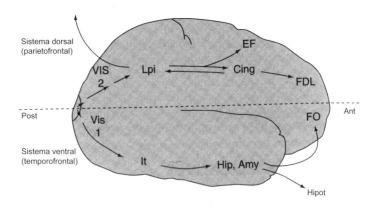

Fig. 22.1. *Representação dos dois sistemas visuolímbicos do cérebro do primata e (provavelmente) do hemisfério cerebral direito do Homem* (segundo Bear. *Rev Neurol.* 1983;*139(1)*: 27-33. Modelo de Ellis e Young).

Vis – visual; Lpi – lóbulo parietal inferior; It – córtex visual Inferotemporal; Cing – Giro do cíngulo; Hip – hipocampo; Amy – amígdala; FDL – córtex frontal dorsolateral; FO – córtex fronto-orbital; Hipot – hipotálamo; Post – posterior; Ant – anterior.

do lado do hemicorpo atingido, mas também de maneira bilateral: um paciente que apresentava um infarto silviano direito queixava-se por ter um "ninho de mãos" na sua cama, enquanto outro paciente se queixava de ter até seis braços espalhados pelos dois hemicorpos. Essa convicção pode ser inserida nas mais variadas alegações delirantes: um braço foi suturado, o paciente declara estar morto e ter "sido colocado num novo corpo" (Sellal *et al.*, 1996). O paciente pode, além do quê, ter dificuldade em admitir o caráter plausível daquilo que ele percebe, e existe todo um *continuum* entre a vivência do tipo ilusória ou alucinósica e uma vivência do tipo alucinatória e delirante. Também foram observadas somatofrenias no caso de lesões parietais bilaterais (a duplicação relacionava-se aos dois membros inferiores Vuilleumier *et al.*, 1997), de lesões subcorticais (esclerose em placas com distúrbios sensitivos do hemicorpo, hematoma dos núcleos cinzentos centrais: Donnet *et al.*, 1997). Esses fenômenos de duplicação de segmentos do corpo poderiam resultar de uma desaferenciação sensitiva ou de uma desordem espacial que impeça a representação das posições do corpo no espaço. O paciente não consegue harmonizar o que percebe das suas modificações corporais com a representação mental de seu corpo.

Delírios de identidade **381**

As paramnésias de reduplicação ambientais (ou delírios espaciais) conjugariam um *deficit* do tratamento espacial da informação (por dano do hemisfério direito) com uma espécie de desconhecimento desse *deficit* (por lesão ou redução funcional do lobo frontal).

No entanto, é preciso notar que, num mesmo doente, podem estar associados vários tipos de paramnésias reduplicativas. Por isso é que foi possível, de maneira mais global, evocar uma desconexão. Desse modo, uma desconexão entre o hipocampo e outras regiões cerebrais implicadas na estocagem de lembranças levaria à incapacidade de associar novas informações a lembranças antigas, conduzindo à reduplicação (Staton *et al.*, 1982). Assim também, uma desconexão entre as regiões temporolímbicas direitas e o lobo frontal afetaria a coerência das percepções, da memória e de contextos emocionais, no caso, do sentimento de familiaridade das pessoas e dos lugares (Alexander *et al.*, 1979). Por isso, também, foi possível pensar numa ruptura do equilíbrio inter-hemisférico. A lesão direita "desinibiria" o hemisfério esquerdo que, além do mais, ficaria privado de informações adequadas, o que levaria a uma verbalização "delirante" (Vighetto, 1992).

Os delírios de identidade poderiam ser construídos de um sentimento de despersonalização/perda da realidade que resultaria, conforme o caso, de um estado psicótico ou de uma lesão cerebral (Christodoulou, 1977). Para Feinberg e Roane (1977), os delírios de identidade seriam classificados em função da relação do sujeito com o "objeto", que poderia ser uma pessoa, um fato, um lugar ou um segmento do corpo. Essa relação poderia se dar ou na forma de um "desinvestimento", de uma "retração" (modo negativo), ou na forma de um "superinvestimento" (modo positivo) ou na duas formas juntas (Fig. 22.2).

Desse modo, poderíamos ter, conforme o caso, uma sensação de *jamais vu*, de estranhamento ou de negação de pessoas, de lugares e de fatos, ou uma sensação de *déjà-vu*, de familiaridade anormal ou, ainda, esses dois modos de relação intricados: uma pessoa com traumatismo craniano negava ter sido seriamente ferida num acidente (modo de retração ou de "desinvestimento") ao mesmo tempo em que dizia ter duas irmãs com nomes iguais, uma que ainda estava viva e outra, imaginária, que ele dizia ter morrido num acidente de carro (modo de "superinvestimento"). Assim, um sentimento de despersonalização/perda da realidade (atualmente e, sem dúvida, temporariamente, classificável de acordo com um mecanismo psicopatológico ou neurológico) levaria, dependendo da motivação, da história e da personalidade do sujeito, a uma relação do tipo positivo ou negativo que influenciaria o conteúdo da produção delirante (Feinberg *et al.*, 1999). Isso pode levar a interpretações psicopatológicas dos delírios de identidade, particularmente daqueles que se referem à identidade de pessoas, concebidos como deficiências da imagem do corpo e que opõem dois lados do sentimento de estranhamento: o do reconhecimento que está no campo da agnosia e o da identificação que está no campo da psicose (Thibierge, 1999).

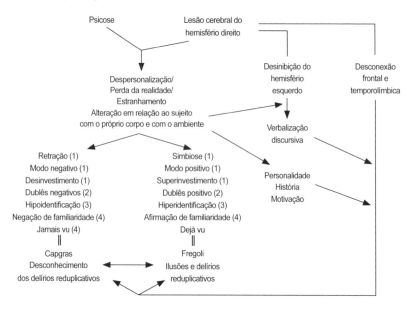

Fig. 22.2. Mecanismos hipotéticos dos delírios de identidade.
1. Feinberg e Roane. 2. Vié. 3. Christodoulou. 4. de Pauw.

Referências

ALEXANDER M.-P., STUSS D.-T., BENSON D.-F. – Capgras syndrome : a reduplicative phenomenon. *Neurology* 1979; *29* : 334-339.

ARDILA A., ROSSELLI M. – Temporal lobe involvment in Capgras syndrome. *International Journal of Neuroscience* 1988; *43* : 219-224.

BENSON D.-F., GARDNER H., MEADOWS J.-C. – Reduplicating paramnesia. *Neurology* 1976; *26* : 147-151.

CAPGRAS J., REBOUL-LACHAUX J. – L'illusion des «sosies» dans un délire systématisé. *Bull Soc Clin Med Ment* 1923; *11* : 6-16.

CHRISTODOULOU G.-N. – The syndrome of Capgras. *Br J Psychiatry* 1977; *130* : 556-564.

COURBON P., FAIL G. – Syndrome «d'illusion de Fregoli» et schizophrénie. *Ann Med Psychol* 1927; *85* : 289-290.

DE PAUW K.-W. – Delusional misidentification : a plea for an agreed terminology and classification. *Psychopathology* 1994; *27* : 123-129.

DONNET A., SCHMITT A., PONCET M. et al. – Hallucinations de membres surnuméraires, héminégligence gauche et hypersexualité dans un cas d'hématome capsulo-lenticulaire. *Rev Neurol* 1997; *153* : 587-590.

Delírios de identidade **383**

ELLIS H.-D., YOUNG A.-W. – Accounting for delusional misidentifications. *Br J Psychiatry* 1990; *147* : 239-248.

FEINBERG T.-E., EATON L.-A., ROANE D.-M., GIACINO J.-T. – Multiple Fregoli delusions after traumatic brain injury. *Cortex* 1999; *35* : 373-387.

FEINBERG T.-E., ROANE D.-M. – Misidentification syndromes. *In : Behavioral Neurology and Neuropsychology*, T.-E. FEINBERG et M.-J. FARAH, McGraw-Hill, New York, 1997: 391-396.

FORSTL H., ALMEIDA O.-P., OWEN A.-M. *et al.* – Psychiatric, neurological and medical aspects of misidentification syndromes : a review of 260 cases. *Psychol Med* 1991a; *21* : 905-910.

FORSTL H., BURNS A., JACOBY R., LEVY R. – Neuroanatomical correlates of clinical misidentification and misperception in senile dementia of the Alzheimer type. *J Clin Psychiatry* 1991b; *52* : 268-271.

HAKIM H., VERMA N.-P., GREIFFENSTEIN M.-F. – Pathogenesis of reduplicative paramnesia. *J Neurol Neurosurg Psychiatry* 1988; *51* : 839-841.

JOSEPH A.-B., O'LEARY D.-H., KURKLAND R., ELLIS H.-D. – Bilateral anterior cortical atrophy and subcortical atrophy in reduplicative paramnesia : a case-control study of computed tomography in 10 patients. *Can J Psychiatry* 1999; *44* : 685-689.

KAPUR N., TURNER A., KING C. – Reduplicative paramnesia : possible anatomical and neuropsychological mechanisms. *J Neurol Neurosurg Psychiatry* 1988; *51* : 579-581.

LUAUTE J.-P. – Les délires d'identification des personnes. Une approche neuropsychologique. *Neuro-Psy* 1992; *7* : 364-380.

MULHOLLAND C., O'HARA A.-G. – An unusual case of delusional misidentification : delusional hermaphroditism. *Psychopathology* 1999; *32* : 220-224.

ROANE D.-M., ROGERS J.-D., ROBINSON J.-H. *et al.* – Delusional misidentification in association with parkinsonism. *J Neuropsychiatry Clin Neurosci* 1998; *10* : 194-198.

SELLAL F., RENASEAU-LECLERC C., LABRECQUE R. – L'homme à six bras. Un examen de membres fantômes surnuméraires après ramollissement sylvien droit. *Rev Neurol* 1996; *152*(3) : 190-195.

STATON R.-D., BRUMBACK R.-A., WILSON H. – Reduplication paramnesia : a disconnection syndrome of memory. *Cortex* 1982; *18* : 23-36.

THIBIERGE S. – *Pathologies de l'image du corps*. PUF, Paris, 1999.

VIÉ J. – Étude psychopathologique des méconnaissances systématiques. *Ann Med Psychol (Paris)* 1944; *102* : 410-455.

VIGHETTO A., AIMARD G. – Le délire spatial. *Neuro-Psy* 1992; *7* : 351-358.

VUILLEUMIER P., REVERDIN A., LANDIS T. – Four legs. Illusory reduplication of the lower limbs after bilateral parietal lobe damage. *Arch Neurol* 1997; *54* : 543-1547.

WEINSTEIN E.-A. – The classification of delusional misidentification syndromes. *Psychopathology* 1994; *27* : 130-135.

23 | ELEMENTOS DA NEUROPSICOLOGIA DO DESENVOLVIMENTO

DISTÚRBIOS DO DESENVOLVIMENTO DAS LINGUAGENS ORAL E ESCRITA

O termo distúrbios do desenvolvimento da linguagem (DDL) designa perturbações duráveis da função da linguagem ligadas a perturbações das aquisições, que não derivam da malformação dos órgãos fonadores, nem de uma encefalopatia caracterizada, nem de uma lesão cerebral focal, nem de uma deficiência mental, nem de um distúrbio invasivo do desenvolvimento, nem de problemas sensoriais ou motores, nem de um contexto social que impeça a aprendizagem. Distinguimos as disfasias e as dislexias do desenvolvimento cuja evocação diagnóstica deve ser objeto de um diagnóstico diferencial rigoroso. A frequência de DDL é de 5% nas crianças que iniciam a escolaridade.

Disfasias do desenvolvimento

As disfasias do desenvolvimento afetam a linguagem falada. A atenção da família é atraída pela não instalação da linguagem ou, ainda, pela pobreza ou pelo caráter laborioso da expressão verbal. Pode ser causada por uma falha na escolarização ou mesmo por distúrbios do comportamento desencadeados pela escolarização. É muito importante a normatização de um exame neurológico, a exclusão de um autismo e, também, a verificação de distúrbios da aquisição verbal secundários a uma surdez. Um número significativo de argumentos sugere que os distúrbios do desenvolvimento da linguagem (como os de outras funções cognitivas) são de origem pré-natal e que um papel, não negligenciável, deve ser atribuído a fatores genéticos. A classificação das disfasias foi inspirada nas hipóteses neurolinguísticas geradas pela observação de desorganizações afásicas da linguagem. O desvio entre o Quociente Intelectual e o nível de leitura, o desvio entre o *deficit* da escala verbal da WISC em relação à escala de desempenho (mesmo que crianças disfásicas possam ter resultados fracos em testes não-verbais) têm, certamente, o mérito de atrair a atenção para um *deficit* de linguagem. Porém, atualmente, eles constituem apenas uma abordagem não específica e imprecisa dos distúrbios da linguagem na criança.

Primeiro, falaremos de uma estruturação da linguagem entre um polo receptivo, que garante a decodificação e a codificação no nível fonológico e semântico, e um polo expressivo, que garante a iniciação elocutória, a programação motora e a formulação lexical, visto que esses dois polos repousam na interação de três grupos de estruturas: áreas anteriores, áreas temporoparietais e centros subcorticais, tálamo e núcleos cinzentos centrais (Crosson, 1985, consultar p. 49). No plano neurolinguístico, vários níveis de tratamento, que funcionam em série e paralelamente, podem ser individualizados (Rapin e Allen, 1983):

Elementos da neuropsicologia do desenvolvimento **385**

– O nível fonológico refere-se à decodificação e à codificação dos fonemas (consultar p. 23) e foi mostrado que, desde a idade de 6 meses, as crianças aprendem a responder seletivamente aos fonemas da linguagem materna (Kuhl, *in* Tallal, 1993). O agrupamento de fonemas define as menores unidades de sentido ou monemas.

– O nível sintáxico refere-se ao emprego das regras gramaticais necessárias ao encadeamento de monemas. Aliás, esse nível precisa do uso de "monemas" aos quais é reservada uma função gramatical (consultar p. 22), quer estejam associados a um monema de função lexical (Pedro cantar-á), quer sejam autônomos (palavras ditas de classe fechada: artigos, preposições etc.).

– O nível semântico trata do sentido das palavras (elas próprias constituídas de um ou de vários monemas) contido no léxico. As imagens dinâmicas mostraram que a interpretação da linguagem provoca uma ativação não só da região retrossilviana do hemisfério esquerdo, como também da pré-frontal, mais acentuada à esquerda (Ingvar, *in* Tallal, 1993), o que, provavelmente, remete ao papel desempenhado pela memória de trabalho na tarefa sequencial, representada pela compreensão da linguagem.

– O nível pragmático refere-se à utilização da linguagem na comunicação inter-humana e, em particular, à prosódia linguística e emocional (consultar p. 21 e 35), à adaptação da linguagem ao contexto ambiental e à atividade mímica e gestual que acompanha a verbalização.

Classificação das disfasias

A classificação de Rapin e Allen é inspirada em modelos neurolinguísticos de organização da linguagem em torno dos polos expressivo e receptivo, enquanto a classificação de Gérard (1997) se apóia no modelo de Crosson (consultar p. 49).

☐ Síndromes unicamente expressivas

Nelas, os distúrbios de compreensão são inexistentes ou moderados. As crianças falam tardiamente e com grande dificuldade de expressão. Distúrbios da motricidade orofacial com ocorrência de baba e dificuldade de controle dos movimentos complexos da língua podem vir associados. Duas variedades podem ser distinguidas.

A *dispraxia verbal,* com redução maciça da fluência, compreende a inexistência da expressão ou a expressão reduzida a algumas palavras mal-articuladas, sem estrutura gramatical, que corresponde a um distúrbio da organização motora da palavra que obstrui a realização fonética.

O *deficit da programação fonêmica* é a variedade fluente, as perturbações na escolha e disposição dos fonemas, podendo chegar a um jargão, com consciência do distúrbio, que se manifesta por condutas diligentes e tentativas de autocorreção. Essa síndrome corresponde ao distúrbio da produção fonológica (concebido como um distúrbio do controle fonológico na classificação de Gérard).

386 Neuropsicologia

□ Síndromes mistas e receptivo-expressivas

Diferentemente do adulto, a linguagem da criança está sendo adquirida e os distúrbios receptivos são sempre acompanhados de distúrbios expressivos e representam as variedades mais frequentes de distúrbios na aquisição da linguagem.

A *agnosia auditivo-verbal* (disfasias receptivas na classificação de Gérard) está ligada à incapacidade de efetuar a decodificação fonológica, o que altera gravemente a compreensão auditiva e compromete a expressão da linguagem, que é feita de maneira retardada com linguagem não fluente, falta de palavras, parafasias fonêmicas e verbais. Pode vir associada a uma agnosia auditiva para os ruídos familiares não-verbais. A compreensão visual é preservada e a leitura labial também é um meio que facilita a comunicação.

A *síndrome fonológico-sintáxica* (mais frequente) é considerada uma variante da precedente, menos séria, visto que, para Gérard, ela resulta de um distúrbio no nível da junção formulação lexical-programação motora. A compreensão não é tão perturbada quanto a expressão verbal, a linguagem é pouco fluente e agramática, com distorsões fonêmicas e um empobrecimento do estoque lexical. Entretanto, há uma preservação da consciência sintáxica, como mostra o julgamento de gramaticalidade e a tendência para superar o *deficit* de inteligibilidade recorrendo aos gestos e às mímicas.

□ As síndromes léxico-semânticas

A *síndrome léxico-semântica* está centrada na falta da palavra. A articulação verbal é normal, a linguagem é fluente, mas as dificuldades de evocação verbal geram uma pseudogagueira e parafasias verbais que também afetam as palavras gramaticais e explicam a assintaxia. A criança tem consciência das próprias dificuldades. Essa síndrome, também denominada disfasia mnésica na classificação de Gérard, remete, para esse autor, a um distúrbio do sistema de controle semântico.

A *síndrome semântica-pragmática* permite uma expressão verbal com fluidez, ausência de distúrbios fonológicos e sintáticos que mascaram o deficit linguístico: entretanto, numa conversa, o discurso, salpicado de parafasias verbais "estranhas" e até de neologismos, é incoerente e inadaptado às circunstâncias, sem que a criança tenha consciência da inadequação da sua fala. Isso pode deixá-la perplexa quando as reações de seu interlocutor não parecem estar de acordo com o que ela esperava. Essa síndrome, segundo Rapin e Allen, é observada mais comumente nos autistas de bom potencial intelectual (síndrome de Asperger) do que naqueles atingidos por uma disfasia pura. Segundo Gérard, a disfasia semântica-pragmática estaria ligada a um dano da função de formulação.

Diagnóstico diferencial

Os *retardos simples de fala e de linguagem* são, esquematicamente, retardos na aquisição da linguagem, e as disfasias são desorganizações do processo

Elementos da neuropsicologia do desenvolvimento **387**

de aprendizagem da linguagem. O resultado é que a melhora de uma disfasia depende de estratégias vicariantes e o retardo simples, que se comporta como um atraso na maturação, tem sempre um melhor prognóstico (Rapin e Allen, 1983 e 1988). As dislalias estão, assim, ligadas a uma imaturidade de produção fonológica de sons. Os retardos simples de linguagem provocam, em princípio, um prejuízo homogêneo dos desempenhos fonológicos, lexicais e sintáticos, visto que os testes de linguagem revelam um perfil "harmonioso", cuja característica essencial é uma defasagem em relação aos grupos de amostragem da mesma idade. A repercussão na escola é nula ou moderada, e as crianças adquirem uma linguagem satisfatória por volta dos 6 anos.

Os *distúrbios articulatórios por anomalia dos órgãos fonadores* devem ser denominados *stricto sensu disfonias* e podem estar ligados a uma fenda palatal, a um lábio leporino ou à malformação dos maxilares. Esses distúrbios devem ser diferenciados das *disartrias* que acompanham as lesões piramidais bilaterais (como uma diplegia cerebral com síndrome pseudobulbar) ou, ainda, das patologias cerebelares ou extrapiramidais, cuja principal característica é o meio neurológico, que deve ser cuidadosamente analisado. Existem "distúrbios fonéticos puramente funcionais" (Launay e Borel-Maisonny, 1972) com defeitos de pronúncia que incidem sobre as vogais (como a oralização que suprime a nasalidade, e diz-se *a* em vez de *an, ou* em vez de *on*) ou sobre as consoantes, como o sigmatismo interdental (ceceoso), ou com substituições de palavras (*cocolate* em vez de *chocolate*).

Todos os distúrbios de aquisição da linguagem, qualquer que seja a gravidade, necessitam que se pesquise a possibilidade de uma surdez (potenciais evocados auditivos do tronco cerebral e audiograma).

Os *retardos mentais* podem apresentar-se como retardos de aquisição da linguagem, mesmo que seja verdade que os retardos mentais mais sérios são precedidos e acompanhados de um atraso das diferentes aquisições psicomotoras. Os testes psicométricos demonstram que o *deficit* só atinge a função da linguagem e que não existe um grande desvio entre a baixa da inteligência verbal e a baixa da inteligência não-verbal, o que se opõe ao perfil dos disfásicos (ver *supra*).

O *autismo* (ou distúrbio que invade o desenvolvimento, segundo a terminologia do DSM IV, Rapin, 1997), descrito por Kanner em 1943, provoca, habitualmente, distúrbios da linguagem que podem formar uma síndrome semântica pragmática, mas que também podem formar uma síndrome mista auditivo-receptiva ou um distúrbio da produção fonológica indissociável daquele que é observado na disfasia do desenvolvimento. Porém, o *deficit* linguístico vem associado a um *deficit* da interação social precoce: baixa capacidade para brincar (logo, de imaginação), dificuldade para imitar gestos, perturbação do comportamento relacional não-verbal, existência de comportamentos motores repetitivos e estereotipados, dificuldade ou incapacidade de atribuir sentimentos ou pensamentos ao outro (teoria do espírito). Em cada quatro crianças, três delas têm um atraso mental e, exceto na síndrome de Asperger, os testes não-verbais são superiores aos testes verbais. O autismo é muitas vezes (16% a 35% dos casos) acompanhado de crises epilépticas. Ele pode complicar as encefalopatias epilépticas, como a síndrome de West (espasmos em flexão) ou a síndrome de Lennox-Gastaut. Uma em cada dez vezes, o autismo revela uma síndrome de Landau-Kleffner, ou uma síndrome de pontas-ondas contínuas do sono (consultar p. 51). No total, por volta de um em cada três casos, o autismo acompanha um estado patológico que pode ser uma síndrome do X frágil, uma trissomia do 21, uma esclerose tuberosa ou uma síndrome de Rett (consultar o quadro). E essa lista não é exaustiva. A maior parte dos casos é de autismos "primitivos" para os quais uma suscetibilidade genética é evocada, que poderia resultar de uma anomalia do desenvolvimento da organização neuronal. As imagens podem objetivar uma hipoplasia do verme cerebelar e calosa, visto que, no plano histológico, já foi observado um baixo número de células de Purkinje e de células granulares cerebelares. As imagens dinâmicas não forneceram resultados coerentes, apesar dos numerosos estudos realizados. Foi constatada a importância do EEG. No plano bioquímico, encontrou-se uma disfunção do sistema dopaminérgico mesolímbico, opióide endógeno e serotoninérgico. Foram propostos diversos tratamentos sintomáticos: o resultado foi apenas uma melhora das manifestações clínicas mais prejudiciais (que são, de acordo com o caso, agressividade, ansiedade, estereotipias motoras, instabilidade psicomotora acompanhada de distúrbios da atenção e crises epilépticas), porém ficou claro que não existe medicamento ativo sobre o autismo em si. O mais importante são os programas educativos que visam aos distúrbios de comunicação e do comportamento. Os pais precisam ser ajudados, aconselhados e eximidos de culpa. Atualmente, essas são as providências a serem tomadas para melhorar o prognóstico do autismo.

As bases do exame neuropsicológico da linguagem da criança

A linguagem deve ser examinada na sua expressão espontânea e induzida, por provas que visam analisar, o mais rigorosamente possível, os diferentes níveis de compreensão e de expressão. Devemos lembrar que a criança usa palavras isoladas dos 18 aos 24 meses e começa a formar frases entre 24 e 30 meses.

A compreensão no plano fonológico é estudada por uma prova de discriminação fonêmica (como a de Autesserre *et al.*, 1988). A compreensão verbal e sintáxica pode ser examinada pelo *Token Test* e pelo *Northwestern Syntax Screening Test (NSST)* (Weil-Halpern *et al.*, 1981).

A expressão deve analisar a capacidade fonológica, morfossintática e léxico-semântica. Também podemos usar as provas de exame da linguagem da criança de Chevrie-Muller *et al.*, (1981), o teste de construção de frases de Murphy *et al.* (1990), o teste de fechamento gramatical de Deltour (1991), o teste de vocabulário de Deltour e Hupkens (1979), o teste de fluência e de associações de Gérard (1990). A função de formulação é estudada durante a conversa e por instrumentos como o teste do Repórter de Renzi *et al.* (1979). A escala de disfasia de Gérard (1988) permite quantificar os distúrbios linguísticos, fundamentando-se no interrogatório e acompanhando a evolução que possam ter.

Elementos da neuropsicologia do desenvolvimento **389**

Evidentemente, o exame da linguagem deve estar integrado num exame mais global, que analise, sobretudo, as diversas facetas da eficiência cognitiva (em particular os desempenhos visuoconstrutivos) e o tratamento dado às informações auditivas (memória auditivo-verbal, reconhecimento de sons não-verbais).

Hipóteses etiológicas e dados dos exames complementares

A etiologia exata das disfasias é desconhecida até hoje. A existência de fatores genéticos está apoiada na sobrerrepresentação de meninos e na elevada incidência familiar das disfasias de forma expressiva. As imagens estáticas são, em princípio, normais e as poucas anomalias constatadas na ressonância magnética (sobretudo no nível das regiões perissilvianas) não são nada específicas. A imagem funcional mostrou hipoperfusões de topografia variável em virtude do tipo de disfasia: por exemplo, temporal esquerda, no caso de agnosia auditivo-verbal, pré-frontal esquerda, no caso de disfasia expressiva. Evocou-se uma dificuldade para tratar as informações auditivas e verbais, alterando, assim, a percepção e a produção da linguagem. A constatação de figuras epilépticas é frequente, particularmente no sono (ver *supra*). O papel desempenhado pela carência de educação e carência afetiva é impreciso.

A conduta terapêutica

O tratamento é fundamentado, em primeiro lugar, na reeducação ortofônica, visando estimular as condutas deficitárias e contorná-las (mas sem mergulhar a criança num sentimento de derrota). O trabalho também deve ter como objeto, sempre que necessário, a atenção e a memória. E, inclusive, deve-se descobrir e aprender a administrar as desordens emocionais que podem ser suscitadas pelo fracasso escolar e os problemas que esse fato pode gerar no cenário familiar (pais e irmãos). Por isso, às vezes, é necessário recorrer a uma psicoterapia. A manutenção no curso escolar usual é difícil, com repetências e mudanças para classes de adaptação. O ideal seria a manutenção num curso escolar nomal, em classes regulares para crianças pequenas. A orientação posterior para profissões não centradas na capacidade verbal (pode permitir a admissão num curso profissionalizante).

Dislexias do desenvolvimento

Descrita pela primeira vez no fim do século XIX, com o nome de "cegueira verbal congênita" (Morgan, 1896), a dislexia do desenvolvimento designa, como especificam as denominações no DSM, um distúrbio na aquisição da leitura, que pode afetar o reconhecimento das palavras e a compreensão da leitura, e que não pode ser imputado a um retardo mental, nem a uma escolarização inadequada, nem a um distúrbio sensorial, visual ou auditivo,

390 *Neuropsicologia*

nem a um sofrimento lesional cerebral. Esse distúrbio, cuja prevalência é estimada entre 2% e 8% das crianças em idade escolar, altera o curso da escolarização, visto que o Quociente Intelectual Verbal ou de Desempenho (o QIV e o QID da WISC) é superior a 90. O QIV pode ser inferior ao QID. Esse "distúrbio específico da leitura" (CIM-10) surge, às vezes, em crianças que têm antecedentes de distúrbios do desenvolvimento da linguagem oral e, em geral, vem acompanhado de dificuldades na escrita. A dificuldade na aquisição da leitura pode estar associada a comportamentos "perturbadores" (hiperatividade, distúrbio de oposicionismo).

No plano clínico, a hipótese de uma dislexia deve ser levantada se houver uma defasagem de 18 meses a 2 anos nos resultados dos testes de leitura padronizados. O distúrbio pode manifestar-se a partir dos 7 anos, mas também pode se revelar mais cedo (6 anos) ou então alguns anos mais tarde. Entretanto, o disléxico não é um mau leitor, como consideraríamos um sujeito que apresentasse um simples retardo na aquisição da leitura. No mínimo, devemos pensar que ele não passa de mau leitor, mas que apresenta uma alteração específica dos mecanismos de aquisição da leitura responsáveis pelo erros análogos àqueles observados nas dislexias "adquiridas" do adulto.

Classificação das dislexias do desenvolvimento

Por analogia com as dislexias adquiridas (consultar capítulo 4, p. 72), a análise dos erros de leitura nas crianças com distúrbio de aquisição da leitura permitiu isolar dois grandes tipos de dislexias.

As *dislexias fonológicas* (ainda chamadas de disfonéticas) mais frequentes (por volta de dois terços dos casos) têm a característica típica de preservação da leitura das palavras, regulares ou irregulares, visto que os logatomos (as "não palavras" ou "pseudopalavras"), como *tapulo* ou *prali,* não podem ser corretamente decifrados, bem como as palavras que pertencem a um léxico desconhecido do sujeito. A leitura lenta, entrecortada, trabalhosa, fica mais difícil quanto mais letras comportarem os logatomos. Podemos encontrar, especialmente:
– paralexias fonêmicas, que alteram, em maior ou em menor grau, a estrutura fonológica dos logatomos e das palavras não familiares (*tuprilo → turlipu*);
– erros de lexicalização, que convertem os logatomos em palavras (*trulipo → tulipa*);
– *substituições verbais*: algumas delas correspondem a erros visuais que provocam a produção de uma palavra morfologicamente próxima da palavra-alvo (paralexia visual, como *carteira* por *parteira*), outras erros morfológicos (como *jardim* por *jardineiro*).

É tentador atribuir esse tipo de dislexia a um dano da via fonológica da leitura, que impediria a conversão das letras (grafemas) em sons (fonemas). Quando, além dos distúrbios anteriormente descritos, a leitura das palavras concretas, que podemos facilmente ilustrar (cavalo, martelo), é melhor que a de palavras abstratas (tristeza, alegria) e quando a criança faz erros semânticos (como *bebê* por *criança,* ou *carneiro* por *cabra*), por analogia com as dislexias adquiridas, é possível classificar o distúrbio como dislexia profunda do desenvolvimento (Valdois, 1996).

Elementos da neuropsicologia do desenvolvimento **391**

No plano ortográfico, as dificuldades são bem menores com as palavras familiares do que com as palavras não familiares e dependem, também, do comprimento das palavras. As dificuldades de transcrição dos logatomos são bem maiores.

As dislexias do desenvolvimento de superfície (ditas disedéiticas) caracterizam-se por uma preservação, ao menos relativa, da leitura de palavras regulares e dos logatomos, visto que a leitura das palavras irregulares é muito difícil, e a criança manifesta uma tendência à regularização pela aplicação estrita das regras de conversão grafema-fonema (assim, *nascença* é lida "*naiscença*" e não "*na/cença*"). No plano da escrita, do mesmo modo que há uma tendência a pronunciar todos os fonemas, a criança escreve as palavras como são pronunciadas. Esse tipo de dislexia sugere a preservação de tratamento fonológico e o dano da "via" lexico-semântica da leitura.

Diagnóstico e avaliação

O motivo da consulta, que pode chegar ao diagnóstico de dislexia, é a conjunção de um atraso de aquisição e de perturbação da leitura, que é lenta, difícil, lembrando os erros de leitura de normoleitores mais jovens. Na prática cotidiana é a constatação, por testes de leitura, de um resultado defasado de 18 meses a 2 anos, expresso em nível de idade ou em nível escolar, que sugere o diagnóstico. Os parâmetros estudados são a *rapidez* e a *correção* da leitura de textos de Burion (1960) e de Lefavrais (1967). Em seguida, analisamos qualitativamente os erros produzidos: omissões, adições, substituições, confusões de letras, de sons, de partes de palavras. Algumas confusões podem ser classificadas como auditivas ("*d*" por "*t*") ou morfológicas ("*c*" por "*e*") ou em espelho ("*b*" por "*d*"). Também é preciso avaliar a *compreensão* dos textos lidos. O texto de Hermabessière e Sax (1972) e, principalmente, os testes de avaliação da competência na leitura de Khomsi (1990 e 1994, in Grégoire e Piérart). Eles estudam a identificação das palavras sem impor uma leitura em voz alta: o sujeito examina os pares formados por etiquetas e figuras e deve dizer se a palavra escrita é "a certa", discriminando os pares totalmente exatos (como a palavra *cogumelo* com a imagem correspondente), discernindo os pseudossinônimos de campo semântico vizinho (como a palavra *gato* com a figura de uma vaca), os pseudologatomos (como a palavra *teleqone,* com a imagem do telefone), as palavras homófonas (conserto, concerto). A segunda prova avalia a compreensão, ao se pedir ao sujeito que escolha, numa série de quatro imagens, aquela que corresponde a um texto escrito. Outros testes abordam, exclusivamente, a *consciência fonológica,* como os testes de julgamento ou de criação de rimas ou, ainda, de criação de palavras por substituição ou adjunção de fonemas.

Para validar a existência de distúrbios da leitura é preciso assegurar-se da qualidade expressiva e receptiva da linguagem falada (Grégoire e Piérart, 1995). Igualmente, é preciso assegurar-se da ausência de retardo mental. A comparação dos resultados obtidos nos diferentes subtestes da WISC pode mostrar "padrões psicométricos" particulares: as notas obtidas na bateria

392 Neuropsicologia

de subtestes espaciais (*Cubos, Agrupamento de objetos, Completar figuras*) podem ser superiores a da bateria de subtestes que exploram as atitudes conceituais (*Vocabulário, Similitudes, Compreensão*), e estas superiores às notas dos subtestes que exploram as atitudes sequenciais (*Memória de números, Código, Aritmética*), o que define o "perfil" de Bannaytine. Assim também, o perfil ACID é caracterizado por uma baixa dos escores nos subtestes de *Aritmética, Código, Informação e Memória de Números* (Spafford, 1989). Embora esses perfis não sejam constantes, nem específicos, em todo o caso convidam a aprofundar o contexto perceptivo e neuropsicológico da dislexia: estudo das funções visuoespaciais e visuoconstrutivas, exploração eventual da capacidade perceptiva visual e auditiva, exploração da memória verbal e visual (palavras de Rey; Bateria de eficiência mnésica 144 de Signoret, 1991).

Hipóteses etiológicas

Embora já se tenha certeza de que no centro dos distúrbios da leitura está o *deficit* das atitudes fonológicas, a natureza exata das disfunções ainda é pouco conhecida. Pensou-se numa perturbação da discriminação auditiva das frequências, corroborada pelo registro da Negatividade de Discordância (*Mismatch Negativity* ou MMN) que é anormal nas variações da frequência de um som, mas que é normal no caso de variação da duração desse som (Baldeweg *et al.*,1999). Por isso, o retrocontrole necessário ao desenvolvimento da habilidade fonológica poderia ser perturbado. Além do mais, a alteração dos potenciais visuais evocados nos seus componentes precoces, por ocasião de estímulos visuais rápidos e de baixo contraste, é coerente com a constatação, na necropsia, de uma atrofia das magnocélulas dos núcleos geniculados laterais (Livingstone e Hubel, 1987). Haveria, então, uma dificuldade de tratamento rápido das informações visuais. Essa dupla falha do tratamento sequencial das informações visuais e auditivas também poderia ser corroborada pela constatação, na ressonância magnética funcional, de ausência da ativação da área V5/MT ligada às magnocélulas dos núcleos geniculados laterais (corpos geniculados laterais) e às outras áreas do córtex parietal posterior.

Inúmeras anomalias morfológicas também foram observadas, entre elas a ausência de assimetria do *planum temporale* por desenvolvimento excessivo do *planum* direito, bem como microdisgenesias, sugerindo migração embrionária dos neurônios. Os estudos feitos em tomografias por emissão de pósitrons (PET) mostram diversas anomalias na ativação de inúmeras regiões cerebrais, e a diversidade tanto dos protocolos quanto das regiões solicitadas não permitiu extrair uma concepção unitária da fisiopatologia dos distúrbios (Robichon e Habib, 1996): incapacidade de ativação simultânea da área de Broca e da área de Wernicke em razão de uma disfunção insular (Paulesu *et al.*, 1966) e, ainda, disfunção funcional entre o giro angular e as outras estruturas implicadas na leitura, como o córtex visual extraestriado e a área de Wernicke (Horwitz *et al.*, 1998).

Incontestavelmente, existe uma prevalência masculina das dislexias e as observações de famílias sugerem a intervenção de fatores genéticos, a trans-

Elementos da neuropsicologia do desenvolvimento **393**

missão podendo ser monogênica (em particular autossômica dominante) ou poligênica. Alguns trabalhos tentaram fazer a ligação de certos fenótipos de dislexias com localizações gênicas específicas, em particular nos cromossomos 1, 6, 15, 16 (Grigorenko *et al.*, 1997).

Conduta terapêutica e prognóstico

A ajuda reeducativa é fundamentada numa avaliação rigorosa do distúrbio da leitura, das características da dislexia, de outras perturbações neuropsicológicas associadas, assim como numa avaliação da visão e da audição. Trata-se, então, de uma reeducação personalizada, que deve ser feita levando-se em conta as desordens psicológicas que podem acompanhar a dislexia. Escolas com classes adaptadas para os disléxicos (não numerosas e com formação dos professores) é o ideal. A aprendizagem da leitura, em geral, faz com que certas dificuldades persistam na idade adulta. A incidência da depressão é mais elevada nos jovens adultos disléxicos do que na população em geral.

ACALCULIAS DO DESENVOLVIMENTO E DISFUNÇÕES DO DESENVOLVIMENTO DO HEMISFÉRIO DIREITO

Acalculias do desenvolvimento

Elas atingem 5% das crianças escolarizadas, sem prevalência de sexo. Afetam menos a compreensão e a produção de números do que o sistema de cálculo (fatos aritméticos, procedimentos de cálculo, consultar capítulo 6, p. 91). O WRAT (*Wide-Change Achievement Test Revised*) avalia o desempenho na leitura, na ortografia e na aritmética, com um nível que vai de 1 a 7, aos 11 anos, e um nível de 2 a 12, aos 75 anos (Jastak e Wilkinson, 1984). As acalculias do desenvolvimento são associadas, uma em cada cinco vezes, a um distúrbio deficitário da atenção e, uma em cada 6 vezes, a uma dislexia (Gross-Tsur *et al.*, 1996). As acalculias puras apresentam desempenhos normais na leitura e na ortografia, aparecem num contexto escolar correto e sem nenhum distúrbio sensorial. Entretanto, o exame neuropsicológico das acalculias revela um contexto variado, que pemitiu sugerir ora a existência de uma disfunção do desenvolvimento do hemisfério direito (QIV > QID, capacidade da linguagem oral e escrita satisfatória, mediocridade do desempenho visuoespacial), ora uma disfunção do hemisfério esquerdo (QID > QIV, capacidade em aritmética superior à capacidade de linguagem, capacidade visuoespacial satisfatória), visto que também pode ser observado um *deficit* mais difuso da capacidade de linguagem e visuoverbal (Rourke, 1985). As acalculias mais sérias são aquelas que acompanham as disfunções do hemisfério esquerdo (Shalev *et al.*,1995). Associações de *deficit* podem formar uma síndrome de Gerstmann do desenvolvimento, com agrafia, acalculia, *deficit* de reconhecimento dos dedos e da orientação direita-esquerda (Van Hout, 1995).

394 Neuropsicologia

Disfunções do desenvolvimento do hemisfério direito

Descritas especialmente por Weintraub e Mesulam, em 1983, que denominou-
-as de "síndrome de incompetência social", e por Rourke, em 1985, que
denominou-as "*deficit* não-verbais da aprendizagem", elas se caracterizam
por uma incapacidade para interpretar o comportamento não-verbal das
pessoas em volta (expressão facial, prosódia emocional), visto que a linguagem, mesmo aprosódica, tem um conteúdo lexical satisfatório. No plano
psicométrico, existe uma dissociação entre o Quociente Intelectual Verbal
e o Quociente Intelectual de Desempenho, em detrimento do segundo por
deficit da capacidade visuoespacial e visuoconstrutiva, refletido especialmente nos
baixos escores dos subtestes de *Cubos* e de *Agrupamento de Objetos*. O cálculo
também é deficitário. A classificação nosológica dos distúrbios está longe de ser
unívoca: imagens normais ou que mostram processos lesionais não específicos,
caráter familiar e não familiar do distúrbio. Alguns casos são considerados próximos de uma síndrome de Asperger (ver *supra* e McKelvey *et al.*, 1995).

A síndrome de Turner, caracterizada pela presença de um único cromossomo
X, tem uma incidência de 1/10.000 meninas e se revela por uma baixa estatura,
amenorréia primária e impubescência. Essa síndrome vem acompanhada de
deficit neuropsicológicos que afetam, quase sempre, os desempenhos visuoespaciais e o cálculo, o que faz pensar numa disfunção hemisférica direita.
A anaritmetia afetaria mais os procedimentos de cálculo (consultar p. 97),
ainda que dificuldades de memorização dos fatos aritméticos (tabuadas de
multiplicação) também tenham sido assinaladas, ao menos nas provas com
tempo limitado (Rove *et al.*, 1994). Contudo, é difícil estabelecer um perfil
homogêneo, pois certos estudos também relatam um *deficit* das funções da
linguagem associado ao *deficit* visualizado (Murphy *et al.*,1994) nas síndromes de Turner completas, visto que as síndromes mosaicas (que associam a
justaposição nos tecidos de clones X aos clones XX ou XXX ou XY) só se
distinguiriam da amostragem de sujeitos por um fraco resultado nos testes
de linguagem. As imagens estáticas (ressonância magnética) não mostram
anomalias, e as imagens funcionais mostram um *deficit* metabólico nas regiões
posteriores dos dois hemisférios (Watkins *et al.*, 1991), o que indica, de uma
forma ainda fragmentária, o papel desempenhado pelo cromossomo X e pelos
hormônios sexuais no funcionamento do neocórtex.

A síndrome de Williams (ou de Williams-Beuren) associa baixa estatura, mi-
crognatia, estenose aórtica e hipercalcemia (que desaparece depois do 9º mês e
é acompanhada de altas taxas de 1,25-di-idroxivitamina D). Há uma deleção do
gene da elastina no cromossomo 7 (7 q 11.23). Essa síndrome é acompanhada
de perturbações neuropsicológicas que fazem uma relativa dissociação entre o
desempenho verbal (relativamente poupado) e o desempenho visuoconstrutivo,
mais nitidamente alterado, com sérias perturbações da capacidade de cálculo,
evocando uma síndrome de disfunção hemisférica direita. As aptidões musicais são surpreendentemente desenvolvidas, não em solfejo (leitura e transcrição
das partituras podem ser difíceis), mas no reconhecimento e na produção de
ritmos e melodias, que pode chegar ao ouvido absoluto, isto é, à possibilidade
de reconhecer as notas (e a altura do tom) sem referência a uma nota de base.
Essas crianças são hipercinéticas e manifestam uma "hipersociabilidade".
Podem surgir infartos cerebrais ligados ou não à estenose das artérias cerebrais. A ressonância magnética mostra uma redução de volume das regiões

Elementos da neuropsicologia do desenvolvimento **395**

posteriores do cérebro. A aptidão musical parece coexistir com uma acentuação da assimetria "normal" do *planum temporale,* como foi possível observar nos músicos dotados de ouvido absoluto (Robichon e Seigneuric, 1999).

A doença dos tiques, de Gilles de la Tourette, pode ser associada a manifestações obsessivo-compulsivas ou a uma hiperatividade com *deficit* da atenção. Ela também pode vir acompanhada de um *deficit* do desempenho visuoespacial e visuoconstrutivo, evocando uma disfunção do hemisfério direito (Sandyl, 1997).

Deficit que evocam uma disfunção do hemisfério direito foram observados na síndrome do *deficit* da atenção, particularmente quando esta não vem acompanhada de hiperatividade (Garcia-Sanchez *et al.*, 1997).

Quadro 23.I

Síndrome de Rett e síndrome do X frágil

A síndrome de Rett é uma afecção genética dominante ligada ao X, letal nos meninos, e que se manifesta nas meninas mesmo quando o nascimento e desenvolvimento psicomotor inicial foram normais. Os distúrbios começam entre 5 e 48 meses e associam uma lentificação do crescimento da cabeça a uma perda dos movimentos adaptados das mãos que ficam presos a movimentos estereotipados, a uma deterioração cognitiva, a uma ataxia, às vezes a crises epilépticas e, ainda, a bruxismo. As imagens podem mostrar uma discreta atrofia cerebral. O tratamento é sintomático. A síndrome do X frágil ligada à mutação do gene FMR 1, é a causa mais frequente do retardo mental hereditário, cuja incidência é de 1 para 4.000 nos homens, 1 para 7.000 nas mulheres. Os distúrbios neuropsicológicos são acompanhados de um dismorfismo, com alongamento do rosto, testa larga, orelhas grandes e macroorquidia. Podemos constatar retardo mental, síndrome autística, distúrbio da atenção com síndrome de hiperatividade. Tratamos apenas dos sintomas.

Referências

AUTESSERRE D., LACERT P., DELTOUR J.-J. – *Épreuve de discrimination phonémique.* Éditions scientifiques et psychologiques, Issy-les-Moulineaux, 1988.

BALDEWEG T., RICHARDSON A., WATKINS S. *et al.* – Impaired auditory frequency discrimination in dyslexia detected with mismatch evoked potentials. *Ann Neurol (United States)* 1999; *45*(4) : 495-503.

BANNAYTINE A. – *Langage, Reading and Learning Disabilities* (1 vol.). Charles C. Thomas, Springfield, 1971.

BELLUGI U., LICHTENBERGER L., MILLS D. *et al.* – Bridging cognition, the brain and molecular genetics : evidence from Williams syndrome. *Trends Neurosci* 1999; *22* : 197-207.

396 *Neuropsicologia*

CHEVRIE-MULLER C, SIMON AM, DECANTE P. – *Épreuves pour l'examen du langage*. Centre de psychologie appliquée, Paris, 1981.

DE JOUSSINEAU S., CREPIN C., BOUHIER B., SABOURET DE NEDDE C. – Adaptation française de la partie arithmétique de la WRAT-R. *ANAE*. 1995; *hors série 74*.

DELTOUR J.-J. – *Test de closure grammaticale (TCG)*. Université de Liège, 1991.

DELTOUR J.-J., HUPKENS D. – *Test de Vocabulaire actif et passif*. Éditions scientifiques et psychologiques, Issy-les-Moulineaux, 1979.

GARCIA-SANCHEZ C., ESTEVEZ-GONZALEZ A., SUAREZ-ROMERO E., JUNQUE C. – Right hemisphere dysfunction in subjects with attention-deficit disorder with and without hyperactivity. *J Child Neurol* 1997; *12* : 107-115.

GÉRARD C.-L. – *Échelle de dysphasie*. Service de psychopathologie de l'enfant et de l'adolescent, hôpital Robert-Debré, Paris, 1988.

GÉRARD C.-L. – *Test de fluence et d'associations*. Service de psychopathologie de l'enfant et de l'adolescent, hôpital Robert-Debré, Paris, 1990.

GÉRARD C.-L. – *L'Enfant dysphasique*. De Boeck Université, Bruxelles, 1994.

GÉRARD C.-L., LE DOUAREC A., SUIRE I. – *Adaptation française du test du Reporter (de Renzi E. et Ferrari C. Cortex 1979; 15*: 279-291*)*. Service de psychopathologie de l'enfant et de l'adolescent, hôpital Robert-Debré, Paris, 1988.

GRÉGOIRE J., PIERART B. – *Évaluer les troubles de la lecture*. De Boeck Université, Bruxelles, 1995.

GRIGORENKO E.-L., WOOD F.-B., MEYER M.-S. *et al.* – Susceptibility loci for distinct components of developmental dyslexia on chromosomes 6 and 15. *Am J Hum Genet* 1997; *60* : 27-39.

GROSS-TSUR V., MANOR O., SHALEV R.-S. – Developmental dyscalculia : prevalence and demographic features. *Dev Med Child Neurol* 1996; *38* : 25-33.

HORWITZ B., RUMSEY J.-M., DONOHUE B.-C. – Functional connectivity of the angular gyrus in normal reading and dyslexia. *Proc Natl Acad Sci (USA)* 1998; *95* : 8939-8944.

JAMBAQUE I., DELLATOLAS G., DULAC O., SIGNORET J.-L. – Validation de la batterie d'efficience mnésique 144 chez l'enfant d'âge scolaire. *ANAE* 1991; *3* : 125-135.

JASTAK S., WILKINSON G.-S. – *Wide Range Achievement Test – Revised*. Jastak Assessment Systems, Wilmington DE, 1984.

LAUNAY C.-I., BOREL-MAISONNY S. – *Les Troubles du langage, de la parole et de la voix chez l'enfant* (1 vol.). Masson, Paris, 1972.

LIVINGSTONE M.-S., ROSEN G.-D., DRISLANE F.-W., GALABURDA A.-M. – Psychophysiological and anatomical evidence for a magnocellular defect in developmental dyslexia. *Proc Natl Acad Sci (USA)* 1991; *88* : 7647-7652.

MC KELVEY J.-R., LAMBERT R., MPTTRON L., SHEVELL M.-I. – Right-hemisphere dysfunction in Asperger's syndrome. *J Child Neurol (United States)* 1995; *10* : 310-314.

MORGAN W.-P. – A case of congenital word-blindness. *BMJ* 1896; *2* : 1378.

MURPHY D.-G., ALLEN G., HAXBY J.-V. *et al.* – The effects of sex steroids, and the X chromosome, on female brain function : a study of the neuropsychology of adult Turner syndrome. *Neuropsychologia* 1994; *32 :* 1309-1323.

MURPHY E., SAGAR D., GÉRARD C.-L. – *Test de construction de phrases.* Service de psychopathologie de l'enfant et de l'adolescent, hôpital Robert-Debré, Paris, 1990.

PAULESU E., FRITH U., SNOWLING M. *et al.* – Is developmental dyslexia a disconnection syndrome? Evidence from PET scanning. *Brain* 1996; *119 :* 143-157.

RAPIN I. – Autism. *The New England Journal of Medicine* 1997; *337 :* 97-103.

RAPIN I., ALLEN D.-A. – Developmental language disorders : nosologic considerations. *In : Neuropsychology of Language, Reading and Spelling* (1 vol.). U. Kirk, Academic Press, New York, 1983 : 155-184.

RAPIN I., ALLEN D.-A. – Syndromes in developmental dysphasia and adult aphasia. *In : Language communication and the brain* (1 vol.). T Plum, Raven Press, New York, 1988 : 57-75.

ROBICHON F., HABIB M. – Neuro-anatomo-pathologie de la dyslexie de développement. *In : Approche cognitive des troubles de la lecture et de l'écriture chez l'enfant et l'adulte* (1 vol.), S. CARBONNEL, P. GILLET, M.-D. MARTORY, S. VALDOIS. Solal, Marseille, 1995.

ROBICHON F., SEIGNEURIC A. – Syndrome de Williams et Beuren : caractérisation biologique et psychologique. *Revue de neuropsychologie* 1999; *9 :* 183-189.

ROURKE B.-P. – *Neuropsychology of learning disabilities : essential of subtype analysis.* Guilford Press, New York, 1985 : 167-183.

ROVET J., SZEKELY C., HOCKENBERRY M.-N. – Specific arithmetic calculation deficits in children with Turner syndrome. *J Clin Exp Neuropsychol* 1994; *16 :* 820-839.

SANDYK R. – Reversal of a visuoconstructional disorder by weak electromagnetic fields in a child with Tourette's syndrome. *Int J Neurosci* 1997; *90 :* 159-167.

SHALEV R.-S., MANOR R.-S., AMIR N. *et al.* – Developmental dyscalculia and brain laterality. *Cortex* 1995; *31 :* 357-365.

SIGNORET J.-L. – *Batterie d'efficience mnésique.* Éditions scientifiques Elsevier, Paris, 1991.

SPAFFORD C.-S. – Wechsler Digit Span subtest : Diagnostic usefulness with dyslexic children. *Perceptual and Motor Skills* 1989; *69 :* 115-125.

TALLAL P., GALABURDA A.-M., LLINAS R.-R., VON EULER C. – Temporal information processing in the nervous system : special reference to dyslexia and dysphasia. *Annals of the New York Academy of Sciences* 1993; 682.

VALDOIS S. – Les dyslexies développementales. *In : Approche cognitive des troubles de la lecture et de l'écriture chez l'enfant et l'adulte* (1 vol.), S. CARBONNEL, P. GILLET, M.-D. MARTORY, S. VALDOIS. Solal, Marseille, 1995.

VAN HOUT A. – Troubles du calcul et fonctions de l'hémisphère droit chez l'enfant. *ANAE* 1995; *hors série :* 34-41.

WATKINS J.-M., CHUGANI H.-T., ELLIOTT T.-K. – Positron emission tomography and neuropsychological correlations in Turner syndrome. *Ann Neurol* 1991; *30 :* 454.

| ÍNDICE

A

AAMI, 224
Abulia, 159, 160, 356
Acalculia(s) 64, 91, 113, 231, 277
– afásicas, 91
– de tipo espacial, 124
– espacial(is), 91, 93, 95, 123, 124
– primária, 91, 95
– secundárias, 91
Acalculia, 91, 393
– do desenvolvimento, 393
– espacial, 130
Acatisia, 220, 289, 314
Acesso
– aos sentidos, 34
– de raiva, 313
Acetilcolina, 247, 287
Acinesia, 159
– direcional, 128, 131, 138
– espacial, 131, 138
Acinetopsia, 112, 369, 370
Acionamento da repetição, 186
– perceptivo, 183
– por repetição, 183
– semântico, 30
– verbal, 183
Acompanhar um alvo, 191
Acromatopsia, 102, 105, 110, 111, 113, 124, 368
Adenoma hiperparatireoidiano, 286
Adinamia, 1160, 228
Adipsia, 308
Administrador central, 175, 176, 215
Adrenoleucodistrofia, 365
Afagia, 307
Afasia(s), 10, 12, 20, 25, 91, 231, 364
– acusticomnésica, 39
– agramática, 29, 45
– amnésica(s), 36, 40, 41, 43, 63, 93, 271
– anômica, 40
– breves, 52
– cápsulo-estriadas, 48
– central, 41

– cruzadas, 49
– da criança, 51
– da linguagem dos sinais, 50
– de Broca, 23, 35, 36, 38, 39, 43, 45, 46, 48, 49, 61, 73, 78, 83, 93, 149
– de condução, 23, 38, 41, 43, 45, 48, 49, 62, 70, 87, 93, 142, 143, 177, 199, 276
– de expressão, 45
– de realização fonemática, 35, 45
– de Wernicke, 23, 29, 38, 39, 40, 43, 45, 48, 49, 53, 62, 63, 87, 93, 140, 143, 147, 148, 149
– – do tipo II, 43
– – do tipo III, 40
– dinâmica, 44167, 271
– dissidentes, 48
– dos ambidestros, 49, 52
– dos canhotos, 49, 52
– dos poliglotas, 50
– dos surdos-mudos, 50
– epilépticas, 53
– fluentes, 39, 44
– fluida(s), 33, 39, 72, 274
– frontal dinâmica, 46
– global(is), 47, 48, 49, 55
– lentiforme-caudadas, 48
– ligadas a um tumor maligno, 53
– logopênica, 276
– motora, 35
– – aferente, 41
– – eferente, 45
Afemia(s), 35, 36, 43
Agenesia calosa, 209, 210
Agitação, 221, 228
– do demente, 288
Agnosia(s), 30, 111, 231, 367
– ambiental, 124
– aperceptiva(s), 102, 109, 147
– assemântica(s), 106, 107
– associativa(s), 104, 109, 147
– – multimodal, 105
– auditiva(s), 43, 52, 144, 386

– – afetiva, 147
– – aperceptiva, 146
– – associativa, 146
– auditivo-verbal, 385
– categoriais, 107
– das cores, 109, 110, 113
– das fisionomias, 217
– das formas, 109, 112
– de acesso semântico, 109
– de identificação, 114, 379
– de objetos, 107
– de transformação, 109
– de utilização, 79
– digital, 62, 142
– do espelho, 122
– dos lugares familiares, 124
– dos ruídos, 147
– espacial(is), 121
– – unilateral, 93, 124, 128
– integrativa, 109
– para as formas, 102
– para imagens e objetos, 71
– para os ruídos, 144
– paralinguísticas, 151
– polimodais, 367
– primária, 154
– semântica especializada, 154
– simultânea, 102
– tátil aperceptiva
– – associativa, 154
– – primária, 155
– – secundária, 154, 155
– topográfica, 125
– visual(is), 30, 63, 71, 100, 105, 113, 144, 219, 273
– – aperceptiva, 112
– – de objetos, 101
Agrafia(s), 38, 40, 71, 72, 95, 123, 124
– afásica(s), 39, 61
– alexia, 64
– apráxica(s), 64, 65, 204
– calosa(s), 65, 204
– composta, 65
– confusionais, 63
– de superfície, 66
– direcionais, 64
– espacial(is), 64, 130
– esquerda, 204, 209
– fonológica, 66

400 Neuropsicologia

- ideatória, 64, 67
- isoladas para os números, 92
- lexical, 66
- ortográfica, 66
- para os números isolados, 92
- parietal, 64
- profunda, 66
- puras, 63
- verbais isoladas, 92
Agramatismo(s), 23, 41, 45, 46, 49, 61, 64, 276, 359
- expressivo, 38
- impressivo, 38
Agressão, 309
Agressividade(s)
- crítica, 317
- medicamentosa, 317
Agrupamento(s) de objetos, 18, 394
AIDS, 235
Ailognosia, 154, 155
Alcoolismo, 188, 223, 232, 311
Alexia(s), 40, 63, 66, 70, 104, 105, 107, 110, 123, 124
- afásica(s), 38, 39, 72
- agnósica, 70
- agrafia, 62, 71, 276
- - angular, 72
- anterior, 38, 46, 72
- central(is), 70, 71
- com soletração, 71
- composta, 72
- de soletração, 104
- dos números, 92
- espacial, 70, 113, 130
- esplênio-occipital, 71
- fonológica, 46, 73
- frontal, 72
- lexical, 73
- literal, 71, 72
- numerais, 92
- para as letras, 91
- para as palavras, 91
- periféricas, 70, 74
- por negligência, 70, 74
- por soletração, 74
- posterior, 70
- pura(s), 34, 38, 70, 71
- sem agrafia, 38, 70, 106, 111, 199, 208
- tátil, 203
- verbal, 71, 95
Alexitimia, 209, 330, 336
Alfabeto, 60

Alocinesia, 141
Alocórtex, 6
Aloestesia, 131, 141 – visual, 370
Alógrafos, 60
Aloquiria motora, 171
Alotopoagnosia, 142
Alucinação(ões), 220, 221, 233, 235, 254, 255, 356, 367, 373
- auditivas, 372
- cinestésica, 141
- complexas, 372
- da enxaqueca, 371
- do despertar, 372
- do passado, 193
- epilépticas, 371
- especulares, 370
- hipnagógicas, 371, 372
- monoculares, 171
- visuais, 100, 371
Alucinose(s), 372
- das hemianopsias, 372
- dos alcoólatras de Wernicke, 372
- peduncular, 372
Alumínio, 247
Ambidestro, 10
Amenorreia primária, 394
Amígdala, 3, 11, 33, 157, 189, 298, 306, 374, 379
Amiloidogênese, 243, 246, 247
Amimia, 221, 268
Amital sódico, 50
Amnésia(s)
- afetivas, 192
- anterógrada(s), 100, 180, 186, 191, 194
- anterorretrógrada, 188
- bi-hipocâmpica, 186
- da fonte, 184
- das demências, 191
- de identidade, 193
- de utilização, 79
- diencefálica, 187
- do envelhecimento, 191
- eletivas, 192
- factual, 184
- hipocâmpica(s), 126, 173, 177, 186, 187
- korsakoviana(s), 102, 190
- lacunar, 189, 190
- mamilo-talâmica(s), 187
- pós-traumática, 191, 192
- progressivas, 280
- psicogênicas, 193

- retroanterógrada, 187, 189
- retrógada, 180, 186, 190
- - autobiográfica, 189
Amorfognosia, 154, 155
Amorfossíntese, 131
Amusias receptivas, 149, 150
Analgognosia, 142
Anaritmetia, 91, 95, 219, 394
Anartria(s), 35, 36
- progressivas, 279
- pura(s), 36, 43
- - de Pierre Marie, 46, 61
Anedonia, 323
Anestesia afetiva, 323
Aneurisma da artéria comunicante anterior, 164, 170, 188, 189
Angiografia cerebral, 100, 190
Angiopatia amiloide, 240
Ângulo ponto-cerebelar, 144
Anomia(s), 30, 41, 111, 276
- afásicas, 41
- categorial específica, 320
- categorial, 34
- das cores, 104, 106, 110
- dos nomes próprios, 113
- dos rostos, 104
- específicas de uma categoria lexical, 41
- olfativa unilateral, 208
- para as cores, 31, 41, 71
- para os nomes próprios, 31, 41
- pura, 30
- tátil(eis), 41, 154, 210
- - esquerda(s), 154, 156, 201
- visual esquerda, 207
Anosmia, 171
Anosodiaforia, 131, 140, 302
Anosognosia, 39, 40, 53, 99, 131, 138, 140, 188, 221, 268, 356
Ansiedade, 220, 221, 243, 268
Antagonistas dos receptores serotoninérgicos, 373
Antecipação, 4, 159
Anticolinérgicos, 190, 231
Anticolinesterásicos, 5453, 373
Antidepressivos, 357
- tricíclicos, 231
Antiepilépticos, 231
Antiglutamatos, 287
Antilocalizacionistas, 25

Anto-agregantes plaquetários, 240
Antônimos
– do tipo lexical, 45
– morfológicos, 45
Aparelho buco-fonador, 20, 23
Apatia, 159, 189, 221, 228, 231, 234, 235, 237, 238, 270, 283, 288, 302, 323, 333, 354, 356
– abulia, 356
ApoE4, 288
Apractognosia álgica, 142
Apragmatismo, 160, 238, 302
Apraxia(s), 64, 75, 81
– aferente, 80
– bilateral, 77
– bucofacial, 35, 45, 46, 87, 276, 279
– calosa, 204
– cinestésica, 80, 81
– cinéticas, 88
– conceitual, 82
– construtiva, 63, 64, 71, 84, 86, 124, 141, 142, 143, 210, 277, 280
– – direita, 205
– – dos dedos, 63
– da escolha dos dedos, 63
– da marcha, 87, 171
– de concepção, 79, 80
– de execução, 80
– de imantação, 89, 171
– dinâmica, 77
– do desenvolvimento, 88
– especificamente musical, 151
– frontais, 77, 88
– ideatória(s), 78, 79, 80, 81, 91, 219
– ideomotora(s), 45, 64, 71, 75, 76, 77, 78, 79, 80, 81, 83, 91, 142, 143, 171, 210, 219, 272, 279
– – bilateral, 77
– – dos membros inferiores, 87
– – esquerda, 209
– – unilateral esquerda, 78, 199, 204
– inervatória, 79
– instrumental bimanual, 151
– melocinética, 79, 80, 81, 171
– motora, 80
– no vestir, 85, 93, 124, 141, 219
– óptica, 116

– palpebrais, 87
– para abrir os olhos, 88
– para fechar os olhos, 88
– parietais, 81
– progressivas, 284
– reflexiva, 85
– repulsiva, 78
– simpática(s), 78, 83
– troncopedal, 87
– unilateral(is), 78
– – cinética de imantação, 87
– verbomotora, 76
– visuomotora, 76
Aprendizagem(ns), 179, 183, 193, 196
– associativa, 164
– perceptivo-motora, 191
Aprosodia(s), 143, 151, 304
– global, 322
– motora, 321
– sensorial, 322
– transcortical
– – mista, 322
– – motora, 322
– – sensorial, 322
Aproximação ao modelo, 84
Aquisição da linguagem, 24
Área 1, 80, 153
Área 2, 80, 153
Área 3, 80, 153
Área 4, 153
Área 4 de Brodman, 157
Área 5, 80
Área 6, 78, 80, 157, 171
Área 7, 80, 118
Área 8, 72, 118, 157, 171, 355
Área 9, 157
Área 10, 157
Área 11, 4, 157
Área 12, 4, 157
Área 17, 99, 100, 112
Área 18, 28
Área 19, 28, 112
Área 22, 26, 27, 145
Área 24, 157, 355
Área 25, 157
Área 32, 4, 157
Área 37, 44, 112
Área 38, 41
Área 39, 44, 106
Área 40, 27, 42
Área 41, 27, 42, 145
Área 42, 27, 42, 145
Área 44, 26, 157
Área 45, 26, 157
Área 46, 157

Área 47, 157
Área V1, 100, 112
Área V2, 100
Área V4, 110
Área V5, 32, 101, 112
Área V5/MT, 392
Área(s) anteriores, 49
– associativas, 7, 157, 245
– – unimodais, 133
– auditiva
– – primária, 145
– – secundária, 145
– citoarquitetônicas, 7
– da linguagem, 26
– de associação motora, 157
– de Broca, 26, 27, 47, 47, 68, 157, 392
– de Brodmann, 6, 7
– de convergência polimodal, 106, 132, 133
– de recuperação lexical, 33
– de Wernicke, 26, 27, 28, 29, 30, 32, 33, 34, 39, 42, 46, 68, 107, 148, 392
– estriada, 99
– extraestriadas, 100, 101
– grafêmica, 67, 68
– lexicais intermediárias, 34
– límbica do mesencéfalo, 4
– motora suplementar, 46, 47, 77, 81, 89, 153, 157, 167, 171, 320, 355
– oculomotoras, 133
– – frontais, 157 355
– órbito-frontal do macaco, 158
– pré-motora, 32, 80
– primárias, 133, 245
– septal, 300
– SI, 153
– SII, 153
– somestésica secundária, 143
– têmporo-parietais, 49
– visual associativa 18, 19, 44
– – primária, 100
ARFC, 12, 14
Aritmética, 18, 392, 393
Arquicórtex, 4, 6
Arteriosclerose, 240, 286
Arterite cerebral, 52
Assimbolia
– à dor, 142
– ao perigo, 142
– tátil, 154, 155
Assimetria hemisférica, 133, 135
Assintaxia, 23, 38, 39, 386

402 Neuropsicologia

Assomatognosia(s), 88, 123
Astasia-abasia, 232
Astereognosia, 153, 154, 155, 201
Ataxia
– do espelho, 122
– frontal, 87
– óptica, 64, 117
– visuomotora, 117
Atenção, 10, 158, 162
– (distribuição da), 133
– automática, 163
– dirigida, 133, 134, 135, 162
– dividida, 163
– fásica, 163
– focalizada, 162
– seletiva, 162
Ativação hemisférica, 133, 137
Atributos
– funcionais, 32
– semânticos, 107
– sensoriais, 32
Atrofia(s)
– lobares, 52
Audição, 24
Audiograma, 144, 387
Aura(s) de enxaqueca(s), 367, 370
Autismo, 359, 384, 387, 388
Autoativação psíquica, 161
Autobiografia, 179
Autocorreção(ões), 38, 41, 385
Autocrítica, 222
Automatismos compulsivos, 79
Autoscopia, 370
Autotopoagnosia, 31, 142, 143
Axônios, 2

B

β-amiloidopatias, 243
Balbucio, 24
Basal forebrain, 301
– ganglia, 354
Bateria
– 144 de Signoret, 196
– de afasia de Kertesz, 28
– de eficiência mnésica, 181, 196, 392
– do exame da afasia, 28
– Luria-Nebraska, 196
– neuropsicológica Luria-Nebraska, 196
Benzodiazepinas, 190

Beribéri, 188
Beta-amiloide, 267
Blackout, 191
Blefaroespasmo, 88
Bloco de anotações visuoespacial, 175
Borrões, 65
Bottom-up, 218
Bradifrenia, 231
Broca, (ver área de –)
Brodmann, (ver área de –)
Bromocriptina, 53
Brucelose, 237

C

CADASIL, 239, 331
Calcificações dos núcleos cinzentos centrais, 233
Cálculo, 17, 39, 93, 95, 394
Cânceres osteolíticos, 233
Canhotismo, 10, 49
Canhoto(s), 10, 210
Capacidades
– fonológicas, 388
– léxico-semânticas, 388
– morfo-sintáticas, 388
Cápsula interna, 138, 145, 238
Carência(s)
– de folatos, 365
– de vitamina
– – B1, 188
– – B12, 248, 365
Catecolaminas, 311
Categorização perceptiva, 104, 109
Cefaleias, 190, 331
– depressivas, 332
– hipocondríacas, 332
– por tensão, 331
– psicogênicas, 331
Cegueira
– cerebral, 99
– cortical, 99, 101, 112, 140, 144, 187
– dos sentimentos, 337
– histérica, 99
– psíquica, 299
– – de Munk, 99
– simulada, 99
– verbal, 29, 70
– – congênita, 389
Células de Purkinje, 388
Centro
– da escrita, 27
– das imagens auditivas das palavras, 29

– das imagens tácteis, 155
– de Exner, 63
– gráfico, 61
Cerebelo, 354, 358
Cérebro
– anterior basal, 301
– mamífero, 3
– neomamaliano, 4
– paleomamaliano, 3
– reptiliano, 3
Chimpanzé, 24
Chorar espasmódico, 238, 334
CIM
– 10, 213, 214, 215, 248
Cíngulo, 3
Cingulotomias, 188
Circuito(s)
– córtico-talâmicos, 174
– de Papez, 177, 178, 179, 184, 186, 190
– fonológicos, 175
– frontosubcortical, 358
– hipocampo mamilotalâmico -cingular, 5, 178
– límbicos, 302
– retículo-tálamo-córtico-limbo-reticular, 132
Circunvolução (ões), 8
– de Heschl, 27
– do corpo caloso, 3
– do hipocampo, 3
– frontal
– – ascendente, 157
– – inferior, 26
– límbica de Broca, 3
– temporal(is)
– – inferior, 40
– – superior, 26, 370, 371
– – transversas, 372
– – – de Heschl, 145
Cirurgia cardíaca, 100
Cisticercose, 379
Cisto
– aracnoidiano do vale sylviano esquerdo, 52
– do septo pelúcido, 234
Citocinas, 247, 307
Classificação categorial, 165
Classificação das parafasias, 37
Clonazepan, 318
Closing in, 84
Clozapina, 254, 373
Codificação
– fonológica, 42, 175, 178
– semântica, 42, 178

Índice 403

Codificação, 173, 180, 216
– da linguagem, 29
– verbal, 179
– visual, 179
– visuoespacial, 179
Código, 229, 392
Cognição social, 161, 346
Co-hipônimo, 37
Colagenoses, 234
Colecionismo, 267, 357
Colículo
– inferior, 144
– superior, 133
Colículo superior, 101
Colina-acetiltransferase
(ChAT), 247
Comissura(s), 8
– anterior, 208, 210
– branca anterior, 199, 202
– – posterior, 200
– cinzenta, 200
– do fórnix, 199
– inter-hemisféricas, 200
Comissurotomia, 208
Comissurotomizado, 50, 199
Compasso de Weber, 153, 155
Complemento de imagens,
391
Complexo
– de Pick, 284
– demencial da AIDS, 364
– desinibição-demência-Parkinson-amiotrofia, 281
Comportamento
– alimentar, 221
– antissocial do adulto, 312
– de dependência do meio
ambiente, 273
– de utilização, 169, 268
– motores aberrantes, 221
– noturno, 221
Compreensão, 38, 39, 41, 45,
49, 55, 175, 39
– auditiva, 386
auditivoverbal, 30, 31, 46
– – (A21) dos algarismos e
números, 94
– categorial, 30
– de um texto, 70
– – complexo, 168
– da leitura, 389
– de nomes próprios, 31
– de frases, 29
– dos gestos, 83
– dos homófonos, 72
– dos números, 93
– – escritos, 92, 93

– das frases, 72
– dos sinais aritméticos, 93
– das estruturas gramaticais
complexas, 168
– dos textos lidos, 391
– da linguagem
– – dos sinais, 50
– – escrita, 38, 46, 70
– – falada, 27, 28
– – lida nos lábios, 50
– – oral, 16
– sintática, 388
– verbal, 29, 30, 388
– – categorial, 41
– visual, 386
Compulsivo-obsessivo, 357
Concretude, 67
Condicionamento
– ao medo, 299
– operante, 54
Condutas
– de aproximação, 36, 106,
385
– de oposição, 313
Conexões-genículo-calcari-
nas, 99
Confabulação visual, 100
Confusão, 12, 313, 354, 356
– agitada, 304
– mental, 100, 141, 220, 223,
235, 371
Consciência
– de si-próprio, 221
– fonológica, 391
– sintática, 386
Consolidação, 176, 179
Controle
– executivo, 159
– fonológico, 385
Contusão traumática do lobo
temporal esquerdo, 52
Conversão grafema-fonema,
60, 72, 73, 391
Coordenação visuomotora, 117
Coordenada, 37
Cópia, 61, 64
Coping, 324
Coprografia, 67
Coreia de Huntington, 88,
170, 330, 356, 374
Corpo
– caloso, 5, 8, 41, 78, 88, 89,
106, 111, 145, 148, 199,
200, 204, 205, 206, 208,
209, 210, 211, 232
– de Lewy, 242, 251, 282
– de Luys, 354

– de Pick, 242
– geniculado medial, 145,
147, 148
– geniculado lateral, 392
– mamilares, 4, 177, 187
Corte, 191
Córtex, 2, 183
– agranular, 7
– associativo, 153
– – visual, 32
– auditivo, 28, 143
– – primário, 145
– cingular, 157
– estriado, 112
– eulaminado, 7
– frontal, 133, 379
– – interno, 158
– – ventromedial, 164
– fronto-orbitário, 4, 158,
356, 379
– granular, 157
– hipergranular, 7
– insular, 143
– límbico, 3, 133, 157
– motor, 81
– – associativo, 77
– occipitotemporal, 101
– órbitofrontal, 187, 302
– para-hipocâmpico, 126, 157
– parietal, 154
– – inferior, 379
– – posterior, 355, 392
– periestriado, 210
– pré-frontal, 132, 157, 158,
179, 354
– – dorsolateral, 158
– – medial, 89
– pré-motor, 89, 157
– somestésico, 28, 153
– temporal, 33, 148
– – anterior, 370
– – posterior, 62
– temporoparietal, 132, 133
– vestibular parietal, 370
– visual, 28, 143, 379
– – associativo, 28
– – extraestriado, 392
Craniofaringioma, 188
Criação de rimas, 391
Crises
– complexas, 370
– dacrísticas, 335
– epilépticas, 52
– – adversivas, 171
– – dismnésicas, 194
– – giratórias, 171
– – gelásticas, 335

404 Neuropsicologia

– generalizadas, 370
– parciais simples, 370
Crítica hemisférica, 208
Cromossoma
– 1, 246, 271
– 6, 393
– 7, 394
– 14, 246
– 15, 393
– 16, 393
– 17, 242, 256
– 19, 246
– 21, 246
– X, 394
Cubos, 18, 169, 229, 391, 394
Cuneus, 8, 9
Curadoria, 290

D

de Luria, 43
– "primária" progressiva, 274
– específicas de uma modalidade sensorial, 41
– estriado-caudadas, 48
– fluente, 274
– não fluentes, 38, 39, 44
– óptica, 30, 41, 71, 106, 109, 111, 113, 156
– progressiva(s), 40, 52, 73, 261, 276
– prolongada, 52
– putâmino-caudadas, 356
– reduzidas, 33
– sensorial(is), 39, 41
– – central, 39
– subcorticais, 48, 356
– talâmicas, 48
– tátil(eis), 41, 155
– – (bilateral), 154
– total de Déjerine, 46
– transcortical(is)
– – mista(s), 47, 48
– – motora(s), 40, 44, 46, 47, 48, 62, 159, 167
– – sensorial, 29, 43, 44, 217, 279
– – – com integridade da denominação, 43
Deambulação(ões), 220, 243, 267, 268
Debilidade mental, 193
Débito articulatório, 49
Decodificação
– da linguagem, 29
– das lembranças, 179
– fonológica, 386

Deficit
– categorial(is), 30, 32
– cognitivo leve, 224
– da atenção, 395
– – visual, 118
– da discriminação fonêmica, 148
– da orientação topográfica, 124
– da programação fonêmica, 385
– da rememoração, 190
– morfossintático, 93
– não verbais da aprendizagem, 394
– perceptivo pré-fonêmico, 148
Definição pelo uso, 36
Degeneração(ões)
– corticobasal, 89, 282, 284
– estriado-nígrica, 259
– hepato-lenticular, 263
– neurofibrilar, 245, 282
– pálido-nigro-luyisiana, 281
– pálido-ponto-nígrica, 281
Déjà
– *entendu*, 194, 371
– *vécu*, 194
– *vu*, 194, 371, 361
Delírio(s), 221, 356
– de ciúme, 220
– de identidade, 376, 378, 381
– de identificação das pessoas, 114
– de ilusão de sósias, 377
– de perseguição, 220
– de prejuízo, 220
– de reminiscência, 194
– de ubiquidade, 376
– espaciais, 381
– onírico, 371
Delirium tremens, 312, 371
Demência(s), 167, 213, 215, 222, 238, 240, 373, 378
– afaso-agnósica-apráxica, 219
– alcoólicas, 232
– cirurgicamente curável, 237
– corticais, 214, 231
– das doenças do sistema extrapiramidal, 248
– de Alzheimer, 82, 180, 194, 214, 216, 218, 219, 222, 231, 240, 287, 307, 314
– de inclusão neuronal filamentar, 264

– degenerativas, 241
– do corpo de Lewy (difuso), 251, 287, 289, 374
– frontal, 170, 215, 219, 221, 222, 229
– fronto-subcorticais, 231
– – temporais, 263, 307, 315
– infartos múltiplos, 214, 238, 240
– infecção pelo vírus da imunodeficiência humana, 234
– infecciosas, 234
– mistas, 240
– parkinsoniana, 248, 251
– por hipodébito crônico, 237
– pós-traumáticas, 234
– pugilísticas, 234
– semânticas, 270, 274
– senil, 233
– subcortical(is), 170, 214, 218, 219, 222, 233, 234, 240, 356, 358, 362
– talâmica, 354
– vasculares, 230, 237, 315
Dendritos, 2
Denominação, 16, 19, 30, 32, 33, 34, 36, 41, 45, 46, 110, 201
Dependência do ambiente, 159
Depressão, 55, 159, 193, 220, 221, 222, 224, 231, 234, 268, 283, 288, 323, 331
– e acidentes vasculares cerebrais, 327
– e afecções dos núcleos cinzentos centrais, 329
– e epilepsia, 332
– e esclerose em placas, 330
– e traumatismos cranioencefálicos, 328
– estuporosa, 223
– menor, 325
Desaferenciação frontal, 238
Desconexão, 47, 71, 78, 107, 111, 141, 148, 184, 209, 381
– calosa(s), 74, 156, 209, 232
– frontal, 214, 356
– inter-hemisférica, 10, 41, 89, 199
– intra-hemisférica, 199
– limbo-motora, 334
– occipito-frontal, 118
– sensório-límbica, 143
– têmporo-temporal, 145

Índice 405

– verbo-visual, 110
– visuoverbal, 113
Desequilíbrio mental, 160
Designação, 29, 30
Desinibição, 159, 165, 221,
268, 359
– motora, 171
Desintegração
– fonética, 35, 41, 46, 70,
87, 276
– relativa, 51
Desinvestimento, 381
Desmotivação, 228
Desnutrição, 232
Desordens comportamentais
do sono rápido, 242, 252,
254, 258, 260, 316, 318
Desorganização
– dos gestos, 80
– espacial, 85
Desorientação
– ambiental, 124
– direcional, 125
– egocêntrica, 125
– espacial, 124, 142
– espaço-temporal, 187, 188
– topográfica, 124, 125
– – anterógrada, 126
– visual, 118, 121, 125
Despersonalização, 193,
378, 381
Despertar, 11
Destros, 10
Desvio do olhar, 133, 135
Deterioração, 221
– mental, 79
– psicométrica, 222
Diagrama HARD, 327
Diásquise, 52, 81, 358, 378
Diplegia cerebral, 387
Diplopia monocular, 369
Disartria(s), 20, 36, 234, 235,
238, 387
– cerebelares, 20
– paralíticas, 20
– parkinsonianas, 20
Discromatopsia, 368
Disfasia(s), 386
– do(s) desenvolvimento(s),
21, 51
– mnésica, 386
– receptivas, 386
– semântica-pragmática, 386
Disfonias, 20, 387
Disgrafia, 393
– profunda, 66
Dislalias, 387

Dislexia(s), 70
– disedéiticas, 391
– disfonéticas, 390
– do desenvolvimento, 21,
389
– – do desenvolvimento, 384
– – superficial, 391
– do tipo espacial, 94
– fonológicas, 390
– profunda, 46, 72, 73
– – do desenvolvimento, 390
– superficial, 72
Disortografia, 46, 63
Dispraxia
– diagonística, 88, 208
– verbal, 385
Disprosodia, 35, 45, 359
Dissociação, 34
– automático-voluntária, 35,
45, 88, 302, 320
Distimia, 325
Distonia, 35
– das cordas vocais, 20
Distraibilidade, 159, 268, 356,
Distúrbio(s)
– afetivo bipolar, 333
– ártricos, 48
– cognitivos leves, 225
– da atenção, 362, 395
– da denominação, 36
– da memória, 186, 237
– – associado à idade, 224
– da percepção espacial, 121
– da produção fonológica,
387
– de aquisição
– – da leitura, 389
– – da linguagem, 386, 387
– deficitário da atenção, 393
– depressivo maior, 325
– do controle dos impulsos,
311
– do humor ligado a uma
afecção médica, 325
– específico da leitura, 390
– explosivo intermitente, 262,
311, 313, 314
– fonéticos puramente funcionais, 387
– invasivo do desenvolvi-
mento, 387
– mnésicos, 248
– oposicionais, 312, 390
– orgânico da personalidade,
314
Ditado, 61
Diuréticas, 231

Doença
– da vaca louca, 236
– de Alzheimer, 66, 73, 86,
167, 183, 187, 213, 217,
218, 220, 221, 222, 228,
230, 240, 245, 246, 247,
251, 358, 376, 379
– de Biermer, 365
– de Binswanger, 170
– de Creutzfeldt-Jacob, 88,
229, 236, 282
– de Huntington, 183, 218,
222, 261, 315, 358
– de Lyme, 237
– de Marchiafava-Bignami,
199, 232
– de Parkinson, 88, 170, 218,
220, 231, 248, 264, 315,
329, 341, 373, 378
– de Pick, 218, 219, 221,
264, 274
– de Steele-Richardson-
Oslewski, 260
– de Whipple, 236
– de Wilson, 170, 263, 330,
341
– do corpo de Lwy difuso,
253
– dos grânulos argirófilos,
278
– dos tiques de Gilles de la
Tourette, 67, 315, 357,
395
Dominância, 10, 49
Donepezil, 286
Dopamina, 3, 307
Drive, 160
DSM, 213, 214, 215, 219,
248, 389
Duplicação de segmentos do
corpo, 379

E

Ecmnésias, 193
Ecografia, 67
Ecolalia, 25, 43, 218, 268,
271
Ecopaligrafia, 221, 271
Ecopalilalia, 221
Ecopraxia, 159, 161, 169
Efeito(s)
– de classe, 66, 73
– de comprimento, 175
– de concretude, 66
– de primazia, 178, 215
– de recência, 178, 215

406 *Neuropsicologia*

– de similaridade fonológica, 175
Eletroconvulsivoterapia, 378
Eletroencefalograma, 2, 52, 190, 229, 234, 236, 248, 370
Eletro-oculografia, 117
Elocução, 35
Embolia cerebral, 46
Emoções, 297
– negativas, 304
– positivas, 302
Empatia, 270, 279, 350
Encadeamento fonêmico, 36
Encefalite(s)
– herpética(s), 32, 187
– límbica, 187, 233
Encefalopatia(s)
– anóxica, 100
– carenciais, 232
– – por carências vitamínicas, 232
– de Gayet-Wernicke, 12, 188, 232
– do HIV, 358
– dos dialisados, 233, 247
– epilépticas, 388
– espongiforme(s), 235
– – bovina, 236
– hepática, 233, 378
– hipercalcêmica, 286
– hipertensiva, 100
– medicamentosas, 231
– subcortical de Binswanger, 238
Endorfinas, 310
Engramas cinéticos, 80
Entusiasmo psíquico, 160
Envelhecimento cerebral, 228
– normal, 246
Enxaqueca(s), 190, 331, 371
Epilepsia, 316
– do lobo temporal, 67, 194
Errância, 220
Erros
– de lexicalização, 390
– gramaticais, 38
Esboço oral, 36, 45, 46
Escala
– clínica de demência, 224, 226, 227
– de agressividade, 311
– de avaliação da memória, 195
– de avaliação das dificuldades cognitivas de McNair e Kahn, 323
– de avaliação de Montgomery e Asberg, 327

– de Beck, 326
– de Cornell, 327
– de depressão, 19, 326
– – de Hamilton, 224
– – de Montgomery e Asberg, 18
– – e de ansiedade de Hamilton, 327
– de discomportamento frontal, 266
– de disfasia, 388
– de Goldberg, 18
– de Goodglass e Kaplan, 28
– de Hoehn e Yahr, 253
– de inteligência de Wechsler para adultos, 17
– de Marin, 358
– de Mattis, 261
– de memória,
– – da bateria de Luria Nebraska, 197
– – de Wechsler, 196
– – de Wechsler-Revisada, 174, 181, 196
– de Squire, 223
– de Zerssen, 18, 326
– HAD de Zigmond, 327
– NPI de Cummings, 327
Esclerose
– em placas, 209, 230, 358, 361, 372, 380
– hipocâmpica, 280
– lateral amiotrófica (SLA), 88, 281, 334
– tuberosa, 388
Escore(s) isquêmico(s), 238, 239
– de Hachinski, 220
Escotoma
– central, 371
– cintilante, 371
Escrapia, 236
Escrita, 17, 39, 41, 45, 46, 60
– copiada, 61
– ditada, 61
– em bustrofédon, 64
– em espelho, 64
– espontânea, 61
– jargonagrafia, 63
– paragráfica, 63
Espaço egocêntrico, 125
Espasmo
– de fixação, 88, 117
– em flexão, 388
Especialização hemisférica, 10, 208, 210, 211
Esplênio, 204, 205, 209

– do corpo caloso, 71, 199, 208
Espongiose, 236
Esquecimento(s), 174, 192, 196
– benigno da senescência, 224
– de nomes próprios, 223
– na memória de curto prazo, 174
– progressivo, 179, 187, 189, 190, 232
Esquema corporal, 31, 63, 133, 140, 143
Esquizofrenia(s), 170, 193, 359, 372, 374, 378
Estado(s)
– bipolar(es), 356
– confuso-oníricos, 371
– depressivo(s), 141, 160, 185, 356
– do mal epiléptico, 187
– do sonho, 371
– lacunar(es), 230
– – de Pierre Marie, 238
– maníaco, 159
– mental, 12
Estereotipias, 23, 35, 45, 49, 51, 268
Estimação, 196
– cognitiva, 167
Estimulação(ões), 54
– vestibular calórica, 134
Estocagem, 173, 180, 196
– de lembranças, 179
Estratégia, 162
Estresse oxidante, 287
Etapas da memorização, 174
Euforia, 159, 188, 221, 237, 268, 338, 354
Exame
– da capacidade de cálculo, 94
– da leitura, 70
– da linguagem da criança, 388
– do cálculo, 97
– neuropsicológico, 12
Expressão
– escrita, 49
– oral, 33
– verbal, 386
Extinção, 129
– auditiva, 130, 354
– – unilateral, 208
– dicótica esquerda, 210
– olfativa, 130

Índice 407

– sensitiva, 129, 354
– sensorial, 354
– visual, 130, 354

F

Fabulação(ões), 186, 187, 188, 194, *232
– de grandeza, 188
– de rememoração, 188
– fantásticas, 188
– imaginativas, 188
Facilitação, 36
Fala, 20
Falsos reconhecimentos, 186, 187
Falta da palavra, 36, 40, 46, 49, 71, 168, 386
Farmacoterapia, 53
Fator g, 169
Feeling of knowing, 115, 165, 185
Feixe
– arqueado, 28, 42, 47, 68
– mamilo-talâmico, 177
– – de Vicq d'Azyr, 4, 5
Fenda
– palatina, 387
– sináptica, 3
Fenômeno
– de Bell, 88
– de interferência, 196
– de Mayer-Reisch, 171
Ferramentas, 33
Figura
– complexa de Rey, 181, 205, 249
– de Jastrow, 369
– de Kanizsa, 367, 368
– de Rey, 162, 229
Fisiostigmina, 286
Fissura, 8
– calcarina, 112
– de Rolando, 8, 33, 44, 157
– de Sylvius, 8, 143, 153
Fixação espasmódica do olhar, 118
Flexibilidade mental, 17, 159, 165
Fluência, 32, 159
– categorial, 167, 218
– literal, 167, 218
– verbal, 167, 359
Fobia social, 330
Fome, 306
Fonemas, 25, 35, 41, 60, 390
Fonêmicas

– paralexias, 390
Fonoagnosia, 147, 151
Fonoaudiólogo, 53
Formação reticulada, 4
Formulação lexical, 49
Fórmulas de circunlocução, 36
Fórnix, 4, 5, 164, 177, 187, 188, 200
Frenologia, 25
Fugas, 220, 243, 273
– epilépticas, 340
Função
– de descrição, 24
– de discussão argumentada, 24
– executiva(s), 159, 229, 231
– expressiva, 24
– pragmática, 24
– visuoespaciais, 10, 17
– visuognósicas, 17
Funcionamento da linguagem, 55

G

GABA, 310
Gall, 25
Gambling Test, 347
Gânglio(s) da base, 2, 157
Genotipagem das apolipoproteínas, 248
Gestos
– de mímica, 78
– expressivos, 75
– não reflexivos, 75
– reflexivos, 75
– sem significação, 75
– significativos, 75
Giro(s), 8
– angular, 26, 28, 40, 44, 62, 63, 66, 71, 73, 93, 95, 106, 107, 210, 392
– central, 157
– cingular(es), 33, 47, 89, 131, 133, 157, 158, 159, 160, 167, 177, 187, 189, 302, 379
– de Heschl, 145, 147, 148, 372
– denteado, 9
– do cíngulo, 3, 4, 5, 9
– fornicatus, 3
– fusiforme, 9, 32, 105, 110, 113
– lingual, 9, 105, 110, 113
– occipital medial, 63
– orbitais, 9
– para-hipocampal(is), 3

– para-hipocâmpico, 113, 124, 125, 126
– pós-central, 123, 153
– reto, 9
– supramarginais, 27, 42, 44, 66, 77, 88, 143
– supramarginal, 73, 123, 210
– temporal
– – medial, 112, 370
– – superior, 53, 145, 147
Gliose familiar subcortical progressiva de Neumann, 280
Globo pálido, 355
Glutamato, 247
Glutonaria, 221, 307
Gnosias visuais, 17
Gradiente temporal, 216
Grafemas, 72, 390
Grafomania, 67, 169
Grafomimia, 69
Gramática, 38
Grasping, 89, 253
– reflex, 171
Grupos não consonânticos, 35

H

Habilidades, 182
– cognitivas, 186
– perceptivo-motoras, 186
Heautoscopia, 370, 376
Hematoma subdural, 230, 248, 378
– crônico, 223, 231
Hemiacinesia, 138
Hemiagnosia, 101
– dolorosa, 142
Hemialexia, 210
– esquerda, 208
Hemianacusia, 130, 145
Hemianopsia, 12, 99, 101, 102, 104, 106, 111, 112, 121, 124, 128, 131, 140, 141, 145, 208
– lateral homônima, 39, 45, 63, 71
Hemiassomatognosia, 86, 94, 131, 140
Hemiespontaneidade motora, 138
Heminegligência(s), 17, 64, 70, 93, 123, 132, 134, 137, 141, 162
Hemiplegia(s), 10, 12, 45, 46, 48, 51, 61, 72, 131, 140
– direita, 1

408 Neuropsicologia

Hemisfério(s)
– cerebrais, 3, 4, 8, 199
– direito, 10, 47 , 50 , 69,
74, 84, 85, 88, 96, 104,
106, 107, 113, 122, 124,
128, 133, 138, 141, 145,
147, 150, 151, 180, 203,
204, 205, 207, 209, 211,
374, 378, 380, 381, 393,
395
– dominante, 10, 25, 33, 51,
80, 87, 88, 142, 180, 203
– e linguagem, 50
– esquerdo, 10, 17, 26 , 41,
50, 73, 74, 77, 79, 85, 93,
95, 104, 106, 107, 122,
133, 143, 145, 180, 203,
204, 205, 207, 209, 211,
378, 381, 383, 393
– maior, 180
– menor, 49, 64, 131, 141
– não dominante, 10, 25, 67,
68, 84
Hemorragia(s)
– cerebrais, 240
– talâmica, 170
Hermafrodismo delirante, 378
Heterotopoagnosia, 142
Hidrocefalia(s), 87
– de pressão normal, 237, 248
– normopressiva, 230
Hiperatividade, 390, 395
Hipercalcemia(s), 233, 248,
394
Hiperexpressividade
emocional, 335, 363
Hiperfagia, 221, 307
Hipergeusia, 370
Hipergrafia(s), 61, 67
– frontal, 67
– hemisféricas direitas, 67
Hiperlexia, 74
Hipermetamorfose, 299
Hipermnésias, 193
– breves, 193
– permanente, 193
Hipernatremias neurogênicas,
308
Hiperoralidade, 268, 307
Hiperosmia, 370
Hiperparatireoidias, 233
Hiper-religiosidade, 67
Hipersexualidade, 268
Hipersociabilidade, 395
Hipertensão
– arterial, 240
– intracraniana, 12

Hipertonia
– de oposição, 236
– oposicionista, 232
Hipocalcemia, 233, 286
Hipocampo(s), 3, 4, 5, 11,
100, 126, 157, 177, 179,
186, 189, 245, 247, 298,
379, 381
Hipocondria, 193
Hipofagia, 307
Hipofonia, 48
Hipoglicemiantes, 231
Hiponatremia, 231
Hipoparatireoidia(s), 233
– primitiva, 286
Hipotálamo, 3, 157, 300,
306, 310
Hipotireoidia, 233, 248, 378
Histeria, 194
História do leão de Barbizet e
Truscelli, 197
HIV, 230, 234
Homo
– *faber*, 79
– *sapiens*, 79
Homófonos, 391
Homúnculo sensitivo, 153
Hormônio do crescimento, 236

I

Icto, 52
– amnésico, 181, 189, 190, 191
Identificação da cor, 109
Ideogramas, 60
Ilusão(ões), 367
– auditivas, 370
– de intermetamorfose, 377
– de memória, 193
– gustativas, 370
– somatognósicas, 370
– visuais, 368
Imagem de Jastrow, 367
Imagens, 1, 30, 388, 389, 395
– dinâmica, 30, 52, 179, 383,
388
– estática, 230, 394
– funcional, 389, 394
– – isotópica, 230
– no HMPAO, 230
– por ressonância nuclear
magnética, 235, 237
Imantação, 78
Impersistência motora, 171
Impubescência, 394
Impulsividade, 159, 268
Inatenção

– auditiva, 146
– visual unilateral, 128
Incoerência, 21
– do discurso, 48
Inconsciente, 192
Incontinência emocional, 334
Indiferença, 221, 231, 238,
354
– afetiva, 67
Indistinção direita-esquerda,
62, 95, 124
Inércia, 159, 160, 356
Infarto
– bioccipital, 99
– bioperculares, 88
– bitalâmicos, 238
– cerebral(is), 240, 378
– – coroidiana anterior, 48
– – parietal anterior direita,
141
– – sylviana, 374
– – da cabeça do núcleo caudado, 238
– da cerebral
– – anterior, 46, 47, 160, 170
– – posterior, 71, 100, 102,
110, 187
– da coroidiana anterior, 131
– das artérias lenticulo-estria-
das, 356
– – perfurantes hipocâmpicas, 187
– do território paramedial, 354
– do tronco basilar, 100
– hipocâmpicos, 187
– juncional(is), 47, 118
– pálido-estriado, 170
– paramediais, 189
– polares, 189
– sylviano(s), 1, 150, 380
– – anterior(es), 170
– – posterior, 72
– talâmicos, 189
– tálamo-perfurados, 189
– território túbero-talâmico,
48
– túbero-talâmico(s), 189, 320
Inflação cálcica, 247
Informação, 218, 392
– WAIS, 195
Inibidor(es)
– cálcicos, 287
– da colinesterase, 286
Iniciação elocutória, 46, 47,
384
Iniciativa, 160
Input

Índice 409

– auditivo, 34
– visual, 34
Insonia fatal familiar, 235
Instinto, 305
– de defesa, 309
Insuficiência hipofisária, 233
Ínsula, 26, 27, 42, 45, 66,
143, 301, 302
Inteligência, 169
– cristalizada, 229
– fluida, 169, 229
– verbal, 387
Interações sociais precoces,
387
Interferência, 174
– proativa, 163, 183, 196
– retroativa, 183, 196
Intoxicação(ões)
– oxicarbonada(s), 47, 100,
187
– pela palavra, 38
– pelo óxido de carbono, 102
Intrusões, 196, 216, 222
Inventário
– de hostilidade de Buss
– Durkee, 317
– neuropsiquiátrico, 327
– – de Cummings, 221, 313,
358
IRM, 389, 394, 395
– funcional, 392
Irritabilidade, 159, 221
– agitação-desinibição, 356
Isocórtex, 6
Isquemia das cerebrais posteriores, 100
Istmo
– frontal, 48
– temporal, 48

J

Jamais
– entendu, 194, 371
– vécu, 194
– vu, 194, 371, 381
Jargão, 38, 39, 53, 385
– assemântico, 38
– indiferenciado, 38
– parafásico, 38
Jargonagrafia, 39, 62, 63
Jovialidade, 221
Julgamento(s)
– de gramaticalidade, 380
– de recência, 164, 184, 185
Junção têmporo-occiptal,
104, 113

K

Kana, 60, 71, 72, 205
Kanji, 60, 71, 72, 205
Kuru, 235

L

Labilidade, 221
– emocional, 312, 335
Lábio leporino, 387
Labirinto, 123, 125, 183
Lacuna(s)
– múltipla(s), 170
– retrógrada, 187
Lateralidade, 10
Lei de Ribot, 275
Leitura, 17, 38, 393
– assemântica, 74
– em espelho, 183, 191
– labial, 386
Lentidão
– da ideação, 237
– ideatória, 235, 250, 356
– motora, 356
– psicomotora, 234
Leucoaraiose(s), 230, 238
Leucodistrofias, 358, 364
– metacromática, 365
Leucoencefalopatia, 365
– do HIV, 234
– multifocal progressiva, 233,
235, 364
– pós-radioterápica, 233, 365
– vascular, 238
Léxico, 31, 32
– fonológico, 74, 149
– visual, 72, 73
Lexomania, 271
Liberação da interferência
proativa, 165
Linguagem, 10, 20, 28
– da criança, 21, 386
– do demente, 217
– dos sinais, 20
– escrita, 38
– infantil, 35
– oral, 20
Línguas, 21
Lista das palavras de Rey,
173
Livro de Mach, 367, 369
Lobo(s)
– anterior, 359
– ínsula, 8
– occipital, 8, 71, 99, 100,
101, 106, 111, 125, 207

– parietal, 8, 67, 81, 88, 93,
118, 125, 131, 133, 140,
141, 143, 380
– – direito, 18
– – esquerdo, 18
– posterior, 359
– pré-frontal, 164, 355
– frontal(is), 4, 8, 11, 32, 78,
83, 88, 131, 133, 138,
143, 153, 157, 158, 159,
160, 166, 175, 184, 187,
378, 381
– – direito, 18
– – esquerdo, 18
– temporal, 8, 32, 41, 151,
187, 374
– – direito, 18
– – esquerdo, 18
Lobos, 8
Lobotomia pré-frontal, 158
Lobotomias, 142
Lóbulo
– fusiforme, 106
– lingual, 106
– parietal,
– – inferior, 27, 131, 133, 141
– – superior, 63, 80, 210
Localizacionistas, 25
Locus
– ceruleus, 245, 249, 251,
301
– substância negra, 2, 157,
245, 250, 251, 253, 283,
354
Logatomos, 29, 45, 66, 70,
71, 72, 73, 390, 391
Logoclonia, 218, 271
Logorreia, 39, 53

M

Má absorções intestinais, 233
Macropsia, 368
MADRS, 18, 327
Mania secundária, 333
Manifestações obsessivo-
compulsivas, 395
Manipulação, 33
Mão
– atáxica, 89
– caprichosa, 89, 169
– dominante, 20
– estranha, 78, 88, 140, 171,
208, 283, 380
– não dominante, 20
Marcadores somáticos, 160,
270, 297, 346

410 Neuropsicologia

Marcha a pequenos passos, 238
Masseterino, 238
MCI, 213, 224, 257
MDI, 225
Melodias cinéticas, 81
Membro
– das lesões medulares, 140
– dos amputados, 140
– fantasma, 379
Memória(s), 17, 173
– auditiva, 174
– – verbal, 180
– auditivo-verbal, 42, 389
– – de curto prazo, 177
– autística, 193
– autobiográfica, 181, 194, 216
– automática, 184
– consolidada, 179
– constituída, 193
– constituinte, 193
– contextual, 184
– da fonte, 164, 184
– de curto prazo, 174, 178, 186, 196, 215
– de longo prazo, 176, 177, 178, 179
– de números, 18, 162, 169, 175, 180, 392
– – da WAIS, 196
– de trabalho, 164, 174, 175, 215, 235, 385
– declarativa, 182
– didática, 181, 190
– do futuro, 159
– dos acontecimentos, 181
– dos fatos, 184, 216
– – antigos, 179, 181
– – recentes, 215
– ecoica, 174
– episódica, 181, 216, 217, 300
– estratégica, 184
– explícita, 187
– factual, 184
– icônica, 174
– imediata, 174, 215
– implícita, 182, 217, 289, 362
– – verbal, 186
– incidente, 184
– indicada, 222, 231
– lógica, 196
– melódica, 149
– não declarativa, 182
– olfativa, 174

– panorâmica, 193, 194
– primária, 174
– procedural, 182, 186, 191, 231, 289
– prospectiva, 159, 165, 184
– pura, 181
– retrógrada, 181
– secundária, 176, 215
– semântica, 81, 107, 113, 181, 195, 217, 218
– sensorial visual, 174
– setoriais, 180
– social, 193, 194, 216
– tampão, 175
– – grafêmica, 65, 66, 67
– terciária, 179
– topográfica, 17, 113, 125, 218, 220
– verbal, 48
– visual, 196
– visuoespacial, 180
– – de trabalho, 359
– – implícita, 356
– visuoverbal, 180
Memorização
– intencional, 184
– sequencial, 165
Meningoencefalite sifilítica, 234
Mesencéfalo, 189, 301
Metamemória, 165, 185, 194, 223
Metamorfopsias, 116, 368
– dos rostos, 369
– epilépticas, 370
Método(s)
– cognitivos, 54
– comportamentais, 54
– de estimulação, 53
– dito semiológico de Ducarne de Ribaucourt, 53
– socioterápicos, 55
Miastenia, 20
Microdisgenesias, 392
Micrografia, 60
Micropsia, 368
Mielina, 2
Mielografia com metrizamide, 378
Mieloma, 233
Mild Cognitive Impairment(s) (MCI), 213, 224, 257
Mímicas emocionais, 319
Mini Mental State (MMS), 12, 219, 228
Mioclonias, 235, 236, 237
Mismatch Negativity, 392

MMN, 392
MMPI, 304, 336
MMS, 13, 219, 228
Modelo
– "modal"de Atkinson e Shiffrin, 177
– cognitivo e anatômico de escrita e de soletração, 68
– da organização do cálculo, 96
– de Baddeley, 175, 215
– – e Hitch, 175
– de Bruce e Young, 114
– de Ellis e Young, 380
– de Hymphrey e Riddoch, 105, 109
– de Marr, 104, 108, 109
– de memória de trabalho de Baddeley e Hitch, 176
– de reconhecimento dos rostos, 113, 114
– de Shallice e Warrington, 177
– episódico, 32
– referencial, 134
Monemas, 21, 67
– gramaticais, 38
Moria, 159
Morte neuronal, 287
Motilidade
– automática, 87
– ocular automático-reflexa, 100
Motorium, 77, 80
Multiple Domain slightly Impairment (MDI), 225
Murmúrios, 24
Música, 150
Mutismo, 46, 167, 221, 268
– acinético, 159, 160, 167

N

Não-palavras, 66, 67, 72, 390
Narcolepsia, 372
Negação
– de lugar, 381
– de pessoas, 381
– dos acontecimentos, 381
Negatividade de discordância, 392
Negligência
– da atenção, 129
– espacial, 134, 138, 171, 354
– – unilateral, 123, 128
– – intencional, 129
– motora, 138, 354

Índice 411

– multimodal, 129, 354
– unilateral, 354, 364
Neocórtex, 4, 6, 189, 199, 247, 394
Neoestriado, 131
Neologismo(s), 36, 37, 386
Neuroacantocitose, 356
Neurocisticercose, 52
Neurolépticos, 220, 231, 288
– atípicos, 254
Neuromediadores, 3, 222
Neurônio(s), 2, 3
– colinérgicos, 189
– mesolímbicos, 3
Neurópilo, 245
Neuropsicologia do desenvolvimento, 384
Neurose experimental, 158
Neurosífilis, 248
Nistagmo optocinético, 100, 117
Nível cultural, 12, 229, 247
Nomes da ação, 32
Noradrenalina, 307
Nós
– de convergências, 32
– de identidade das pessoas, 379
Notação
– árabe, 91, 92, 95
– verbal, 91, 92, 95
Núcleo
– accumbens, 302, 355
– anterior, 4
– – do tálamo, 4, 5, 177
– basal de Meynert, 189, 245, 247, 250, 251, 301, 358
– caudado(s), 2, 27 , 68, 131, 302, 355, 357
– cinzentos, 2, 3, 26, 28, 43, 45, 49, 81, 141, 153, 157, 230, 355, 356, 357, 358, 385
– da rafe, 310
de Onuf, 259
– denteado do cerebelo, 260
– dorsal
– – da rafe, 245
– – do vago, 251, 259, 301
– dorsomedial, 4
– – do tálamo, 188
– geniculados laterais, 392
– hematoma, 380
– intralaminares, 11, 157
– lentiforme, 2, 27, 77, 247, 354, 357
– límbicos do tálamo, 4

– reticular do tálamo, 47, 132, 133
– subceruleus, 374
– subtalâmico, 250, 260, 354
– talâmicos específicos, 133
– vestibulares, 354

O

Obesidade, 306
Objetos
– manipuláveis, 32
– não manipuláveis, 32
Obscuração, 133
Obsessões, 193
Oculocefalogiração, 355
Oculogiração, 355
Odd-man-out, 170
Olivo-ponto-cerebelar, 25
– multissistematizadas, 259, 330
– progressiva, 66
– subcortical, 232
– temporal, 275
OMS, 213
Onda P300, 248
Onirismo, 220, 223, 289, 371
Onomatopeia, 60, 148
Ontogênese da linguagem, 24
Opérculo
– central, 8
– lateral, 8
– parietal, 8, 143
– rolândico, 8
– temporal, 8
– frontal, 8, 26, 36, 48
Ordenamento temporal dos acontecimentos, 164
Organização de imagens, 18, 169
Organização dinâmica dos atos motores, 77, 159, 161
Órgão de Corti, 144
Ortografia, 60, 393
Ouvido absoluto, 150
Ovarioleucodistrofia, 365

P

P300, 163
P300A, 163
Padrão psicométrico, 17
Palatabilidade, 308
Palavras
– abstratas, 31, 33, 66
– ambíguas, 66

– concretas, 31, 33
– de Rey, 197, 235, 392
– gramaticais, 66, 73
– irregulares, 65, 66, 72, 391
– prediletas, 38
– regulares, 66, 72, 391
Paleocórtex, 4, 6
Paliacusia, 370
Pálido, 157, 354, 356
Paligrafia, 218
Palilalia, 49, 218
Palinopsia, 370
Palm Tree Test, 275
Pantomimagnosia, 82
Pantomimas, 75
Papovavírus, 233
Paracusias, 370
Parada cardíaca, 187
Paradigma de Brown e Peterson, 174, 175, 215
Parafasia(s), 10, 23, 36, 39, 41, 48, 49, 51, 70, 71, 93, 148, 217
– extravagantes, 48
– fonêmica(s), 36, 37, 277, 386
– literais, 36
– semântica(s), 37, 38
– verbal(is), 36, 37, 386
– – morfológica(s), 36, 37
– – semânticas, 37
Parafonias, 36
Paragrafias
– em cascata, 62
– literais, 62
– semânticas, 66, 205
Paralexia(s), 38, 70, 72, 73
– fonêmicas, 38
– verbais morfológicas, 38
– visual, 390
Paralisia(s)
– dos movimentos sacádicos, 171
– facial emocional, 171
geral, 231, 286
– psíquica do olhar, 116
– recorrentes, 20
– supranuclear, 88
– – progressiva, 88, 170, 230, 260, 356
Paramnésias, 193
– de reduplicação, 165, 188, 189, 194, 376, 378, 379
– – ambientais, 381
Paraplegia, 379
Parapraxias, 75
Parasonias, 318

412 Neuropsicologia

Paratonia, 248
Paresia(s) facial(is) emocional, 320
Parte opercular, 26, 36, 45
– orbital, 26
– triangular, 26, 45
Passividade, 67
Pé de F3, 26
Pelopsia, 369
Penicilina, 286
Peptídio A4, 245, 246
Percepções, 367
– do movimento, 112
Perda
– da autoativação psíquica, 356, 357
– da memória topográfica, 124, 125
– das noções topográficas, 123
Perda da espontaneidade, 354
– motora, 356
– verbal, 356
Perda da realidade, 378, 381
Perseveração(ões), 38, 48, 63, 161, 165, 166, 268, 354
– visual, 370
Personalidade, 67, 359
– antissocial, 311
– emocional lábil tipo impulsiva, 312
– frontal, 159
Perturbação do discurso, 21
PET, 392
Piracetam, 53
Placas senis, 245
Planejamento, 4, 17, 158, 159, 165, 184, 196, 231, 359
Plano
– fonológico, 23
– semiológico, 23
Plano temporal, 10, 25, 50, 392, 395
Planotopocinesia, 94, 123, 124, 125
Polidipsia, 308
Polifagia, 306
Poliglutaminopatias, 261
Polígono de Willis, 10
Poliopia, 369
Polo expressivo da linguagem, 25
Potenciais
– evocados, 3, 163
– – auditivos, 145, 146
– – – do tronco cerebral, 387
– – cognitivos, 3, 230, 248, 363

– – de longa latência, 229
– – endógenos, 3
– – exógenos, 3
– – visuais, 100, 101, 392
Potomanias, 308
Pragmático, 21, 168, 271, 385
Praxias
– bucofaciais, 17
– construtivas, 17
– ideomotoras, 17
Praxicons, 81, 82, 83
Prega curva, 63
Presbiofrenia, 217
Pré-senil, 245
Priming, 183
Prion, 236
Procedimentos paliativos, 53
Produção
– de números, 93
– de palavras, 33
– fonológica, 385, 387
– oral, 45
Prognóstico da afasia, 52
Programa, 161
Programação, 77, 79, 85, 359
– dos movimentos, 32
– motora, 49, 87
Prosódia
– emocional, 35, 144, 321, 394
– linguística, 35
Prosopagnosia, 102, 104, 105, 110, 112, 113, 124, 379
– progressiva, 116, 279
Proteção jurídica, 290
Proteína
– prion , 236
– tau, 245
Prova
– auditiva de decisão lexical, 149
– das figuras embaralhadas, 109
– de bissecção de linhas, 129
– de discriminação fonêmica, 388
– do loto sonoro, 147
– dos 3 papéis de Pierre Marie, 13
– dos antônimos, 45
– dos desenhos misturados de Lilia Ghent, 103
– go-no go, 17
PrP, 236
Pseudo
– demência, 223
– – depressiva, 222

– hemianopsia, 205, 206, 207
– – esquerda com pedido verbal, 207
– logatomos, 391
– palavras, 390
– raiva, 310
Psicocirurgia do lobo frontal, 170
Psicopatia, 311
Psicose
– alternativa, 340
– alucinatórias crônicas, 372
– histérica, 193
– ictais, 339
– interictais, 340
– paranoide, 377
– parkinsonianas, 373
– peri-ictais, 339
– pós-ictais, 340
– pós-lobotomia temporal, 340
Psicóticas, 21
Puerilismo, 228
Pulvinar, 41
Punding, 252, 357
Putâmen, 131, 302, 354, 357

Q

QIP, 390, 393
QIV, 390, 393
Quadrilátero de Pierre Marie, 27, 36, 45
Quedas do débito cardíaco, 237
Queixas mnésicas, 185, 191, 223
Questionário de lateralidade, 11
Quimeras, 207
Quociente Intelectual, 17, 169, 384
– de desempenho, 390, 394
– verbal, 390, 394

R

Raciocínio, 175
Radiações
– auditivas, 145, 148
– – ópticas, 99
Radicais livres, 246, 247
Rafe, 301
Raptus, 324
Reação(ões)
– de catástrofe, 46, 53, 302, 304
– de orientação, 101

Índice 413

Realização
– de gestos, 83
– fonética, 385
Receptores
– dopaminérgicos, 373
– muscarínicos, 287
– opiáceos, 3
– serotoninérgicos, 373
Reconhecimento, 173, 185, 186, 196, 216
Recuperação da memória, 173, 180, 196
Rede(s)
– associativa(s)
  distribuída(s), 34
– distribuída, 32
– neuronais, 32
Redução
– da fluência, 385
– da linguagem, 45
Reduplicação(ões)
– ambiental, 378
– de fatos, 376
– de si-próprio, 376
Reeducação, 54
– da linguagem, 53
Referência egocêntrica, 134
Reflexo(s)
– cócleo-palpebral, 88
– corneano, 88
– cutâneo simpático, 304
– de piscar diante de uma ameaça, 88, 99
– de preensão, 235
– – forçada, 171, 248
– de sucção, 235, 248
– fotomotor, 99
– palmo-mentoniano, 248
– simpático, 113
Região perissylviana, 63
– posterior, 66
Regras sintáticas, 22, 91
Regulação verbal dos atos motores, 161
Regularizaçao, 72, 391
Rememoração, 173, 180
– imediata, 196
– indicada, 173, 186, 189, 196, 216
– livre, 173, 184, 186, 196
– posterior, 196
Reminiscências, 194
Representação(ões)
– 3D, 104, 109
– categoriais, 34
– do espaço extracorporal, 132
– estruturais, 111

– do léxico, 107
– mental do espaço, 129
– pré-lexicais, 33, 34
– semânticas, 30, 31, 32, 33, 218
– simbólicas dos números, 96
Resolução de Problemas, 158, 159, 166, 175, 231
– matemáticos, 167
Respostas em espelho, 161
Ressonância Magnética Nuclear, 230
Retardos de aquisição da linguagem, 386
– da fala, 21
– de linguagem, 21
– mental(is), 387, 389, 391
– simples de linguagem, 386
– – da fala, 386
Retropulsão, 87
Rigidez, 233
Rir
– e o chorar,
– – epilépticos, 335
– – espasmódicos, 334
– forçado, 336
Riso nervoso prodrômico de Féré, 336
Risperidona, 289
Rituais, 193
Rivastigmina, 286
Rotação mental, 121, 123

S

Saber semântico, 41
Sacádicos, 88, 116, 131
Sarcoidose, 233
SDI, 225
Sede, 308
Sensações, 367
Sensibilidade(s)
– ao contraste, 101
– às interferências, 163
– lemniscais, 153
Sensório, 77, 80
– motor, 80
Sentimento do saber, 165, 185
Serotonina, 310
Sífilis, 230
Sigmatismo interdental, 387
Similitudes, 13, 18, 168, 218, 229, 392 – da WAIS, 195
Simultagnosia, 71, 102, 104, 118
Sinal(is)
– aritmético(s), 91

– da mão estranha, 89
Sinapses, 2, 3
Síndrome(s)
– abúlica, 356
– adiposa-genital de Babinski-Frölich, 307
– afaso-agnoso-apráxica, 248
– afetivo-cognitiva cerebelar, 359
– alexia-agrafia, 40
– alucinósica, 356
– amnésica(s), 174, 181, 184, 186
– apractognósica, 123
– atimórmica, 302, 334, 357
– auditivo-receptiva, 387
– – receptivas-expressivas, 386
– autística, 395
– bulbar, 20
– calosa, 201
– cingular anterior, 160
– coréica, 234
– da ilha de Guam, 256, 282
– da memória tampão grafêmica, 67
– de afasia adquirida com epilepsia, 52
– de Anton, 99
– – Babinski, 140
– de apneia do sono, 372
– de Asperger, 386, 387, 394
– de Atlas, 332
– de Balint, 104, 116, 279
– de Benson, 279
– de Capgras, 114, 165, 189, 377, 378, 379
– de Charles Bonnet, 371
– de Déjerine-Mouzon, 154, 155
– de dependência do ambiente, 89
– de desconexão, 41, 209
– de desintegração fonética, 36, 45
– de Dide Botcazo, 100, 187
– de Fahr, 263, 356, 374
– de Fregoli, 378
– de Ganser, 193
– de Gerstmann, 40, 49, 62, 64, 66, 71, 95, 141, 142, 279
– – de desenvolvimento, 393
– – Strausser-Scheinker, 235
– de hemorragia talâmica posterior, 354
– de hiperatividade, 356, 395
– de ideias fixas pós-oníricas de Régis, 371

414 Neuropsicologia

- de ilusão de Fregoli, 377
- de imunodeficiência adquirida, 170
- de incompetência social, 394
- de intermetamorfose, 378
- de isolamento da área da linguagem, 47
- de Kluver e Bucy, 221, 279, 299, 306, 310, 359
- de Korsakoff, 185, 187, 189, 191, 232, 272
- – nutricionais, 188
- – pós-traumática, 189
- – tumorais, 188
- de Landau-Kleffner, 52, 388
- de Lennox-Gastaut, 388
- de Lesch-Nyhan, 317
- de má absorção intestinal, 188
- de Munchhausen, 99
- de perda de autoativação física, 302
- de pontas-ondas contínuas do sono, 52, 388
- de Prader-Willi, 307
- de Rett, 388, 395
- de Riddoch, 112
- de Shy-Draguer, 88
- de superinvestimento, 141
- de Turner, 394
- de Urbach-Weithe, 300
- de Verger-Déjerine, 154, 155
- de West, 388
- de Williams, 394
- demencial(is), 214, 228, 231, 240
- disexecutiva, 234
- do joelho inferior da cápsula interna, 170
- do X frágil, 388, 395
- dos anticorpos antifisfolípides, 240
- extrapiramidal, 289
- fonológico-sintáticas, 386
- frontal, 30, 157, 158, 219, 221, 238
- léxico-sintática, 386
- mista(s)
- paraneoplásicas, 187
- poliuro-polidipsícas, 308
- pós-comocional, 191
- pseudobulbar(es), 20, 238, 334, 387
- – demencial, 231
- psico-orgânica, 213, 231, 234, 314

- psicótica, 235
- semântico-pragmática, 386, 387
Sintagmas, 23, 45
Sintaxe, 38, 51
Sinucleinopatia, 242, 283
Sismoterapia, 187
Sistema(s)
- alfabético, 60
- alográfico, 67
- colinérgico, 247
- da motivação, 302
- de cálculo, 95, 96
- de compreensão dos números, 95
- de controle da iniciação elocutória, 47
- de imagens, 110
- de memória de curto prazo, 177
- de produção de números, 95
- de supervisão atenta, 166, 175
- de tratamento visuolímbico, 379
- dopaminérgico, 247, 307
- extrapiramidal, 20, 230
- ideográfico, 60
- léxico-semântico, 74
- límbico, 3, 4, 5, 153, 157, 158, 159, 187, 298
- magnocelular, 101
- mesolímbico, 373
- mnésicos, 181
- motivacional-emocional, 297
- nervoso autônomo, 158
- neuronal de aversão, 310
- noradrenérgico, 247
- parvocelular, 101
- piramidal, 20
- reticular, 3
- – ativador, 10
- semântico, 30, 31, 32, 106, 107, 109, 111
- – da representação de números, 95
- serotoninérgico, 247
- somatostatinérgico, 247
- visuolímbico, 380
Sociopatia, 159
- adquirida, 160, 297, 348
Soletração, 60
Somatognosia, 380
Somatoparafrenia(s), 379, 380
Somatotopia, 153

Sonambulismo, 318
Sonhos animados, 373
Sono
- do demente, 289
- paradoxal, 374
- rápido (desordens comportamentais do), 242, 252, 254, 258, 260,
Sósias, 377
Span, 94, 174, 175, 178
- auditivo, 174, 180, 196
- verbal, 174
- visual, 174, 196
Striatum, 133, 157, 183, 357
- ventral, 302, 374
Stroop, 170
Stuck-in-set-perseveration, 165
Substância
- amiloide, 246
- cinzenta, 2, 170
- – periaqueductal, 301, 310
- inominada, 247
- reticulada, 157
- – mesencefálica, 131
- branca, 2, 48, 77, 138, 170
- – periaqueductal, 47
- – periventricular, 238
- – subcortical, 238
Substituições verbais, 390
Subteste da WAIS, 18
Sulco(s), 8
- calcarino, 8, 99
- intraparietal anterior, 123
- parieto-occipital, 8
- temporal superior, 123, 133
Sulcos, 8
- calcarino, 8
- central, 8
- cingular, 9
- lateral, 8
Superinvestimento, 381
Superordenadas, 37, 218
Supressão articulatória, 175
Surdez, 384, 387
- cortical, 43
- verbal(is), 29, 34, 39, 49, 148, 276
- – pura, 43
Surdo-mudo, 50
Suspensão da linguagem, 10, 33, 46, 47, 53, 87

T

Tacrina, 286
Tálamo, 2, 28, 41, 43, 48,

Índice 415

49, 68, 77, 125, 131, 133, 138, 141, 153, 157, 158, 187, 238, 354, 355, 356, 378, 385
Taquitoscópio, 207
Tarefa
– de decisão lexical, 33
– de rememoração, 175
– – imediata, 178
– de respostas tardias, 158
– de span, 215
Tauopatias, 242, 278
Tegmento mesencefálico, 157, 374
Telencéfalo basal, 187, 189
Teleopsia, 369
Tempo de reação, 359
Teoria do espírito, 348, 387
Terapia melódica e ritmada, 54
Teste(s)
– comportamental de inatenção, 129
– cores-palavras, 163
– da figura complexa de Rey, 196, 229
– da Torre
– – de Hanói, 164, 183
– – de Londres, 164, 249
– – de Toronto, 164
– das figuras embaralhadas, 162
– das palavras de Rey, 164, 181, 249
– de Albert, 129
– de Alouette, 391
– e aprendizagem, 165, 185, 186
– – de labirintos, 165
– – verbal da Califórnia, 196, 229
– – – serial das 15 palavras de Rey, 196
– de auto-ordenamento das respostas, 164
– de avaliação
– – da competência na leitura, 391
– – rápida das funções cognitivas, 12, 14
– de bissecção da linha, 135
– de classificação das cartas de Wisconsin, 166, 272
– de construção de frases, 388
– de contagem de pontos em apresentação taquistocópica, 180
– de controle mental, 162

– de D48, 169
– de decisão
– – do objeto, 109, 275
– – lexical, 30
– de denominação, 195, 218, 239
– de escuta dicótica, 10, 208, 209
– de Farnsworth, 110
– de fechamento gramatical, 388
– de fluência, 195, 229
– – alternada, 167
– – e de associação, 388
– – verbal, 217, 218
– de Grober e Buschke, 180, 181, 196, 216, 229, 249
– de Hayling, 273
– de inteligência geral, 186
– de Isaacs, 167
– de Ishihara, 110
– de julgamento, 391
– – de direção de linhas, 122
– de leitura, 390
– de Lilia Ghent, 17, 102
– de matrizes progressivas de Raven, 169
– de memória como as palavras de Rey, 229
– de Poppelreuter, 17, 102, 103
– de praxias tridimensionais, 84
– de respostas tardias, 164
– de retenção visual de Benton, 196, 229
– de risco(s), 17, 135, 162
– de Seashore, 149
– de tomada de decisão, 273
– de Vocabulário, 388
– de Wada, 10, 50, 209
– de Weintraub e Mesulam, 129
– de Wisconsin, 272
– do jogo, 247
– do relógio, 225
– do Repórter, 388
– do supermercado, 218
– dos automatismos verbais, 218
– – de Beauregard, 195
– dos blocos de Corsi, 196
– go-no go, 165
– Northwestern Syntax Screening, 388
– Odd Man Out, 162
– Palm Tree, 196
– psicométricos, 228, 387

– Rivermead Behavioural Memory, 195
Tetraplegia, 379
Tiques, 357
Token Test, 28, 388
Tomodensitometria, 230, 232, 233, 234, 237, 238
Tomografia por emissão de pósitrons, 54, 392
Traços, 23
Trail Making, 162, 163, 166, 170, 235, 362
Transcodificação, 91
– numérica, 96
Transdução, 3
Transferência, 205, 210
– inter-hemisférica, 209
– intra-hemisférica, 111
Transposições visuofonadoras, 38
Tratamento
– fonológico, 42
– léxico-semântico, 51
– semântico, 29, 32, 42
Traumatismo(s)
– craniano(s), 189, 190, 191, 223, 224
– cranioencefálicos, 100, 316, 378
Tremor de carneiro, 236
Tríade de Hakim e Adams, 237
Trígono, 4, 5, 164, 187, 189, 199, 200
Trissomia, 21, 247, 388
Trissômicos, 21, 245
Trocadilhos, 221
Tromboflebite cerebral, 234
Tronco cerebral, 3, 158
Tubérculo(s)
– mamilar(es), 5, 188, 200
– quadrigêmeos anteriores, 101
Tumor(es), 100
– assoalho do terceiro ventrículo, 188
– bifrontais internos, 188
– calosos, 199
– cerebrais, 158
– frontal(is), 87, 223, 231
– fronto-calosos, 87
– intracranianos, 52
– médio-frontais, 164
– talâmico, 190
– temporal(is), 190, 231
– trigonal, 190
Tutela, 290

416 *Neuropsicologia*

U

Unidades
- da primeira articulação, 21
- da segunda articulação, 23
- da terceira articulação, 23
- linguísticas, 23
Utilização de uma parte do corpo como objeto, 219

V

V5, 33
Vasoespasmo, 190
Velocidade motora, 235
Verbalização, 35
Verbos, 32
Vérmis, 359
Vestir, 124
Vetores da atenção, 133
Via(s)
- cerebelar(es), 20
- da leitura, 73

- da ortografia, 65
- da produção da fala, 42
- extrapiramidais, 20
- fonológica, 66, 72, 73
- - da leitura, 390
- genículo-temporal(is), 145, 146
- lexical, 65, 72
- - não semântica, 66, 74, 107
- léxico-semântica, 65, 66, 73, 74
- - da leitura, 391
- occipito
- - parietal, 101
- - temporal, 101
- piramidais, 20
Vigília, 11
Violência, 268
Vírus lentos, 236
Visão
- binocular, 121
- estereoscópica, 121
Vitamina E, 287

Vocabulário, 218, 392
- Wais, 195
Vocalização, 47
Volume verbal, 33
Voz bitonal, 20

W

WAIS, 17, 94, 162, 168, 169, 180, 218, 219, 229, 363
Wide-Change Achievement Test Revised, 393
WISC, 384, 390, 391
Wisconsin, 170, 363
WRAT, 393

Z

Zona(s) de convergência(s), 32, 34
- polimodal, 107
Zooagnosia, 113
Zoopsias, 371

Pré-impressão, impressão e acabamento

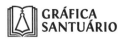

grafica@editorasantuario.com.br
www.editorasantuario.com.br
Aparecida-SP